# Strahlenschutz

Begleitbuch zum Pflichtkurs für Arzthelferinnen
und andere Berufe im Gesundheitswesen

**Bernd Mrosek**

unter Mitarbeit von

**Gereon Bieker**

Mit 165 Abbildungen
und 24 Tabellen

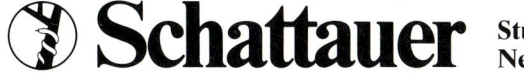

Schattauer Stuttgart – New York 1993

Dr. Bernd Mrosek
Schurzelter Mühle 23/25
52074 Aachen-Laurensberg

**Die Deutsche Bibliothek – CIP-Einheitsaufnahme**

**Mrosek, Bernd:**
Strahlenschutz : Begleitbuch zum Pflichtkurs für
Arzthelferinnen und andere Berufe im Gesundheitswesen /
Bernd Mrosek. Unter Mitarb. von Gereon Bieker. – Stuttgart ;
New York : Schattauer, 1993
    ISBN 3-7945-1508-0

In diesem Buch sind die Stichwörter, die zugleich eingetragene Warenzeichen sind, als solche nicht besonders kenntlich gemacht. Es kann also aus der Bezeichnung der Ware mit dem für diese eingetragenen Warenzeichen nicht geschlossen werden, daß die Bezeichnung ein freier Warenname ist.

Alle Rechte, insbesondere das Recht der Vervielfältigung und Verbreitung sowie der Übersetzung in fremde Sprachen, vorbehalten. Kein Teil des Werkes darf in irgendeiner Form (Fotokopie, Mikrofilm oder ein anderes Verfahren) ohne schriftliche Genehmigung des Verlages reproduziert werden.

© 1993 by F. K. Schattauer Verlagsgesellschaft mbH, Lenzhalde 3, 70192 Stuttgart 1, Germany.

Satz, Druck und Einband:
Mayr Miesbach, Druckerei und Verlag GmbH, Am Windfeld 15, 83714 Miesbach, Germany.

ISBN 3-7945-1508-0

Meiner Frau Helga gewidmet

# Vorwort

Die Idee für dieses Buch basiert auf den Erfahrungen mit den von der Arbeitsgemeinschaft Wuppertaler Ärzte durchgeführten Strahlenschutzkursen. Die Kurse wurden durch den Vorsitzenden der Arbeitsgemeinschaft Wuppertaler Ärzte, Herrn Dr. med. C. Clausen, begründet und ihre Durchführung von Herrn Priv.-Doz. Dr. med. B. M. Cramer, Direktor der Klinik für Radiologie des Klinikums Wuppertal-Barmen, unterstützt. Nach nur kurzer intensiver Vorbereitungszeit konnte der 1. Wuppertaler Strahlenschutzkurs im Jahr 1989 dank der Unterstützung von Radiologen, Ingenieuren und MTRAs der Wuppertaler Klinik und den niedergelassenen Radiologen und Teilradiologen Wuppertals durchgeführt werden.

Die am 14. Januar 1987 verkündete Neufassung der Röntgenverordnung löste die alte Verordnung von 1973 ab. Zum 1. Januar 1988 trat dann die neue Röntgenverordnung in Kraft. Aus dem Wissen heraus, daß ionisierende Strahlen dem Menschen nicht nur hilfreich, sondern auch gefährlich werden können, sollen die Vorschriften der Verordnung, die die Anwendung von Röntgenstrahlen auf den Menschen regeln, dem Schutz sowohl des Anwenders und der in ihrem Bereich tätigen Personen als auch dem Schutz und Nutzen der Patienten dienen. Jährlich werden in der Bundesrepublik etwa 88 Millionen Röntgenuntersuchungen angefertigt. Damit trägt die Röntgendiagnostik den größten Teil zur Strahlenexposition der Gesamtbevölkerung aus nicht natürlichen Strahlenquellen bei. Ziel der Strahlenschutzkurse ist es, daß Röntgenuntersuchungen so durchgeführt werden, daß sie ein Maximum an Information liefern und dabei die Strahlenexposition so gering wie möglich halten. Ich hoffe, daß dieses Buch den Zweck erfüllt, ein theoretischer und praktischer Wegbegleiter in den Strahlenschutzkursen zu sein.

Schon an dieser Stelle möchte ich all denjenigen im voraus danken, die durch konstruktive Kritik zur späteren Verbesserung des Buches beitragen werden. Herzlich danken möchte ich all denen, die mich durch ihre Initiative und mit ihrem fachlichen Wissen tatkräftig unterstützt haben. Mein besonderer Dank gilt meinem Chef, Herrn Prof. Dr. med. R. W. Günther, durch dessen Förderung dieses Buch erst möglich wurde. Besonders danken möchte ich meinem Freund und Kollegen Herrn Gereon Bieker für die vertrauensvolle Zusammenarbeit. Ohne seine Mithilfe und unermüdlichen Einsatz wäre die Erstellung des Buches nicht so zügig vorangeschritten.

Mit guten Ratschlägen und kritischen Hinweisen wurde ich besonders von Herrn Dr. rer. nat. A. Stargardt unterstützt. Für die Durchsicht und Überarbeitung einzelner Kapitel danke ich Frau Dipl.-Biol. B. Sauren, Herrn Dr. rer. nat. H. Schmutzler, Herrn Dr. med. Dipl.-Ing. R. Krasny und Herrn Dr. med. P. Keulers. Mein besonderer Dank gilt auch unserer Lehrassistentin (MTRA) Frau U. Jakobs, die mir mit vielen praktischen Hinweisen und Anregungen zur Einstellungstechnik eine große Stütze war. Für die akkurate Erstellung des Umschlagfotos danke ich dem Fotografen der Klinik, Herrn U. Buhl. Nicht zuletzt danke ich allen MTRAs der Klinik für Radiologische Diagnostik für die Erstellung der abgebildeten Röntgenbilder.

Bedanken möchte ich mich bei allen Bibliothekarinnen der Zweigbibliothek Medizin der RWTH Aachen, die mir bei der Literaturbeschaffung stets hilfreich zur Seite standen.

Abschließend ein Wort des Dankes an den Verlag. Herr Dipl.-Psych. Dr. med. Wulf Bertram als Geschäftsführer hat das Buchprojekt gefördert und Frau Kollegin Christine von Busch-Hartwig als Projektleiterin hat es mit viel Verständnis betreut. Die

Zusammenarbeit mit dem Verlag war so ideal, wie man sie sich als Autor nur wünschen kann.

Den Verlagen Deutscher Ärzte-Verlag, ecomed, G. Fischer, W. de Gruyter, Hans Huber, F. K. Schattauer, G. Thieme, Urban & Schwarzenberg danke ich für die freundliche Nachdruckgenehmigung für einige der in diesem Band enthaltenen Abbildungen und Tabellen. Die genauen Quellenhinweise finden Sie auf Seite XIV.

# Inhaltsverzeichnis

## 1. Physikalische Grundlagen der Röntgenstrahlung ... 1
Geschichtlicher Überblick: Die Frage nach dem Aufbau der Materie ... 1
Der Aufbau der Atome ... 1
Das Periodensystem der Elemente ... 3
Verschiedene Erscheinungsformen der Elemente ... 3
    Isotope ... 3
    Ionen ... 4
Erklärung einiger grundlegender Begriffe aus der Mechanik ... 4
    Masse ... 4
    Kraft ... 4
    Geschwindigkeit ... 5
    Beschleunigung ... 5
    Arbeit ... 5
    Energie ... 5
    Leistung ... 6
Erklärung einiger grundlegender Begriffe aus der Elektrizitätslehre ... 6
    Elektrische Stromstärke ... 6
    Elektrische Spannung ... 6
    Elektrischer Widerstand ... 6
    Das Ohmsche Gesetz ... 7
    Gleichstrom und Wechselstrom ... 7
    Elektromagnetische Wechselwirkung: Das Prinzip des Generators ... 7
Elektromagnetische Strahlung ... 8
    Wellenspektrum ... 9
    Frequenz ... 10
    Photonen als Energieträger elektromagnetischer Strahlung ... 11
    Die Entstehung elektromagnetischer Strahlung ... 11
    Elektromagnetische Strahlung als ionisierende Strahlung ... 12
Wechselwirkung zwischen ionisierender Strahlung und Materie ... 12
    Photoeffekt ... 13
    Compton-Effekt ... 14
    Paarbildungs-Effekt ... 14
Schwächung ionisierender Strahlung ... 14
    Schwächungsgesetz ... 14
    Halbwertschichtdicke homogener (monochromatischer) Strahlung ... 15
    Halbwertschichtdicke heterogener Strahlung ... 16
    Filterung ... 17
Erzeugung von Röntgenstrahlung ... 17
    Röntgenbremsstrahlung ... 18
    Charakteristische Röntgenstrahlung ... 19
Klassifizierung der Röntgenstrahlung ... 20
Technischer Aufbau der Röntgeneinrichtung ... 21
    Aufbau und Funktion der Röntgenröhre ... 21
    Aufbau und Funktion des Röntgengenerators ... 23
Abstandsquadratgesetz ... 27

## 2. Röntgenbilderzeugung ... 28
### Strahlenrelief ... 28
- Energie der Strahlung ... 28
- Eigenschaften des durchstrahlten Objektes ... 28

### Aufzeichnungsmedien ... 29
- Röntgenfilm ... 30
- Verstärkungsfolien ... 31
- Röntgenbildverstärker ... 35
- Speicherfolie ... 37

### Kenngrößen von Film-Folien-Kombinationen ... 37
- Empfindlichkeit ... 37
- Verstärkungsfaktor ... 38
- Auflösungsvermögen ... 39
- Rauschen ... 39
- Schwärzungskurve (Dichtekurve) ... 40

## 3. Röntgenbildqualität ... 43
### Vergrößerung ... 43
- Projektionsgesetze ... 43

### Unschärfe ... 44
- Beziehung zwischen den einzelnen Unschärfekomponenten ... 46

### Kontrast ... 48
### Streustrahlung ... 48

## 4. Röntgenanatomie ... 55
### Allgemeine Bezeichnungen des Körpers ... 55
- Bewegungsformen ... 55
- Gebräuchliche Abkürzungen in der anatomischen Nomenklatur ... 55
- Lage- und Richtungsbezeichnungen im Raum ... 55
- Schnittebenen am menschlichen Körper ... 56
- Hauptachsen ... 57
- Orientierungslinien am Schädel ... 57

### Gebräuchliche Abkürzungen in der Radiologie ... 57
### Bezeichnungen der Zentralstrahlrichtung durch den Patienten ... 57
### Bewegungsapparat ... 59
- Allgemeine Knochenlehre ... 59
- Innere Organe ... 74

## 5. Biologische Wirkung ionisierender Strahlen ... 93
### Aufbau biologischer Materie ... 93
- Zellkern ... 93
- Zellorganellen ... 94

### Wechselwirkung ionisierender Strahlung mit biologischer Materie ... 94
### Strahlenempfindlichkeit biologischer Materie ... 97
- Stochastische Strahlenschäden ... 98
- Nichtstochastische Strahlenschäden ... 101
- Somatogene Effekte ... 102
- Akute Strahlenkrankheiten ... 104

### Nutzen-Risiko-Betrachtung ... 105

## 6. Dosimetrie ............................................. 106
Dosisgrößen und Einheiten ............................... 106
   Energiedosis ......................................... 106
   Äquivalentdosis ...................................... 108
   Ionendosis ........................................... 109
Meßmethoden ............................................. 109
   Ionisationsdosimetrie ................................ 109
   Filmdosimetrie ....................................... 109
   Thermolumineszenzdosimetrie (TLD) .................... 110
   Chemische Dosimetrie ................................. 110
   Biologische Dosimetrie ............................... 110
Meßgeräte ............................................... 111
   Strahlenschutzüberwachung mit Filmdosimetern ......... 111
   Strahlenschutzüberwachung mit Stabdosimetern ......... 111
   Strahlenschutzüberwachung mit Fingerringdosimetern ... 112
   Filmdosimeter-Auswertestellen in der Bundesrepublik Deutschland ...... 112

## 7. Grundlagen des Strahlenschutzes .................... 114
Einleitung .............................................. 114
Erläuterungen und Beispiele zur natürlichen und zivilisatorischen Strahlenexposition ................................... 115
   Natürliche Strahlenexposition ........................ 115
   Zivilisatorische Strahlenexposition .................. 118
Grundsätze des Strahlenschutzes ......................... 119
   Grundsatz der Notwendigkeit und Rechtfertigung ....... 119
   Grundsatz der Optimierung des Strahlenschutzes ....... 120
   Grundsatz der Überwachung individueller Dosisgrenzwerte .. 120
Strahlenschutzbereiche .................................. 120
   Kontrollbereich (nach RöV § 19) ...................... 120
   Betrieblicher Überwachungsbereich (nach RöV § 19) .... 121
Maßnahmen zur Ausschaltung bzw. Reduzierung der Strahlenexposition ...... 121
   Gerätetechnischer Strahlenschutz ..................... 121
   Strahlenschutz durch bauliche Maßnahmen .............. 123
   Personenbezogener Strahlenschutz ..................... 125
   Strahlenschutz durch Qualitätssicherung .............. 128
   Organisatorische Maßnahmen zum Strahlenschutz ........ 129
   Ortsdosis – Personendosis – Körperdosis .............. 130

## 8. Untersuchungsgeräte ................................. 132
Röntgeneinrichtung ...................................... 132
   Belichtungsautomatik ................................. 132
   Röntgen-Durchleuchtungsgerät ......................... 134
Tomographiegerät ........................................ 135
Mammographie ............................................ 136
Digitale Radiographie ................................... 138
   Digitale Subtraktions-Angiographie (DSA) ............. 140
   Computertomographie (CT) ............................. 141
Strahlenschutz .......................................... 146

Digitale bildgebende Verfahren ohne Anwendung ionisierender Strahlung ..... 146
    Sonographie ......................................... 146
    Magnetresonanztomographie ............................. 148

## 9. Radiologische Untersuchungen mit Kontrastmitteln ................ 154
Physikalische und chemische Eigenschaften von Röntgenkontrastmitteln ...... 155
Charakterisierung häufig verwendeter Röntgenkontrastmittel .............. 155
    Wasserunlösliche Kontrastmittel .......................... 155
    Wasserlösliche Kontrastmittel ............................ 156
Kontrastmittelzwischenfälle .................................. 157
Kontrastmitteluntersuchungen ................................ 158
    Ösophagographie ...................................... 158
    Magen-Duodenal-Passage ............................... 158
    Dünndarm im Doppelkontrast (Methode nach Sellink, sog. Enteroklysma) .. 159
    Kolon-Kontrasteinlauf (KKE, Mono- oder Doppelkontrast) ........... 159
    Cholegraphie ......................................... 160
    i. v. Urographie (Ausscheidungsurographie) .................. 161
    Phlebographie (Bein) ................................... 162
    Sonstige Kontrastmitteluntersuchungen ...................... 162

## 10. Qualitätssicherung ...................................... 164
Abnahmeprüfung ........................................... 164
Konstanzprüfung ........................................... 165
    Konstanzprüfung der Filmverarbeitung (nach DIN 6868, Teil 2) ........ 166
    Prüfung der Dunkelkammer-Beleuchtung (nach DIN 6868, Teil 2) ...... 174
    Prüfung des Kassettenandrucks (nach DIN 6832, Teil 2) ............ 174
    Konstanzprüfung der Röntgeneinrichtung ..................... 175

## 11. Einstelltechnik ........................................ 186
Lagerungshilfen ............................................ 186
Fixierhilfen: Babixhülle ...................................... 186
Kennzeichnung von Röntgenaufnahmen ........................... 187
Praktische Einstelltechnik .................................... 187
    Schädel ............................................. 187
    Wirbelsäule .......................................... 191
    Untere Extremitäten ................................... 200
    Obere Extremitäten .................................... 212
    Brustkorb und Schultergürtel ............................ 225
    Innere Organe ........................................ 227

## 12. Verordnung über den Schutz vor Schäden durch Röntgenstrahlen (Röntgenverordnung – RöV) ............................... 236
    § 1 Anwendungsbereich ................................. 236
    § 13 Strahlenschutzverantwortliche und Strahlenschutzbeauftragte ..... 236
    § 14 Stellung des Strahlenschutzverantwortlichen und des Strahlenschutzbeauftragten ............................... 237
    § 16 Qualitätssicherung bei Röntgeneinrichtungen zur Untersuchung von Menschen ....................................... 237

§ 19 Kontrollbereich und betrieblicher Überwachungsbereich . . . . . . . . . . . . 238
Aus § 20 – Röntgenräume . . . . . . . . . . . . . . . . . . . . . . . . . . . . . . . . . . . 238
§ 21 Besondere Vorschriften für den Kontrollbereich . . . . . . . . . . . . . . . . . . 238
§ 22 Zutritt zum Kontroll- und betrieblichen Überwachungsbereich . . . . . . . . . 239
§ 23 Zur Anwendung berechtigte Personen . . . . . . . . . . . . . . . . . . . . . . . 239
§ 25 Anwendungsgrundsätze . . . . . . . . . . . . . . . . . . . . . . . . . . . . . . . . 240
§ 26 Röntgendurchleuchtung . . . . . . . . . . . . . . . . . . . . . . . . . . . . . . . . 240
§ 27 Röntgenbehandlung . . . . . . . . . . . . . . . . . . . . . . . . . . . . . . . . . . 240
§ 28 Aufzeichnungen . . . . . . . . . . . . . . . . . . . . . . . . . . . . . . . . . . . . . 240
§ 31 Dosisgrenzwerte für beruflich strahlenexponierte und besonders
     schutzbedürftige Personen . . . . . . . . . . . . . . . . . . . . . . . . . . . . . . . 241
§ 32 Dosisgrenzwerte für andere Personen . . . . . . . . . . . . . . . . . . . . . . . 242
Aus § 35 – Ermittlung der Körperdosis . . . . . . . . . . . . . . . . . . . . . . . . . . 242
§ 36 Belehrung . . . . . . . . . . . . . . . . . . . . . . . . . . . . . . . . . . . . . . . . 242
§ 37 Erfordernis . . . . . . . . . . . . . . . . . . . . . . . . . . . . . . . . . . . . . . . . 243
§ 40 Sofortmaßnahmen bei Bestrahlung mit einer erhöhten Einzeldosis . . . . . . 244

**13. Prüfungsfragen** . . . . . . . . . . . . . . . . . . . . . . . . . . . . . . . . . . . . . . . 246
   Physikalische Grundlagen der Röntgenstrahlerzeugung . . . . . . . . . . . . . 246
   Röntgenbilderzeugung . . . . . . . . . . . . . . . . . . . . . . . . . . . . . . . . . 249
   Röntgenbildqualität . . . . . . . . . . . . . . . . . . . . . . . . . . . . . . . . . . . 250
   Röntgenanatomie . . . . . . . . . . . . . . . . . . . . . . . . . . . . . . . . . . . . 251
   Biologische Wirkungen ionisierender Strahlen . . . . . . . . . . . . . . . . . . . 253
   Dosimetrie . . . . . . . . . . . . . . . . . . . . . . . . . . . . . . . . . . . . . . . . . 255
   Grundlagen des Strahlenschutzes . . . . . . . . . . . . . . . . . . . . . . . . . . . 256
   Untersuchungsgeräte . . . . . . . . . . . . . . . . . . . . . . . . . . . . . . . . . . 258
   Untersuchungsmethoden . . . . . . . . . . . . . . . . . . . . . . . . . . . . . . . . 260
   Qualitätssicherung . . . . . . . . . . . . . . . . . . . . . . . . . . . . . . . . . . . . 261
   Einstelltechnik . . . . . . . . . . . . . . . . . . . . . . . . . . . . . . . . . . . . . . . 262

**14. Glossar** . . . . . . . . . . . . . . . . . . . . . . . . . . . . . . . . . . . . . . . . . . . 265

   **Sachverzeichnis** . . . . . . . . . . . . . . . . . . . . . . . . . . . . . . . . . . . . 287

# Quellennachweis

Goretzki G. Medizinische Strahlenkunde. Urban & Schwarzenberg. München – Wien – Baltimore 1987
Abb. 1.2, 1.5, 1.9, 1.12, 1.13, 1.14, 1.15, 2.2, 2.3, 2.4, 3.1, 3.2, 3.3, 3.4, 6.1, 6.2, 8.5, 8.6, 8.7, 8.14, 8.15, 8.16, 8.17, 8.20

Hafner E., Meuli H. Ch. Röntgenuntersuchung in der Orthopädie. 2. Auflage. Verlag Hans Huber. Bern – Stuttgart – Wien
Abb. 11.11, 11.16, 11.18a, 11.18b, 11.19a, 11.19b, 11.20a, 11.21a, 11.22a, 11.22b, 11.23a, 11.23b, 11.24a, 11.25a, 11.26, 11.27, 11.28, 11.29, 11.30, 11.31, 11.32a, 11.33a, 11.34a, 11.35a, 11.36, 11.37, 11.38a, 11.39, 11.40a, 11.41a, 11.42

Hoxter E. A., Schenz A. Röntgenaufnahmetechnik, 14., überarbeitete und erweiterte Auflage. Siemens Aktiengesellschaft 1991
Abb. 1.21, 6.4, 6.5

Hoxter E. A. Röntgenaufnahmetechnik, 12. Auflage. Siemens Aktiengesellschaft
Abb. 1.20, 3.5, 3.6, 3.7, 3.8, 7.5, 7.6, 8.1

Hübener K. H. Computertomographie des Körperstammes. G. Thieme. Stuttgart 1985
Abb. 8.10

Kiefer H., Koelzer W. Strahlen und Strahlenschutz. 3. Auflage. Springer Verlag. Berlin, Heidelberg, New York 1992
Abb. 7.3

Krestel E. Bildgebende Systeme für die medizinische Diagnostik, 2., überarbeitete und erweiterte Auflage. Siemens Aktiengesellschaft 1988
Abb. 2.7, 2.8, 2.9, 8.12, 8.13

Laubenberger T. Technik der medizinischen Radiologie, 5. überarbeitete Auflage. Deutscher Ärzte-Verlag. Köln 1990
Abb. 1.10, 1.11, 1.17, 2.1, 2.5, 2.6, 2.10, 5.1, 5.4, 7.7, 8.2, 8.3, 8.4, 8.8, 8.9
Tab. 9.1

Libbert E. Kompendium der allgemeinen Biologie. G. Fischer, Jena
Abb. 5.5

Qualitätssicherung im medizinischen Röntgen, 3. überarbeitete Auflage. Firma Agfa. Leverkusen 1989
Abb. 10.1, 10.2, 10.4, 10.5, 10.8, 10.9, 10.10, 10.13, 10.14, 10.15, 10.16

Rohen J. W. Funktionelle Anatomie des Menschen. 6. Auflage. Stuttgart, New York, Schattauer, 1990
Abb. 4.4, 4.5, 4.6, 4.7, 4.8, 4.9, 4.10, 4.11, 4.12, 4.13, 4.14, 4.15, 4.16, 4.17, 4.18, 4.19, 4.20, 4.21

Schild H. Magnetresonanz-Tomographie (MRT). Firma Byk Gulden Pharmazeutika 1986
Abb. 8.18, 8.19

Schlungbaum W. Medizinische Strahlenkunde, 6. Auflage. Walter de Gruyter. Berlin, New York 1979
Abb. 11.1, 11.2a, 11.3a, 11.4, 11.5, 11.6, 11.7a, 11.8a, 11.9, 11.10, 11.12, 11.13, 11.14a, 11.14b, 11.15a, 11.17a, 11.17b, 11.43, 11.44, 11.45a, 11.46, 11.48, 11.49a, 11.50a, 11.50b

Stender H.-S., Stieve F. E. Bildqualität in der Röntgendiagnostik. Deutscher Ärzte-Verlag. Köln 1990
Abb. 10.3, 10.7

Vogel H. Strahlendosis und Strahlenrisiko in der bildgebenden Diagnostik. ecomed 1989
Abb. 7.2

# 1. Physikalische Grundlagen der Röntgenstrahlung
G. Bieker

Um die Entstehung von Röntgenstrahlen und ihre Auswirkungen auf Mensch und Umwelt verstehen zu können, ist die Kenntnis einiger physikalischer Grundbegriffe erforderlich. Diese Grundbegriffe werden im folgenden Kapitel erklärt.

## Geschichtlicher Überblick: Die Frage nach dem Aufbau der Materie

Unter Materie versteht man sämtliche Substanzen, aus denen wir selber und unsere Umgebung bestehen; nur das Vakuum als »luftleerer Raum« ist frei von Materie.

Schon sehr früh in der Geschichte machten sich die Menschen Gedanken über den Aufbau dieser Materie; so geht das antike Modell des griechischen Philosophen Demokrit (geb. 460 v. Chr.) davon aus, daß Materie aus immer den gleichen kleinsten Teilchen besteht, welche als unteilbar gelten und nach dem griech. Wort atomos = unteilbar »Atom« genannt werden.

Die Existenz der Atome wurde erst 1805 von dem englischen Naturwissenschaftler John Dalton bestätigt. Nach seiner sogenannten »Atomhypothese« und auch der noch heute gültigen Auffassung sind die Atome eines bestimmten Elementes (wie z. B. Blei oder Silber) unter sich gleich.

Gegen Ende des 19. Jahrhunderts erhielt man durch die Entdeckung der Radioaktivität erste Hinweise darauf, daß die Atome nicht unteilbar sind, sondern daß sie unter Abgabe von radioaktiver Strahlung zerfallen können. Es wurden Teilchen entdeckt, die wesentlich kleiner und leichter sind als Atome, die »Elementarteilchen«.

Der englische Chemiker Ernst Rutherford konnte 1911 in Experimenten zeigen, daß nahezu die gesamte Masse eines Atoms in einem positiv geladenen Atomkern vereinigt ist. Atome verhalten sich jedoch normalerweise nach außen hin wie ungeladene Teilchen, sind also elektrisch neutral; diese elektrische Neutralität des Atoms nach außen hin entsteht durch eine den Atomkern umgebende negativ geladene Elektronenwolke, welche die positive Ladung des Atomkerns aufhebt.

Niels Bohr stellte 1913 ein weiterentwickeltes Modell zum Aufbau der Atome vor. Dieses »Bohrsche Atommodell« besitzt auch heute noch Gültigkeit und soll im folgenden genauer beschrieben werden.

## Der Aufbau der Atome

Atome sind die »Bausteine« der Materie. Die Atome selbst sind aus Elementarteilchen aufgebaut. Die drei wichtigsten Elementarteilchen sind:
- Proton (positiv geladenes Teilchen)
- Neutron (neutrales, d. h. ungeladenes Teilchen)
- Elektron (negativ geladenes Teilchen)

Die Elementarteilchen unterscheiden sich neben ihrer elektrischen Ladung auch in ihrer Masse: Das Elektron ist das leichteste der drei Elementarteilchen. Die Massen von Proton und Neutron sind etwa gleich und betragen nahezu das 2000fache der Elektronenmasse. Die elektrische Ladung von Proton und Elektron ist von ihrer Größe her identisch. Sie beträgt $1{,}602 \times 10^{-19}$ Coulomb (C) und wird auch als Elementarladung bezeichnet, weil sie die kleinste in der Natur vorkommende Ladungsmenge darstellt.

Jedes Atom besteht aus einem Atomkern und aus der ihn umgebenden Atomhülle. Protonen und Neutronen bilden den Atom-

# 1. Physikalische Grundlagen der Röntgenstrahlung

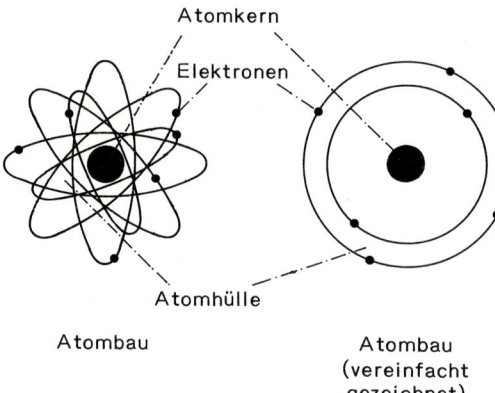

**Abb. 1.1** Atomkern und Atomhülle am Beispiel Kohlenstoff (Ordnungszahl 6). Rechts ist die übliche stark vereinfachte Darstellung des Atomaufbaus wiedergegeben.

kern, während die Atomhülle nur aus Elektronen aufgebaut ist (Abb. 1.1).

Weil Protonen und Neutronen als Bestandteile des Atomkerns viel schwerer sind als die Elektronen der Atomhülle, entfällt fast die gesamte Masse eines Atoms auf seinen Kern. Er ist durchschnittlich 4000mal schwerer als die Atomhülle und wegen seines Anteils an Protonen positiv geladen.

Den positiv geladenen Protonen des Atomkerns steht in der Atomhülle eine gleiche Anzahl negativ geladener Elektronen gegenüber, so daß das Atom insgesamt nach außen hin neutral geladen ist.

Die Elektronen bewegen sich nach dem Bohrschen Atommodell auf bestimmten vorgeschriebenen Umlaufbahnen um den Atomkern, auf denen nur eine begrenzte Anzahl von ihnen Platz hat. Die Zahl der Elektronen nimmt von den inneren zu den äußeren Bahnen zu. So kann die innerste Bahn (auch K-Schale genannt) nur zwei Elektronen aufnehmen, während die nächstäußere Bahn (L-Schale) schon acht Elektronen faßt.

Die Elektronen können sich nur auf diesen vorgeschriebenen Umlaufbahnen um den Atomkern bewegen; ein Aufenthalt der Elektronen etwa zwischen zwei Umlaufbahnen ist nicht möglich.

Abhängig von ihrer jeweiligen Umlaufbahn bewegen sich die Elektronen mit einer bestimmten Geschwindigkeit und besitzen daher auch bestimmte Energien. Die Energie der Elektronen in den Umlaufbahnen nimmt von innen nach außen zu. Die Elektronen auf der innersten Umlaufbahn, der K-Schale, haben also ein geringeres Energieniveau als diejenigen auf der nach außen benachbarten L-Schale.

Normalerweise befinden sich die Elektronen eines Atoms im energieärmsten Zustand, dem »Grundzustand«, d. h., die innersten Bahnen mit ihrem niedrigeren Energieniveau werden von den Elektronen zuerst aufgefüllt.

Die verschiedenen Umlaufbahnen eines Atoms werden also im allgemeinen von innen nach außen mit Elektronen besetzt.

Der Übergang von Elektronen zu einer anderen Schale ist möglich, wenn auf dieser Schale ein Platz frei ist. Der Übergang zu einer weiter außen gelegenen Schale wird wegen des damit verbundenen Energiezuwachses des Elektrons aber nur nach Energiezufuhr geschehen. Umgekehrt wird beim Wechsel auf eine weiter innen gelegene Schale Energie frei (abgestrahlt).

Die wirklichen Größenverhältnisse vom Atomkern zur Atomhülle sind anders als auf den üblichen Abbildungen wiedergegeben – sie sind in einem Buch gar nicht darstellbar: Der Durchmesser der Atomhülle ist etwa 100000mal größer als der Atomkern. Wenn man sich einen Atomkern von der Größe eines Kirschkerns vorstellt, so würden die Elektronen ihn in einem Abstand von 2–3 km umkreisen! Ein Atom enthält also »viele Lücken« und damit überwiegend materiefreien Raum. Der wirkliche Durchmesser des Atomkerns ist unvorstellbar klein und beträgt etwa $10^{-15}$ m, der des gesamten Atoms $10^{-10}$ m.

## Das Periodensystem der Elemente

Wie bereits erwähnt, hatte schon Dalton im Jahre 1805 angenommen, daß die Atome eines bestimmten Elementes (wie z. B. Blei oder Silber) unter sich gleich sind.

Seine These hat sich bestätigt. Unter einem Element versteht man einen reinen (unvermischten) chemischen Grundstoff, der aus immer den gleichen und für ihn charakteristischen Atomen aufgebaut ist.

Heute sind über 100 chemische Elemente bekannt. Zu ihnen zählen beispielsweise Wasserstoff, Natrium, Blei oder Silber.

Die physikalischen und chemischen Eigenschaften der Elemente werden maßgeblich von folgenden Faktoren beeinflußt:
- Zahl der Protonen im Atomkern
- Zahl der Elektronen auf der äußersten Umlaufbahn in der Atomhülle

Auf dieser Erkenntnis basierend, werden die Elemente in ihrem sogenannten »Periodensystem« der Reihe nach aufgeführt und geordnet:
- Jedem Element wird die Ordnungszahl gegeben, die der Anzahl der Protonen in seinem Atomkern entspricht. Die Ordnungszahl wird deswegen auch Protonenzahl oder Kernladungszahl genannt.

Beispiele: Wasserstoff enthält in seinem Kern nur 1 Proton; er steht daher am Anfang des Periodensystems und hat die Ordnungszahl 1.

Natrium hat die Ordnungszahl 11; es enthält also 11 Protonen in seinem Kern.

Blei trägt die Ordnungszahl 82; es enthält also 82 Protonen in seinem Kern.
- Nach der Zahl ihrer Elektronen auf der äußersten Umlaufbahn werden die Elemente zusätzlich in acht Gruppen eingeteilt. Elemente derselben Gruppe stehen im Periodensystem untereinander.

Weil die Masse eines Elementes fast nur von der Zahl seiner Protonen und Neutronen im Atomkern abhängt, steigt natürlich mit der Ordnungszahl auch seine Atommasse. Sie beträgt beispielsweise für Wasserstoff (Ordnungszahl 1) 1,008, für Natrium (Ordnungszahl 11) schon 22,990 und für Blei (Ordnungszahl 82) sogar 207,2.

## Verschiedene Erscheinungsformen der Elemente

Jedes Element wird durch seine charakteristische Zahl an Protonen in seinem Atomkern mit der Ordnungszahl im Periodensystem definiert.

Normalerweise besitzt jedes Element darüber hinaus eine typische konstante Zahl von Neutronen in seinem Atomkern und eine typische konstante Zahl von Elektronen in seiner Atomhülle.

Allerdings sind im Bereich der Neutronen- und Elektronenzahl Veränderungen möglich, die zu verschiedenen Erscheinungsformen der Elemente führen.

### Isotope

Die Zahl der Neutronen im Atomkern eines bestimmten Elementes kann verschieden sein; diese in der Zahl der Neutronen unterschiedlichen Erscheinungsformen eines Elementes werden Isotope genannt.

Beispiel: Vom Element Wasserstoff existieren drei verschiedene Isotope: Am häufigsten ist das Isotop ohne Neutron, seltener sind Isotope mit einem Neutron (auch »Deuterium« genannt) und sehr selten solche mit zwei Neutronen (auch »Tritium« genannt).

Isotope können mit wachsender Neutronenzahl im Kern von ihrem ursprünglichen stabilen Zustand in einen instabilen Zustand geraten. Man spricht daher von stabilen und instabilen Isotopen.

Instabile Isotope zerfallen nach einiger Zeit unter Aussendung von Strahlen; solche Isotope sind radioaktiv (lateinisch radius = Strahl).

Tritium beispielsweise ist ein instabiles radioaktives Isotop des Wasserstoffs.

# 1. Physikalische Grundlagen der Röntgenstrahlung

## Ionen

Veränderungen der Elektronenzahl in der Atomhülle eines bestimmten Elementes führen zu einem Ungleichgewicht mit der Zahl der positiv geladenen Protonen im Atomkern; aus dem ursprünglich elektrisch neutralen Atom mit gleicher Protonen- und Elektronenzahl wird ein elektrisch geladenes Teilchen. Elektrisch geladene Atome werden Ionen genannt.

Es werden zwei Arten von Ionen unterschieden:
- **Kationen:** Entfernt man ein Elektron aus der Atomhülle, so überwiegen die positiv geladenen Protonen; es entsteht ein positiv geladenes Ion. Positiv geladene Ionen heißen Kationen.
- **Anionen:** Fügt man in der Atomhülle ein Elektron hinzu, so überwiegen die negativ geladenen Elektronen; es entsteht ein negativ geladenes Ion. Negativ geladene Ionen heißen Anionen (Abb. 1.2).

## Erklärung einiger grundlegender Begriffe aus der Mechanik

### Masse

Mit dem Begriff »Masse« werden durch Gewicht und Trägheit gekennzeichnete Eigenschaften der Materie umschrieben.

Unter Trägheit versteht man das Bestreben aller Materie, in einem einmal eingenommenen bestimmten Bewegungszustand (also dem Stillstand oder einer bestimmten Geschwindigkeit) zu verharren; Trägheit äußert sich also im Widerstand der Materie gegen Änderungen ihres Bewegungszustandes.

Das von Isaac Newton aufgestellte Trägheitsgesetz besagt, daß jeder Körper so lange in seinem Zustand der Ruhe oder der gleichförmig geradlinigen Bewegung verharrt, wie keine Kraft auf ihn einwirkt. Zwischen Gewicht und der Trägheit von Materie besteht ein enger Zusammenhang. Die Trägheit eines Körpers nimmt mit steigendem Gewicht zu.

### Kraft

Mit dem Begriff »Kraft« wird die Ursache der Änderung des Bewegungszustandes von Materie umschrieben. Nach dem eben erwähnten Newtonschen Trägheitsgesetz muß auf einen Körper eine Kraft einwirken, wenn er beschleunigt oder abgebremst werden soll (in der Physik wird Abbremsung als negative Beschleunigung verstanden).

Definition:
Kraft (F) = Masse (m) × Beschleunigung (a)

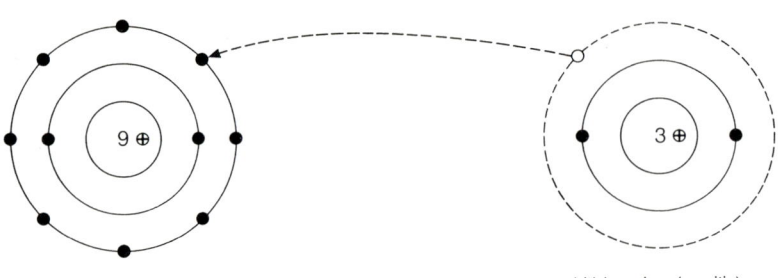

Neon-Ion (negativ)　　　　Lithium-Ion (positiv)

**Abb. 1.2** Entstehungsweise von Ionen.
Links ein negativ geladenes Anion des Elementes Neon (Ordnungszahl 9): Den neun Protonen des Kerns stehen zehn Elektronen gegenüber.
Rechts ein positiv geladenes Kation des Elementes Lithium (Ordnungszahl 3): Den drei Protonen des Kerns stehen nur zwei Elektronen gegenüber.

Aus dieser Definition geht hervor, daß eine Kraft um so größer sein muß, je größer die zu bewegende Masse oder die zu erreichende Beschleunigung sein soll.

Einheit: Newton (abgekürzt N)
1 Newton = Masse 1 kg × Beschleunigung 1 m/s$^2$

### Geschwindigkeit

Mit dem Begriff »Geschwindigkeit« wird angegeben, in welchem Ausmaß ein Körper seinen Aufenthaltsort innerhalb eines bestimmten Zeitabschnittes ändert, oder mit anderen Worten: wie schnell sich ein Körper bewegt.

Definition:

$$\text{Geschwindigkeit (v)} = \frac{\text{Weg (s)}}{\text{Zeit (t)}}$$

### Beschleunigung

Mit dem Begriff »Beschleunigung« wird angegeben, in welchem Ausmaß sich eine Geschwindigkeit innerhalb eines bestimmten Zeitabschnittes ändert. Dabei wird eine Abnahme der Geschwindigkeit (also eine Abbremsung) als »negative Beschleunigung« bezeichnet.

Definition:

$$\text{Beschleunigung (a)} = \frac{\text{Geschwindigkeitsänderung (d)}}{\text{Zeit}^2 \text{ (t}^2\text{)}}$$

### Arbeit

Definition:

Arbeit (A) = Kraft (F) × Weg (s)

Dabei muß die Kraft in der Richtung des Weges ausgeübt werden. Aus dieser Definition geht hervor, daß die gleiche physikalische Arbeit entweder mit großer Kraft über einen kurzen Weg oder mit geringer Kraft über einen langen Weg verrichtet werden kann, wenn sich in beiden Fällen das gleiche Produkt ergibt.

Einheit:

Joule (abgekürzt J) = Newtonmeter (Nm)
1 Joule = Kraft 1 N × Weg 1 m

### Energie

»Energie« ist ein zentraler Begriff innerhalb der Physik und auch für die Entstehung und Folgen von Strahlung von besonderer Bedeutung.

Energie nennt man die Fähigkeit eines Körpers, Arbeit zu verrichten. Sie ist die Vorraussetzung dafür, daß Arbeit ausgeführt werden kann. In diesem Sinne wird Energie auch als »gespeicherte Arbeit« bezeichnet.

Verrichtet ein Körper Arbeit, so nimmt seine Energie ab. Er gibt einen Teil oder seine gesamte Energie an den Körper ab, an dem die Arbeit verrichtet wird. Die Energie dieses anderen Körpers nimmt dementsprechend zu, so daß die Summe der Energien beider Körper gleich bleibt. Hierbei gilt das in der Physik grundlegende Gesetz der Energieerhaltung: In einem abgeschlossenen System ist die Summe der Energien konstant.

Energie kann also weder neu geschaffen noch vernichtet werden; es können lediglich Energien übertragen oder in andere Energieformen umgewandelt werden.

Beispiel: Wir betrachten zwei unbewegt liegende Stahlkugeln. Eine der beiden Stahlkugeln wird angestoßen; damit wird an ihr Arbeit verrichtet und Energie zugeführt. Die Kugel setzt sich in Bewegung; sie besitzt nun Bewegungsenergie und kann ihrerseits Arbeit verrichten. Dies geschieht, wenn sie die zweite noch ruhende Kugel anstößt und sie in Bewegung versetzt. Dabei verliert die erste Kugel an Energie; sie überträgt einen Teil ihrer Bewegungsenergie auf die zweite Kugel, deren Energie zunimmt.

Die Summe der Energien nach dem Anstoßen der zweiten Kugel ist gleich der Summe der Energien vor dem Anstoßen.

In der Natur kommt Energie in verschiedenen Erscheinungsformen vor. Einige dieser Energieformen sind:
- Lageenergie (auch »potentielle Energie« genannt; ein Körper, der in einer bestimmten Höhe liegt, besitzt eine bestimmte Energie, die beim Herunterfallen des Körpers frei wird).
- Bewegungsenergie (auch »kinetische Energie« genannt)
- Wärmeenergie

### Leistung

Mit dem Begriff »Leistung« wird angegeben, wieviel Arbeit innerhalb eines bestimmten Zeitraumes ausgeführt wird. Je kürzer der Zeitraum ist, der für die Ausführung einer bestimmten Arbeit benötigt wird, um so größer ist die erbrachte Leistung.

Definition:
$$\text{Leistung (L)} = \frac{\text{Arbeit (A)}}{\text{Zeit (t)}}$$

Einheit: Watt (abgekürzt W)
1 Watt = Arbeit 1 J × Zeit 1 s

## Erklärung einiger grundlegender Begriffe aus der Elektrizitätslehre

Wie oben ausgeführt, entsteht bei einem Ungleichgewicht zwischen den Protonen und den Elektronen innerhalb eines Atoms ein elektrisch geladenes Teilchen (Ion).

Allgemein bekannt ist, daß sich gleichartige Ladungen abstoßen, während sich verschiedenartige Ladungen (also positive und negative) anziehen.

Dieses Phänomen ist die Ursache für das Fließen von elektrischem Strom. Verbindet man zwei verschiedenartig geladene Metallplatten durch einen Metalldraht, so entsteht eine Elektronenwanderung durch diesen Draht. Hierbei wandern die Elektronen von der negativ geladenen Platte, in der sie als negativ geladene Teilchen ja im Überschuß vorhanden sind, zur positiv geladenen Platte herüber, bis ein Ladungsausgleich entstanden ist: Es fließt ein elektrischer Strom, getrieben durch das Ladungsungleichgewicht zwischen den beiden Metallplatten. Erst wenn in beiden Platten gleich viele Elektronen vorhanden sind, hört die Elektronenwanderung auf.

Elektrischer Strom ist also die gerichtete Bewegung (in unserem Beispiel von der negativ geladenen zur positiv geladenen Metallplatte) von elektrischen Ladungen.

Die negativ geladene Platte mit dem Elektronenüberschuß wird auch als elektrischer Minuspol (Kathode), die positiv geladene Platte mit dem Elektronenmangel als elektrischer Pluspol (Anode) bezeichnet.

### Elektrische Stromstärke

Unter der elektrischen Stromstärke versteht man die Zahl der Elektronen, die pro Zeiteinheit wandern. Je mehr Elektronen wandern, um so größer ist die elektrische Stromstärke.

Die Stromstärke (abgekürzt I) wird in der Einheit Ampere (abgekürzt A) gemessen.

### Elektrische Spannung

Unter elektrischer Spannung versteht man das Ausmaß des Ladungsungleichgewichts zwischen zwei elektrischen Polen (in unserem Beispiel zwischen zwei Metallplatten). Die elektrische Spannung ist die Ursache für das Fließen von elektrischem Strom (Abb. 1.3).

Die Spannung (abgekürzt U) wird in der Einheit Volt (abgekürzt V) gemessen.

### Elektrischer Widerstand

Unter elektrischem Widerstand versteht man alle Faktoren, die sich dem Fließen von elektrischem Strom widersetzen, in unserem Beispiel etwa Material und Dicke des Metalldrahtes: Es ist leicht vorstellbar, daß die Elektronen in einem dünnen Draht schlechter vorankommen als in einem dicken. Der

# Grundlegende Begriffe aus der Elektrizitätslehre 7

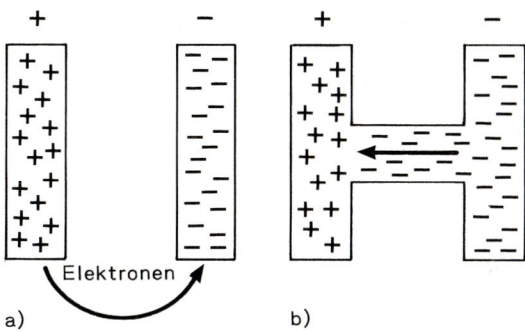

**Abb. 1.3** Elektrische Spannung als Voraussetzung für das Fließen von elektrischem Strom.
a. Zwei Metallplatten, zwischen denen aufgrund ihrer ungleichen Ladung eine elektrische Spannung besteht.
b. Werden die beiden Metallplatten miteinander verbunden (z. B. durch ein Stück Draht), so kommt es zur Elektronenwanderung: Es fließt ein elektrischer Strom. Die negativ geladenen Elektronen wandern zur positiv geladenen Platte.

elektrische Widerstand ist also bei einem dünnen Draht größer als bei einem dicken Draht des gleichen Materials.

Der Widerstand (abgekürzt R) wird in der Einheit Ohm (abgekürzt Ω) gemessen.

## Das Ohmsche Gesetz

Zwischen Stromstärke, Spannung und Widerstand bestehen leicht ersichtliche gegenseitige Abhängigkeiten.

Ohne elektrische Spannung fließt kein elektrischer Strom; der elektrische Strom ist um so größer, je größer die Spannung und je kleiner der Widerstand ist, der ihm entgegengesetzt wird.

Diese wichtigen Zusammenhänge werden mathematisch im Ohmschen Gesetz (nach dem Physiker Georg Simon Ohm) beschrieben:

$$\text{Stromstärke } I = \frac{\text{Spannung U}}{\text{Widerstand R}}$$

Durch einfache Umformung kann man mit Hilfe des Ohmschen Gesetzes bei zwei bekannten Größen die dritte errechnen:

Spannung U = Stromstärke I × Widerstand R

$$\text{Widerstand } R = \frac{\text{Spannung U}}{\text{Stromstärke I}}$$

Mit einem kleinen Kniff kann man sich diese Formeln leicht merken: Im nachstehend abgebildeten Dreieck wird die gefragte Größe einfach abgedeckt; die beiden verbliebenen Abkürzungen bleiben dann in der korrekten Formel stehen.

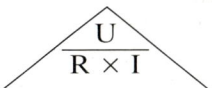

## Gleichstrom und Wechselstrom

Bei einer gleichförmigen elektrischen Spannung (in unserem Beispiel zwischen den beiden Metallplatten, bei der immer die gleiche Platte den elektrischen Plus- und die andere Platte den elektrischen Minuspol bildet), fließt der elektrische Strom auch immer in die gleiche Richtung. Eine solche Spannung bezeichnet man daher als Gleichspannung, den von ihr erzeugten Strom als Gleichstrom.

Wechseln sich dagegen Plus- und Minuspol ständig ab, wie das beispielsweise bei unserem Netzstrom aus der Steckdose der Fall ist, so besteht eine Wechselspannung, und der aus ihr resultierende Strom wird als Wechselstrom bezeichnet.

## Elektromagnetische Wechselwirkung: Das Prinzip des Generators

Beim Fluß von elektrischem Strom durch einen elektrischen Leiter (z. B. ein Stück Draht) entsteht ein Magnetfeld, das den elektrischen Leiter umgibt. Bringt man senkrecht zu einem stromdurchflossenen Metalldraht eine Kartonplatte mit Eisenspä-

# 1. Physikalische Grundlagen der Röntgenstrahlung

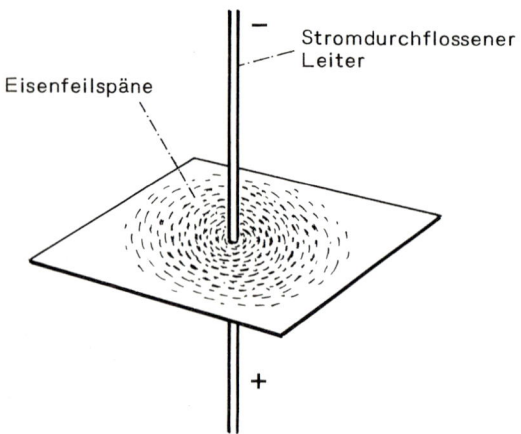

**Abb. 1.4** Die Eisenspäne richten sich entsprechend den Feldlinien des Magnetfeldes aus.

nen an, so wird das Magnetfeld sichtbar: Die Eisenspäne richten sich entsprechend dem Magnetfeld aus (Abb. 1.4).

Es gilt also: Beim Fließen von elektrischem Strom entstehen sich ändernde elektrische Felder, die ihrerseits magnetische Felder erzeugen.

Umgekehrt kann durch ein seine Ausrichtung änderndes Magnetfeld das Fließen von elektrischem Strom hervorgerufen werden. Diesen Vorgang nennt man elektromagnetische Induktion. Beim Generator macht man sich die Induktion zur Stromerzeugung zunutze.

Ein Generator ist folgendermaßen aufgebaut: Um einen sich drehenden Stabmagneten herum ist eine eng gewickelte Drahtschleife (Spule) angebracht. Durch die Drehung des Stabmagneten ändert sich natürlich ständig die Ausrichtung seines Magnetfeldes. In der umgebenden Spule wird daher durch Induktion ein Stromfluß bewirkt (Abb. 1.5).

Jeder Fahrraddynamo funktioniert nach diesem Prinzip. Wenn man statt des Magneten die Spule rotieren läßt, so ändert sich dadurch ebenfalls ständig die Ausrichtung des Magnetfeldes zur Spule. Es läßt sich also auch auf diese umgekehrte Weise in der Spule ein Stromfluß erzeugen.

## Elektromagnetische Strahlung

Elektromagnetische Strahlung ist an zahlreichen Vorgängen in der Natur beteiligt. Nicht nur das sichtbare Licht und die Wär-

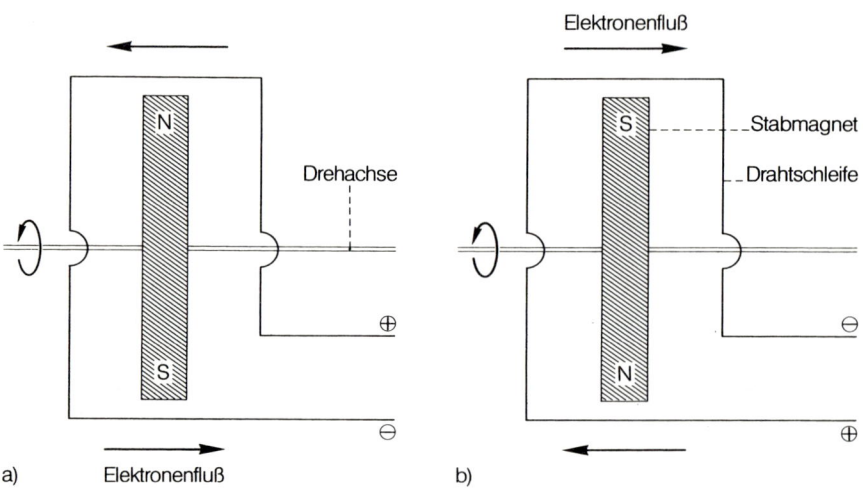

**Abb. 1.5** Das Prinzip des Generators: Um einen sich drehenden Stabmagneten wird in einer Drahtschleife durch Induktion Strom erzeugt.

## Elektromagnetische Strahlung

me zählen zur elektromagnetischen Strahlung, sondern auch Radiowellen und Röntgenstrahlen.

Elektromagnetische Strahlung ist neben der Rolle, die sie im täglichen Leben spielt, vor allem in der Radiologie von besonderer Bedeutung. Wir wollen uns deshalb nun näher mit ihr beschäftigen.

Unter Strahlung wird allgemein die räumliche und zeitliche Ausbreitung von Energie verstanden.

Dabei kann die Aufgabe des Energietransportes von den massebehafteten Elementarteilchen (Protonen, Neutronen, Elektronen) übernommen werden. Die Elementarteilchen transportieren die Energie durch ihre eigene Fortbewegung. Die Energie steckt dann in der Bewegung der transportierten Masse. Diese Art der Strahlung wird Korpuskularstrahlung genannt.

Im Gegensatz zur Korpuskularstrahlung breitet sich bei der elektromagnetischen Strahlung die Energie masselos in Form von Wellen im Raum aus.

Allgemein versteht man in der Physik unter Wellen periodische Vorgänge, die sich, von einem bestimmten Erregungszentrum ausgehend, im Raum ausbreiten. Ein anschauliches Beispiel dafür bilden die Wasserwellen, nachdem man einen Stein in eine glatte Wasseroberfläche geworfen hat. Die Stelle, an der der Stein in das Wasser gefallen ist, stellt das Erregungszentrum dar. Im Wechsel von Wellenberg und Wellental kommt die Periodizität der Wasserwellen zum Ausdruck.

Wasserwellen zählen zu den mechanischen Wellen. Mechanische Wellen sind dadurch gekennzeichnet, daß nur die Wellenberge und -täler, nicht aber die Teilchen an sich wandern. So wandern bei den Wasserwellen die Wassermoleküle selbst nicht, sondern schwingen nur um ihre Gleichgewichtslage herum. Die Materie in Form der Wassermoleküle bleibt an ihrem Ort, nur die Gleichgewichtsstörung in Form der Wellen pflanzt sich fort. Es handelt sich also auch bei Wasserwellen um eine Art von masselosem Energietransport.

Den masselosen Energietransport bei der elektromagnetischen Strahlung mittels elektromagnetischer Wellen kann man sich wie folgt als Kettenreaktion vorstellen:

Ein sich durch Energiezufuhr bewegendes Elektron stellt durch seine negative Ladung gewissermaßen eine Minimalform des Stromflusses dar. Wie wir bereits festgestellt haben, entsteht durch Stromfluß ein sich änderndes Magnetfeld, welches wiederum Induktion erzeugt und damit einen weiteren Stromfluß hervorruft.

Genau dies geschieht auch durch das bewegte Elektron. Es entstehen periodisch wechselnde elektrische und magnetische Felder, die sich im Raum ausbreiten.

Hierbei wird keine Materie transportiert; die beteiligten Elektronen schwingen lediglich um ihre Gleichgewichtslage herum und übertragen ihre Schwingungsenergie über ein entstehendes und damit sich änderndes Magnetfeld auf das nächste Elektron.

Unter optimalen Bedingungen (Vakuum) breiten sich elektromagnetische Wellen mit der höchsten in der Natur bekannten Geschwindigkeit im Raum aus, nämlich mit der Lichtgeschwindigkeit von 300 000 km/s.

## Wellenspektrum

Wir haben bereits einige der vielfältigen Erscheinungsformen elektromagnetischer Wellen angesprochen (sichtbares Licht, Wärme, Radiowellen, Röntgenstrahlung).

Allen diesen verschiedenen Formen liegt das gleiche oben beschriebene Prinzip zugrunde; sie unterscheiden sich lediglich in der Wellenlänge. Unter der Wellenlänge versteht man den Abstand zwischen zwei gleichen Punkten in der Ausbreitungsrichtung einer Welle, beispielsweise zwischen den höchsten Punkten zweier Wellenberge (Abb. 1.6).

# 1. Physikalische Grundlagen der Röntgenstrahlung

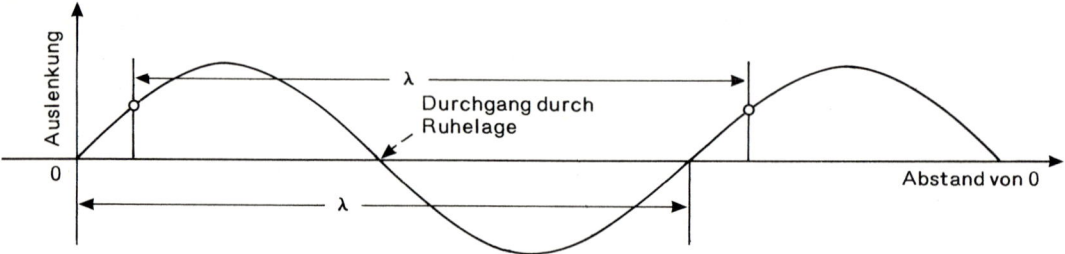

**Abb. 1.6** Wellenlänge λ (sprich: »Lambda«) als Abstand zweier sich im gleichen Schwingungszustand befindender Punkte einer Welle.

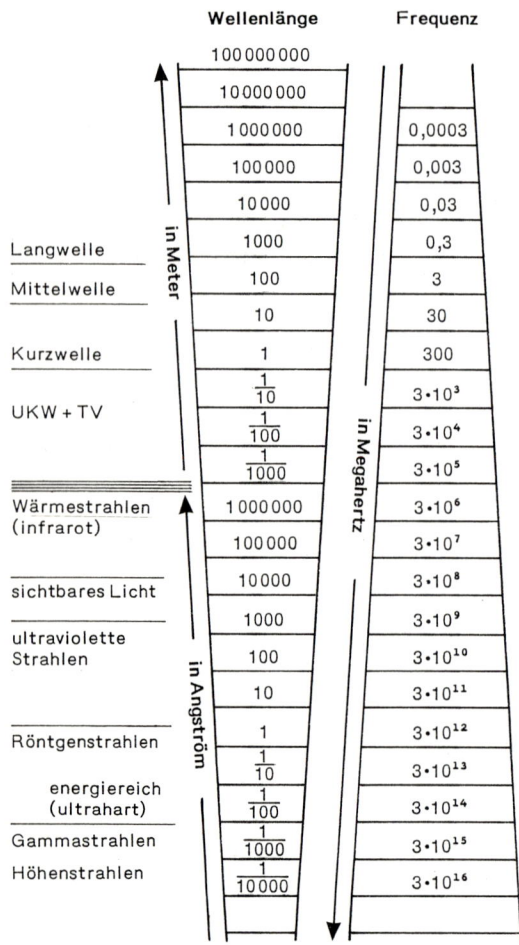

**Abb. 1.7** Spektrum elektromagnetischer Wellen.

## Frequenz

Unter der Frequenz versteht man die Zahl der Schwingungen pro Zeiteinheit. Sie wird in der Einheit Hertz (abgekürzt Hz) gemessen; 1 Hz bedeutet eine Schwingung pro Sekunde.

Zwischen Frequenz und Wellenlänge besteht bei elektromagnetischen Wellen eine gegenseitige Abhängigkeit: Weil die Ausbreitungsgeschwindigkeit elektromagnetischer Wellen von 300000 km/s konstant ist, muß bei zunehmender Frequenz die Wellenlänge kürzer werden.

Der Zusammenhang zwischen Ausbreitungsgeschwindigkeit, Frequenz und Wellenlänge wird mathematisch in der allgemeinen Wellengleichung ausgedrückt:

Ausbreitungsgeschwindigkeit
 = Frequenz × Wellenlänge

Weil die Ausbreitungsgeschwindigkeit elektromagnetischer Wellen bekannt ist, läßt sich mit Hilfe der Wellengleichung bei bekannter Frequenz die Wellenlänge bestimmen. Umgekehrt läßt sich bei bekannter Wellenlänge die Frequenz ermitteln.

Die möglichen Wellenlängen elektromagnetischer Wellen umfassen ein riesiges Spektrum (Abb. 1.7). Nur einen kleinen Anteil aus diesem Spektrum können wir mit unseren Sinnesorganen wahrnehmen. Es sind dies insbesondere der Bereich von 380

# Elektromagnetische Strahlung

bis 750 Nanometer Wellenlänge (1 Nanometer = $10^{-9}$ m), welcher als sichtbares Licht erscheint, und der sich auf der langwelligen Seite anschließende Bereich, der als Wärme wahrgenommen werden kann.

Die verschiedenen Wellenlängen innerhalb des Spektrums des sichtbaren Lichts können wir an ihrer Farbe unterscheiden. So erscheint kurzwelliges Licht mit einer Wellenlänge um 400 Nanometer als violett, während langwelliges Licht um 670 Nanometer als rot wahrgenommen wird.

## Photonen als Energieträger elektromagnetischer Strahlung

Beim Energietransport durch elektromagnetische Strahlung verläßt keine Materie ihren Ort, sondern es handelt sich um einen materie- oder masselosen Transport von Energie.

Die Energie trägt sich hier sozusagen selbst und breitet sich wellenförmig im Raum aus. Allerdings darf man sich die Energieausbreitung nicht als eine einzige zusammenhängende und kontinuierliche Welle vorstellen. Elektromagnetische Strahlung wird vielmehr »portionsweise« in Form von Energiepaketen, den sogenannten **Photonen**, abgegeben. Die masselosen Photonen sind die Energieträger jeglicher Art von elektromagnetischer Strahlung. Ihre Energie wird durch folgende Gleichung beschrieben:

Photonenenergie (W) = h × Frequenz ($\lambda$)

Hierbei stellt der Proportionalitätsfaktor h als sogenanntes »Plancksches Wirkungsquantum« eine Konstante dar. Somit hängt die Photonenenergie W nur von der Frequenz $\lambda$ ab. Je höher die Frequenz einer elektromagnetischen Strahlung ist (und entsprechend je kürzer ihre Wellenlänge ist), um so größer ist ihre Energie.

## Die Entstehung elektromagnetischer Strahlung

Um die Entstehungsweise elektromagnetischer Strahlung erklären zu können, müssen wir uns an den Aufbau der Atomhülle mit ihren sich auf bestimmten Umlaufbahnen (Schalen) bewegenden Elektronen erinnern.

Jedem Elektron sind eine bestimmte Umlaufbahn und ein Energieniveau zugeordnet, welches um so höher liegt, je weiter die zugehörige Umlaufbahn vom Atomkern entfernt ist.

Wird ein Elektron durch Energiezufuhr auf eine weiter außen gelegene Schale mit höherem Energieniveau angehoben, so hinterläßt es auf der verlassenen inneren Schale eine Elektronenlücke. Später kann dieses Elektron wieder auf die ursprüngliche Schale zurückfallen und die Elektronenlücke auffüllen. Dabei gibt es dann die zunächst zugeführte Energie wieder ab, und zwar in Form von elektromagnetischer Strahlung. Die Wellenlänge und damit die Energie der abgegebenen Strahlung hängt davon ab, wie sehr sich die Energieniveaus der beiden Schalen unterscheiden, zwischen denen sich das Elektron bewegt. Bei einem großen Unterschied wird viel Energie freigesetzt und die abgegebene Strahlung entsprechend kurzwellig sein.

Solche großen Unterschiede kommen vor allem auf den inneren Schalen vor, so daß hier kurzwellige Gamma- oder Röntgenstrahlen entstehen, während sich Strahlung im Bereich des sichtbaren Lichtes eher durch Elektronensprünge auf den äußeren Schalen der Atomhülle bildet.

Wenn man berücksichtigt, daß jeder Umlaufbahn ein bestimmtes, genau festgelegtes Energieniveau zugeordnet ist, so wird verständlich, daß elektromagnetische Strahlung nicht jeden beliebigen Energiebetrag annehmen kann, und daß sie aus »Portionen« aufgebaut ist (Photonen), die in ihrer Größe genau den Energiedifferenzen zwischen den verschiedenen Schalen in den Atomhüllen entsprechen.

## 1. Physikalische Grundlagen der Röntgenstrahlung

**Elektromagnetische Strahlung als ionisierende Strahlung**

Als Ionisation wird allgemein die Umwandlung eines elektrisch neutralen Atoms in ein elektrisch geladenes Teilchen bezeichnet.

Ionisation kann durch Entfernen oder Zufügen von Elektronen in der Atomhülle stattfinden. Im ersten Fall entsteht ein positiv geladenes Ion (Kation), im zweiten Fall ein negativ geladenes Ion (Anion). Für den Vorgang der Ionisation ist die Zufuhr einer großen Energiemenge erforderlich, beispielsweise durch energiereiche elektromagnetische Strahlung.

Elektromagnetische Strahlung, die so energiereich ist, daß sie eine Ionisation bewirken kann, wird auch **ionisierende Strahlung** genannt.

Die Energie von Strahlung im Bereich des sichtbaren Lichts reicht hierzu nicht aus. Röntgen- oder Gammastrahlung besitzt dagegen genug Energie, um ein Elektron aus seiner Atomhülle herauszuschlagen und damit eine Ionisation zu bewirken.

Neben elektromagnetischer Strahlung kann auch die bereits kurz erwähnte Teilchen- oder Korpuskularstrahlung, wie sie beim Zerfall radioaktiver Atomkerne entsteht, ionisierend wirken.

Die besondere Bedeutung ionisierender Strahlung liegt in ihrer zerstörenden Wirkung auf biologische Materie. Bei der Ionisation von Atomen werden oft gleichzeitig chemische Bindungen zerstört, was für biologische Materie eine Zell- oder Gewebsschädigung bedeutet.

Allerdings muß nicht jede auf Materie einwirkende ionisierende Strahlung chemische Bindungen zerstören; sie kann die Materie auch ohne schädigende Wirkungen durchdringen.

## Wechselwirkung zwischen ionisierender Strahlung und Materie

Im vorangehenden Abschnitt haben wir zwei Arten von ionisierender Strahlung kennengelernt: die masselose elektromagnetische Strahlung und die massebehaftete Korpuskularstrahlung.

Beiden Arten ionisierender Strahlung ist gemeinsam, daß ihre Energieträger so klein sind, daß sie Atome durchdringen können, ohne mit ihnen in Wechselwirkung treten zu müssen.

Wie wir bereits gesehen haben, bestehen Atome aus überwiegend materiefreiem Raum. Die winzigen Energieträger der ionisierenden Strahlung können daher gewissermaßen zwischen den Hüllenelektronen der Atome hindurchwandern, ohne sie zu beeinflussen. Aus diesem Grund kann Strahlung Atome und Materie durchdringen (»durchstrahlen«).

Andererseits kommt es bei der ungeheuer großen Anzahl von Atomen, aus denen die Materie besteht, natürlich immer wieder vor, daß doch ein Energieträger etwa auf ein Elektron der Atomhülle trifft. Dabei kann der Energieträger (beispielsweise das Photon der elektromagnetischen Strahlung) seine eigene Energie auf das getroffene Elektron übertragen.

Bei der Wechselwirkung ionisierender Strahlung mit Materie wird also die Energie der Strahlung auf die Materie übertragen; die Intensität der Strahlung wird beim Durchgang durch Materie geschwächt. Die Energieabgabe an die Materie nennt man **Absorption.**

Daneben gibt es insbesondere im Bereich sehr geringer Strahlungsenergie auch eine Möglichkeit der Wechselwirkung mit Materie ohne Energieabgabe, die **Streuung.** Hierbei ändert die einwirkende Strahlung lediglich ihre Richtung und breitet sich dann mit gleicher Energie in die neue Richtung aus. Da die Streuung überwiegend bei

Strahlungsenergien unter 0,01 Megaelektronenvolt (MeV) vorkommt, hat sie für die Radiologie nur eine geringe Bedeutung.

An welcher Stelle innerhalb der Materie eine Wechselwirkung eintreten wird, ist zufällig und läßt sich nicht vorhersagen. Das Ausmaß der Wechselwirkung und damit die zu erwartende Absorption insgesamt jedoch sind abhängig von bestimmten Eigenschaften sowohl der Strahlung als auch des durchdrungenen Materials und damit vorherbestimmbar.

Wir wollen nun den Vorgang der Energieabgabe speziell von elektromagnetischer Strahlung an Materie genauer betrachten.

Es lassen sich hierbei im wesentlichen drei Möglichkeiten der Wechselwirkung unterscheiden:
- Photo-Effekt
- Compton-Effekt
- Paarbildungs-Effekt

Bei jedem dieser drei Prozesse (Abb. 1.8) werden freie Elektronen erzeugt, die sogenannten Sekundärelektronen.

**Photoeffekt:**

Der Photoeffekt tritt auf, wenn die einwirkende ionisierende Strahlung relativ energiearm (niederenergetisch) ist. Als niederenergetisch wird Strahlung bis zu einem Energiebereich von ungefähr 0,1 Megaelektronenvolt (MeV) bezeichnet, wozu auch die zu diagnostischen Zwecken eingesetzte Röntgenstrahlung gehört. Beim Photoeffekt wird die gesamte Energie der einwirkenden Strahlung auf ein Hüllenelektron meist der K-Schale übertragen.

Hierbei wird das Elektron entweder auf eine weiter außen gelegene Schale und damit auf ein höheres Energieniveau angehoben: **Anregung,** oder es wird ganz aus dem Atomverband herausgelöst und verläßt das Atom: **Ionisation.**

Das beim erstgenannten Fall beschriebene angeregte Elektron kann später die aufgenommene Energie wieder abgeben, indem es auf seine ursprüngliche Schale zurückfällt. Die aufgenommene Energie wird dann in Form von elektromagnetischer Strahlung freigesetzt und als Streustrahlung bezeichnet. Liegt die Wellenlänge der freigesetzten Streustrahlung im Bereich des sichtbaren Lichts, so spricht man bei dieser Strahlung von **Lumineszenz** (lateinisch lumen = Licht).

Im zweiten Fall ist die einwirkende Energie so stark, daß ein Elektron ganz aus dem Atomverband herausgeschlagen wird. Es

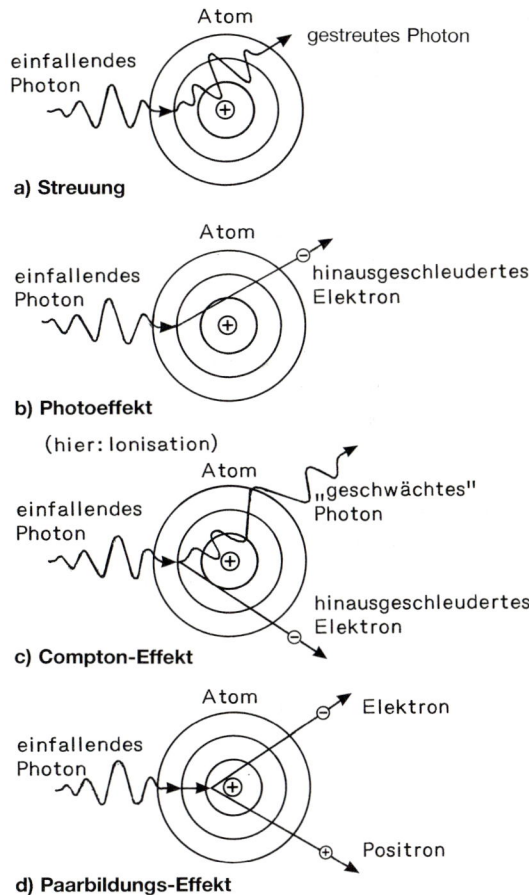

**Abb. 1.8** Wechselwirkung zwischen ionisierender Strahlung und Materie:
a. Streuung
b. Photoeffekt (hier: Ionisation)
c. Compton-Effekt
d. Paarbildungseffekt

verläßt als freies Elektron die Atomhülle und wird auch als Sekundärelektron bezeichnet. Seine Bewegungsenergie entspricht der Energie der ionisierenden Strahlung, die auf es eingewirkt hat, abzüglich der für seine Herauslösung aus dem Atomverband benötigten Energie. Das Sekundärelektron heißt in diesem Fall auch Photoelektron. Der durch die Herauslösung des Elektrons auf seiner Schale freiwerdende Platz kann von einem Elektron aus einer weiter außen gelegenen Schale aufgefüllt werden. Hierbei wird Energie frei und in Form von Röntgenstrahlung ausgesendet.

Unter dem Photoeffekt versteht man also die vollständige Übertragung der Strahlungsenergie auf ein Elektron, das je nach Größe der einwirkenden Energie auf eine weiter außen gelegene Schale angehoben (Anregung) oder ganz herausgelöst wird (Ionisation).

**Compton-Effekt**

Im mittleren Energiebereich zwischen etwa 0,1 und 5 MeV tritt der sogenannte Compton-Effekt auf. In diesem höheren Energiebereich kann allein durch die Herauslösung eines Elektrons noch nicht die gesamte Energie der einwirkenden Strahlung abgegeben werden. Es kommt daher zusätzlich zur Ionisation und der damit verbundenen Erzeugung eines Sekundärelektrons zur Abgabe der verbleibenden Restenergie in Form von elektromagnetischer Strahlung. Das entstehende Sekundärelektron wird als Comptonelektron, die elektromagnetische Strahlung als Comptonstreuung bezeichnet.

Unter dem Compton-Effekt versteht man also die gleichzeitige Erzeugung eines Sekundärelektrons und zusätzlicher elektromagnetischer Strahlung.

**Paarbildungs-Effekt**

Im hohen Energiebereich ab ungefähr 1 MeV kann es zur Paarbildung kommen.

Dabei erfolgt die Wechselwirkung zwischen der einwirkenden Strahlung und der Materie nicht mehr in der Atomhülle, sondern im Atomkern.

Bei der Paarbildung entsteht aus der Energie der einwirkenden Strahlung ein Paar von Teilchen, die beide die gleiche Masse wie Elektronen haben, und von denen das eine positiv, das andere negativ geladen ist. Das positiv geladene Teilchen wird Positron, das negativ geladene Teilchen Negatron genannt.

Der hier vorliegende Umwandlungsprozeß von bloßer Energie zu massebehafteten Teilchen mag unverständlich erscheinen. Ihm liegt die von Albert Einstein aufgestellte Relativitätstheorie zugrunde, nach deren zentraler Aussage Energie (E) = Masse × Lichtgeschwindigkeit$^2$ ($c^2$) sich die Entsprechung (Äquivalenz) von Energie und Masse herleiten läßt.

Da der Effekt der Paarbildung erst im hohen Energiebereich auftritt, spielt er für die diagnostische Anwendung von Röntgenstrahlung keine Rolle.

Zusammenfassend unterscheidet man also folgende Möglichkeiten der Wechselwirkung ionisierender Strahlung mit der Materie, geordnet nach steigender Strahlungsenergie:
- Streuung – ohne Energieabgabe (nur Richtungsänderung)
- Absorption – mit Energieabgabe:
  – Photoeffekt – Anregung
   – Ionisation
  – Compton-Effekt
  – Paarbildungs-Effekt

Die Art der Wechselwirkung hängt neben der Strahlungsenergie auch von der Beschaffenheit der durchstrahlten Materie ab.

## Schwächung ionisierender Strahlung

**Schwächungsgesetz**

Bei der Absorption gibt die Strahlung Energie an die Materie ab und wird daher geschwächt. Sie besitzt also nach dem Durchtritt durch die Materie weniger Intensität als vor dem Eintritt in die Materie.

Dieser Sachverhalt wird im **Schwächungsgesetz** mathematisch beschrieben:

I = Io × $e^{-ud}$

I = Intensität der aus der Materie austretenden Strahlung
Io = Intensität der in die Materie eintretenden Strahlung
e = Basis des natürlichen Logarithmus
u = Linearer Schwächungskoeffizient der durchstrahlten Materie, abhängig von der Art der Strahlung und der Materie
d = Dicke der Materie

Das Schwächungsgesetz gilt für Strahlung jeweils einer bestimmten Wellenlänge (monochromatische Strahlung) ab einer bestimmten Energie.

Als Intensität der monochromatischen Strahlung bezeichnet man die gesamte Energie, die pro Zeiteinheit durch einen bestimmten Materiequerschnitt hindurchtritt.

Das Ausmaß der Schwächung (Absorption) von Strahlung hängt von folgenden Faktoren ab:

- Energie der Strahlung (3. Potenz der Wellenlänge; langwellige und damit niederenergetische Strahlung wird also stärker geschwächt als kurzwellige)
- Ordnungszahl der durchstrahlten Materie (3. Potenz der Ordnungszahl)
- Dichte der Materie (entspricht dem spezifischen Gewicht)
- Dicke der Materie (Abb. 1.9)

### Halbwertschichtdicke homogener (monochromatischer) Strahlung

Unter homogener Strahlung versteht man eine Strahlung, deren Energieträger (Photonen) alle die gleiche Energie (Wellenlänge) besitzen. Eine solche Strahlung wird auch als **monochromatisch** (übersetzt »einfarbig«) bezeichnet, weil die Photonen einer homogenen Strahlung im Bereich des sichtbaren Lichtes alle die gleiche Farbe besitzen.

Als Halbwertschichtdicke (HWS) wird die Schichtdicke eines bestimmten Materials bezeichnet, welche die Intensität (Dosisleistung) einer bestimmten Strahlung auf ge-

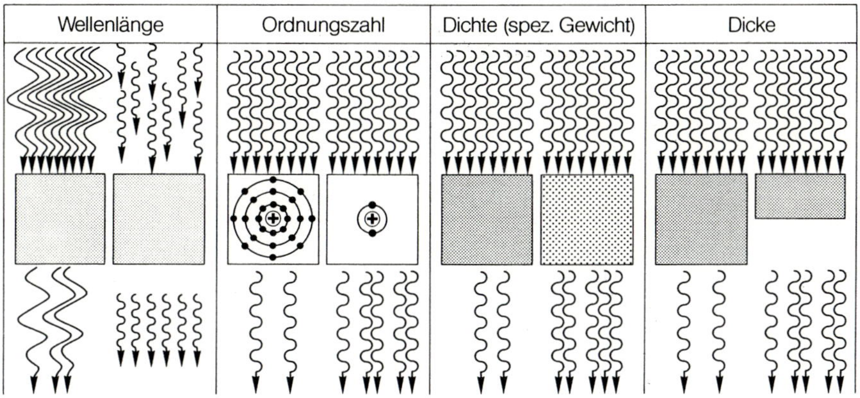

**Abb. 1.9** Schwächung (Absorption) ionisierender Strahlung: Ionisierende Strahlung wird um so mehr geschwächt, je
- langwelliger (energieärmer) die Strahlung ist
- höher die Ordnungszahl der durchstrahlten Materie ist
- größer die Dichte der durchstrahlten Materie ist
- größer die Dicke der durchstrahlten Materie ist.

nau die Hälfte des Anfangswertes vermindert (Abb. 1.10).

Bei homogener Strahlung sind die Halbwertschichtdicken konstant. Die Intensität homogener Strahlung wird von immer der gleichen Schichtdicke auf eine jeweils weitere Hälfte ihres Ausgangswertes herabgesetzt.

Beispiel: Für eine bestimmte homogene Strahlung betrage die HWS für Blei 5 mm. Tritt die Anfangsstrahlung durch eine Schicht von 5 mm Blei, so reduziert sich ihre Intensität auf 50%.

Tritt diese geschwächte Strahlung erneut durch eine Schicht von 5 mm Blei, so vermindert sich ihre Energie wiederum auf die Hälfte; sie beträgt also schließlich noch 25% des Ausgangswertes usw.

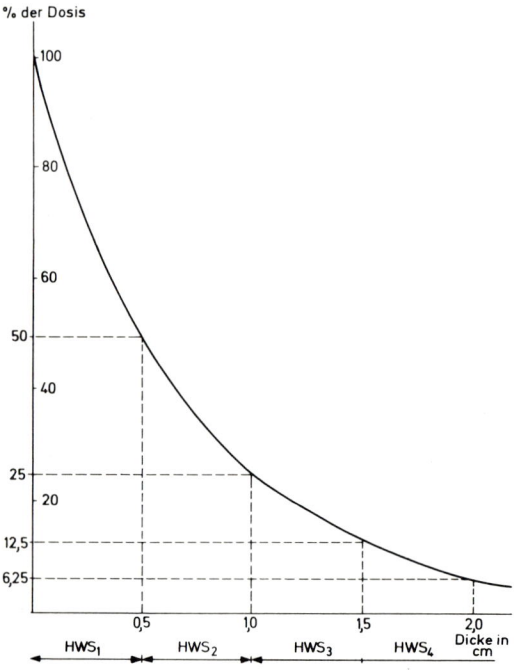

**Abb. 1.10** Schwächungskurve für homogene Strahlung.
Im Beispiel beträgt die HWS der Strahlung 0,5 cm; nach 0,5 cm Schichtdicke hat sich die Strahlungsdosis auf 50% vermindert, nach weiteren 0,5 cm auf 25%, usw.

Die Strahlungsqualität läßt sich durch die HWS charakterisieren:
- Bei homogener Strahlung ist die HWS konstant.
- Energiereiche Strahlung wird weniger als energiearme Strahlung absorbiert und geschwächt. Bei energiereicher Strahlung ist die HWS größer als bei energiearmer Strahlung.

**Halbwertschichtdicke heterogener Strahlung**

Unter heterogener Strahlung versteht man eine Strahlung, deren Energieträger (Photonen) sich untereinander in ihrer Energie (Wellenlänge) unterscheiden.

Bei der üblicherweise eingesetzten Röntgenstrahlung handelt es sich um heterogene Strahlung.

Tritt eine heterogene Strahlung durch Materie, so werden vor allem die energiearmen Strahlungsanteile absorbiert. Die Strahlung verliert insgesamt an Intensität, unter den verbleibenden Photonen sind aber anteilig mehr energiereiche vorhanden als vorher. Man spricht von einer Aufhärtung der Strahlung.

Aus diesem Grund ist nach dem Durchtritt einer heterogenen Strahlung durch ihre Halbwertschichtdicke eine zunehmende Halbwertschichtdicke erforderlich, um eine weitere Halbierung der Strahlungsintensität zu erzielen.

Beispiel: Für eine bestimmte heterogene Strahlung betrage die HWS für Blei 5 mm. Tritt die Anfangsstrahlung durch eine Schicht von 5 mm Blei, so reduziert sich ihre Energie auf 50%. Um eine weitere Halbierung der Strahlungsintensität zu erzielen, muß für die entstandene aufgehärtete Strahlung die Schichtdicke der Bleiplatte auf 12,5 mm gesteigert werden. Die HWS ist also bei heterogener Strahlung im Gegensatz zur homogenen Strahlung nicht konstant, sondern zunehmend (Abb. 1.11).

# Erzeugung von Röntgenstrahlung

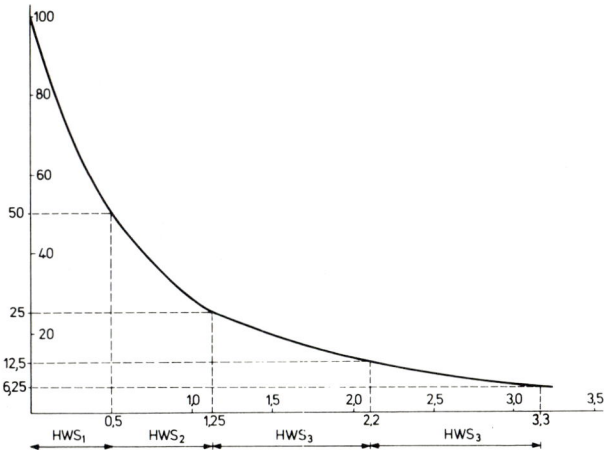

**Abb. 1.11** Schwächungskurve für heterogene Strahlung.
Im Beispiel wird die Strahlungsdosis von 0,5 cm Schichtdicke auf die Hälfte (50%) vermindert; um eine weitere Halbierung (25%) zu erzielen, ist mehr als die doppelte Schichtdicke erforderlich (im Beispiel 1,25 cm), usw.

Der Homogenitätsgrad einer Strahlung läßt sich über die HWS mathematisch definieren:

$$\text{Homogenitätsgrad } H = \frac{\text{HWS 2}}{\text{HWS 1}}$$

Für homogene Strahlung ist der Homogenitätsgrad = 1, weil die zweite Halbwertschichtdicke HWS 2, durch die die Strahlung hindurchtreten muß, um wiederum auf die Hälfte geschwächt zu werden, gleich der ersten Halbwertschichtdicke HWS 1 ist.

Für heterogene Strahlung ist der Homogenitätsgrad größer als 1; er ist um so größer, je heterogener die Strahlung ist.

Heterogene Strahlung wird beim Durchtritt durch Materie wegen der Absorption der energiearmen Strahlungsanteile nicht nur aufgehärtet, sondern auch homogener, weil das Energieniveau der einzelnen Strahlungsanteile nach dem Materiedurchtritt ähnlicher ist als vorher.

## Filterung

Beim diagnostischen Einsatz von Röntgenstrahlung ist die Verminderung der weichen Strahlungsanteile im Sinne des Strahlenschutzes erwünscht, weil diese auch vom menschlichen Körper besonders gut absorbiert werden und ihn daher eher schädigen können.

Zu diesem Zweck werden zwischen Röntgenröhre und Patient Filter aus Aluminium oder anderen Materialien angebracht, die zwar die Strahlung insgesamt etwas schwächen, dafür aber auch einen erheblichen Anteil der gesundheitlich riskanten energiearmen Strahlung absorbieren und den Patienten davor schützen.

## Erzeugung von Röntgenstrahlung

Bei der Röntgenstrahlung handelt es sich um eine relativ kurzwellige und damit energiereiche Art der elektromagnetischen Strahlung. Wegen ihrer hohen Energie zählt sie zu den ionisierenden Strahlungsarten.

Die Röntgenstrahlung wurde 1895 von dem Remscheider Physiker Wilhelm Conrad Röntgen bei Versuchen mit elektrischen Entladungen entdeckt. Er selbst nannte sie »X-Strahlung«. Im deutschen Sprachraum hat sich ihrem Entdecker zu Ehren die Bezeichnung Röntgenstrahlung durchgesetzt.

Wie allgemein bekannt ist, wird Röntgenstrahlung für medizinisch-diagnostische Zwecke künstlich hergestellt.

Das Prinzip besteht in der Erzeugung und anschließenden Beschleunigung von freien Elektronen, welche bei ihrem Aufprall auf einen Metallteller abgebremst werden und dabei die Röntgenstrahlung freisetzen.

Man benutzt dazu einen luftleeren (evakuierten) Glaskolben, die sogenannte **Röntgenröhre**. In der Röntgenröhre befindet sich an einem Ende eine heizbare Glühwendel (ähnlich wie in einer Glühbirne). Am anderen Ende ist ein drehbar gelagerter Metallteller angebracht. Zwischen Glühwendel und Metallteller wird eine elektrische Hochspannung angelegt, wobei die Glühwendel als negativer Pol (Kathode, auch Glühkathode genannt) und der Metallteller als positiver Pol (Anode) dient. Beim Erhitzen der Glühwendel auf sehr hohe Temperaturen werden in größerer Zahl Elektronen aus ihr freigesetzt. Die Glühwendel dient demzufolge als Elektronenquelle. Die freigesetzten Elektronen sind einem starken elektrischen Feld ausgesetzt. Sie werden als negativ geladene Teilchen von der positiv geladenen Anode (also dem Metallteller) angezogen und in dieser Richtung beschleunigt.

Beim Aufprall der Elektronen auf die Anode werden sie abgebremst, und ihre Bewegungsenergie wird in Röntgenstrahlung umgewandelt (Abb. 1.12).

Es entstehen zwei unterschiedliche Arten der Röntgenstrahlung:
- Röntgenbremsstrahlung
- charakteristische Röntgenstrahlung

**Röntgenbremsstrahlung**

Die Röntgenbremsstrahlung entsteht durch Wechselwirkung der auftreffenden Elektronen mit den Atomkernen der Anode. Die Elektronen werden an der Anode in der Nähe der Atomkerne abgebremst. Sie verlieren dabei einen Teil oder im Grenzfall ihre gesamte Bewegungsenergie, abhängig davon, wie nahe die Elektronen einem

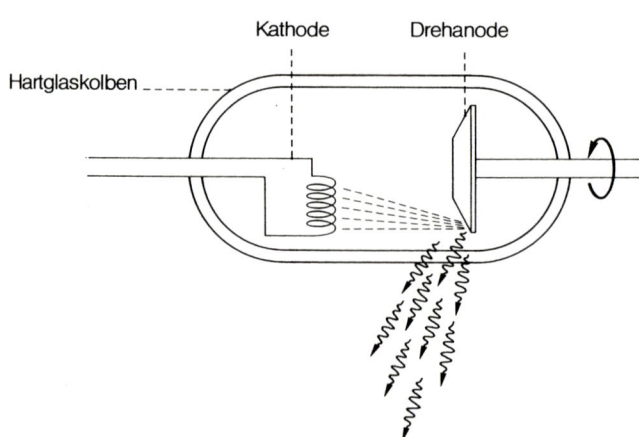

**Abb. 1.12** Erzeugung von Röntgenstrahlung in einer Röntgenröhre: Die von der erhitzten Kathode freigesetzten Elektronen werden zur Drehanode beschleunigt und erzeugen bei ihrem Aufprall die Röntgenstrahlung.

Atomkern kommen. Wenn ein Elektron einem Atomkern sehr nahe kommt, so verliert es viel Energie, und es wird entsprechend energiereiche Röntgenbremsstrahlung freigesetzt.

Da die aufprallenden Elektronen alle verschieden nahe an die Atomkerne herantreten, bilden sich Röntgenbremsstrahlen von sehr unterschiedlicher Energie. Betrachtet man alle gebildeten Röntgenbremsstrahlen zusammen, so erhält man das sogenannte Spektrum der Röntgenbremsstrahlung, welches von den energieärmsten bis zu den energiereichsten Röntgenbremsstrahlen reicht.

Das Spektrum der Röntgenbremsstrahlung ist kontinuierlich, d. h., es enthält lückenlos jede Energiezwischenstufe. Die größte Energie innerhalb eines bestimmten Spektrums wird Grenzenergie genannt (Abb. 1.13).

Sie steigt mit der Höhe der angelegten Röhrenspannung. Dies ist leicht vorstellbar, denn bei größerer Spannung werden die Elektronen stärker beschleunigt und treffen deshalb mit größerer Geschwindigkeit und Energie auf die Anode.

Die Röntgenbremsstrahlung mit der Grenzenergie besitzt natürlich die kürzeste Wellenlänge (Grenzwellenlänge) innerhalb eines Spektrums. Die Grenzwellenlänge läßt sich nach folgender Formel errechnen:

Grenzwellenlänge ($\lambda_{min}$) = 1,24 nm/Scheitelspannung ($V_s$)

$\lambda_{min}$ = Grenzwellenlänge in Nanometer (nm)

$V_s$ = Röhrenspannung (Scheitelwert) in Kilovolt (kV)

**Charakteristische Röntgenstrahlung**

Die charakteristische Röntgenstrahlung entsteht an der Anode durch Wechselwirkung der auftreffenden Elektronen mit den Atomhüllen.

Ein auftreffendes Elektron schlägt aus der Atomhülle ein Elektron heraus, dessen Platz von einem Elektron aus einer weiter außen gelegenen Schale eingenommen wird.

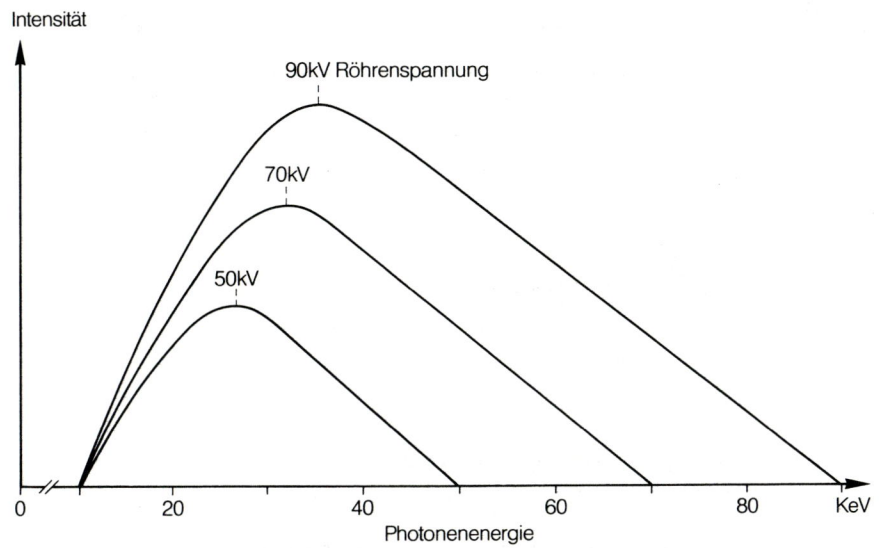

**Abb. 1.13** Energiespektrum der Röntgenbremsstrahlung. Die größte Energie innerhalb eines bestimmten Spektrums wird Grenzenergie genannt; sie beträgt beispielsweise bei 70 kV Röhrenspannung 70 keV.

# 1. Physikalische Grundlagen der Röntgenstrahlung

Dabei wird Energie in Form von charakteristischer Röntgenstrahlung freigesetzt.

Die charakteristische Röntgenstrahlung kommt zu ihrem Namen, weil sie charakteristisch ist für das Anodenmaterial. Je nach dem verwendeten Anodenmaterial (z. B. Wolfram oder Molybdän) entsteht eine andere charakteristische Röntgenstrahlung.

Wir hatten bereits festgestellt, daß durch Elektronensprünge innerhalb der Atomhülle entstehende elektromagnetische Strahlung wegen der festgelegten Energieniveaus der verschiedenen Schalen nicht jeden beliebigen Energiebetrag annehmen kann, sondern in Photonen »portioniert« ist.

Entsprechend ergibt sich für die in der Atomhülle entstehende charakteristische Röntgenstrahlung im Gegensatz zur Röntgenbremsstrahlung kein kontinuierliches Spektrum der Energien, sondern ein diskontinuierliches sogenanntes **Linienspektrum** (Abb. 1.14).

In der medizinischen Röntgendiagnostik kommt der Röntgenbremsstrahlung im allgemeinen eine größere Bedeutung zu als der charakteristischen Röntgenstrahlung, die besonders für die Mammographie eine Rolle spielt.

## Klassifizierung der Röntgenstrahlung

Es ist üblich, der Röntgenstrahlung abhängig von ihrer Energie eine bestimmte Strahlungshärte zuzuordnen:

Tab. 1.1. Strahlungshärte der Röntgenstrahlung in Abhängigkeit von ihrer Energie

| Strahlungsenergie in keV (1 keV = 1000 eV) | Klassifizierung |
|---|---|
| bis 20 | sehr weich |
| 20– 60 | weich |
| 60– 150 | mittelhart |
| 150– 400 | hart |
| 400–3000 | sehr hart |
| über 3000 | ultrahart |

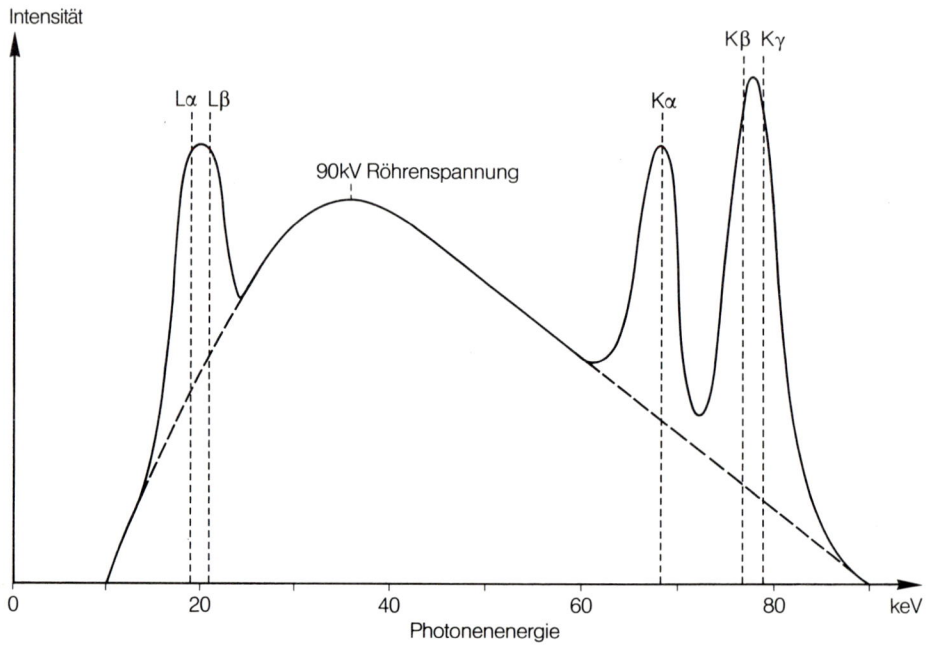

**Abb. 1.14** Reales Röntgenspektrum: aufgebaut aus Röntgenbremsstrahlung und charakteristischer Röntgenstrahlung.

# Technischer Aufbau der Röntgeneinrichtung

Eine vollständige Röntgeneinrichtung besteht aus folgenden Teilen:
- Röntgenröhre
- Röntgengenerator
- Röntgengerät (Röntgenröhrenhalterung, Patientenlagerungstisch, Zusatzgeräte)

## Aufbau und Funktion der Röntgenröhre

In der Röntgenröhre wird die Röntgenstrahlung erzeugt. Sie besteht aus einem luftleeren (evakuierten) Glaskolben, in dem sich an einem Ende eine heizbare Glühwendel als Elektronenquelle befindet, und an dessen anderem Ende ein drehbar gelagerter Metallteller als Elektronenbremskörper angebracht ist.

Zwischen Glühwendel und Metallteller wird eine Hochspannung angelegt, wobei die Glühwendel als negativer Pol (Kathode, auch Glühkathode) und der Metallteller als positiver Pol (Anode) dient.

Röntgeneinrichtungen enthalten zwei Stromkreise: Einen Heizstromkreis zur Aufheizung der Kathode und einen Röhrenstromkreis zur Erzeugung der Hochspannung zwischen Kathode und Anode (Abb. 1.15).

Die aus der Glühkathode freiwerdenden Elektronen werden im elektrischen Feld zwischen Kathode und Anode zur Anode hin beschleunigt und prallen auf den Anodenteller auf, wobei die Röntgenstrahlung entsteht.

### Glühkathode

Die als Elektronenquelle dienende Kathode ähnelt weitgehend der Glühwendel einer haushaltsüblichen Glühlampe. Ihr Glühfaden ist spiralig zu einer Wendel gedreht und besteht aus Wolfram, dem Metall mit der höchsten Schmelzpunkttemperatur (3380 Grad Celsius).

Metalle enthalten relativ viele nur locker gebundene Elektronen. Ihr Freiwerden aus dem Atomverband wird erleichtert durch das Erhitzen der Glühwendel auf über 2000 Grad Celsius, durch das Vakuum in der Röntgenröhre und durch die Hochspannung zwischen Glühkathode und Anodenteller.

Am Schaltpult der Röntgeneinrichtung lassen sich die Heizstromstärke der Glühwendel und die Röhrenspannung einstellen. Bei einer Erhöhung der Heizstromstärke

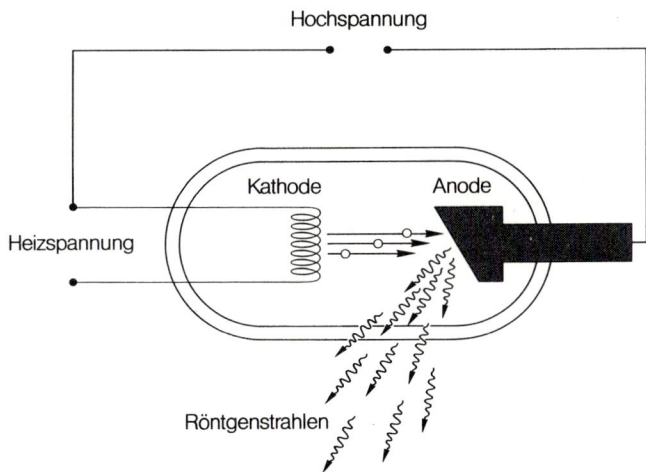

**Abb. 1.15** Spannungsversorgung einer Röntgenröhre, mit Hochspannungsteil für die Röntgenröhre und Niederspannungsteil für die Glühkathode.

steigt die Temperatur der Glühwendel, so daß mehr Elektronen austreten und daher auch der Röhrenstrom steigt. Der Heizstrom reguliert den Röhrenstrom und damit auch die Intensität der entstehenden Röntgenstrahlung (Dosis).

Bei einer Erhöhung der Röhrenspannung werden die Elektronen stärker von der Anode angezogen und deshalb auch stärker beschleunigt. Die Röhrenspannung reguliert die Energie der Elektronen und damit auch die Energie (Härte) der entstehenden Röntgenstrahlung.

### Fokussierungseinrichtung

Durch eine besondere zylinderförmige Ausformung der Kathode wird der austretende Elektronenstrom in Richtung auf die Anode gebündelt (fokussiert). Dadurch wird erreicht, daß der Durchmesser des Auftreffpunktes der Elektronen auf dem Anodenteller, der sogenannte Brennfleck (Fokus), kleiner ist als die Elektronenquelle (Abb. 1.16). Ein möglichst kleiner Fokus verbessert die Schärfe des Röntgenbildes.

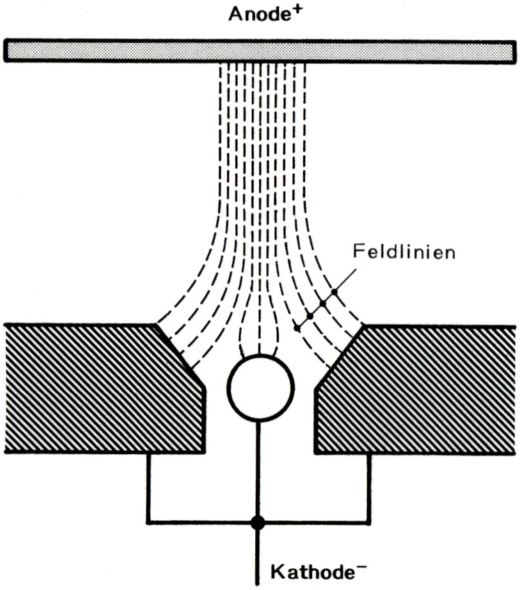

### Anodenteller

Im Anodenteller entsteht die Röntgenstrahlung. Der Anodenteller ist einer großen Temperaturbelastung ausgesetzt, weil nur ein kleiner Teil der auftreffenden Elektronenenergie in Röntgenstrahlung umgewandelt wird. Der größte Teil (99%) wird in Wärmeenergie umgesetzt, so daß die Anode im Betrieb bis zum Glühen erhitzt wird.

Wegen dieser großen Temperaturbelastung sind moderne Anodenteller als Drehanoden ausgebildet, bei denen der Brennfleck wegen ihrer Drehbewegung ständig auf andere Punkte trifft. Auf diese Weise wird aus dem punktförmigen Brennfleck eine langgezogene Brennfleckbahn und die Wärme auf eine große Fläche verteilt. Außerdem bestehen Anodenteller heute nicht mehr aus einem einzigen Metall, sondern sind aus verschiedenen Metallen zusammengesetzt. Solche aus verschiedenen Metallen zusammengesetzten Anodenteller werden Verbundanoden genannt. Sie verbinden den Vorzug einer hohen Temperaturbelastbarkeit (hohe Schmelztemperatur) bestimmter Metalle mit der guten Wärmeleitfähigkeit anderer Metalle.

So gibt es beispielsweise Verbundanoden mit einer Wolfram-Rhenium-Legierung auf der Brennfleckseite, die auf einen dicken Molybdänteller aufgetragen ist.

Die Vorteile der modernen Verbund-Drehanoden liegen neben der längeren Lebensdauer auch in ihrer größeren Leistung. Mit zunehmender Ordnungszahl des Brennfleckmaterials erhöht sich der Anteil der Elektronenenergie, der in Röntgenstrahlung und nicht in Wärme umgesetzt wird (Wirkungsgrad). Wolfram eignet sich daher nicht nur wegen seinen vorzüglichen thermischen Eigenschaften sehr gut als Brennfleckmaterial, sondern bietet durch seine hohe Ordnungszahl (74) auch noch eine

**Abb. 1.16** Fokussierungseinrichtung an der Kathode.
Durch die angeschrägte seitliche Begrenzung der Kathode verlaufen Feldlinien und Elektronenstrom gebündelt zur Anode.

große Röntgenstrahlungsausbeute und damit einen günstigen Wirkungsgrad.

Zur Erzielung einer möglichst guten Abbildungsqualität müssen zwei wichtige Anforderungen an die Anode gestellt werden:
- Der Brennfleck sollte möglichst klein sein, damit die geometrische Unschärfe verringert wird.
- Die Dosisleistung (Ausbeute an Röntgenstrahlung pro Zeit) sollte möglichst groß sein, damit die Belichtungszeit kurz gehalten werden kann, und damit die Bewegungsunschärfe (beispielsweise durch unruhig stehenden Patienten, durch Eigenbewegung der Organe) verringert wird.

Leider stehen diese beiden Anforderungen im Widerspruch zueinander, denn bei kleiner werdendem Brennfleck sinkt die Dosisleistung. Außerdem steigt die Temperatur an, so daß bei zu kleinem Brennfleck die Anode überhitzt und beschädigt werden kann. Die Größe des Brennflecks stellt also immer einen Kompromiß dar.

Damit die Röntgenstrahlung nicht von der Anode auf die Kathode zurückgestrahlt wird, ist die Anodenfläche in einem Winkel zur Elektronenstrahlung geneigt. Es ergibt sich dadurch auf der Anodenoberfläche ein sogenannter **elektronischer Brennfleck,** dessen Größe der von den Elektronen getroffenen Anodenoberfläche entspricht, sowie ein sogenannter **optisch wirksamer Brennfleck,** dessen Größe dem Querschnitt der abgestrahlten Röntgenstrahlung entspricht. Der optisch wirksame Brennfleck wird geometrisch als Ausgangsfläche für die optische Abbildung wirksam.

Wählt man die Neigung der Anodenfläche zur Elektronenstrahlung nahe am rechten Winkel, so ergibt sich ein großer elektronischer Brennfleck und damit eine hohe Dosisleistung. Gleichzeitig wird der optisch wirksame Brennfleck klein, was eine wünschenswert geringe geometrische Unschärfe bedeutet. Durch diese Maßnahmen läßt sich die Abbildungsqualität steigern (Abb. 1.17).

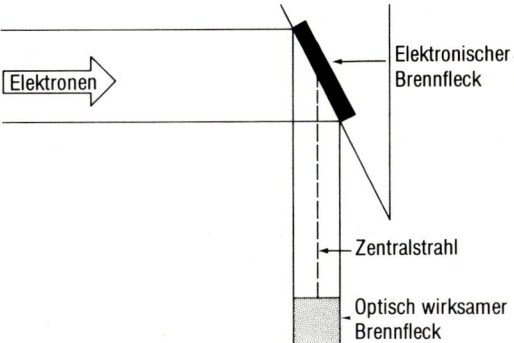

**Abb. 1.17** Elektronischer und optisch wirksamer Brennfleck.

Nicht nur an der Anodenoberfläche, sondern auch in ihrer Tiefe erzeugen Elektronen Röntgenstrahlung. Die in der Tiefe entstandene Röntgenstrahlung muß allerdings erst eine Wegstrecke durch das Anodenmaterial zurücklegen, bevor sie frei wird. Auf diesem Weg wird die Röntgenstrahlung durch das Anodenmaterial selbst geschwächt. Durch die Neigung der Anode ist diese Wegstrecke um so länger, je weiter entfernt von der Kathode die Strahlung austritt. Auf diese Weise kommt es dort zu einer Abnahme der Strahlungsintensität. Man bezeichnet diesen Vorgang als **Heel-Effekt** (Abb. 1.18).

Der Heel-Effekt führt zu einer Inhomogenität des aus der Anode austretenden Röntgenstrahlbündels. Er ist bei starker Neigung der Anode zur auftreffenden Elektronenstrahlung besonders ausgeprägt.

Bei der Mammographie wird der Heel-Effekt zur Minderung der Strahlenbelastung und gleichzeitigen Verbesserung der Bildqualität bewußt genutzt.

### Aufbau und Funktion des Röntgengenerators

Die Aufgabe des Röntgengenerators ist die Umwandlung des Netzstromes, der ein Wechselstrom von niedriger Spannung ist,

# 24   1. Physikalische Grundlagen der Röntgenstrahlung

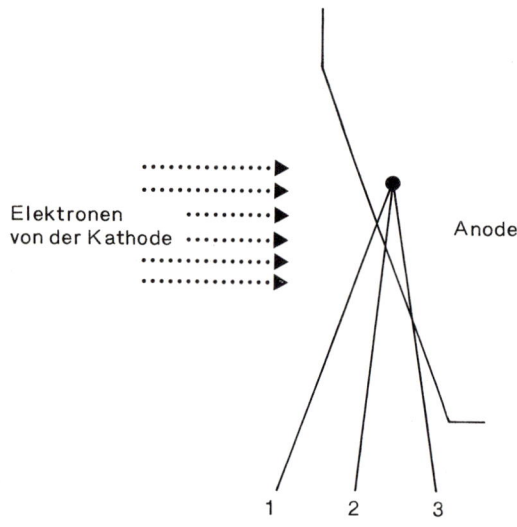

**Abb. 1.18** Heel-Effekt.
Im Innern der Anode entstehende Röntgenstrahlung wird um so mehr geschwächt, je weiter entfernt von der Kathode sie austritt. Im Beispiel muß die Strahlung 3 den längsten Weg durch die Anode zurücklegen und wird deshalb am meisten geschwächt.

in den zum Betrieb der Röntgenröhre benötigten Gleichstrom von hoher Spannung. Der Röntgengenerator besteht aus:
- Transformator
- Hochspannungsgleichrichter
- Schalteinrichtung
- Belichtungsautomatik

Transformator

Der Transformator wird vom Netzstrom gespeist. Er dient neben der Hochspannungserzeugung für den Röhrenstromkreis auch der Niederspannungserzeugung für den Heizstromkreis. Für den Röhrenstromkreis wird die Netzspannung von 220 oder 380 Volt (V) auf bis zu 100 000 V (= 100 kV) transformiert. Der Transformator besteht aus zwei Drahtwicklungen: aus einer vom Stromnetz gespeisten Primärwicklung und aus einer Sekundärwicklung, in der durch Induktion die Hochspannung für den Röhrenstromkreis erzeugt wird.

Durch Abgriff einer kleinen Wicklungszahl der Sekundärwicklung wird der Heizstromkreis mit Strom niederer Spannung versorgt (Abb. 1.19).

Hochspannungsgleichrichter

Der Hochspannungsgleichrichter dient der Annäherung des vom Transformator erzeugten hochgespannten Wechselstroms an einen Gleichstrom.

Idealerweise würden nämlich die Elektronen von der Kathode zur Anode mit Gleichstrom beschleunigt werden. Dies hätte ein gleichmäßiges Auftreffen der Elektronen auf der Anode und damit eine gleichmäßige Röntgenstrahlerzeugung zur Folge. Gleichmäßige Röntgenstrahlerzeugung bedeutet für den Patienten kurze Belichtungszeit und geringe Strahlenbelastung. Leider steht aber aus der Steckdose nur Wechselstrom zur Verfügung, dessen Spannung ständig zwischen positiven und negativen Werten wechselt. Die negativ geladenen Elektronen werden aber überhaupt nur durch positive Spannungen beschleunigt.

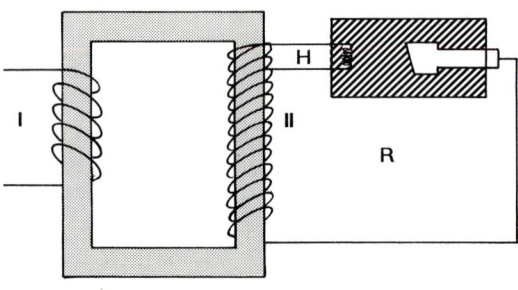

**Abb. 1.19** Aufbau eines Transformators, wie er in Röntgeneinrichtungen verwendet wird
I = Primärwicklung (mit niedriger Wicklungszahl)
II = Sekundärwicklung (mit hoher Wicklungszahl)
H = Heizstromkreis (Niederspannung durch Abgriff einer kleinen Wicklungszahl)
R = Röhrenstromkreis (Hochspannung durch Abgriff der gesamten Wicklungszahl)

Bei der Wechselspannung des Stromnetzes gibt es somit zwei Faktoren, die für den Betrieb einer Röntgenröhre unerwünscht sind:
- Die auftretenden negativen Spannungen beschleunigen die Elektronen überhaupt nicht.
- Die auftretenden positiven Spannungen haben einen ungleichmäßigen Verlauf und beschleunigen daher die Elektronen ungleichmäßig.

Die erwünschte ausschließlich positive Spannung mit möglichst gleichmäßigem Spannungsverlauf läßt sich durch Verwendung von elektronischen Schaltungen mit besonderen Bauteilen, den sogenannten Gleichrichtern, erreichen. Sie erlauben einen Stromfluß bei nur positiver Spannung und sperren ihn bei negativer Spannung. Man könnte auch sagen: Gleichrichter erlauben den Stromfluß nur in einer Richtung.

Durch aufwendigere Schaltungsanordnung der Gleichrichter läßt sich der Spannungsverlauf weiter an eine Gleichspannung annähern, die Wechselspannung also besser gleichrichten.

Je nach dem bei der Schaltungsanordnung getriebenen Aufwand unterscheidet man:
- 1-Puls-Generator
- 2-Puls-Generator
- 6- und 12-Puls-Generator
- Gleichspannungsgenerator

1- und 2-Puls-Generatoren erzeugen einen stark schwankenden Spannungsverlauf und damit einen ungleichmäßigen (pulsierenden) Elektronenfluß und eine pulsierende Röntgenstrahlung. Dagegen bewirken 6- und 12-Puls-Generatoren und besonders der Gleichspannungsgenerator durch einen gleichmäßigen Spannungsverlauf eine ebenso gleichmäßige Röntgenstrahlung.

1- und 2-Puls-Generatoren können mit normalem Wechselstrom (220 V) betrieben werden, während 6- und 12-Puls-Generatoren einen dreiphasigen Wechselstrom (380 V Drehstrom) benötigen (Abb. 1.20).

▶ **1-Puls-Generator**
Bei diesem einfachsten Generatortyp erfolgt die Gleichrichtung durch die Röntgenröhre selbst. Wir haben bereits festgestellt, daß die negativ geladenen Elektronen nur durch positive Spannungen beschleunigt werden können. Demzufolge arbeitet die Röntgenröhre während der negativen Spannungsanteile nicht und wirkt damit im Prinzip wie ein Gleichrichter. Die negative Halbwelle der Spannungskurve bleibt also ungenutzt (Leerhalbwelle). Dementsprechend schlecht ist bei diesem Generatortyp die Röntgenstrahlausbeute.

Der 1-Puls-Generator wird heute noch bei mobilen Röntgenkleingeräten (»Kugel«) verwendet.

Beim 1-Puls-Generator kann es durch zu hohe Temperaturbelastung der Anode zum Zurückprallen von Elektronen auf die Kathode und dadurch zu ihrer Zerstörung kommen. Deshalb müssen bei der Arbeit mit dem 1-Puls-Generator zwischen den einzelnen Aufnahmen Pausen eingelegt werden, um eine Überhitzung zu vermeiden.

▶ **2-Puls-Generator**
Durch eine besondere Schaltung mit vier Gleichrichtern (Graetzsche Schaltung) wird hier auch die negative Halbwelle der Spannungskurve zum Betrieb der Röntgenröhre genutzt.

Dadurch wird eine größere Ausbeute an Röntgenstrahlung erreicht.

▶ **6- und 12-Puls-Generator**
Bei diesen aufwendigeren Generatortypen wird durch eine spezielle Anordnung der Gleichrichter und die Verwendung von Drehstrom eine weitgehende Glättung des bei den 1- und 2-Puls-Generatoren noch sehr welligen Spannungskurvenverlaufes erzielt.

Es resultiert eine weitere Steigerung der Ausbeute an Röntgenstrahlung.

# 26   1. Physikalische Grundlagen der Röntgenstrahlung

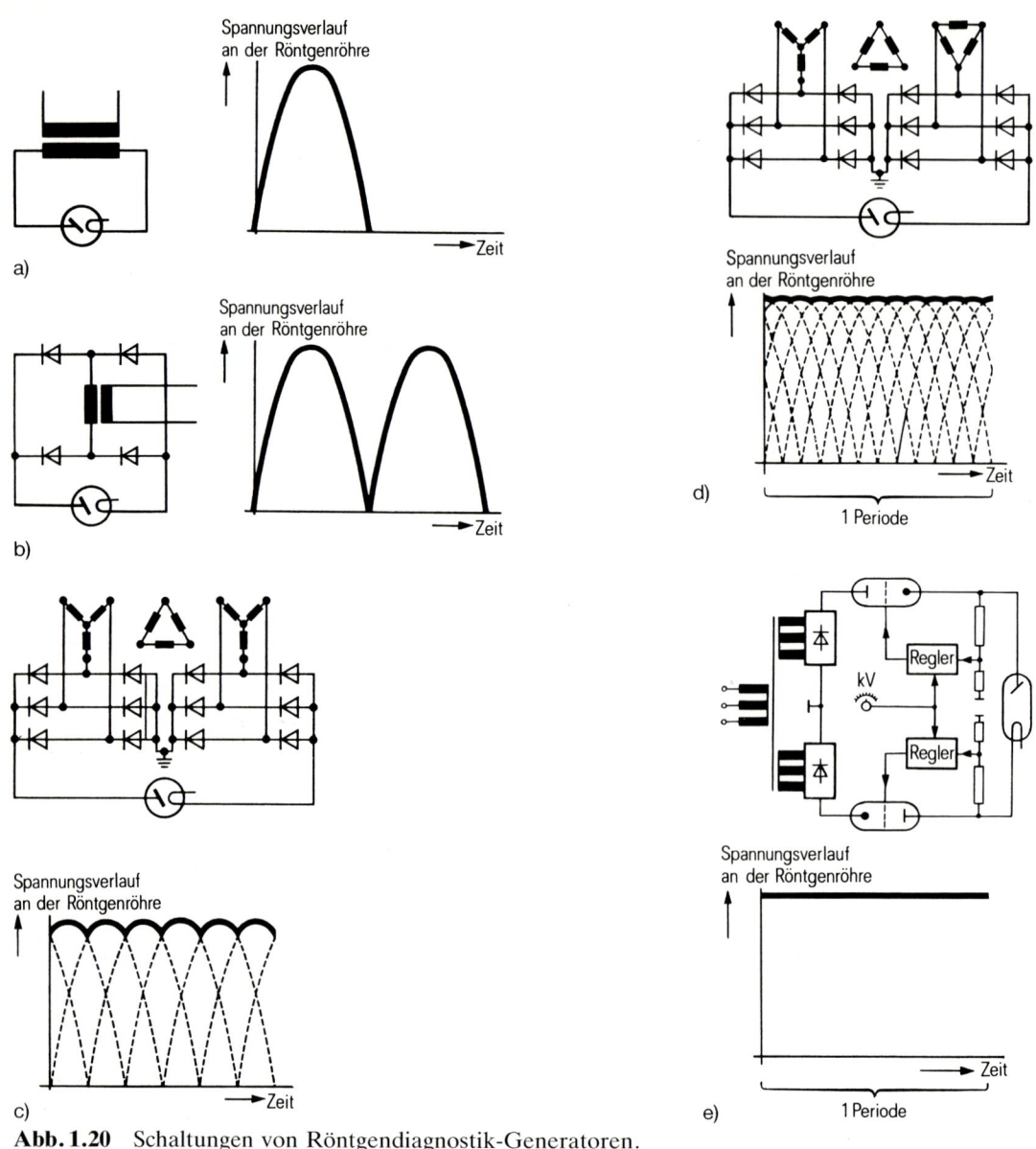

**Abb. 1.20**   Schaltungen von Röntgendiagnostik-Generatoren.
a. Einpulsgenerator: Die Gleichrichtung erfolgt durch die Röntgenröhre selbst; es ergibt sich eine schlechte Dosisausbeute, weil nur die positive Halbwelle des Spannungsverlaufes genutzt wird.
b. Zweipulsgenerator: Durch Zweipulsbrückenschaltung können beide Halbwellen ausgenutzt werden; es ergibt sich eine höhere Dosisausbeute.
c. Sechspulsgenerator: Selen-Gleichrichter in Parallelschaltung reduzieren die Welligkeit der Spannung auf 13%; es ergibt sich eine größere Dosisausbeute als bei Zweipulsgeneratoren.
d. Zwölfpulsgenerator: Doppelgleichrichtung in Stern- und Dreieckschaltung durch Selen-Gleichrichter reduziert die Welligkeit der Spannung auf 3%; sehr hohe Dosisausbeute.
e. Gleichspannungsgenerator: Regeltrioden gleichen Spannungsschwankungen vollständig aus. Es liegt eine reine Gleichspannung an der Röntgenröhre; höchstmögliche Dosisausbeute. (Mit freundlicher Genehmigung der Siemens AG, Erlangen)

## Gleichspannungsgenerator

Er ist der modernste Generatortyp. Durch den Einsatz von Regeltrioden werden bei ihm sämtliche Spannungsschwankungen ausgeglichen, so daß ein völlig ebener Spannungskurvenverlauf wie bei einer Gleichspannung entsteht.

Die Folge ist eine höchstmögliche Ausbeute an Röntgenstrahlung.

### Schalteinrichtung

Die Schalteinrichtung des Röntgengenerators ermöglicht die Einstellung folgender Belichtungsdaten:
- Röhrenspannung (angegeben in Kilovolt, abgekürzt kV)
- Röhrenstromstärke (angegeben in Milli-Ampere, abgekürzt mA)
- Belichtungszeit (angegeben in Sekunden, abgekürzt s)

Am häufigsten wird die Zweiknopfautomatik verwendet. Hierbei kann über einen Knopf die Röhrenspannung frei gewählt werden. Über einen zweiten Knopf wird das Produkt aus Röhrenstromstärke und Belichtungszeit (mAs-Produkt) eingestellt. Eine Automatik wählt für das jeweils eingestellte mAs-Produkt die kürzestmögliche Belichtungszeit unter Ausnutzung der vollen Röhrenleistung aus.

### Belichtungsautomatik

Die Belichtungsautomatik dient der optimalen Belichtung des Röntgenfilms. Sie schaltet den Röntgengenerator nach Erreichen einer vorher eingestellten Röntgenstrahlendosis auf dem Film automatisch ab. Hierzu werden meist unmittelbar vor der Filmkassette ein oder mehrere Dosismeßgeräte (Ionisationskammern) angebracht, die über eine Meßelektronik mit dem Röntgengenerator verbunden sind.

## Abstandsquadratgesetz

Die von einer Lichtquelle oder einer Röntgenstrahlungsquelle ausgehende Strahlung breitet sich kegelförmig nach allen Seiten gleichmäßig aus. Die Intensität der Strahlung vermindert sich mit zunehmendem Abstand vom Brennfleck. Bei verdoppeltem Abstand vermindert sich die Strahlungsintensität auf ein Viertel, bei verdreifachtem Abstand auf ein Neuntel (Abb. 1.21). Es gilt das Abstandsquadratgesetz: Die Intensität (Dosis) einer Strahlung vermindert sich mit dem Quadrat des Abstandes von der Strahlungsquelle. Mathematisch ausgedrückt:

$$\text{Dosis} = \frac{1}{\text{Abstand}^2}$$

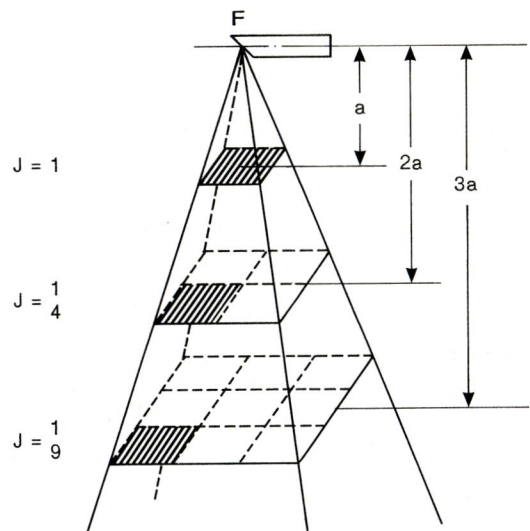

**Abb. 1.21** Das Abstandsquadratgesetz. Bei Verdopplung des Abstands vom Brennfleck verteilt sich die Energie auf die vierfache Fläche, bei Verdreifachung auf die neunfache Fläche.
F = Fokus (Brennfleck)
a = Abstand
I = Intensität der Strahlung
(Mit freundlicher Genehmigung der Siemens AG, Erlangen)

Dieser Sachverhalt ist für den Strahlenschutz von größter Bedeutung. Abstand von der Strahlungsquelle ist ein guter Strahlenschutz!

# 2. Röntgenbilderzeugung
G. Bieker

## Strahlenrelief

Das vom Fokus auf der Anode der Röntgenröhre ausgehende Röntgenstrahlenbündel wird in seinen einzelnen Anteilen beim Durchtritt durch das Objekt (den Patienten) in unterschiedlichem Ausmaß geschwächt. Auf diese Weise entsteht aus dem ursprünglich homogenen Strahlenbündel mit gleichmäßiger örtlicher Verteilung der Strahlungsdosis ein inhomogenes Strahlenbündel, dessen einzelne Anteile eine unterschiedliche Strahlungsdosis besitzen. Dieses inhomogene Strahlenbündel, welches nach dem Durchtritt der Strahlung durch den Patienten entsteht, wird als **Strahlenrelief** bezeichnet. Es besteht aus Röntgenstrahlen mit örtlich verschieden großer Strahlungsdosis.

Das unsichtbare Strahlenrelief wird von einem Aufzeichnungsmedium (z. B. dem Röntgenfilm) aufgefangen und sichtbar gemacht. Der Röntgenfilm wird um so mehr geschwärzt, je größer die Dosis der auftreffenden Strahlung ist. Durch die unterschiedlichen Energien in den verschiedenen Bereichen des Strahlenreliefs entsteht auf verschiedenen Stellen des Röntgenfilms eine unterschiedliche Schwärzung und somit das fertige Röntgenbild mit seinen Schwärzungskontrasten (Abb. 2.1, S. 31).

Das Ausmaß der Schwächung der Röntgenstrahlen hängt von verschiedenen Faktoren ab, die im vorangehenden Kapitel bereits aufgezählt wurden und nun genauer beschrieben werden sollen.

### Energie der Strahlung

Je energiereicher (kurzwelliger) eine Strahlung ist, desto weniger wird sie geschwächt. Energiereiche (harte) Strahlung kann ein Objekt ohne große Wechselwirkung und Schwächung »durchschlagen«. Sie verliert dabei einen geringeren Anteil ihrer Ausgangsenergie als energiearme (weiche) Strahlung.

Die Konsequenz für den praktischen Strahlenschutz ist die Bevorzugung von harter Strahlung, weil eine geringere Schwächung der Strahlung auch eine geringere Absorption durch das Objekt (den Patienten) bedeutet. Es bleibt weniger schädliche Strahlung im Patienten.

Allerdings wird durch die geringere Schwächung der harten Strahlung auch das nach dem Durchtritt durch den Patienten entstehende Strahlenrelief eine noch verhältnismäßig gleichmäßige Dosisverteilung besitzen, was eine ebenfalls verhältnismäßig gleichmäßige Schwärzung des Röntgenfilms bedeutet. Das Röntgenbild wird kontrastarm und von minderer Qualität. Es gilt also bei der Wahl der Strahlungsenergie (kV-Zahl) einen optimalen Kompromiß zwischen größtmöglichem Strahlenschutz einerseits und einem genügend kontrastreichen und aussagekräftigen Röntgenbild andererseits zu finden. Es dient nicht dem Strahlenschutz, wenn in guter Absicht eine hohe kV-Zahl eingestellt wurde und anschließend die Aufnahme wegen schlechter Qualität wiederholt werden muß.

Merksatz: »Viel kV macht grau.«

### Eigenschaften des durchstrahlten Objektes

#### Ordnungszahl der durchstrahlten Materie

Je höher die Ordnungszahl der Materie ist, desto dichter sind die Elementarteilchen in ihr gepackt. Es ist daher leicht verständlich, daß Materie mit hoher Ordnungszahl die Strahlung mehr schwächt.

Die verschiedenen Organe des menschlichen Organismus bestehen natürlich nicht nur aus einem einzigen chemischen Element mit einer bestimmten Ordnungszahl, sondern stellen Stoffgemische aus verschiedenen Elementen dar.

Je nach ihrer Zusammensetzung kann man den Organen (und z. B. auch der Luft als wesentlichem Bestandteil insbesondere der Lungen) eine sogenannte **effektive Ordnungszahl** zuordnen, die ihrer durchschnittlichen Zusammensetzung aus den verschiedenen Elementen entspricht:

| Materie | Effektive Ordnungszahl |
|---|---|
| Fett | 6 |
| Wasser | 7 |
| Weichteile | 7,4 |
| Luft | 7,6 |
| Knorpel | 13 |
| Knochen | 14 |
| (Knochengewebe enthält viel Kalzium; Ordnungszahl für Kalzium = 20) | |

Dichte der Materie (spezifisches Gewicht)

Bei zunehmender Dichte der Materie erfährt die Strahlung eine zunehmende Schwächung.

Die Dichte der Materie geht dabei linear in die Gesamtschwächung ein. Dies bedeutet, daß beispielsweise bei doppelter Dichte auch die Schwächung um das Doppelte steigt.

Dicke der Materie

Es ist leicht verständlich, daß Strahlung durch eine große Schichtdicke mehr geschwächt wird als durch eine kleine Schichtdicke. Auch die Dicke der Materie geht linear in die Gesamtschwächung ein.

## Aufzeichnungsmedien

Nach dem Durchtritt der Röntgenstrahlen durch den Patienten entsteht hinter ihm das Strahlenrelief. Es ist für das menschliche Auge unsichtbar und muß ihm erst durch bestimmte Aufzeichnungsmedien zugänglich gemacht werden.

Neben dem Röntgenfilm als bekanntestem Aufzeichnungsmedium gibt es die Möglichkeit der Bilddarstellung auf einem Leuchtschirm bzw. durch ein Röntgenbildverstärker-System sowie die moderne Digitale Radiographie, die mit Speicherfolien arbeitet. Der Röntgenfilm stellt das derzeit noch am meisten verbreitete Aufzeichnungsmedium für statische (nicht bewegte) Röntgenbilder dar.

Zur Sichtbarmachung von Abbildern bewegter Objekte ist heute die Röntgenbildverstärker-Fernsehkette üblich.

Bei den verschiedenen Aufzeichnungsmedien werden folgende Effekte der Röntgenstrahlung ausgenutzt:
- Lumineszeffekt
- Photographischer Effekt

### Lumineszeffekt

Röntgenstrahlen können bestimmte Stoffe zum Selbstleuchten (Lumineszenz) anregen. Als Formen der Lumineszenz unterscheidet man die Fluoreszenz, bei der nur während der Bestrahlung Licht abgegeben wird, und die Phosphoreszenz, bei der auch noch nach dem Ende der Bestrahlung Licht abgegeben wird (Nachleuchten).

Bei der Lumineszenz werden im jeweiligen selbstleuchtenden Stoff durch die Energie der Röntgenstrahlen Elektronen innerhalb der Elektronenhülle auf eine weiter außen gelegene Schale angehoben (angeregt). Beim Zurückfallen auf ihre ursprüngliche Schale geben die Elektronen die gespeicherte Energie in Form von sichtbarem Licht wieder ab.

Wichtige Leuchtstoffe in der Röntgendiagnostik sind Zinksulfid, Kalziumwolframat und bestimmte Salze der sogenannten Seltenen Erden. Der Lumineszeffekt ist das Funktionsprinzip von Leuchtschirmen und Verstärkungsfolien.

Eine aus Strahlenschutzgründen veraltete Aufzeichnungsmethode stellt die früher bei Reihenuntersuchungen zur Tuberkuloseerkennung verbreitete Leuchtschirmbetrachtung (Fluoroskopie) dar. Hierbei wurde das von den Röntgenstrahlen auf einer fluoreszierenden (selbstleuchtenden) Schicht erzeugte Bild vom Untersucher direkt betrachtet.

Die Leuchtkristalle in der fluoreszierenden Schicht mußten wegen ihrer geringen Leuchtkraft relativ groß gewählt werden, um überhaupt ein sichtbares Bild zu erhalten. Dies verringert erheblich die Bildschärfe.

Die Betrachtung mußte wegen der geringen Bildhelligkeit in einem abgedunkelten Raum erfolgen. Bei Dunkelheit arbeiten in der Netzhaut des menschlichen Auges aber nur die Stäbchen, die gegenüber den für das Tageslichtsehen vorhandenen Zapfen den Nachteil einer geringeren Sehschärfe haben. Außerdem erfordert das optimale Sehen bei Dunkelheit eine Eingewöhnungszeit (Adaptationszeit) von ca. 30 Minuten Dauer.

▸ **Photographischer Effekt**
In photographischen Emulsionen (z. B. Verbindungen von Silber und Bromid) werden bei Energiezufuhr durch Röntgenstrahlen oder auch sichtbares Licht Elektronen losgelöst, welche die in der Emulsion enthaltenen positiv geladenen Silberionen durch ihre Anlagerung zu elementarem Silber neutralisieren. Das elementare Silber bewirkt nach der Entwicklung des Films die Filmschwärzung.

Der photographische Effekt ist das Funktionsprinzip des Röntgenfilms.

## Röntgenfilm

Röntgenfilme können allein oder in Verbindung mit Verstärkungsfolien eingesetzt werden. Die meisten Röntgenfilme sind beiderseits emulsionsbeschichtet, wobei die mit Verstärkungsfolien eingesetzten Röntgenfilme (Folienfilme) dünnere Emulsionsschichten mit einem geringeren Silbergehalt aufweisen als folienlose Filme.

Einseitig beschichtete Filme finden bei der Mammographie Verwendung.

Ein Folienfilm ist aus folgenden Bestandteilen aufgebaut:
● Schichtträger
● Haftschichten
● Emulsionsschichten
● Schutzschichten (Abb. 2.2)

▸ **Schichtträger:**
Der Schichtträger befindet sich in der Mitte des Röntgenfilms und trägt auf beiden Seiten die lichtempfindliche Emulsionsschicht. Er besteht aus Polyester, einem schwer entflammbaren Kunststoff. Solche Filme werden daher auch Sicherheits- oder Safety-Filme genannt. Filme ohne Farbzusatz des Schichtträgers heißen Klarsichtfilme, solche mit blau eingefärbten Schichtträgern blue base-Filme.

Ein guter Schichtträger verfügt bei hoher Flexibilität über eine große mechanische Festigkeit.

Der Schichtträger ist mit 0,15–0,20 mm Dicke der stärkste Bestandteil des Röntgenfilms.

▸ **Haftschichten:**
Auf beiden Seiten des Schichtträgers ist eine dünne Haftschicht aufgebracht, welche den Schichtträger mit der Filmemulsion verbindet. Die Haftschicht ist nur 0,001 mm dick.

▸ **Emulsionsschichten:**
Die Emulsionsschichten stellen die lichtempfindlichen und damit funktionstragenden Komponenten des Röntgenfilms dar. Sie sind außen auf den Haftschichten aufgetragen und bestehen aus Gelatine, in der gleichmäßig Silberbromid-Kristalle verteilt sind.

▸ **Schutzschichten:**
Die Emulsionsschichten werden nach außen hin durch besondere Schutzschichten aus gehärteter Gelatine vor mechanischer Beschädigung (z. B. Kratzern) bewahrt.

Bei der Belichtung eines Röntgenfilms laufen in der Emulsionschicht chemische

Vorgänge ab, an deren Ende die Entstehung eines unsichtbaren (latenten) Bildes steht. Das latente Bild wird bei der anschließenden Filmentwicklung millionenfach verstärkt und damit sichtbar gemacht. Diese Vorgänge sollen im folgenden genauer erklärt werden.

In der Emulsionsschicht liegen die lichtempfindlichen Silberbromid-Kristalle gleichmäßig in der Gelatine verteilt. Die Silberbromid-Kristalle selbst bestehen aus positiv geladenen Silber- und negativ geladenen Bromid-Ionen. Silber- und Bromid-Ionen sind zueinander in einer festen räumlichen Struktur, der sogenannten Gitterstruktur, angeordnet.

Allerdings gibt es innerhalb dieser Gitterstruktur Unregelmäßigkeiten, besonders an der Oberfläche der Kristalle, die als Reifekeime bezeichnet werden.

Treffen Röntgenstrahlen auf die Silberbromid-Kristalle, so werden vorwiegend aus den negativ geladenen Bromid-Ionen Elektronen freigesetzt, die sich dann im Kristallgitter bewegen. Die Elektronen werden in der Nähe der Reifekeime festgehalten, so daß die Reifekeime gewissermaßen als »Elektronenfalle« wirken. Durch die Elektronenabgabe werden die Bromid-Ionen neutralisiert. Sie sind dann nicht mehr an ihren Platz in der Gitterstruktur gebunden und wandern aus dem Kristallgitter heraus.

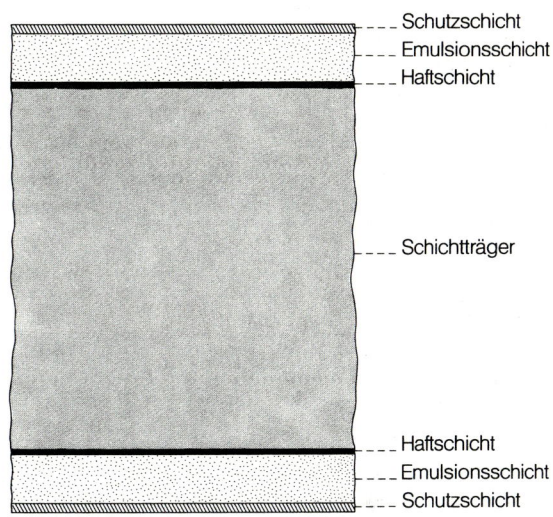

**Abb. 2.2** Aufbau eines Röntgenfilms am Beispiel eines doppelseitig emulsionsbeschichteten Folienfilms.

Dort, wo durch das Fehlen der Bromid-Ionen die Gitterstruktur aufgelöst ist, können sich nun auch die Silber-Ionen aus dem Gitterverband lösen. Als positiv geladene Teilchen werden sie von den Elektronen der Reifekeime angezogen, dort festgehalten und ihrerseits neutralisiert. Auf diese Weise entsteht elementares Silber.

Die zu elementaren Silber umgewandelten Silber-Ionen bewirken die Schwärzung des Röntgenfilmes.

Der Reifekeim wird nach Anlagerung der Silberatome als Entwicklungskeim bezeichnet. In dieser Phase ist die Zahl der umgewandelten Silberatome noch so gering, daß man sie nicht sehen kann. Man spricht von einem **latenten Bild.**

Bei der Filmentwicklung wird die Menge des elementaren Silbers millionenfach vermehrt, so daß aus dem latenten Bild ein sichtbares Bild entsteht.

## Verstärkungsfolien

Der Röntgenfilm wird häufig gemeinsam mit Verstärkungsfolien eingesetzt. Beim

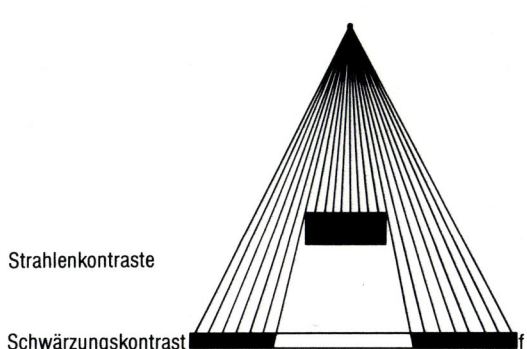

**Abb. 2.1** Aus den unsichtbaren Strahlenkontrasten des Strahlenreliefs entstehen auf dem Röntgenbild sichtbare Schwärzungskontraste.

Verzicht auf die Verwendung dieser Folien trägt nur etwa 1% der einwirkenden Röntgenstrahlung zur Filmschwärzung bei, die übrigen 99% durchstrahlen den Röntgenfilm ohne Wechselwirkung. Mit Hilfe von Verstärkungsfolien kann der schwärzende Strahlungsanteil auf 30% gesteigert werden. Verstärkungsfolien besitzen die Eigenschaft der Lumineszenz und senden bei Einwirkung von Röntgenstrahlen Licht von einer Wellenlänge aus, für die Röntgenfilme besonders empfindlich sind. Man benötigt also zur Erzielung einer bestimmten Filmschwärzung bei Verwendung von Verstärkungsfolien viel weniger Röntgenstrahlendosis als bei folienlosen Filmen. Daher sind Verstärkungsfolien ein wichtiger Beitrag zum Strahlenschutz.

Verstärkungsfolien und Röntgenfilm werden gemeinsam in der Röntgenfilmkassette untergebracht. Die Röntgenfilmkassette ist ein Gehäuse aus Aluminium oder Kunststoff und schützt den Röntgenfilm vor Lichteinwirkung. In der Kassette liegt der Röntgenfilm zwischen zwei verschieden starken Verstärkungsfolien. Die Folie auf der Seite des Strahleneintritts heißt Vorderfolie, die Folie auf der Seite des Strahlenaustritts Hinterfolie. Zwischen Hinterfolie und Kassettenrückseite befindet sich eine Schaumstofflage, durch die Röntgenfilm und Verstärkungsfolien fest aneinandergepreßt werden (Abb. 2.3). Auf diese Weise wird ein möglichst enger Film-Folien-Kontakt gewährleistet, der, wie wir später noch sehen werden, für die Qualität des Röntgenbildes wichtig ist.

Verstärkungsfolien sind aus folgenden Bestandteilen aufgebaut:
● Schichtträger
● Reflexionsschicht
● Leuchtschicht
● Schutzschicht (Abb. 2.4)

▸ **Schichtträger:**
Der Schichtträger besteht Kunststoff. Er dient als Grundlage für die übrigen Schichten der Verstärkungsfolie.

Mit einer Dicke von etwa 1000 μm (1 mm) ist der Schichtträger der stärkste Bestandteil der Verstärkungsfolie.

▸ **Reflexionsschicht:**
Die Reflexionsschicht besteht aus Magnesiumoxyd oder Titandioxyd. Ihre Aufgabe ist das Zurückwerfen derjenigen in der Leuchtschicht erzeugten Lichtstrahlen, deren Ausbreitungsrichtung vom Röntgenfilm wegweist, so daß sie doch noch auf den Film treffen. Auf diese Weise soll möglichst viel

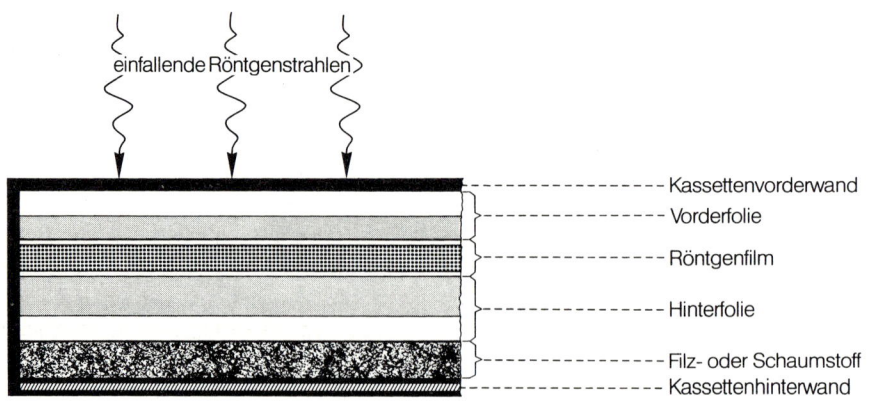

**Abb. 2.3** Aufbau einer Röntgenfilmkassette.
Die Verstärkungsfolien werden durch eine elastische Filz- oder Schaumstoff-Einlage eng an den Röntgenfilm gepreßt.

# Aufzeichnungsmedien 33

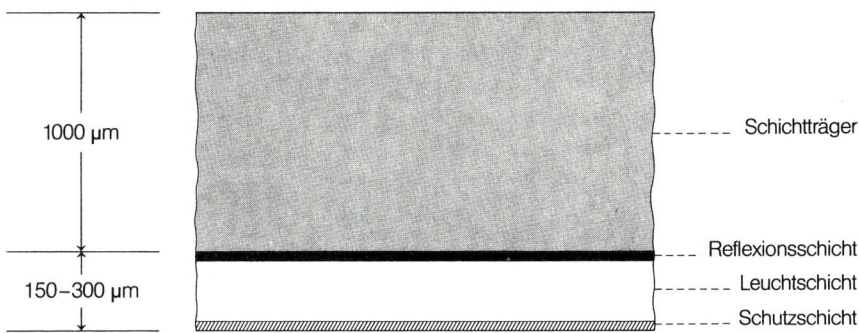

**Abb. 2.4** Aufbau einer Verstärkungsfolie.

Licht den Film erreichen und zu seiner Schwärzung beitragen. Die Reflexionsschicht ist etwa 25 µm stark.

▶ **Leuchtschicht:**
Die Leuchtschicht ist die eigentliche funktionstragende Schicht der Verstärkungsfolie. Sie besteht aus einer lumineszierenden (fluoreszierenden) Substanz, die in Kunststofflack eingebettet ist und bei Einwirkung von Röntgenstrahlen zur Lichtabgabe angeregt wird. Das von ihr erzeugte Licht ist von einer Wellenlänge, für die der Röntgenfilm besonders empfindlich ist, von der er also besonders stark geschwärzt wird.

Je nach dem verwendeten Leuchtstoff werden bei den heute gebräuchlichen Verstärkungsfolien zwei Sorten unterschieden:
- Folien mit dem Leuchtstoff Kalziumwolframat
- Folien mit einem Leuchtstoff aus Verbindungen mit seltenen Erden.

Die Dicke der Leuchtschicht liegt je nach Folientyp zwischen 150 und 300 µm.

▶ **Schutzschicht:**
Die Schutzschicht besteht aus lichtdurchlässigem Hartlack und schützt die empfindliche Leuchtschicht vor mechanischer Beschädigung (z. B. Kratzern). Sie ist etwa 20 µm stark.

Neben dem erwünschten Effekt der Intensivierung der Röntgenstrahlenwirkung auf den Film besitzen die Verstärkungsfolien leider auch den unerwünschten Effekt der Bildschärfenminderung. Bei ihrer Verwendung müssen daher zwei Linienpaare, um getrennt voneinander zur Darstellung zu gelangen, einen größeren Abstand voneinander haben als beim Einsatz eines folienlosen Films. Durch die Verstärkungsfolien wird das Auflösungsvermögen schlechter. Die beiden Eigenschaften Verstärkung der Röntgenstrahlenwirkung und Verschlechterung des Auflösungsvermögens sind für Verstärkungsfolien charakteristisch.

Der Verstärkungsfaktor gibt das Ausmaß der Verstärkung der Röntgenstrahlenwirkung an. Für die verschiedenen Einsatzzwecke sind Folien mit unterschiedlichem Verstärkungsfaktor erhältlich.

Im allgemeinen wird das Auflösungsvermögen der Folien mit zunehmendem Verstärkungsfaktor schlechter. Auflösungsvermögen und Verstärkungsfaktor verhalten sich also konträr zueinander. Eine feinzeichnende Folie mit hohem Auflösungsvermögen besitzt einen relativ niedrigen Verstärkungsfaktor, spart also nur wenig Dosis. Die im Sinne des Strahlenschutzes wünschenswerten hochverstärkenden Folien haben dagegen ein schlechtes Auslösungsvermögen.

Die Verschlechterung des Auflösungsvermögens durch Verstärkungsfolien hat im wesentlichen zwei Ursachen:
- Die Leuchtkristalle in der Folie sind größer als die Silberkörner des Films. Mit

## 2. Röntgenbilderzeugung

zunehmender Kristallgröße sinkt das Auflösungsvermögen.
● Mit zunehmender Foliendicke sinkt das Auflösungsvermögen. Dies läßt sich auf folgende Effekte zurückführen:
– Abstandseffekt
– Reflexionseffekt
– Cross-over-Effekt (Abb. 2.5)

▶ **Abstandseffekt:**
Beim Auftreffen von Röntgenstrahlen auf die in der Leuchtschicht enthaltenen Leuchtkristalle werden diese zur Aussendung von Lichtstrahlen angeregt. Die Lichtstrahlen erzeugen kein punktförmiges Bild, sondern streuen in Form eines Strahlenbündels, was sich um so stärker bemerkbar macht, je weiter ihr Ursprung vom Film entfernt ist.

▶ **Reflexionseffekt:**
Die von der Reflexionsschicht zurückgeworfenen Lichtstrahlen tragen ebenfalls zur Unschärfe bei.

▶ **Cross-over-Effekt:**
Dieser Effekt entsteht durch Schwärzung von folienfernen Filmschichten.

Je nach der für die klinische Fragestellung erforderlichen Röntgenbildqualität werden unterschiedliche Verstärkungsfolien gewählt: Müssen feine Details erkannt werden (z. B. bei Knochenaufnahmen), benutzt man niedrig verstärkende, aber entsprechend feinzeichnende Folien. Reicht eine geringere Auflösung (z. B. bei der Angiographie) oder ist ein besonderer Strahlenschutz erforderlich (z. B. bei trotz bestehender Schwangerschaft ausnahmsweise unvermeidlicher Röntgenuntersuchung), so werden hochverstärkende Folien eingesetzt.

Die bisher am meisten verwendeten Kalziumwolframat-Verstärkungsfolien werden immer mehr von den **SE-Folien** verdrängt, deren Leuchtschicht Verbindungen mit Elementen aus der Stoffgruppe der seltenen Erden (SE) enthält.

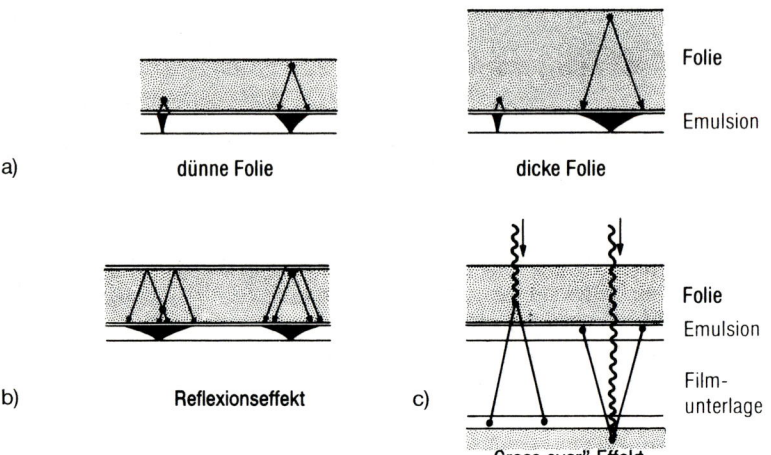

**Abb. 2.5** Bildunschärfe durch Verstärkungsfolien.
a. Abstandseffekt: Bei dicken Folien wirkt sich die abstandsbedingte Unschärfe stärker aus als bei dünnen Folien.
b. Reflexionseffekt: Durch die Nutzung des reflektierten Lichts erhöht sich zwar der Verstärkungsfaktor, weil mehr Licht auf den Röntgenfilm trifft, aber es vergrößert sich auch die Unschärfe.
c. Cross-over-Effekt: Der cross-over-Effekt bewirkt die Schwärzung der folienfernen Filmschichten, so daß sich die Streuung stärker auswirkt.

Die seltenen Erden sind eine bestimmte Gruppe von chemischen Elementen, die, anders als ihr Name vermuten läßt, keineswegs selten in der Natur vorkommen. Sie werden auch als Lanthanide bezeichnet. Neben Lanthan zählen beispielsweise auch die Elemente Gadolinium und Yttrium zu ihnen.

SE-Folien haben gegenüber den Kalziumwolframat-Folien den Vorteil eines besseren Auflösungsvermögens bei gleichem Verstärkungsfaktor. Sie absorbieren mehr Röntgenstrahlen und geben mehr Licht ab als Kalziumwolframat-Folien. Daher kann die Röntgenstrahlendosis bei gleicher Bildqualität gesenkt werden. Die Strahlenbelastung des Patienten kann um 50–75% gegenüber der Verwendung von Kalziumwolframat-Folien vermindert werden. SE-Folien sind daher ein Beitrag zum Strahlenschutz (Abb. 2.6).

Für besondere Einsatzzwecke (z. B. Wirbelsäulenaufnahmen) können **Ausgleichsfolien** verwendet werden, bei denen die aufgetragene Leuchtschicht eine örtlich unterschiedliche Schichtdicke und damit einen unterschiedlichen Verstärkungsfaktor aufweist. Hierdurch können die Bildqualität beeinträchtigende hohe Absorptionsunterschiede des Objektes ausgeglichen werden. Bei der Wirbelsäule beispielsweise nimmt die Absorption des umgebenden Körpergewebes von oben nach unten zu. Durch Verwendung einer Ausgleichsfolie mit von oben nach unten zunehmender Dicke der Leuchtschicht können diese Absorptionsunterschiede ausgeglichen werden.

Mit Verstärkungsfolien muß sorgfältig umgegangen werden, weil jede Beschädigung oder Verschmutzung die Bildqualität beeinträchtigt. Die Reinigung sollte mit speziellen von den Herstellern empfohlenen Reinigungsmitteln erfolgen.

Verstärkungsfolien sollten in vierwöchentlichen Abständen bei schräg einfallendem Licht auf eventuelle Beschädigungen

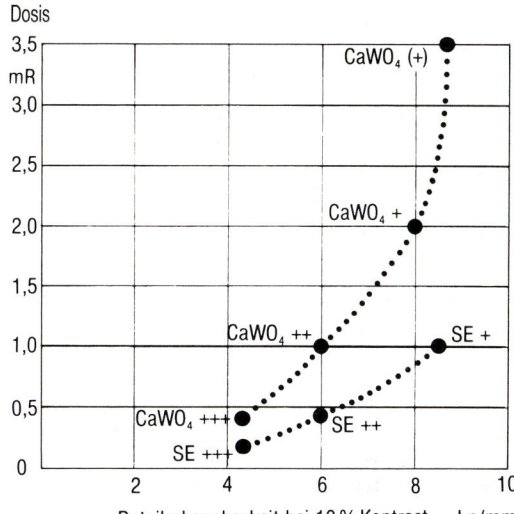

**Abb. 2.6** Vergleich der Detailerkennbarkeit bei Kalziumwolframat-Folien und Seltene-Erden-Folien.

(+)   sehr fein zeichnende Folie
+     feinzeichnende Folie
++    Universalfolie
+++   hochverstärkende Folie

oder Verschmutzungen der Oberfläche überprüft werden.

Bei Vergrößerung des Film-Folien-Abstandes verschlechtert sich durch den Abstandseffekt das Auflösungsvermögen. Daher ist eine optimale Anpressung der Verstärkungsfolien an den Film für die Bildqualität von großer Bedeutung. Sie kann durch die Aufnahme eines auf die Röntgenkassette aufgelegten Drahtgitters überprüft werden. Wird das Drahtgitter nicht überall gleich scharf abgebildet, so liegt ein mangelhafter Film-Folien-Kontakt vor. Die Kassette sollte überprüft und gegebenenfalls ausgetauscht werden.

### Röntgenbildverstärker

Der Röntgenfilm erlaubt wie der Film in einem Fotoapparat nur die Betrachtung unbewegter Bilder. Will man Bewegungsvorgänge sichtbar machen, so ist hierzu eine Durchleuchtungseinrichtung erforderlich.

Die direkte Betrachtung von auf dem Durchleuchtungsschirm erzeugten Röntgenbildern ist heute aus Strahlenschutzgründen aufgegeben worden.

Eine moderne Durchleuchtungseinrichtung besteht aus einem Röntgenbildverstärker, welcher anstelle des Röntgenfilms das Strahlenrelief aufnimmt, und aus einem an den Bildverstärker angeschlossenen Übertragungsmedium. Meist ist dies ein Fernsehmonitor, auf dem dann die Durchleuchtung verfolgt wird. Eine solche Einrichtung wird entsprechend als **Bildverstärker-Fernsehkette** bezeichnet.

Der Bildverstärker ist ein luftleerer Glaskolben, an dessen Stirnseite (= Eintrittsseite für die Röntgenstrahlen) der Eingangsleuchtschirm angebracht ist (Abb. 2.7).

Der Eingangsleuchtschirm besteht aus Cäsiumjodid, einer fluoreszierenden Substanz. Unmittelbar hinter dem Eingangsleuchtschirm befindet sich eine Photokathode. Am anderen Ende der Bildverstärkerröhre ist der Ausgangsleuchtschirm angebracht. Zwischen Eingangs- und Ausgangsleuchtschirm wird eine elektrische Spannung von 25–35 kV angelegt.

Die auf dem Eingangsleuchtschirm auftreffenden Röntgenstrahlen bewirken durch ihre Energie die Aussendung von Lichtstrahlen (Fluoreszenz). Die örtlich unterschiedlich starke Intensität der Fluoreszenz auf dem Eingangsleuchtschirm entspricht in ihrer Verteilung genau der des Strahlenreliefs. Je nach Intensität der Fluoreszenz werden aus der anliegenden Photokathode örtlich unterschiedlich viele Elektronen ausgeschlagen, welche anschließend, durch das elektrische Feld zwischen Eingangs- und Ausgangsleuchtschirm beschleunigt, zum Ausgangsleuchtschirm fliegen. Auf dem Ausgangsleuchtschirm erzeugen die eintreffenden Elektronen wieder Fluoreszenz. Die Fluoreszenz auf dem Ausgangsleuchtschirm ist wegen des Energiegewinns durch die Beschleunigung im elektrischen Feld aber viel stärker als auf dem Eingangsleuchtschirm. Es entsteht also ein besonders helles Bild.

Das Funktionsprinzip des Röntgenbildverstärkers beruht auf dem Energiegewinn der Elektronen bei ihrer Beschleunigung im elektrischen Feld. Hierdurch wird die Leuchtkraft des Bildes auf dem Ausgangsleuchtschirm erheblich gesteigert.

Außerdem ist das Bild auf dem Ausgangsleuchtschirm kleiner als auf dem Eingangsleuchtschirm, was eine größere Dichte der eintreffenden Elektronen bedeutet und eine weitere Ursache der gesteigerten Bildhelligkeit ist.

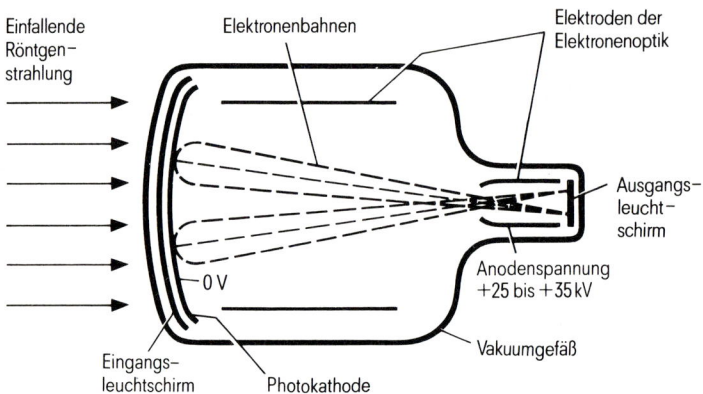

**Abb. 2.7** Längsschnitt durch einen Röntgenbildverstärker (schematisch). (Mit freundlicher Genehmigung der Siemens AG, Erlangen)

Das auf dem Ausgangsleuchtschirm entstandene Bild kann mittels verschiedener Übertragungsmedien betrachtet werden. Am einfachsten ist die heute nicht mehr gebräuchliche direkte Betrachtung über ein Okular. Am häufigsten wird an den Bildverstärker ein Fernseh-Monitor angeschlossen (Bildverstärker-Fernsehkette).

Zusätzlich gibt es zur Aufzeichnung des Durchleuchtungsbildes die Möglichkeit photographischer Aufnahmeverfahren sowie der Aufzeichnung auf Magnetband oder auf Magnetplatte.

### Speicherfolie

Die Speicherfolie ist ein neuartiges Aufzeichnungsmedium für das Strahlenrelief. Sie wird bei einem neuen Verfahren der Röntgenbildverarbeitung, der **Digitalen Lumineszenz-Radiographie (DLR),** anstelle des herkömmlichen Röntgenfilms verwendet. Wahrscheinlich wird die heute noch übliche Methode der Röntgenfilmerzeugung in den nächsten Jahren von der DLR abgelöst werden. Einer raschen Verbreitung dieses Systems stehen hauptsächlich die noch sehr hohen Anschaffungskosten entgegen. Bei der DLR nimmt statt des herkömmlichen Röntgenfilms die Speicherfolie das Röntgenbild auf.

Die Speicherfolie besteht aus einer Schwermetall-Halogenid-Phosphor-Verbindung, deren Elektronen durch einwirkende Röntgenstrahlen auf ein höheres Energieniveau angehoben werden. Auf diese Weise entsteht ein für das menschliche Auge unsichtbares Bild, das latente Bild, das ohne Weiterbearbeitung nach einiger Zeit erlischt: Innerhalb von 24 Stunden gehen 30% der Bildinformation verloren.

Die Weiterbearbeitung der belichteten Speicherfolie mit ihrem latenten Bild erfolgt in einem besonderen DLR-Bearbeitungsgerät. Die Röntgenkassette mit der Speicherfolie wird in das DLR-Bearbeitungsgerät wie in eine herkömmliche Entwicklungsmaschine eingegeben. Dort wird die Speicherfolie langsam an einem Laserstrahl vorbeibewegt, welcher den angeregten Elektronen des latenten Bildes zusätzliche Energie zuführt. Hierdurch kehren die Elektronen unter Energieabgabe in Form von Licht (Lumineszenz) wieder auf ihr ursprüngliches niedrigeres Energieniveau zurück. Die Lichtabgabe wird von einem Photomultiplier gemessen und dann in digitale Bildsignale umgewandelt.

Durch anschließende starke Lichteinwirkung erfolgt die vollständige Löschung noch vorhandener Restladung in der Speicherfolie. Die Speicherfolie kann danach wiederverwendet werden (Abb. 2.8).

Vorteile der Speicherfolie/DLR gegenüber herkömmlichem Röntgen:
- Die Speicherfolie kann statt 100 Graustufen wie beim konventionellen Röntgenfilm über 4000 Graustufen speichern. Dieser große Dynamikbereich macht die Speicherfolie unempfindlich gegenüber Fehlbelichtungen. Wiederholungsaufnahmen werden überflüssig.
- Möglichkeit der digitalen Bildnachbearbeitung zur verbesserten Detailerkennbarkeit bei bestimmten Fragestellungen.
- Bildkopien können ohne Informationsverlust hergestellt werden (aus den digital gespeicherten Daten lassen sich beliebig häufig identische Bilder erzeugen).
- Die Röntgenstrahlendosis kann teilweise erheblich reduziert werden.
- Durch den Wegfall der Verstärkungsfolien und die Wiederverwendbarkeit der Speicherfolien lassen sich Kosten sparen.
- Durch digitale Speicherung der Röntgenbilder ergibt sich ein geringerer Platzbedarf für die Archivierung und eine schnellere Zugriffsmöglichkeit.

## Kenngrößen von Film-Folien-Kombinationen

### Empfindlichkeit

Als Empfindlichkeit einer Film-Folien-Kombination bezeichnet man den Kehrwert

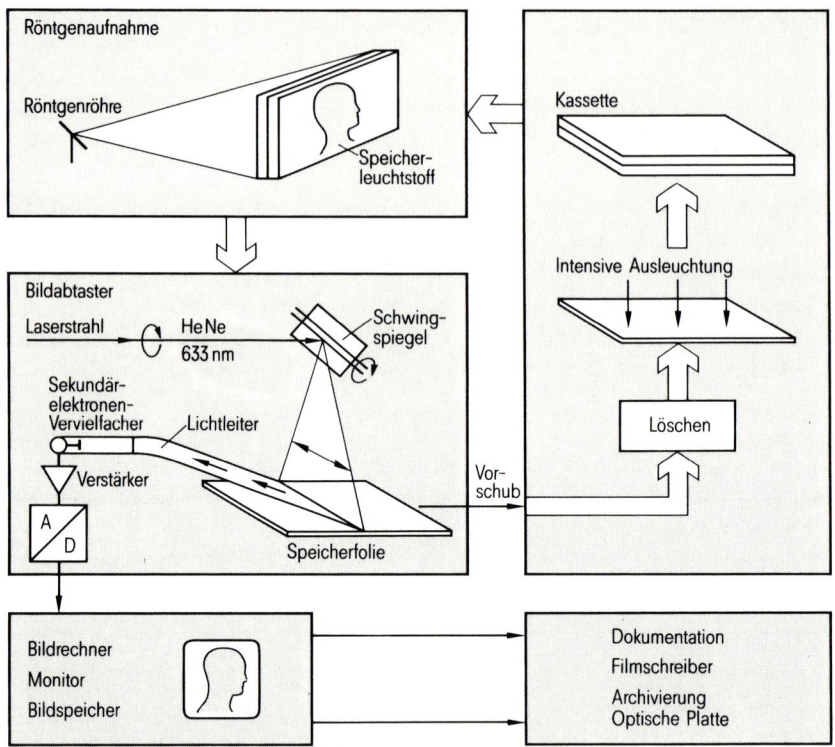

**Abb. 2.8** Funktionsprinzip der DLR mit Speicherfolien.
(Mit freundlicher Genehmigung der Siemens AG, Erlangen)

derjenigen Strahlendosis, die zum Erreichen einer bestimmten Filmschwärzung (D = 1) erforderlich ist.

$$\text{Empfindlichkeit } S = \frac{1000}{\text{Dosis für D} = 1 \, [\mu Gy]}$$

Mit zunehmender Empfindlichkeit der Film-Folien-Kombination vermindert sich die erforderliche Strahlendosis.

Verstärkungsfolien werden in verschiedene Empfindlichkeitsklassen (S-Klassen) unterteilt. Ultrahochverstärkende Folien gehören der Empfindlichkeitsklasse S = 800 an, für Universalfolien/normalverstärkende Folien ist S = 100 und für feinzeichnende Folien ist S = 50.

**Verstärkungsfaktor**

Der **effektive Verstärkungsfaktor** kennzeichnet die Verstärkung einer bestimmten Verstärkungsfolie im Vergleich zur Verwendung eines folienlosen Films.

Er entspricht mathematisch dem Quotienten aus derjenigen Strahlendosis, die zum Erreichen einer bestimmten Filmschwärzung bei Verwendung eines folienlosen Filmes benötigt wird, geteilt durch diejenige Strahlendosis, die bei Verwendung einer bestimmten Verstärkerfolie aufgewendet werden muß:

$$\text{Effektiver Verstärkungsfaktor} = \frac{\text{Dosis (folienloser Film)}}{\text{Dosis (Film-Folien-Kombination)}}$$

Tab. 2.2. Zusammenhang zwischen den neuen Empfindlichkeitsklassen und den älteren Bezeichnungen

| Dosisbedarf (µGy) CaWO$_4$ | Empfindlichkeit S CaWO$_4$ | Bisher gebräuchliche Bezeichnung Film-Folien-Systeme | Grenzwerte R$_{Gr}$ des visuellen Auflösungsvermögens R$_{Gr}$ (mm$^{-1}$) | Empfindlichkeit S SE | Dosisbedarf (µGy) SE |
|---|---|---|---|---|---|
| 40.00 | 25 | sehr feinzeichnend | 4.8 | 50 | 20.00 |
| 20.00 | 50 | feinzeichnend | 4.0 | 100 | 10.00 |
| 10.00 | 100 | normalverstärkend/Universalfolie | 3.4 | 200 | 5.00 |
| 5.00 | 200 | hochverstärkend | 2.8 | 400 | 2.50 |
| 2.50 | 400 | höchstverstärkende | 2.4 | 800 | 1.25 |
| 1.25 | 800 | ultrahochverstärkende | 2.0 | – | – |

Der effektive Verstärkungsfaktor liegt je nach Folientyp zwischen 2 und 50.

Der **relative Verstärkungsfaktor** kennzeichnet die Verstärkung einer bestimmten Verstärkungsfolie im Vergleich zur Verwendung einer Standardfolie, deren Verstärkungsfaktor = 1 gesetzt wird:

Relativer Verstärkungsfaktor =

$$= \frac{\text{Dosis (Film-Standardfolien-Komb.)}}{\text{Dosis (Film-Folien-Kombination)}}$$

Bei Folien, die mehr als die Standardfolie verstärken, ist der relative Verstärkungsfaktor >1, weil zum Erreichen der gleichen Filmschwärzung weniger Dosis erforderlich ist.

Bei niedrig verstärkenden Folien ist der relative Verstärkungsfaktor entsprechend <1.

### Auflösungsvermögen

Die Verwendung von Verstärkungsfolien bedeutet im Vergleich zum folienlosen Film immer eine Verschlechterung der Bildqualität durch ein vermindertes Auflösungsvermögen.

Allgemein wird mit dem Begriff Auflösungsvermögen die Fähigkeit zur räumlich getrennten Darstellung eines Linienpaares umschrieben. Das Auflösungsvermögen ist um so besser, je geringer der zur getrennten Darstellung erforderliche Mindestabstand zwischen den beiden Linien ist.

### Rauschen

In der Informatik wird zwischen erwünschten Nutzsignalen und den die Informationsübertragung verschlechternden Störsignalen unterschieden.

Die Gesamtheit der zufällig verteilten Störsignale wird als **Rauschen** bezeichnet. Das Signal-Rausch-Verhältnis gibt Auskunft über die Deutlichkeit der Informationsübertragung.

Störsignale in der Röntgendiagnostik stellen beispielsweise die Streustrahlung oder auch Folienfehler dar. Durch das Rauschen wird die Aussagekraft (der Informationsgehalt) des Röntgenbildes beeinträchtigt.

Um eine besondere Form des Rauschens handelt es sich beim **Quantenrauschen.** Es tritt ganz besonders bei der Verwendung hochverstärkender Folien auf. Prinzipiell sind bei solchen Folien nur noch sehr wenige Röntgenstrahlen zum Erreichen einer ausreichenden Filmschwärzung erforderlich. Dadurch wirkt sich die ungleichmäßige Abgabe der Röntgenstrahlen in Form von Quanten stärker beeinträchtigend auf die Bildqualität aus. Bei zu großer Dosiseinsparung entstehen Röntgenbilder von minderer

Qualität. Durch das Quantenrauschen ist also der Dosiseinsparung eine Grenze gesetzt.

**Schwärzungskurve (Dichtekurve)**

Das Röntgenbild weist eine örtlich unterschiedlich intensive Schwärzung auf. Je intensiver eine Stelle geschwärzt wurde, um so geringer ist ihre Lichtdurchlässigkeit.

Die durchgelassene Lichtmenge hängt von der Schwärzung ab. Die Schwärzung läßt sich definieren als das Verhältnis der in den Film eintretenden Lichtintensität I (0) zu der aus dem Film austretenden Lichtintensität I (1):

Schwärzung
(Optische Dichte D) = $\log \frac{I(0)}{I(1)}$

Beispiele:
- Wenn ein Film ¹⁄₁₀ der einstrahlenden Lichtintensität durchläßt, so ist das Verhältnis I (0) / I (1) = 10; log 10 = 1; S = 1.
- Wenn ein Film ¹⁄₁₀₀ der einstrahlenden Lichtintensität durchläßt, so ist das Verhältnis I (0)/I (1) = 100; log 100 = 2; S = 2.

Die Schwärzung des Röntgenfilms hängt von der Intensität der einwirkenden Röntgenstrahlen ab. Grundsätzlich gilt für jeden Röntgenfilm, daß mit zunehmender Röntgenstrahlenintensität auch die Filmschwärzung zunimmt.

Dieser Zusammenhang läßt sich graphisch darstellen, indem man auf der x-Achse (Abszisse) die auf den Film einwirkende Röntgenstrahlendosis aufträgt und ihr auf der y-Achse (Ordinate) die ihr entsprechende Filmschwärzung zuordnet. Die entstehende Kurve hat einen S-förmigen (sigmoidalen) Verlauf und wird als **Schwärzungskurve** bezeichnet.

Folgende Bereiche der Schwärzungskurve werden unterschieden:
- Schleier
- Durchhang
- Mittelteil
- Schulter (Abb. 2.9)

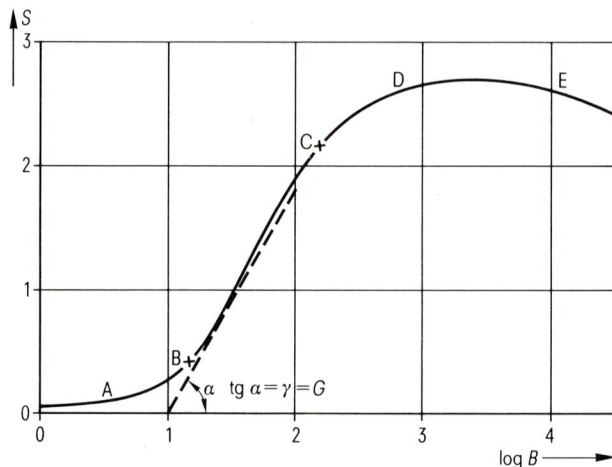

**Abb. 2.9** Schwärzungskurve
(S = Schwärzung, B = Belichtung)
A – Schleier
B – Durchhang
C – Mittelteil (tan α = γ = Gradation des Filmes)
D – Schulter
E – Solarisationsbereich
(Mit freundlicher Genehmigung der Siemens AG, Erlangen)

## Kenngrößen von Film-Folien-Kombinationen

▸ **Schleier:**
Die Schwärzungskurve beginnt nicht im Nullpunkt, sondern bei einem geringfügig darüberliegenden Wert (etwa 0,2), weil jeder Röntgenfilm auch unbelichtet nicht völlig transparent ist, sondern eine gewisse Grundschwärzung (Schleier) aufweist. Der Schleier entsteht durch den im Röntgenfilm enthaltenen Schichtträger und vor allem durch die chemische Schleierbildung in der Emulsionsschicht.

Aus herstellungstechnischen Gründen kommen in der Emulsion immer einige unbelichtete, aber doch entwickelte Silberkörner vor. Durch unsachgemäße Lagerung (zu hohe Temperatur, zu große Luftfeuchtigkeit) und durch Überschreiten der Lagerungsfrist verstärkt sich der Schleier.

▸ **Durchhang:**
Als Durchhang wird der an den Schleier anschließende Bereich der Schwärzungskurve bezeichnet, in dem die Filmschwärzung langsam zunimmt. Je empfindlicher ein Röntgenfilm ist, desto geringer ist die zur Schwärzung erforderliche Mindestdosis und um so weiter links beginnt der Durchhang.

▸ **Mittelteil:**
Im Mittelteil (geradliniger Teil) verläuft die Schwärzungskurve nahezu linear. Mit zunehmender Dosis erfolgt eine gleichmäßige Schwärzungszunahme des Röntgenfilms. Der Mittelteil der Schwärzungskurve stellt den zur Bilderzeugung nutzbaren Bereich dar. Er reicht im allgemeinen von S = 0,3 bis S = 3,0.

▸ **Schulter:**
In der Schulter flacht sich die Schwärzungskurve wieder ab, die Filmschwärzung nimmt also weniger zu als die Dosis.

In den gekrümmten Kurvenanteilen Durchhang und Schulter erfolgt keine zur Dosiszunahme proportionale Schwärzungszunahme. Diese Bereiche sind daher zur Bilderzeugung nicht geeignet. Sie entsprechen einer Unter- bzw. Überbelichtung.

An der Schwärzungskurve lassen sich wesentliche Eigenschaften des Röntgenfilms ablesen:
- Schleier
- Filmgradient
- Empfindlichkeit

▸ **Filmgradient (Gradation):**
Er gibt an, welche Zunahme der Filmschwärzung bei einer bestimmten Dosiszunahme eintritt. Er läßt sich an der Steigung des geradlinigen Teils der Schwärzungskurve ablesen.

Definition: $G = \tan \alpha$
$\alpha$ = Winkel des geradlinigen Teils der Schwärzungskurve zur x-Achse

Ein steiler Anstieg der Schwärzungskurve bedeutet eine große Zunahme der Schwärzung bei nur geringer Zunahme der Dosis. Ein solcher Film weist viel Kontrast auf und wird auch als **harter Film** bezeichnet. Nachteilig ist, daß das Strahlenrelief des Objektes relativ homogen sein muß, weil es sonst zu Unter- oder Überbelichtungen von Teilen des Bildes kommt.

Entsprechend bedeutet ein flacher Anstieg der Schwärzungskurve eine nur geringe Zunahme der Schwärzung selbst bei großer Zunahme der Dosis. Ein solcher Film weist nur wenig Kontrast auf und wird auch als **weicher Film** bezeichnet. Er hat den Vorteil eines großen Objektbereichs, kann also auch Objekte mit großen Absorptionsunterschieden korrekt belichtet darstellen.

▸ **Empfindlichkeit:**
Die Empfindlichkeit des Filmes gibt an, welche minimale Dosis erforderlich ist, um überhaupt eine Filmschwärzung hervorzurufen.

Die Filmschwärzung kann mit Hilfe eines Schwärzungsmessers, eines sogenannten **Densitometers** (s. a. Kapitel 10), gemessen werden.

## 42  2. Röntgenbilderzeugung

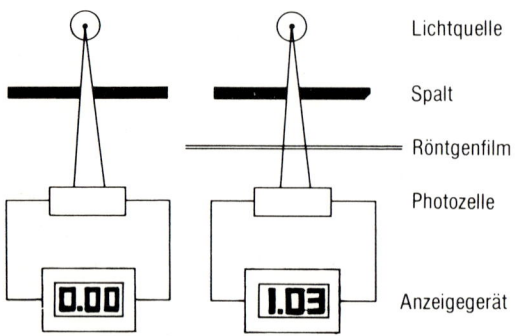

**Abb. 2.10** Meßanordnung eines Densitometers
links : Kalibrierung im Leerbetrieb
rechts: Messung mit eingelegtem Röntgenfilm.

Ein Densitometer besteht aus einer Lichtquelle, in deren Strahl der zur Schwärzungsmessung anstehende Röntgenfilm gebracht wird. Ein Lichtdetektor (z. B. Photozelle) mißt die aus dem Röntgenfilm noch austretende Lichtmenge. Photozellen ändern ihren elektrischen Widerstand in Abhängigkeit von der einwirkenden Lichtmenge. Auf einem Anzeigegerät kann der zugeordnete Schwärzungswert direkt abgelesen werden.

Vor der Messung sollte das Gerät im Leerbetrieb (ohne eingelegten Röntgenfilm) auf den entsprechenden Wert S = 0 kalibriert werden (Abb. 2.10).

# 3. Röntgenbildqualität

G. Bieker

Von der Qualität des Röntgenbildes hängt seine Aussagekraft hinsichtlich der klinischen Fragestellung ab. Ein krankhafter Befund, der auf einem Röntgenbild guter Qualität leicht erkennbar ist, kann auf einer Aufnahme von schlechter Qualität nicht abgebildet sein.

Die Röntgenbildqualität wird von einer Vielzahl physikalischer und physiologischer Faktoren beeinflußt, von denen die wichtigsten im folgenden genauer erklärt werden sollen.

Wesentliche Faktoren der Röntgenbildqualität sind:

▶ **Vergrößerung**

▶ **Unschärfe**
● Absorptionsunschärfe
● Bewegungsunschärfe
● Geometrische Unschärfe
● Film- und Folienunschärfe

▶ **Kontrast**
● Strahlenkontrast
● Schwärzungskontrast

## Vergrößerung

### Projektionsgesetze

Röntgenstrahlen folgen in vielerlei Hinsicht den gleichen Prinzipien wie Lichtstrahlen, und so sind auch die allgemeinen physikalischen Gesetze der Optik auf sie anwendbar.

Grundsätzlich unterscheidet man bei der Abbildung eines Gegenstandes zwei Arten der Projektion, die Parallelprojektion und die Zentralprojektion.

Bei der Parallelprojektion gibt die Strahlenquelle ein aus lediglich parallel angeordneten Strahlen bestehendes Strahlenbündel ab. Dies ist der Idealfall für eine originalgetreue optische Abbildung, der aber leider in der Röntgendiagnostik technisch nicht realisierbar ist.

Die Röntgenstrahlenquelle (Fokus) sendet ein divergierendes (auseinanderstrebendes) Strahlenbündel aus, so daß in der Röntgendiagnostik die Gesetze der **Zentralprojektion** angewendet werden müssen.

Der Senkrechtstrahl des Strahlenbündels heißt Zentralstrahl. Er verläuft beim für die Einstellung von Röntgenaufnahmen benutzten Zentrierkreuz durch die Kreuzungsstelle der beiden aufgetragenen Linien. Bei der Zentralprojektion entstehen durch die Divergenz des Strahlenbündels immer vergrößerte Abbildungen des Objektes. Das Ausmaß der Vergrößerung hängt ab vom Abstand des Fokus zum Objekt und zum Bild.

Das Ausmaß der Vergrößerung wird durch den **Vergrößerungsfaktor V** angegeben. Er ist gleich dem Verhältnis von Bildgröße zu Objektgröße:

$$\text{Vergrößerungsfaktor V} = \frac{\text{Bildgröße (B)}}{\text{Objektgröße (O)}}$$

Der Vergrößerungsfaktor ist um so größer, je kleiner der Abstand vom Fokus zum Objekt und je größer der Abstand vom Fokus zum Bild ist (Abb. 3.1). Diesen Zusammenhang beschreibt das **Projektionsgesetz:**

$$\frac{\text{Fokus-Bild-Abstand (b)}}{\text{Fokus-Objekt-Abstand (o)}} = V = \frac{\text{Bildgröße (B)}}{\text{Objektgröße (O)}}$$

# 3. Röntgenbildqualität

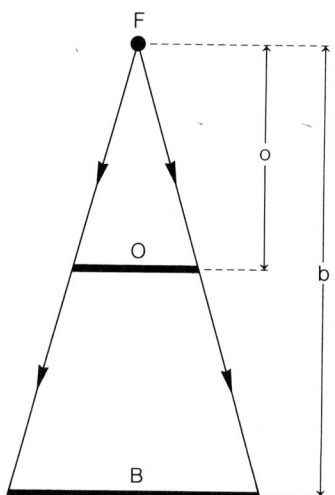

**Abb. 3.1** Senkrechte Zentralprojektion: Das Objekt O wird im Verhältnis der Abstände b/o vergrößert als Bild B dargestellt.

Beispiel: Der Abstand Fokus-Objekt (Patient) betrage 1 m, der Abstand Fokus-Bild (Film) betrage 2 m. Dann ist der Vergrößerungsfaktor V = 2, das Abbild des Patienten auf dem Röntgenfilm wird also genau doppelt so groß, wie der Patient in Wirklichkeit ist.

Wäre der Patient bei gleichem Fokus-Film-Abstand noch näher am Fokus, so würde der Vergrößerungsfaktor weiter steigen. Bei einem Abstand von 0,5 m ergibt sich ein Vergrößerungsfaktor von 2:0,5 = 4.

Um den Vergrößerungsfaktor gering zu halten und damit eine möglichst originalgetreue Größenwiedergabe zu erreichen, wird man den Abstand des Patienten vom Fokus möglichst groß und den zum Film möglichst klein wählen. Der Annäherung des Patienten an den Film sind natürliche Grenzen gesetzt. Auch die Vergrößerung des Abstandes vom Patienten zum Fokus ist durch technische und räumliche Gegebenheiten limitiert. Bei der Röntgendarstellung des Herzens ist eine originalgetreue Größenwiedergabe besonders wichtig. Bei der zu diesem Zweck eingesetzten Herzfernaufnahme beträgt der Abstand Patient-Fokus daher 2 m.

Das oben aufgeführte Projektionsgesetz bezieht sich auf die Vergrößerung von linearen Entfernungen (z. B. die Länge eines Knochens).

Für die Vergrößerung von Flächen wird das Projektionsgesetz zum **Flächenprojektionsgesetz** abgewandelt. Es ist allgemein bekannt unter dem Namen **Abstandsquadratgesetz**.

Nach ihm gilt, ähnlich wie beim Projektionsgesetz, daß eine Fläche um so größer abgebildet wird, je näher sie sich am Fokus befindet. Anders als bei Strecken (halber Abstand – doppelte Länge) steigert sich die Größenwiedergabe von Flächen nicht linear, sondern im Quadrat (halber Abstand – vierfache Fläche).

Grundsätzlich werden fokusnahe Objekte mehr vergrößert als fokusferne Objekte.

$$\frac{(\text{Fokus-Bild-Abstand})^2}{(\text{Fokus-Objekt-Abstand})^2} \times \frac{(b)^2}{(o)^2} =$$

$$= \frac{\text{Bildfläche (BF)}}{\text{Objektfläche (OF)}}$$

## Unschärfe

Das Röntgenbild macht Absorptionsunterschiede (z. B. im Körper des Patienten) durch unterschiedliche Filmschwärzung sichtbar. Die Darstellung eines Details im Röntgenbild erscheint dabei um so schärfer, je ausgeprägter der Schwärzungsunterschied zwischen Detailrand und dessen Umgebung ist. Bei kleiner werdender Übergangsbreite des Schwärzungsunterschiedes zwischen Detailrand und Umgebung nimmt die Schärfe zu. Ein sprunghafter Schwärzungsunterschied erleichtert die Abgrenzbarkeit. In der Praxis ergibt sich aber leider aus verschiedenen Ursachen stets ein etwas abgeschwächter Schwärzungsunterschied zwischen Detailrand und dessen Umgebung. Dies wird allgemein als **Unschärfe** bezeichnet.

Die Unschärfe eines Röntgenbildes läßt sich auf vier verschiedene ursächliche Komponenten zurückführen:
- Absorptionsunschärfe
- Bewegungsunschärfe
- Geometrische Unschärfe
- Film- und Folienunschärfe

▶ **Absorptionsunschärfe:**
Am Rand eines Objektes haben die Röntgenstrahlen durch ihre Divergenz einen unterschiedlich langen Weg durch das Objekt zurückzulegen. Dies führt auf dem Röntgenfilm statt zum erwünschten sprunghaften Schwärzungsunterschied zwischen Objektrand und dessen Umgebung zu einem gleichmäßigen Schwärzungsübergang und wird als Absorptionsunschärfe bezeichnet. Die Absorptionsunschärfe ist charakteristisch für die Zentralprojektion (Abb. 3.2).

▶ **Bewegungsunschärfe:**
Die Bewegungsunschärfe des Röntgenbildes hat die gleiche Ursache wie eine »verwackelte« Aufnahme mit dem Fotoapparat.

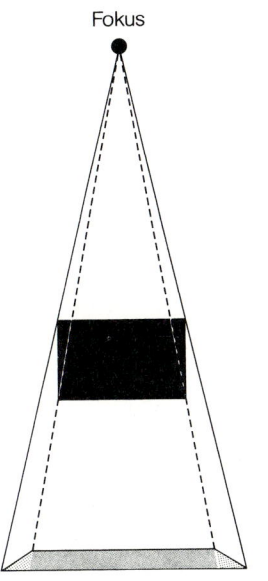

**Abb. 3.2** Absorptionsunschärfe durch Teilabsorption in den Randgebieten eines Objektes.

Bewegungen des Aufnahmesystems (Fotoapparat oder Röntgeneinrichtung) oder des Objektes während der Belichtungszeit bewirken eine unscharfe Abbildung, und zwar um so mehr, je schneller die Bewegung und je länger die Belichtungszeit ist.

Bei Röntgenaufnahmen ist weniger die Bewegung des gesamten Patienten das Problem als vielmehr die unwillkürliche Eigenmotorik der Organe. So läßt sich bei einer Röntgenaufnahme des Thorax durch Atemanhalten zwar die aktive Bewegung der Lunge relativ leicht unterdrücken, die Lunge wird aber weiterhin durch den Herzschlag passiv mitbewegt.

Diese Unschärfe läßt sich durch Verkürzung der Belichtungszeit (auf <10 ms) erheblich vermindern.

Die Bewegung des Aufnahmesystems ist bei einer feststehenden Röntgeneinrichtung, anders als beim Fotoapparat, natürlich ohne praktische Bedeutung.

Bei einer besonderen Aufnahmetechnik, dem Schichtaufnahmeverfahren (Tomographie), wird die Bewegung des Aufnahmesystems bewußt eingesetzt. Sie dient hier zur überlagerungsfreien Darstellung einer bestimmten Objektschicht. Auf diese Weise können feine Veränderungen in einem Organ besser erkannt werden. Bei der Tomographie steht das Aufnahmesystem nur im Verhältnis zu einer bestimmten Objektschicht fest, so daß diese als einzige scharf abgebildet wird. Im Verhältnis zu allen anderen Objektschichten bewegt sich das Aufnahmesystem mehr oder weniger stark, was deren verwischte Abbildung bewirkt.

Dieses Funktionsprinzip der Tomographie ist sowohl für die konventionelle Röntgen-Tomographie als auch für die Computertomographie (CT) gültig.

▶ **Geometrische Unschärfe:**
Der ideale Fokus einer Röntgenröhre wäre unendlich klein (punktförmig), ist aber leider nicht realisierbar. In der Praxis hat jeder Fokus eine gewisse flächenhafte Ausdehnung, und damit entsteht eine weitere Kom-

ponente der Unschärfe, die geometrische Unschärfe.

Durch ihren flächenhaften Ursprung im Fokus treffen die Röntgenstrahlen unter verschiedenen Winkeln auf den Objektrand. Dies führt auf der Filmebene zur Abbildung des gleichen Details an mehreren benachbarten Punkten. Es entsteht ein sogenannter Halbschatten und damit eine unscharfe Abbildung. Für die geometrische Unschärfe gelten folgende Gesetzmäßigkeiten:
- Die geometrische Unschärfe wächst proportional zur Größe des Fokus. Bei einem punktförmigen Fokus entsteht keine geometrische Unschärfe.
- Die geometrische Unschärfe wächst proportional zum Objekt-Bild-Abstand.
- Die geometrische Unschärfe vermindert sich proportional zum Fokus-Objekt-Abstand (Abb. 3.3).

Die geometrische Unschärfe läßt sich mit Hilfe des Strahlensatzes annähernd berechnen:

Geomet. Unschärfe U(g) =

Fokusgröße (f) × $\dfrac{\text{Objekt-Bild-Abstand}}{\text{Fokus-Objekt-Abstand}}$

▸ **Film- und Folienunschärfe:**
Die Film- und Folienunschärfe hat ihre Ursache in den verwendeten Röntgenfilmen und Verstärkungsfolien.

Sie wird im einzelnen hervorgerufen durch folgende Komponenten:
- Korngröße des Röntgenfilmes und der Verstärkungsfolie
- Kornverteilung im Röntgenfilm und der Verstärkungsfolie
- Folienbedingte Verschlechterung des Auflösungsvermögens (Abstandseffekt, Reflexionseffekt, cross-over-Effekt)

Von den genannten Komponenten spielt in der Praxis nur die folienbedingte Verschlechterung des Auflösungsvermögens mit Unschärfewerten von 200 bis 500 μm eine Rolle. Die Korngröße der Folienkristalle (3 bis 50 μm) und erst recht der Silber-Bromid-Kristalle des Röntgenfilms (0,2 bis 1,5 μm) kann dagegen vernachlässigt werden.

Die zufällige Kornverteilung in Film und Folie kann zu örtlichen Kornanhäufungen führen und damit vor allem bei geringer Filmschwärzung einen »körnigen« und unscharfen Bildeindruck bewirken.

**Beziehung zwischen den einzelnen Unschärfekomponenten**

Für die zu erwartende Gesamtunschärfe eines Röntgenbildes haben die oben aufgeführten Komponenten alle etwa die gleiche Bedeutung.

$U_{(ges)} = \sqrt{U_{(B)}^2 + U_{(g)}^2 + U_{(FF)}^2}$
$U_{(B)}$ = Bewegungsunschärfe
$U_{(g)}$ = geometrische Unschärfe
$U_{(FF)}$ = Film-/Folienunschärfe

Die Komponenten lassen sich aus technischen oder physikalischen Gründen nicht beliebig reduzieren. Zwischen ihnen besteht außerdem eine enge wechselseitige Beeinflussung: Wenn man eine Komponente stark verkleinert, vergrößert sich dadurch eine andere in mindestens dem gleichen Ausmaß, so daß im Endeffekt keine Verminderung der Gesamtunschärfe resultiert.

Hierzu einige Beispiele:

Wegen der begrenzten thermischen Belastbarkeit des Anodenmaterials kann der Fokus zur Verminderung der geometrischen Unschärfe nicht beliebig verkleinert werden.

Will man die geometrische Unschärfe durch Vergrößerung des Fokus-Objekt-Abstandes vermindern, so sind bei gleichbleibender Röhrenspannung längere Belichtungszeiten erforderlich, was eine Zunahme der Bewegungsunschärfe bedeutet.

Der Einsatz hochverstärkender Folien zur Kompensierung der verlängerten Belichtungszeit führt wegen der Dickenzunahme der Folie zu einer Vergrößerung der

Unschärfe 47

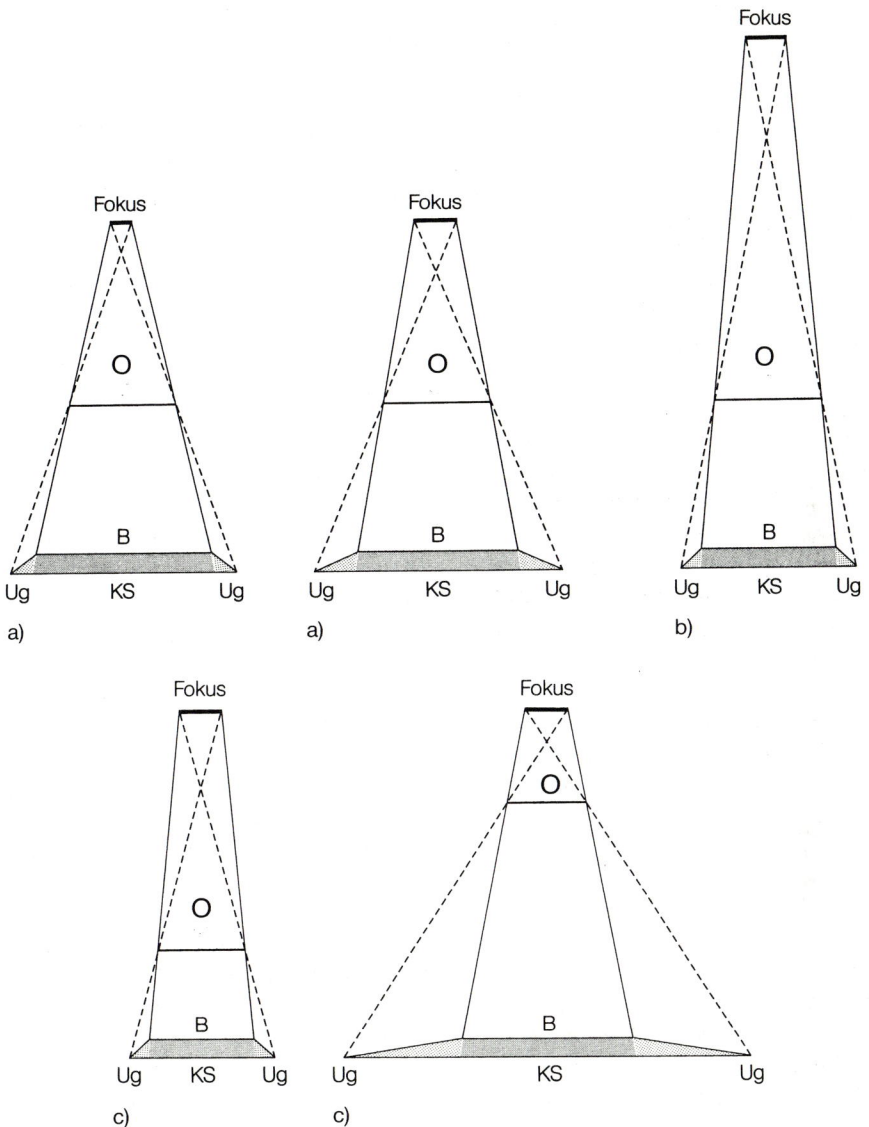

**Abb. 3.3**
a. Geometrische Unschärfe als Funktion der Fokusgröße
b. und c. Geometrische Unschärfe als Funktion von Fokus-Objekt- und Objekt-Bild-Abstand
Ug = geometrische Unschärfe
O  = Objekt
B  = Bild
KS = Kernschatten

Folienunschärfe. In der Praxis erweist sich eine gleichmäßige Verteilung der einzelnen Komponenten an der Gesamtunschärfe am günstigsten.

## Kontrast

Der Kontrast des Röntgenbildes entsteht durch die verschieden intensive Schwärzung benachbarter Bildpunkte. In diesem Sinne enthält jedes Röntgenbild unzählige Schwärzungskontraste. Der Kontrast wird um so größer, je ausgeprägter der Schwärzungsunterschied zwischen benachbarten Bildpunkten ist. Der Schwärzungskontrast des Röntgenbildes entsteht durch die Umwandlung des unsichtbaren Strahlenreliefs in ein sichtbares Bild, das durch das Aufzeichnungsmedium Röntgenfilm erzeugt wird.

Dem Strahlenkontrast des Strahlenreliefs als Unterschied von Strahlungsintensitäten entspricht der Schwärzungskontrast des Röntgenbildes als Unterschied von Schwärzungsintensitäten. Der Strahlenkontrast im Strahlenrelief ist abhängig von:
- Objekt (Patient)
- Strahlenqualität (Strahlungshärte, Streustrahlung)

Der Schwärzungskontrast im Röntgenbild ist neben dem einwirkenden Strahlenkontrast abhängig von:
- Aufzeichnungsmedium (Röntgenfilmcharakteristik, Folie)
- Filmverarbeitung (Entwicklung)

Unter **Kontrastumfang** versteht man den größten Kontrastunterschied innerhalb eines Strahlenreliefs (Objektumfang) oder innerhalb eines Röntgenbildes (Bildumfang). Ein Röntgenbild mit einem großen Kontrastumfang enthält demnach mindestens eine sehr intensiv geschwärzte Stelle und mindestens eine kaum geschwärzte Stelle.

## Streustrahlung

Beim Durchtritt durch den Patienten wird die Röntgenstrahlung teilweise aus ihrer ursprünglichen Ausbreitungsrichtung abgelenkt. Dieser abgelenkte Strahlenanteil wird als Streustrahlung bezeichnet. Grundsätzlich gibt es für die Röntgenstrahlung bei ihrer Wechselwirkung mit der Materie (also in der Praxis beim Durchtritt durch den Patienten) drei Möglichkeiten:
- Ein Teil der Röntgenstrahlung durchdringt den Patienten unbeeinflußt und trifft ungeschwächt auf den Film. Diese Strahlung wird **Primärstrahlung** genannt.
- Ein Teil der Röntgenstrahlung wird von der Materie des Patienten durch **Absorption** geschwächt.
- Ein Teil der Röntgenstrahlung ändert bei der Wechselwirkung mit der Materie des Patienten ihre ursprüngliche Ausbreitungsrichtung und verläßt ihn als **Streustrahlung.**

Streustrahlung beeinträchtigt die Bildinformation durch Entstehung eines Grauschleiers auf dem Film und Minderung des Kontrastes. Außerdem führt die Streustrahlung zu einer erheblichen Strahlungsbelastung des Patienten und belastet bei ihrer Ausbreitung auch außerhalb des eingestellten Feldes das Personal.

Aus diesen beiden Gründen ist die Entstehung von Streustrahlung unerwünscht.

Maßnahmen zur Verringerung der Streustrahlung verbessern die Bildqualität. Wenn dabei nicht nur die Menge der auf den Film einwirkenden Streustrahlung reduziert wird, sondern die insgesamt entstehende Streustrahlung vermindert wird, dann leisten diese Maßnahmen zusätzlich einen Beitrag zum Strahlenschutz.

Die Menge der insgesamt entstehenden Streustrahlung wird im wesentlichen von der Größe des durchstrahlten Volumens bestimmt. Sie läßt sich vermindern, indem die durchstrahlte Körperoberfläche (das Bestrahlungsfeld) oder die durchstrahlte Körpertiefe verkleinert wird.

## Streustrahlung

Maßnahmen zur Verringerung der Streustrahlung sind:
- Einblendung des Strahlenbündels
- Kompression des durchstrahlten Gewebes
- Vergrößerung des Objekt-Film-Abstandes
- Verwendung von Streustrahlenrastern

▶ **Einblendung des Strahlenbündels:**
Als Einblendung wird die seitliche Eingrenzung des aus der Röntgenröhre autretenden Strahlenbündels bezeichnet. Aus Strahlenschutzgründen muß bei jeder Röntgenaufnahme eine Einblendung auf die Größe des interessierenden Objektbereichs vorgenommen werden. Dies führt neben einer Verminderung der Streustrahlung zusätzlich zu einer Reduzierung der auf den Patienten einwirkenden Gesamtdosis.

Die Röntgenverordnung empfiehlt zur Dokumentation der Einblendung, daß der Feldrand auf der Röntgenaufnahme sichtbar sein sollte, falls die Feldbegrenzung nicht automatisch erfolgt. Zum vollständigen Nachweis der eingestellten Feldgröße ist der Verbleib einer unbelichteten Randzone an allen vier Bildseiten sinnvoll.

Zur Einblendung gibt es sowohl feststehende Geräte mit unveränderlicher Öffnung (Lochblenden, kegelförmige Tubusse) als auch verstellbare Blenden, welche die Wahl einer beliebigen Feldgröße erlauben.

Als verstellbare Blende ist die **Tiefenblende** gebräuchlich, die zwischen Röntgenröhre und Patient angebracht wird, und in der sich mehrere verstellbare Bleilamellen in verschiedenen Abständen zum Fokus befinden. Durch diese gestaffelte Anordnung der Bleilamellen werden die Vorzüge des optimalen Strahlenschutzes bei fokusnaher Anordnung und der besonders scharfen Abbildung der Feldgrenzen bei fokusferner Anordnung miteinander kombiniert.

In die Tiefenblende ist eine Lichtblende eingebaut, die mit einer besonderen Spiegelkonstruktion verbunden ist. Mit Hilfe dieser als Vollfeldlichtvisier bezeichneten Einrichtung kann die eingestellte Feldgröße jederzeit ohne Einschalten der Röntgenstrahlung kontrolliert werden. Das Lichtfeld hat exakt die gleiche Größe wie das zu erwartende Bestrahlungsfeld. Als eigentliche Zieleinrichtung dient ein Fadenkreuz, dessen Mittelpunkt den Zentralstrahl symbolisiert.

Normalerweise besitzt das von der Tiefenblende erzeugte Feld eine rechteckige Form. Für die Durchleuchtung mit dem Bildverstärker können zusätzliche Iristiefenblenden angebracht werden, die eine runde Feldbegrenzung erzeugen.

▶ **Kompression des durchstrahlten Gewebes:**
Durch die Kompression wird das durchstrahlte Volumen verkleinert. Dadurch entsteht weniger Streustrahlung. Außerdem verringert sich die vom Gewebe absorbierte Strahlendosis.

Praktische Anwendung findet die Kompression bei Röntgenaufnahmen des Abdomens, indem durch sanften Druck auf den Bauch des Patienten innere Organe (z. B. Darmanteile) auf die Seite verlagert werden und dann nicht mehr im durchstrahlten Feld liegen.

▶ **Vergrößerung des Objekt-Film-Abstandes:**
Diese Maßnahme zur Verminderung der Streustrahlung beruht auf der Erkenntnis, daß mit zunehmendem Abstand zwischen Patient und Film immer weniger Streustrahlung auf den Film trifft. Weil die Anordnung des Röntgenfilms auf die Ausbreitungsrichtung des ursprünglichen Strahlenbündels abgestimmt ist und die Ausbreitungsrichtung der Streustrahlung von dieser abweicht, wirkt mit zunehmendem Objekt-Film-Abstand weniger Streustrahlung auf den Film ein.

Die Vergrößerung des Objekt-Film-Abstandes vermindert nicht die Entstehung der Streustrahlung und stellt daher auch keinen

## 3. Röntgenbildqualität

Beitrag zum Strahlenschutz dar. Sie reduziert lediglich den Anteil der auf den Röntgenfilm einwirkenden Streustrahlung und kann so die Bildqualität verbessern.

▶ **Streustrahlenraster:**
Das Streustrahlenraster ist eine zwischen Patient und Filmebene angebrachte Einrichtung. Es vermindert nicht die Menge der entstehenden Streustrahlung, aber erheblich den auf den Röntgenfilm einwirkenden Anteil und stellt bezüglich der Verbesserung der Bildqualität die wirkungsvollste Maßnahme dar.

Streustrahlenraster enthalten zahlreiche feine Bleilamellen, die meist auf den Fokus ausgerichtet sind (fokussiertes Raster). Daneben gibt es Raster mit parallel angeordneten Lamellen (Parallelraster). Die Räume zwischen den Rasterlamellen werden als Schächte bezeichnet. Sie sind mit dem Schachtmedium aufgefüllt, einem möglichst strahlendurchlässigen Material (z. B. Kunststoff). Rasterlamellen und Schachtmedium sind außen von einer dünnen Aluminiumhülle als Schutz umgeben.

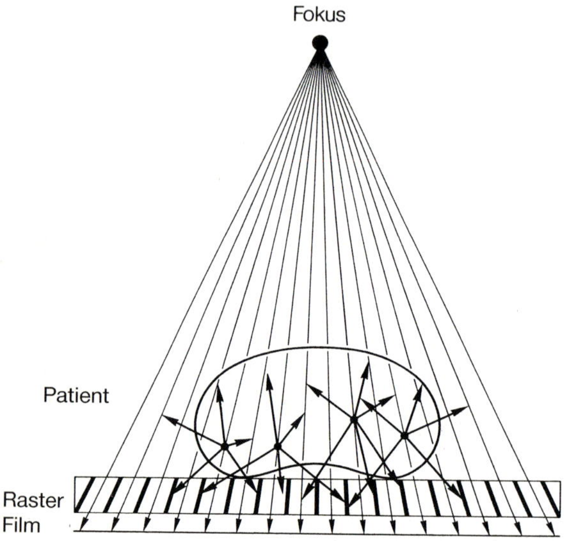

Die Funktion des Streustrahlenrasters beruht auf seiner Richtwirkung. Das Raster läßt nur Strahlung in der ursprünglichen Strahlenrichtung passieren. Die von dieser Ausbreitungsrichtung abweichende Streustrahlung trifft auf die Bleilamellen und wird absorbiert, bevor sie den Röntgenfilm erreicht (Abb. 3.4).

In geringerem Maße absorbiert jedes Raster unvermeidlich auch Strahlung in der ursprünglichen Strahlungsrichtung, wenn diese zufällig genau auf eine Rasterlamelle trifft. Deshalb ist bei Verwendung eines Streustrahlenrasters je nach Typ des Rasters eine zwei- bis dreimal längere Belichtungszeit erforderlich als bei Aufnahmen ohne Raster.

Um eine Abbildung der Lamellen auf dem Film zu vermeiden, werden häufig bewegliche Streustrahlenraster verwendet. Die Bewegung erfolgt während der Aufnahme und senkrecht zum Verlauf der Rasterlamellen, so daß sich ihre Konturen verwischen und auf dem Röntgenbild unsichtbar werden (Abb. 3.5). Aufnahmetische mit beweglichem Streustrahlenraster wurden früher nach dem deutsch-amerikanischen Röntgenologen Gustav Bucky als **Bucky-Tische** bezeichnet.

Der Rasterantrieb erfolgt meist durch einen Elektromotor. Beim **Katapultraster** ergibt sich eine sehr hohe Anfangsgeschwindigkeit des Rasters, die anschließend rasch wieder abfällt. Die Röntgenaufnahme wird während der hohen Anfangsgeschwindigkeit des Rasters ausgelöst. Auf diese Weise entsteht eine optimale Verwischung der Lamellenkonturen, und sie werden auch bei kürzesten Belichtungszeiten nicht abgebildet (Abb. 3.6).

Das **Schwingraster** wird kurz vor der Auslösung der Aufnahme in Betrieb genommen und schwingt in einer gleichförmigen Pendelbewegung.

**Abb. 3.4** Wirkungsweise eines Streustrahlenrasters.
Nur die Strahlung in der ursprünglichen Ausbreitungsrichtung wird von den Lamellen durchgelassen. Im Körper des Patienten entstandene Streustrahlung wird absorbiert.

Streustrahlung 51

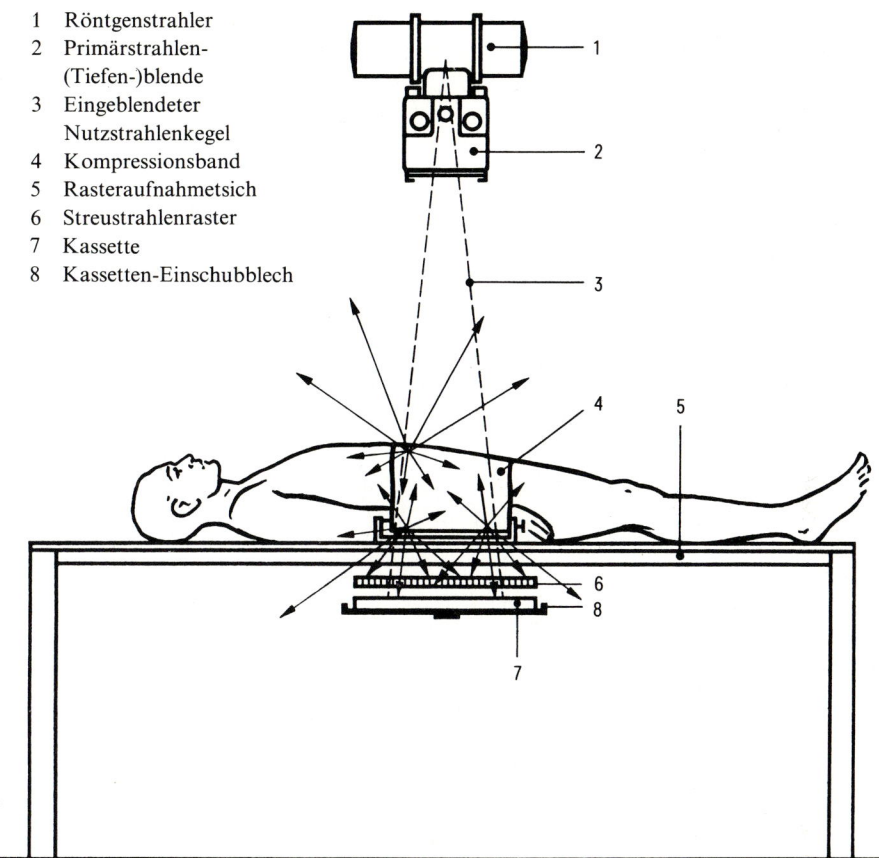

1 Röntgenstrahler
2 Primärstrahlen-(Tiefen-)blende
3 Eingeblendeter Nutzstrahlenkegel
4 Kompressionsband
5 Rasteraufnahmetsich
6 Streustrahlenraster
7 Kassette
8 Kassetten-Einschubblech

**Abb. 3.5** Patient auf Rasteraufnahme-(Bucky-)Tisch (Mit freundlicher Genehmigung der Siemens AG, Erlangen)

**Feststehende Raster** werden noch für Bettaufnahmen und für seitliche Aufnahmen bei liegenden Patienten benutzt. Hierbei werden Parallelraster mit konstantem Abstand zwischen den Lamellen verwendet. Beim Parallelraster sind die Lamellen an den Rändern niedriger als in der Mitte des Rasters, damit der wegen der Kegelform des Strahlenbündels dort überhöhte Anteil absorbierter Strahlung ausgeglichen wird.

Anders als bei den fokussierten Rastern ist das Parallelraster oberhalb eines bestimmten Mindestabstandes unbegrenzt einsetzbar. Es muß kein Maximalabstand beachtet werden.

Aufbau und Wirksamkeit von Streustrahlenrastern lassen sich durch folgende Kenngrößen charakterisieren:
- Schachtverhältnis
- Lamellenzahl (pro cm)
- Fokussierungsabstand (in cm)
- Lamellenmaterial
- Verlängerungsfaktor (Blendenfaktor)

▸ **Schachtverhältnis**

Das Schachtverhältnis ist definiert als das Verhältnis von der Lamellenhöhe zum Lamellenabstand:

$$\text{Schachtverhältnis} = \frac{\text{Lamellenhöhe}}{\text{Lamellenabstand}}$$

## 52  3. Röntgenbildqualität

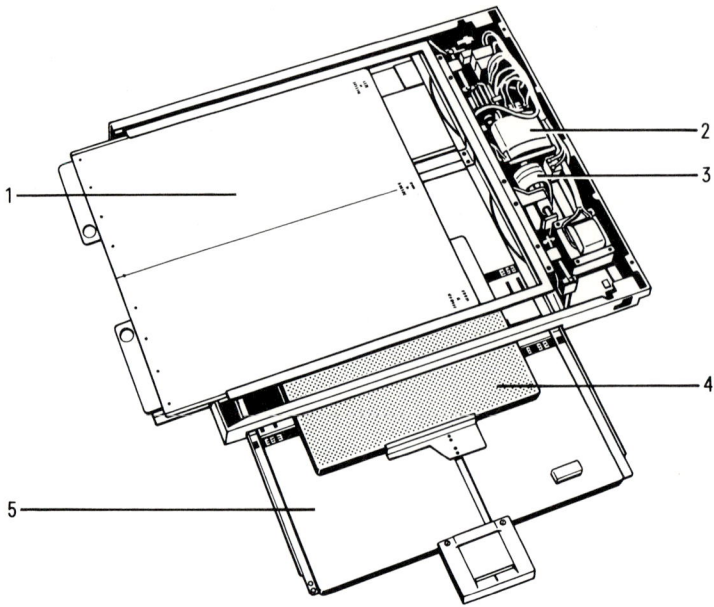

1 Auswechselbarer Streustrahlenraster (etwas herausgezogen)
2 Elektromotor
3 Trommel mit Kurvenscheibe für Initialablauf
4 Kassette
5 Kassetten-Einschubblech (etwas herausgezogen)

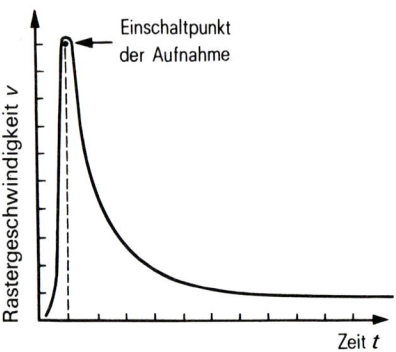

**Abb. 3.6**  a. Katapult-Rasterlade
b. Geschwindigkeitsablauf eines Katapultrasters
(Mit freundlicher Genehmigung der Siemens AG, Erlangen)

Je größer die Höhe der Lamellen und je kleiner ihr Abstand voneinander ist, desto größer wird das Schachtverhältnis (Abb. 3.7).

Grundsätzlich wird mit steigendem Schachtverhältnis mehr Streustrahlung vom Raster absorbiert. Das Schachtverhältnis kann jedoch nicht sinnvoll beliebig gesteigert werden, weil in den Rasterlamellen selbst Streustrahlung entsteht. Bei den in der Praxis verwendeten Rastern liegt das Schachtverhältnis je nach Typ zwischen 5 und maximal 14.

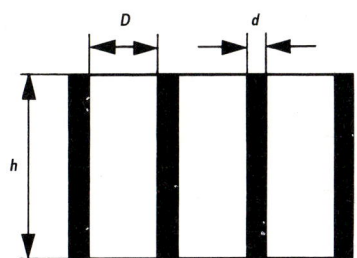

**Abb. 3.7** Wichtige Maße eines Streustrahlenrasters.
h = Lamellenhöhe
D = Lamellenabstand
d = Lamellendicke
(Mit freundlicher Genehmigung der Siemens AG, Erlangen)

▸ **Lamellenzahl (pro cm):**
Die Lamellenzahl wird in Anzahl Lamellen/ cm angegeben.

Mit steigender Lamellenzahl wird mehr Streustrahlung vom Raster absorbiert. Eine Steigerung der Lamellenzahl führt jedoch auch zur vermehrten Absorption der erwünschten Strahlung in der ursprünglichen Ausbreitungsrichtung, so daß sie nur innerhalb bestimmter Grenzen zweckmäßig ist.

Die übliche Lamellenzahl beträgt 36–40/ cm. Je nach Typ des Rasters liegt sie zwischen 21 und maximal 50 Lamellen/cm.

▸ **Fokussierungsabstand (in cm):**
Bei fokussierten Rastern sind die Lamellen entsprechend der Ausbreitungsrichtung des Strahlenbündels divergierend angeordnet, sie weichen also in Richtung vom Fokus zum Film etwas auseinander. Dadurch soll einem möglichst hohen Anteil der Strahlung in ursprünglicher Ausbreitungsrichtung der ungehinderte Durchtritt durch das Raster ermöglicht werden.

Die Neigung der Rasterlamellen beim fokussierten Raster ist auf einen bestimmten Abstand des Rasters vom Fokus abgestimmt. Dieser Fokussierungsabstand wird in cm angegeben und jedem Raster aufgedruckt. Er besitzt einen gewissen Toleranzbereich, in dem noch keine nennenswerten Nachteile für die Bildqualität zu erwarten sind.

Liegt der Abstand zwischen Raster und Fokus außerhalb des Toleranzbereiches, so spricht man von **Defokussierung**. Bei der Defokussierung kommt es zu einer Zunahme der Strahlenabsorption durch das Raster in Richtung zum Bildrand. Die Röntgenaufnahme wird in allen randnahen Bildbereichen unterbelichtet. Die Bildmitte ist nicht betroffen.

Bei der **Dezentrierung** handelt es sich um eine seitliche Verschiebung des Rasters, so daß der Zentralstrahl des Strahlenbündels nicht mehr durch den Rastermittelpunkt verläuft. Die Dezentrierung bewirkt eine einseitige Zunahme der Strahlenabsorption durch das Raster. Die Röntgenaufnahme wird in Richtung auf einen Bildrand unterbelichtet.

Defokussierung und Dezentrierung können natürlich auch kombiniert vorkommen (Abb. 3.8).

Beide Fehler bewirken eine unnötige Vergrößerung der Strahlenbelastung des Patienten. Bei Verwendung eines Belichtungsautomaten verlängert sich die Einschaltzeit, oder es müssen Aufnahmen wegen Unterbelichtung wiederholt werden.

▸ **Lamellenmaterial:**
Die Aufgabe der Lamellen des Streustrahlenrasters ist die möglichst vollständige Ab-

# 54    3. Röntgenbildqualität

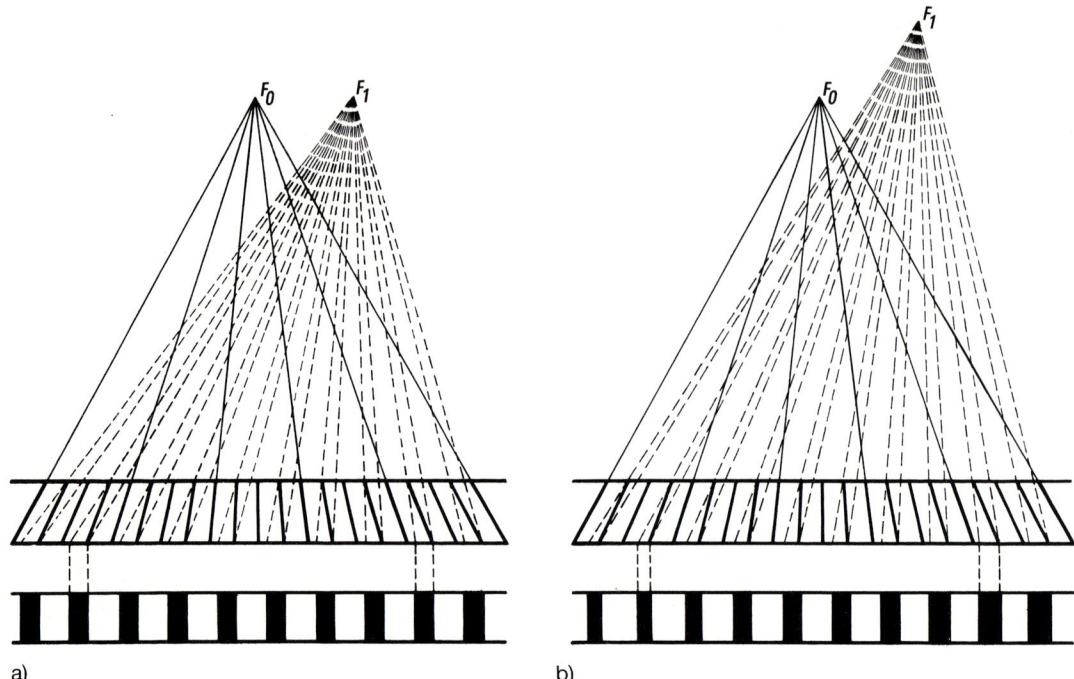

a)                                        b)

**Abb. 3.8**  Fehleinstellungen des Streustrahlenrasters.
Fo = Richtig zentriertes Streustrahlenraster, F1 = a. Dezentriertes Streustrahlenraster, F1 = b.
Dezentriertes und defokussiertes Streustrahlenraster
(Mit freundlicher Genehmigung der Siemens AG, Erlangen)

sorption der Streustrahlung. Deshalb bestehen sie aus einem Element hoher Ordnungszahl, z. B. Blei (Pb, Ordnungszahl 82).

▶ **Verlängerungsfaktor (Blendenfaktor):**
Durch die Verwendung eines Streustrahlenrasters verlängert sich die erforderliche Belichtungszeit.

Der Verlängerungsfaktor gibt das Verhältnis der notwendigen Belichtungszeiten mit und ohne Streustrahlenraster an. Er liegt je nach Rastertyp zwischen 2 und 3.

Die wichtigsten Kenngrößen sind auf den Streustrahlenrastern in einer bestimmten Reihenfolge angegeben. Beispiel: 8/40, 115 cm, Pb, Röhre.

Es handelt sich hierbei um ein Raster mit:
– Schachtverhältnis: 8
– Lamellenzahl: 40/cm
– Fokussierungsabstand: 115 cm
– Lamellenmaterial: Pb (Blei)
– Röhre: (diese Seite weist zur Röntgenröhre)

# 4. Röntgenanatomie
B. Mrosek

## Allgemeine Bezeichnungen des Körpers

### Bewegungsformen

Abduktion: Wegführen, Wegbewegen einer Gliedmaße von der Medianebene des Körpers

Adduktion: Heranführen einer Gliedmaße nach der Mittellinie des Körpers

Anteversion: Vorwärtsbewegung einer Gliedmaße

Dorsalflexion: Heben des Hand- oder Fußrückens

Elevation: schließt sich an die Abduktion an; der Arm geht über die horizontale Achse hinaus (>90 Grad).

Extension: Streckung (z. B. im Kniegelenk, des Rumpfes)

Flexion: Beugung (z. B. im Ellenbogengelenk)

Retroversion: Rückwärtsführung einer Gliedmaße

Rotation: Drehung um die Längsachse der Gliedmaße

Palmarflexion: Senken des Handrückens

Plantarflexion: Senken des Fußrückens

Pronation: Die Hohlhand weist nach unten bzw. nach hinten

Supination: Die Hohlhand weist nach oben bzw. nach vorn. Gedächtnisstütze: In der Supinationsstellung löffelt man die Suppe, in der Pronationsstellung schneidet man das Brot mit dem Messer

Zirkumduktion: Umführbewegung der Gliedmaßen

## Gebräuchliche Abkürzungen in der anatomischen Nomenklatur

| Im Singular | | Im Plural | |
|---|---|---|---|
| A. | = Arteria (Schlagader) | Aa. | = Arteriae |
| V. | = Vena (Blutader) | Vv. | = Venae |
| N. | = Nervus (Nerv) | Nn. | = Nervi |
| M. | = Musculus (Muskel) | Mm. | = Musculi |
| Lig. | = Ligamentum (Band) | Ligg. | = Ligamenta |
| R. | = Ramus (Ast) | Rr. | = Rami |
| Gl. | = Glandula (Drüse) | Gll. | = Glandulae |

## Lage- und Richtungsbezeichnungen im Raum

Die Lage- und Richtungsbezeichnungen werden paarweise erwähnt, da es zu allen hier aufgeführten Eigenschaftswörtern ein Gegenteil gibt. Alle Begriffe, welche eine Lage bezeichnen, werden relativ gebraucht, d. h., es kommt auf den Standpunkt des Betrachters an. Es muß gefragt werden: »Kranial von ...?«, »Distal von ...?« usw. Beispiel: proximal vom Kniegelenk bedeutet in Bezug auf das Kniegelenk rumpfnah gelegen (Abb. 4.1).

kranial: schädelwärts, kopfwärts
kaudal: steißwärts
superior: nach oben beim aufrechten Körper
inferior: nach unten beim aufrechten Körper
medial: zur Mitte
lateral: seitlich
zentral: auf das Innere des Körpers zu
peripher: auf die Oberfläche des Körpers zu
anterior: nach vorne zu, vorn gelegen
posterior: nach hinten zu, der hintere

# 4. Röntgenanatomie

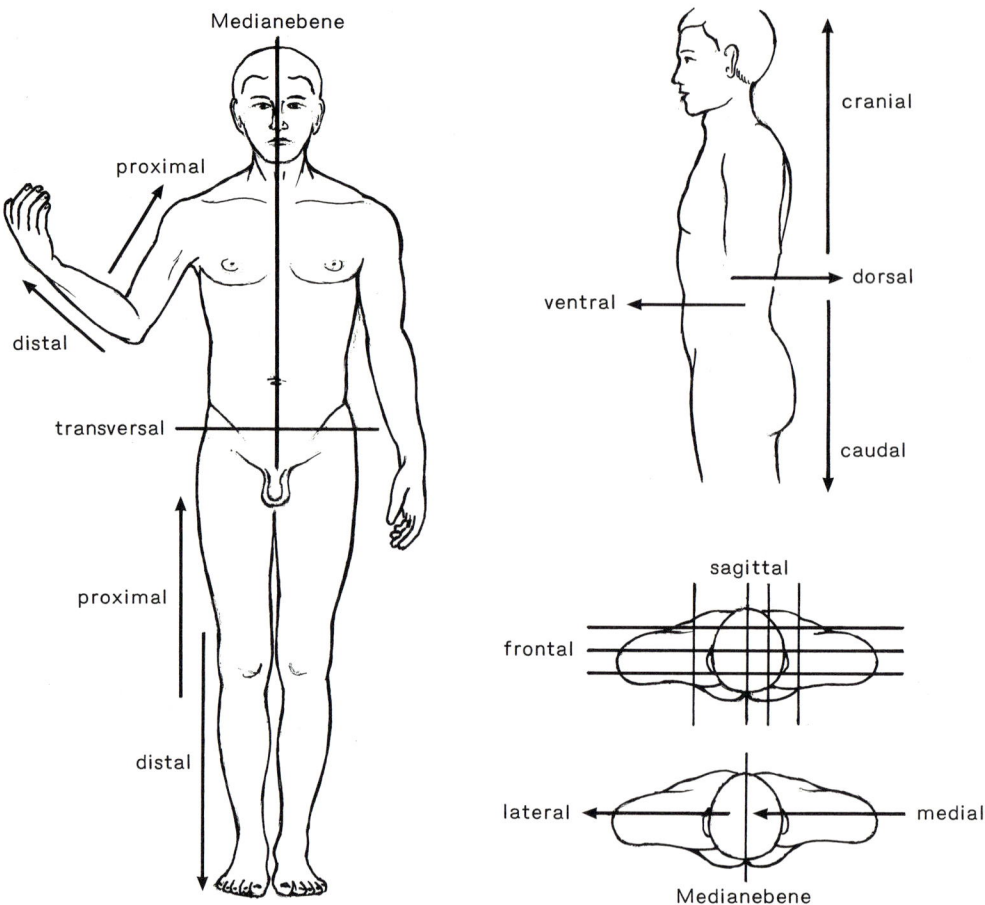

**Abb. 4.1** Lage- und Richtungsbezeichnungen im Raum.

ventral: bauchwärts, zum Bauch hin gelegen
dorsal: rückenwärts, zum Rücken hin gelegen
proximal: auf den Rumpfansatz der Gliedmaßen zu
distal: weiter vom Rumpf entfernt liegend
ulnar: nach der Elle hin
radial: nach der Speiche hin
dexter: rechts, der rechte
sinister: links, der linke
internus: innen liegend, der innere
externus: außen liegend, der äußere
palmar/volar: in oder nach der Hohlhand zu
plantar: in oder nach der Fußsohle zu
parietal: zur Wand hin gelegen

viszeral: zu den Eingeweiden hin gelegen
profundus: in der Tiefe gelegen
superficialis: oberflächlich gelegen

## Schnittebenen am menschlichen Körper

▶ **Median- oder Symmetrieebene:**
Diejenige Ebene, welche durch die Sagittal- und durch die Längsachse gelegt wird; sie teilt den Körper in die rechte und linke Hälfte.

▶ **Sagittalebene:**
Jede Ebene, welche parallel zur Medianebene durch den Körper verläuft; die Median-

ebene ist ein Grenzfall unter den Sagittalebenen.

▸ **Frontalebene/Koronarebene:**
Sie verläuft parallel zur Stirn durch den Körper und steht senkrecht auf der Medianebene.

▸ **Transversalebene:**
Sie verläuft in der Horizontalen durch den aufrecht stehenden Menschen.

## Hauptachsen

▸ **Vertikale (longitudinale) Achse:**
Längsachse des Körpers; sie verläuft vom Scheitel bis zur Sohle.

▸ **Horizontale (transversale) Achse:**
Querachse; sie steht senkrecht auf der Längsachse und verläuft quer, d. h. von links nach rechts oder umgekehrt.

▸ **Sagittale Achse:**
Sie steht senkrecht zur Quer- und Längsachse und verläuft von vorn nach hinten oder umgekehrt durch den Körper.

## Orientierungslinien am Schädel

▸ **Deutsche Horizontale:**
Verbindungslinie zwischen dem oberen Rand des äußeren Gehörganges und dem unteren Orbitarand.

▸ **Koronare Linie:**
Linie, welche parallel zur Koronarnaht verläuft und senkrecht auf der Basislinie steht.

▸ **Basislinie (Augen-Ohr-Linie):**
Sie verläuft zwischen dem äußeren Lidwinkel durch die Mitte des äußeren Gehörganges und steht im Winkel von 10 Grad zur Deutschen Horizontalen.

▸ **Ohrvertikale (Interaurikularlinie):**
Sie schneidet die Deutsche Horizontale senkrecht in der Mitte der äußeren Gehörgänge (Abb. 4.2).

## Gebräuchliche Abkürzungen in der Radiologie

AUG = Ausscheidungsurographie
BWK = Brustwirbelkörper
BWS = Brustwirbelsäule (z. B. BWS in 2 Ebenen)
Ch = Charrière: Maßeinheit für den Außendurchmesser von Kathetern; 1 Ch. = ein Drittel-mm im Durchmesser
DL = Durchleuchtung
F = French; 1 F = ein Drittel-mm im Außendurchmesser von Kathetern
FNP = Feinnadelpunktion
HE = Hounsfield-Einheiten
HWK = Halswirbelkörper
HWS = Halswirbelsäule
i. a. = intraarteriell (z. B. i. a. DSA)
IE = internationale Einheiten
IU = internationale Units
i. v. = intravenös (z. B. i. v. Galle)
IVP = intravenöses Pyelogramm
IVU = intravenöses Urogramm
KKE = Kolon-Kontrasteinlauf
KM = Kontrastmittel
LWK = Lendenwirbelkörper (z. B. Tomographie von LWK4)
LWS = Lendenwirbelsäule
NNH = Nasennebenhöhlen
OPG = Orthopantomogramm
p. i. = post injectionem = nach Injektion

## Bezeichnungen der Zentralstrahlrichtung durch den Patienten

Zur Beschreibung der exakten Zentralstrahlrichtung wird die Richtung des Strahlenganges durch zwei Wortkombinationen definiert. Das erste Wort benennt den Eintritt, daß zweite Wort den Austritt des Strahlenbündels am Körper. Die Beschreibung ist unabhängig davon, ob der Patient liegt, sitzt oder steht. Zur Vereinfachung im täglichen Sprachgebrauch werden diese Wörter meist abgekürzt aufgeführt.

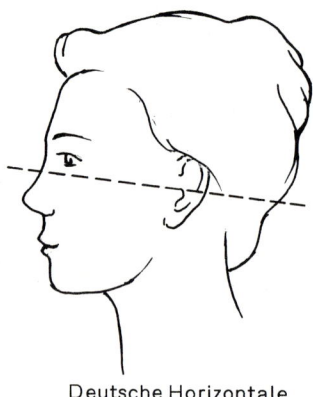
Deutsche Horizontale

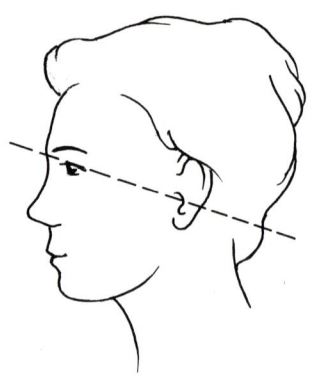
Basislinie

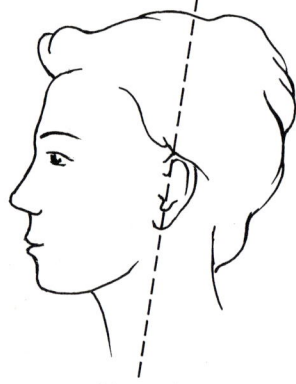
Ohrvertikale

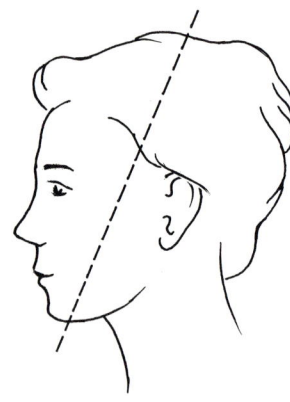
Koronare Linie

**Abb. 4.2** Orientierungslinien am Schädel.

Bei Sagittalaufnahmen verläuft der Röntgenstrahl von vorne nach hinten oder von hinten nach vorne. Die Aufnahmen werden wie folgt benannt:
- anterior-posterior (ap)
- ventro-dorsal (vd)
- posterior-anterior (pa)
- dorso-ventral (dv)

Beim Schädel werden Sagittalaufnahmen folgendermaßen bezeichnet:
- okzipito-frontal (of)
- okzipito-mental (om)

▶ **Fechterstellung:**
Syn. 1. schräger Durchmesser, rechtes vorderes Schrägbild; der Patient dreht sich mit seiner rechten Schulter zum Film hin (Drehungswinkel etwa 45–60 Grad).

▶ **Boxerstellung:**
Syn. 2. schräger Durchmesser, linkes vorderes Schrägbild; der Patient dreht sich mit seiner linken Schulter zum Film hin (Drehungswinkel etwa 45–60 Grad).

▶ **Tangentiale Aufnahme:**
Aufnahme, bei der der Zentralstrahl den zu beurteilenden Körperabschnitt ähnlich einer Tangente streift (Abb. 4.3)

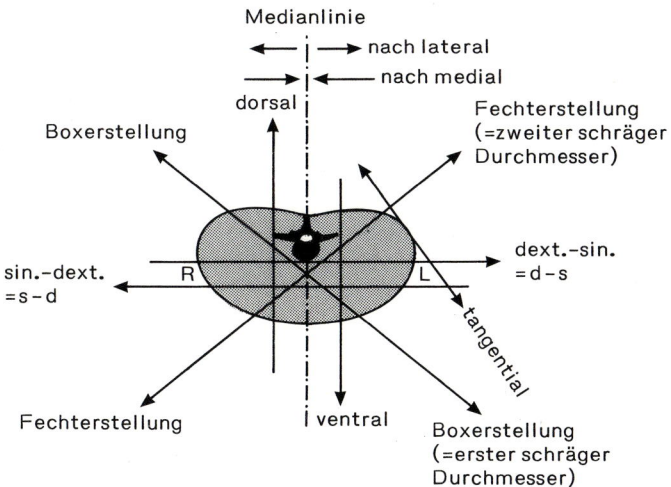

**Abb. 4.3** Bezeichnung der Zentralstrahlrichtung durch den Patienten.

## Bewegungsapparat

### Allgemeine Knochenlehre

Der Knochen erfüllt beim Menschen verschiedene Aufgaben:
- Stütz- und Tragefunktion
- Schutzfunktion
- Blutbildung
- Mineralhaushalt

▸ **Stütz- und Tragefunktion:**
Das Knochengewebe gehört neben dem Zahnschmelz zu den härtesten Geweben des menschlichen Körpers. Die Knochen dienen den Skelettmuskeln und Bändern als Ansatz und ermöglichen so Bewegungen in den Gelenken.

▸ **Mechanische Schutzfunktion:**
Der Knochen dient verschiedenen Organen als schützende Hülle. Die Orbita (Augenhöhle) erfüllt eine Schutzfunktion für das Auge, die Wirbelsäule schützt das Rückenmark, das Becken die Beckeneingeweide, der Brustkorb schützt die Brusteingeweide und die Schädelknochen schützen das Gehirn.

▸ **Blutbildung:**
Das Knochenmark dient der Blutbildung. Das rote Knochenmark als Ort der Blutbildung befindet sich beim Erwachsenen nur im spongiösen Knochen: in den Epiphysen der Röhrenknochen, in den kurzen und platten Knochen (z. B. Rippen, Brustbein, Wirbelkörper, Hand- und Fußwurzelknochen).

In den Diaphysen der Röhrenknochen befindet sich beim Erwachsenen das gelbe Knochenmark (Fettmark). Zum Zeitpunkt der Geburt ist nur rotes blutbildendes Knochenmark vorhanden, welches im Laufe des Lebens durch gelbes Fettmark ersetzt wird.

▸ **Mineralhaushalt:**
Der Knochen bildet den größten Mineralspeicher des Menschen (Salze, Elektrolyte, Spurenelemente) und setzt sich zu zwei Dritteln aus organischen und zu einem Drittel aus anorganischem Material zusammen. Das Skelett enthält beim Erwachsenen bis zu 1500 g $Ca^{2+}$. Beim alternden Menschen kommt es zur kontinuierlichen Abnahme der organischen Substanzen, der Knochen wird poröser, woraus sich eine erhöhte Bruchgefahr ergibt.

## Knochenaufbau

Von außen nach innen besteht der Knochen (hier Röhrenknochen) aus folgenden Schichten:
- Knochenhaut
- harte Rindenschicht
- schwammige Rindenschicht
- Markhöhle

▸ **Knochenhaut (Periost):**
Der Knochen wird von der Knochenhaut strumpfartig überzogen. Nur an den gelenkbildenden Flächen und an Sehnenansätzen befindet sich kein Periost. Einzelne Fasern der Knochenhaut strahlen in die Kompakta ein und schaffen eine feste Verbindung zwischen Periost und Knochen. Das Periost ist aufgrund seiner Versorgung mit zahlreichen Nerven äußerst schmerzempfindlich. Die Knochenbruchheilung geht teilweise von den Zellen des Periosts aus.

▸ **Harte Rindenschicht (Kompakta, Kortikalis):**
Die Kompakta ist besonders kräftig und dick an den Diaphysen der Röhrenknochen und an den Gelenkenden dieser Knochen. An den kurzen und platten Knochen ist die Rindenschicht wesentlich dünner.

▸ **Schwammige Rindenschicht (Spongiosa):**
Die Spongiosa ist ein zartes, aus feinen Knochenbälkchen aufgebautes Gerüstwerk. In den Lücken dieses Gerüstwerkes liegt das Knochenmark. Im Mittelteil von langen Knochen zeigen sich fast gar keine Knochenbälkchen. Es entsteht eine durchgehende Höhle, die Markhöhle (Cavum medullare), die ebenfalls, wie der Name es bereits sagt, mit Knochenmark aufgefüllt ist. Das Mittelstück dieser Knochen ähnelt einer Röhre, weswegen sie auch Röhrenknochen genannt werden.

▸ **Markhöhle mit Knochenmark (Myelon):**
In der Markhöhle des Knochens liegt das Knochenmark. Unterschieden werden rotes blutbildendes Knochenmark (s. o.) und gelbes Fettmark.

## Knochenformen

**Lange oder kurze Röhrenknochen**
Die Röhrenknochen bestehen aus einem Knochenschaft (Diaphyse, Corpus) und an beiden Enden aus kolbig aufgetriebenen Endstücken (Epiphysen). Zwischen Diaphyse und Epiphysen befinden sich die Metaphysen, die während der Knochenentwicklung als Epiphysenplatte dem Knochenwachstum dienen.

**Lufthaltige (pneumatisierte) Knochen**
Merkmale des pneumatisierten Knochens sind Luftgehalt und Auskleidung mit Schleimhaut. Seine volle Entwicklung und Größe erfährt er erst nach der Geburt. Folgende Knochen gehören zu den pneumatisierten Knochen:
- Stirnhöhlen (Sinus frontalis)
- Siebbeinzellen (Sinus ethmoidalis)
- Keilbeinhöhle (Sinus sphenoidalis)
- Kieferhöhle (Sinus maxillaris)
- Warzenfortsatz (Processus mastoideus)

Kieferhöhlen, Stirnhöhlen, Siebbeinzellen und Keilbeinhöhlen gehören zum Nasennebenhöhlensystem. Sie zeigen beim Neugeborenen noch keine Pneumatisation.

Die Kieferhöhlen sind bereits bei Geburt angelegt und besitzen einen spaltförmigen Aufbau. Mit dem 15.–18. Lebensjahr haben sie ihre endgültige Form und Größe erreicht und zeigen zueinander eine relativ symmetrische Größenausdehnung.

Die Siebbeinzellen erscheinen ab dem 6. Lebensmonat und oft erst nach dem 3. Lebensjahr. Ihre Entwicklung ist mit dem 16. Lebensjahr abgeschlossen. Unterschieden werden vordere und hintere Siebbeinzellen. Das Siebbeinzellsystem zeigt eine relative symmetrische Größenausdehnung.

Die Stirnhöhlen sind bei der Geburt noch nicht angelegt und frühestens ab dem 4. Lebensjahr zu erkennen. Ihre vollständige Entwicklung ist etwa mit dem 20. Lebensjahr abgeschlossen. Sie besitzen eine variable Größenausdehnung und häufig auch einen größeren Seitenunterschied.

Die Keilbeinhöhlen liegen hinter den Siebbeinzellen und sind erst ab dem 3. Lebensjahr röntgenologisch erkennbar. Die vollständige Ausbildung ist bis zum Ende der Pubertät abgeschlossen. Häufig sind die Keilbeinhöhlen asymmetrisch angelegt.

Die Zellbildung des Warzenfortsatzes kann eventuell schon ab dem 3. Lebensmonat sichtbar werden. Bis zum 5. Lebensjahr ist der gesamte Warzenfortsatz mit Zellen ausgefüllt.

**Platte (flache) Knochen**

Sie bestehen aus zwei kompakten Schichten (Kortikalis) und einer dazwischenliegenden spongiösen Schicht (Diploe). Diese Form des Knochens kommt an Schädeldach, Schulterblättern, Brustbein, Rippen und Darmbein vor.

**Kurze Knochen (würfelige Knochen)**

Sie werden von einer schmalen Kortikalis umschlossen und enthalten innen spongiöses Knochenmaterial. Ihre Form wird nicht in Diaphyse und Epiphyse unterteilt. Kurze Knochen können Gelenkflächen tragen. Vorkommen: Handwurzel-, Fußwurzelknochen.

**Sesambeine (unregelmäßig vorkommende Knochen)**

Hierzu gehören Knochen, welche aufgrund ihrer Form nicht den vorhergenannten Gruppen angehören. Sesambeine sind in Sehnen, Bändern oder Gelenkkapseln eingefügte rundliche Schaltknochen. Häufig kommen Sesambeine im Fuß- und Handskelett vor. Regelmäßig kommt ein Paar dieser Sesambeine am Mittelhand-Fingergelenk des Daumens vor. Sie können auch in Sehnen eingebaut sein, wie z. B. die Kniescheibe (Patella), die das größte Sesambein des menschlichen Skeletts darstellt.

<u>Gelenkaufbau (allgemein)</u>

Gelenke dienen der freien Beweglichkeit zweier Knochen gegeneinander. Das Gelenk ist durch folgende Hauptbestandteile gekennzeichnet:
- Gelenkkörper
- Gelenkkapsel
- Gelenkhöhle
- Gelenkschmiere

Der Gelenkkörper wird in einen Gelenkkopf (konvexer Gelenkkörper) und in eine Gelenkpfanne (konkaver Gelenkkörper) eingeteilt. Die Gelenkflächen des Gelenkkopfes und der Gelenkpfanne sind mit Knorpel überzogen. Dieser Knorpelüberzug ist ca. 3–5 mm dick. Er ist druckelastisch, dient dem reibungsarmen Gleiten und dem Schutz des Knochens vor Abrieb (Abb. 4.4).

Knorpel ist, sofern er nicht verkalkt ist, röntgenologisch durchsichtig (hyalin). Auf den Röntgenbildern sieht man zwischen den knöchernen Strukturen der beiden am Gelenk beteiligten Knochen einen scheinbar weiten Gelenkspalt. Dieser ist aber in Wirk-

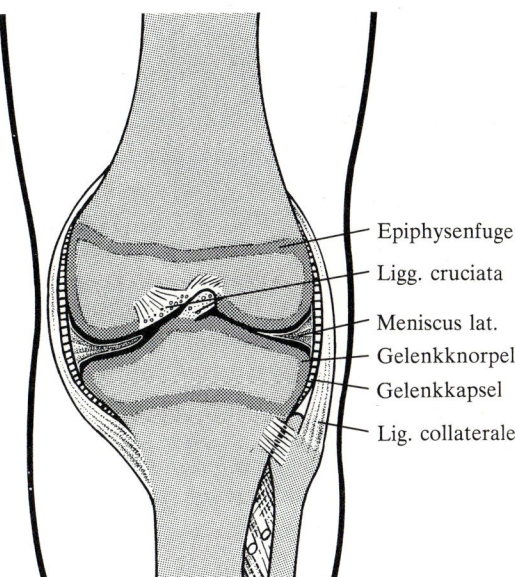

Abb. 4.4 Allgemeiner Aufbau eines Gelenkes, dargestellt am Beispiel des Kniegelenkes (Frontalschnitt). Grau = Knorpelzonen; gerasterte Fläche = Knochen (aus: Rohen JW. Funktionelle Anatomie des Menschen. 6. Aufl. Stuttgart, New York; Schattauer, 1990: 26).

lichkeit nicht vorhanden, denn im Gelenk liegen die knorpelüberzogenen Skelettenden direkt aufeinander. Nur ein dünner Film aus Gelenkschmiere liegt zwischen ihnen.

Die Gelenkkapsel bildet eine Hülle für das Gelenk und schließt die Gelenkhöhle nach außen luftdicht ab. Die Gelenkkapsel ist in der Regel an den Rändern der überknorpelten Gelenkflächen der beiden artikulierenden Knochen befestigt und besteht aus zwei Schichten: der Membrana fibrosa (äußere Schicht) und der Membrana synovialis (innere Schicht).

Zwischen den Gelenkkörpern befindet sich der Gelenkspalt. Er stellt einen kapillären Raum dar, der die Gelenkschmiere enthält.

Die Gelenkschmiere (Synovia) wird von der Membrana synovialis gebildet, der Innenschicht der Gelenkkapsel. Die Synovia hat eine Schmierfunktion (reibungsarmes Gleiten) und dient auch zur Ernährung des Gelenkknorpels.

Hilfseinrichtungen von Gelenken sind:
- Bänder
- Gelenkzwischenscheiben
- Gelenklippen
- Gleit- und Schleimbeutel

## Bänder (Ligamenti)

Bänder stellen ein straffes Gewebe dar, welches nur wenig Elastizität und eine hohe Zugfestigkeit aufweist.

Sie kommen in der unmittelbaren Umgebung von Gelenken vor, bilden flache oder strangförmige Gebilde und dienen der Befestigung gegeneinander beweglicher Teile des Skeletts.

Bänder können ihrer Funktion nach eingeteilt werden in:
- Verstärkungsbänder (z. B. bei der Gelenkkapsel, Kollateralbänder des Kniegelenkes)
- Führungs- und Hemmungsbänder: Sie schränken das Ausmaß der Bewegungsmöglichkeiten ein (z. B. vorderes und hinteres Längsband der Wirbelsäule).

## Gelenkzwischenscheiben (Meniscus / Discus articularis)

Unebenheiten bei Gelenkflächen werden durch Zwischenscheiben (Discus oder Meniscus articularis) aus kollagenem Bindegewebe und Faserknorpelmaterial ausgeglichen. Der Diskus und der Meniskus haben Führungswirkung und dienen der Verbesserung der Gelenkkontakte.

Der Meniscus articularis gleicht stärkere Unebenheiten der Gelenkflächen aus. Er unterteilt das Gelenk unvollständig (Beispiele: medialer und lateraler Meniskus des Kniegelenkes).

Der Discus unterteilt ein Gelenk vollständig (z. B. Zwischenwirbelscheibe, im Kiefergelenk, im Gelenk zwischen Schlüsselbein und Brustbein).

## Gelenklippen

Ist das Verhältnis von Gelenkpfanne zu Gelenkkopf relativ zu klein, so kann die Gelenkfläche durch einen Randwulst vergrößert werden. Gelenklippen sind am Schultergelenk (Labrum glenoidale) und am Hüftgelenk (Labrum acetabulare) vorhanden (Abb. 4.5).

## Schleimbeutel (Bursae synoviales)

Schleimbeutel stellen flüssigkeitsgefüllte Polster dar, welche zwischen Knochen und Sehnen liegen. Sie schützen den Knochen vor zu starkem Druck durch die Sehnen. Weiterhin vermindern sie die Reibung von Muskeln und Sehnen am Knochen. Es werden kommunizierende und nicht mit der Gelenkhöhle in Verbindung stehende Schleimbeutel unterschieden.

## Muskulatur

Die Bewegung der Gelenke erfolgt durch die Muskulatur. Sie bildet mit dem passiven Bewegungsapparat (den Knochen) eine funktionelle Einheit. Die einzelnen Muskeln oder Muskelgruppen arbeiten entweder gleichsinnig (synergistisch) oder entgegengesetzt (antagonistisch).

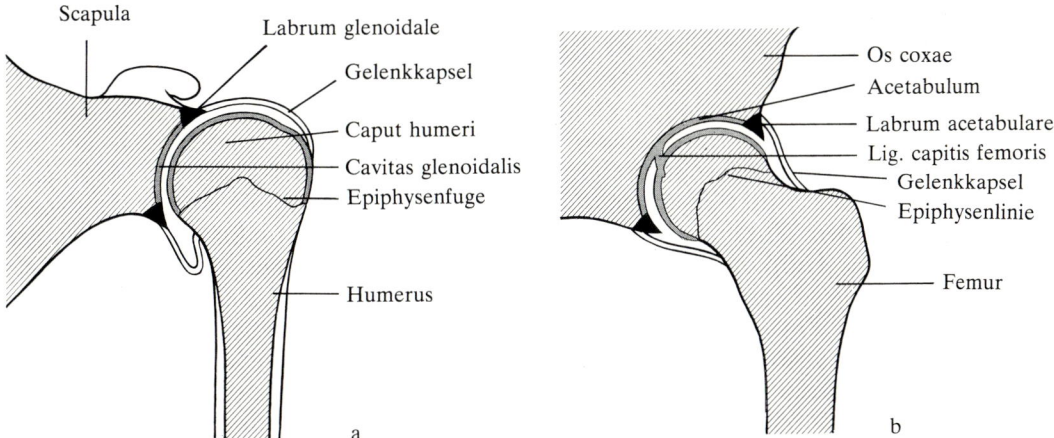

**Abb. 4.5** Frontalschnitte durch Schulter- (a) und Hüftgelenk (b). Man erkennt, daß der Hüftkopf stärker in die Pfanne eingelassen ist als der Humeruskopf und daß die Gelenkkapsel beim Hüftgelenk nicht am Ende der Gelenkkippe wie beim Schultergelenk, sondern dahinter fixiert ist (aus: Rohen JW. Funktionelle Anatomie des Menschen. 6. Aufl. Stuttgart, New York; Schattauer, 1990: 176).

Es werden drei Arten von Muskelgeweben unterschieden:
- quergestreifte Muskulatur (willkürlich innervierbare Muskulatur, Skelettmuskulatur)
- glatte Muskulatur (unwillkürlich innervierbare Muskulatur, sie unterliegt einem hormonellem Einfluß, Muskulatur der inneren Organe wie z. B. Darm, Gebärmutter, Harnblase oder Gallenblase)
- Herzmuskulatur

Die Muskulatur besitzt die Fähigkeit, sich zusammenzuziehen (Kontraktion) und sich zu verkürzen. Durch die Kontraktion können die Knochen, zwischen denen die Muskulatur ausgespannt ist, bewegt werden. Bei der Skelettmuskulatur erfolgt die Bewegung willkürlich, sie ist unserem Willen unterworfen. Die Kontraktion der Muskulatur von inneren Organen (glatte Muskulatur) wird unwillkürlich vom Nervensystem über Hormone gesteuert.

Die Muskulatur von Hohlorganen (Harnleiter, Darm, Blutgefäße) zeigt eine wellenförmige Kontraktion, die sich auf die folgenden Muskelabschnitte fortpflanzt. Im Bereich des Verdauungsapparates wird diese wellenförmige Muskelverkürzung und die damit verbundene Einschnürung des Darmes Peristaltik genannt.

Brustkorb

Der Brustkorb setzt sich aus folgenden Knochen zusammen:
- 12 Brustwirbel (Vertebrae thoracicae)
- 12 Rippenpaare (Costae)
- Brustbein (Sternum)

Die 12 Rippenpaare werden in sieben echte und fünf falsche Rippenpaare eingeteilt. Die oberen sieben Rippenpaare stehen direkt mit dem Sternum in Verbindung (Costae verae, Costae sternales). Achtes, 9. und 10. Rippenpaar stehen indirekt über Knorpel mit dem Sternum in Verbindung. Sie verbinden sich knorpelig mit dem jeweils darüberliegenden Rippenpaar. Die Knorpel dieser Rippen bilden ventral den tastbaren Rippenbogen. Elftes und 12. Rippenpaar enden frei in der Bauchwand (Costae fluctuantes, Abb. 4.6).

Die ventralen Knorpelabschnitte verkalken und verknöchern ab dem 20. Lebens-

# 64   4. Röntgenanatomie

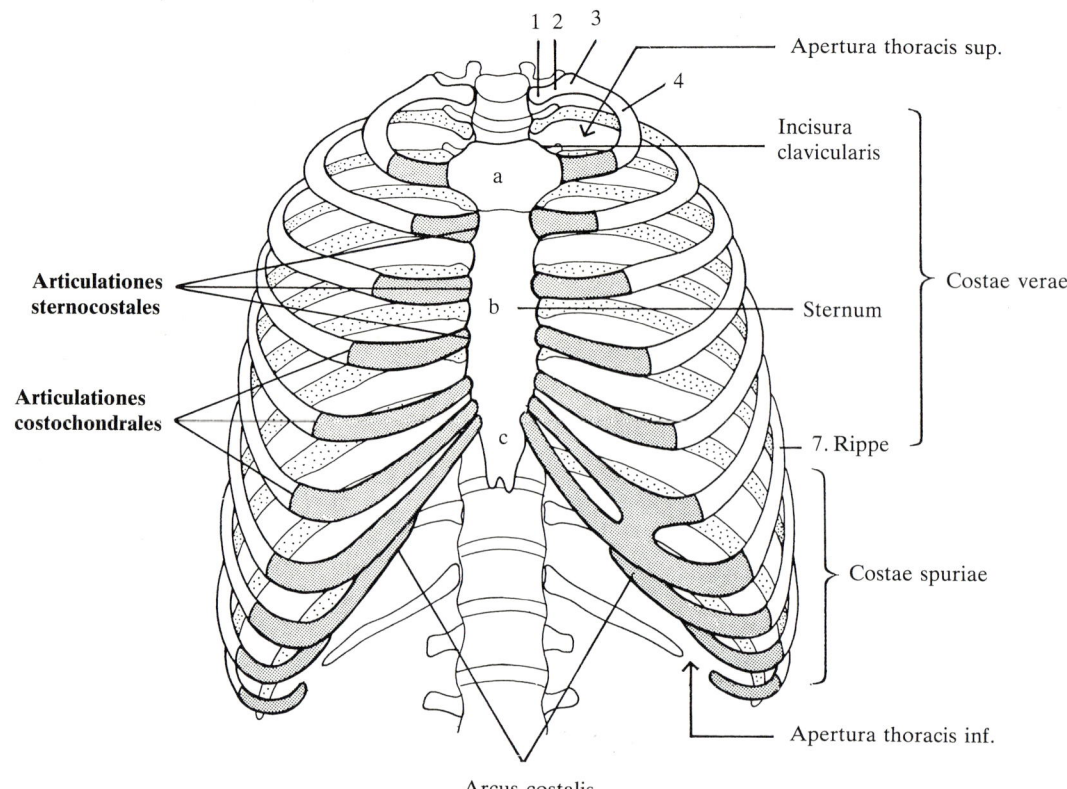

**Abb. 4.6** Knöcherner Thorax vorne. Grau = knorpelige Anteile der Rippen (Cartilagines costales); weiß = knöcherne Anteile (Ossa costalis). 1 = Caput costae; 2 = Collum costae; 3 = Tuberculum costae; 4 = Corpus costae. Sternum: a = Manubrium sterni; b = Corpus sterni; c = Proc. xiphoideus sterni (aus: Rohen JW. Funktionelle Anatomie des Menschen. 6. Aufl. Stuttgart, New York; Schattauer, 1990: 54).

jahr und sind dann auf Röntgenaufnahmen gut zu erkennen. Die dorsalen Enden der Rippen stehen mit den Brustwirbeln gelenkig in Verbindung.

Das Brustbein wird unterteilt in:
- Griff (Manubrium sterni)
- Körper (Corpus sterni)
- Schwertfortsatz (Processus xiphoideus)

Der Griff ist der breiteste und dickste Abschnitt des Brustbeins. Im oberen Bereich weist er eine Kerbe auf. Diese Gelenkfläche dient dem Schlüsselbein als Ansatz. Eine etwas tiefer und lateraler gelegene Einkerbung dient der Verbindung mit dem 1. Rippenknorpel. Im sog. Brustbeinwinkel (Angulus sterni) zwischen Manubrium und Corpus sterni setzt der 2. Rippenknorpel an.

Der Körper des Brustbeines weist an den Seitenrändern Kerben für die Verbindung mit dem 3.–7. Rippenknorpel auf.

Der Schwertfortsatz ist sehr formvariabel (gabelförmig, nach vorne oder hinten abgebogen, er kann ein Loch enthalten). Das Schwertfortsatzende kann im Rippenbogenwinkel durch die Haut getastet werden. Der Schwertfortsatz ist wichtig zum Auffinden des Druckpunktes für die extrathorakale Herzmassage.

## Knöchernes Becken

Die beiden Hüftbeine und das Kreuzbein bilden gemeinsam das Becken (Pelvis). Das Hüftbein setzt sich aus drei Knochen zusammen: dem Darmbein (Os ileum), dem Sitzbein (Os ischii) und dem Schambein (Os pubis). Ursprünglich stellt das Hüftbein keinen einheitlichen Knochen dar. Es wird aus den drei genannten Knochen getrennt angelegt. Ihre Verbindung erfolgt in der Embryonalentwicklung durch Knorpel, welcher bis zum 20.–24. Lebensjahr durch Knochen ersetzt wird. Alle drei Knochen stoßen am Acetabulum (lat. Essignäpfchen) Y-förmig zusammen. Das Acetabulum bildet die Pfanne des Hüftgelenkes.

Zwischen dem Sitzbein und dem Schambein ist das Hüftbein knöchern ausgespart. Diese Öffnung (Foramen obturatum) wird durch eine straffe bindegewebige Haut (Membrana obturatoria) verschlossen.

Als Schambein (Os pubis) wird der nach vorne unten liegende Teil des Hüftbeins bezeichnet. Beide Schambeine sind durch den Schamfugenknorpel (Symphyse) miteinander verbunden (Abb. 4.7).

Die Funktion der Knochenverbindungen des Beckens (Symphyse, Kreuzdarmbeingelenk) liegt zum einen in der Fähigkeit zur Erweiterung und Verformung des Beckenringes während der Schwangerschaft und zum anderen darin, Stöße und Erschütterungen beim Gehen und Springen abzudämpfen.

## Wirbelsäule

Die Wirbelsäule bildet die elastische Achse des menschlichen Körpers und besteht aus 33–34 Wirbeln. Zwischen den Wirbeln liegen die knorpeligen Zwischenwirbelscheiben (Bandscheiben). Die Größe der Wirbel nimmt von der Hals- zur Lendenwirbelsäule zu.

Unterschieden werden 7 Hals-, 12 Brust-, 5 Lenden-, 5 Kreuz- und 4–5 Steißwirbel. Die Kreuzwirbel verschmelzen zum Kreuzbein und die Steißwirbel zum Steißbein.

Die Wirbelsäule des Erwachsenen hat in der Sagittalebene zwei nach vorne konvexe (Lordosen) und zwei nach hinten konvexe (Kyphosen) Krümmungen. Im Hals- und Lendenbereich zeigt sich jeweils eine Lor-

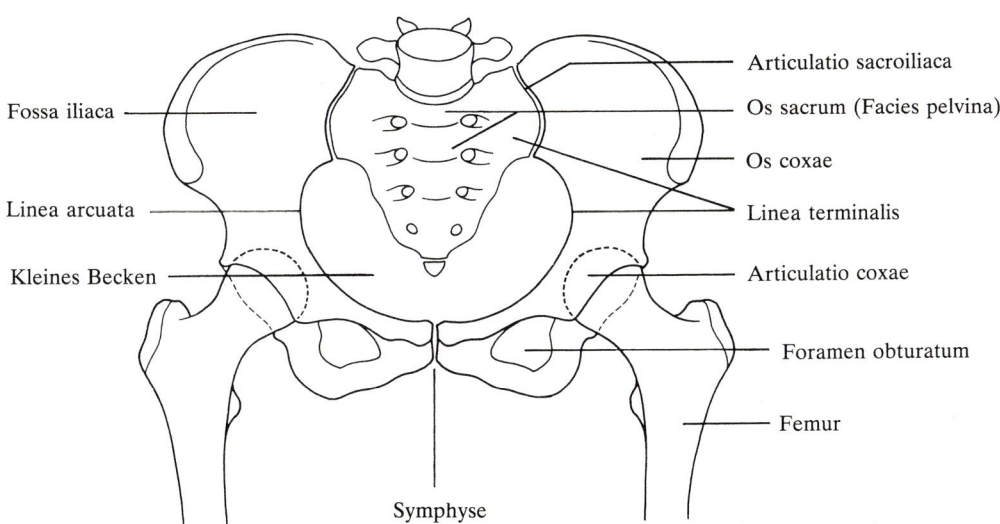

**Abb. 4.7** Menschliches Becken in der Ansicht von vorn-oben (aus: Rohen JW. Funktionelle Anatomie des Menschen. 6. Aufl. Stuttgart, New York; Schattauer, 1990: 48).

dose, im Brust- und Sakralbereich jeweils eine Kyphose (Abb. 4.8).

Eine in der Frontalebene seitliche Verkrümmung der Wirbelsäule wird als Skoliose bezeichnet.

Der Bewegungsumfang der Wirbelsäule nimmt von kranial nach kaudal ab. Maßgeblich an der Bewegungseinschränkung für das Vor- und Rückwärtsneigen sind zwei Bänder beteiligt, das vordere und das hintere Längsband. Das vordere Längsband (Ligamentum longitudinale anterius) beginnt am Os occipitale und zieht an der Vorderseite bis zum Kreuzbein herab. Das vordere

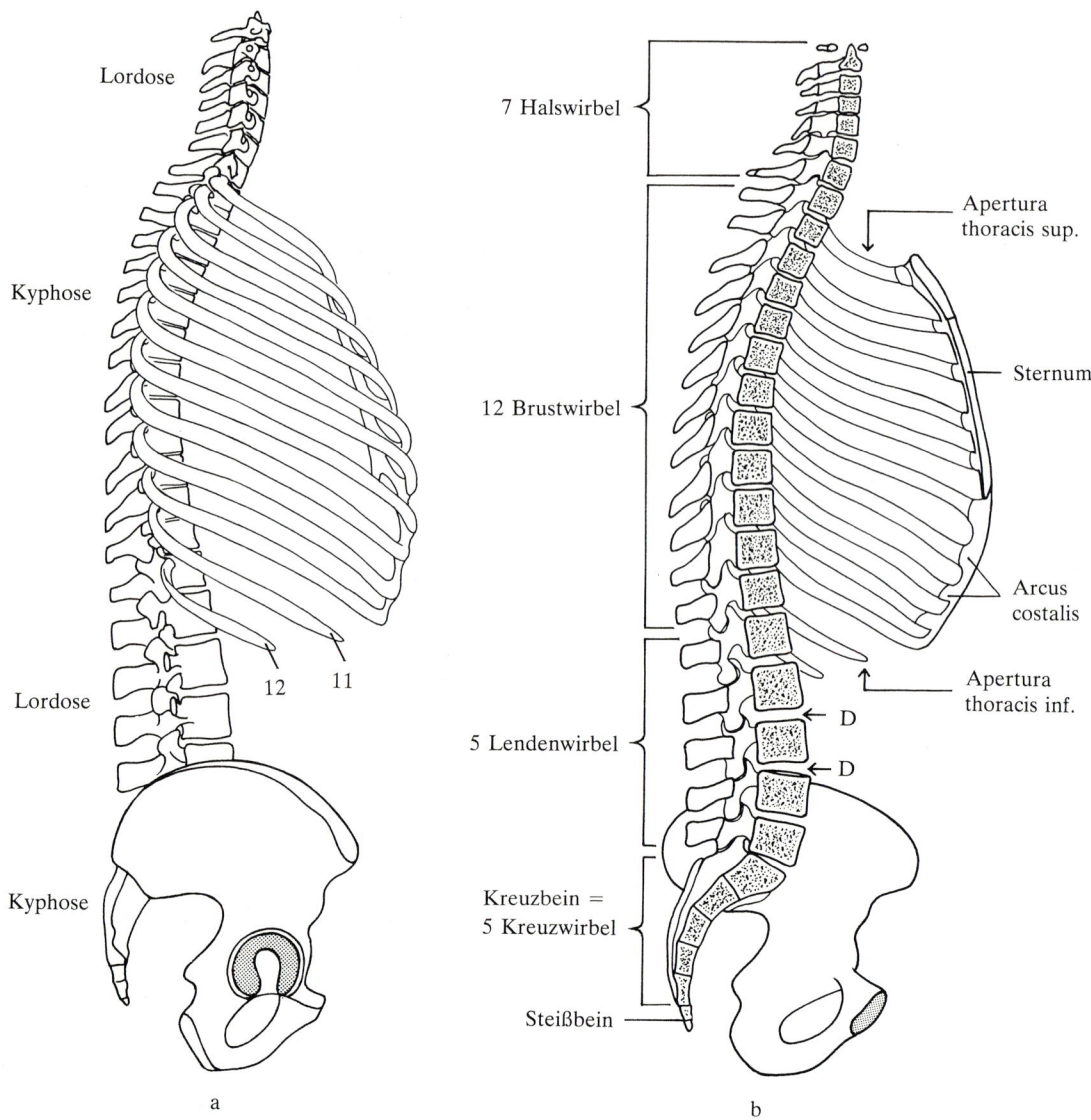

**Abb. 4.8** Das Rumpfskelett in der Seitenansicht (a) und im Medianschnitt (b). D = Raum für die Zwischenwirbelscheiben; 11 und 12 = freie Rippen (aus: Rohen JW. Funktionelle Anatomie des Menschen. 6. Aufl. Stuttgart, New York; Schattauer, 1990: 41).

Längsband ist an den Wirbelkörpern angeheftet. Das hintere Längsband (Lig. longitudinale posterius) verläuft vom Wirbelkörper des Axis entlang der Hinterfläche der Wirbelsäule, bis zum Os sacrum in den Canalis sacralis. Eine feste Verbindung geht das hintere Längsband nur mit den Zwischenwirbelscheiben ein.

**Halswirbelsäule (HWS)**

Die Halswirbelsäule stellt den beweglichsten Teil der Wirbelsäule dar. Der 1. (Atlas), der 2. (Axis) und der 7. (Vertebra prominens) Halswirbel nehmen eine besondere Stellung innerhalb der Halswirbelsäule ein.

Der Atlas ist der Träger des Schädels. Er setzt sich aus einem vorderen und einem hinteren Wirbelbogen zusammen. Der vordere Wirbelbogen weist innenseitig eine Gelenkfläche auf. Der Atlas unterscheidet sich von allen übrigen Wirbeln durch den fehlenden Körper.

Der 2. Halswirbel (Axis) trägt auf dem Körper einen zahnartigen Fortsatz (Dens axis). Dieser Fortsatz ist nach kranial zum ersten Halswirbel gerichtet. Der Zahn (Dens) steht in gelenkiger Verbindung mit dem ventralen Wirbelbogen des 1. Halswirbels. Dieses Gelenk ermöglicht Drehbewegungen des Atlas mit dem Schädel um den Zahn des Axis.

Zwischen dem 3. und 6. Halswirbel gibt es nur geringe Unterschiede. Die Dornfortsätze der Halswirbelsäule sind kurz und nehmen nach kaudal an Länge zu. Sie sind bis auf den 7. Halswirbel gegabelt. Der Dornfortsatz (Processus spinosus) des 7. Halswirbels ist der erste, welcher gut durch die Haut zu tasten ist. Dieser Wirbel wird deshalb auch als Vertebra prominens bezeichnet.

Die Halswirbel 1–6 weisen in ihren Querfortsätzen ein Loch auf, durch das die Arteria vertebralis als Ast der A. subclavia hindurchtritt. Die A. vertebralis zieht nach kranial durch das Foramen magnum in die Schädelhöhle.

**Brustwirbelsäule (BWS)**

Jede Rippe steht mit der Brustwirbelsäule in zweifacher Verbindung. Das Caput costae ist mit dem Wirbelkörper, das Tuberculum costae mit dem Processus transversus gelenkig verbunden. Die Dornfortsätze zeigen von oben nach unten einen steilen Verlauf und liegen dachziegelartig übereinander.

Zwischen den Wirbelbögen und der Hinterfläche der Wirbelkörper liegt das Foramen vertebrale. Die übereinanderliegenden Foramina vertebralia bilden den Wirbelsäulenkanal, der das Rückenmark enthält. Durch das jeweils seitlich gelegene Foramen intervertebrale treten die Rückenmarksnerven ein bzw. aus.

**Lendenwirbelsäule (LWS)**

Die Lendenwirbelkörper sind die kräftigsten der Wirbelsäule, weil sie die ganze Last der darüberliegenden Wirbelsäulenabschnitte tragen müssen. Typisch sind die seitlich hohen und annähernd horizontal gerichteten Dornfortsätze. Diese Stellung der Dornfortsätze ermöglicht den Zugang zum Wirbelkanal von dorsal her. Mit einer Punktionsnadel gelangt man relativ leicht, meist zwischen dem 3. und 4. Lendenwirbel bis in den Wirbelkanal.

Bei etwa 95% der Menschen finden sich 24 präsakrale Wirbel. Bei etwa 5% zeigt sich eine Einbeziehung des 1. Kreuzbeinwirbels in die Lendenwirbelsäule oder eine knöcherne Verschmelzung des 5. Lendenwirbels mit dem Kreuzbein (S1). Man spricht dann von einer Lumbalisation oder Sakralisation.

**Kreuzbein (Os sacrum)**

Das Kreuzbein ist aus fünf Kreuzwirbeln zusammengeschmolzen. Es werden eine konkav nach vorn zum Becken gerichtete Fläche sowie eine konvexe nach hinten gerichtete Fläche beschrieben. Das Kreuzbein ist oben dick und breit, nach unten hin schmal und dünn. An seiner kaudalen Spitze geht das Kreuzbein in das Steißbein über. Der Wirbelkanal (Canalis sacralis) setzt sich

# 68   4. Röntgenanatomie

durch das Kreuzbein fort, welches im dorsokaudalen Abschnitt eine Öffnung zeigt. Von vorne zeigt das Kreuzbein Keilform, wobei jeweils eine lateral gelegene Gelenkfläche zur gelenkigen Verbindung mit dem Os coxae dient.

## Steißbein (Os coccygis)

Os coccygis heißt Kuckucksbein, weil es dem Schnabel des Kuckucks sehr stark ähnelt. Das Steißbein besteht meist aus 4–5 Wirbeln, welche stark zurückgebildet sind. Die typischen Kennzeichen eines Wirbels sind nicht mehr vorhanden. Nur der erste Steißbeinwirbel zeigt Reste der kranialen Gelenkfortsätze sowie zwei kleine Querfortsätze.

## Zwischenwirbelscheibe (Bandscheibe, Discus intervertebralis)

Zwischen je zwei Wirbelkörpern befindet sich eine Zwischenwirbelscheibe (Discus intervertebralis). Sie ist mit der Grund- und Deckplatte der benachbarten Wirbelkörper fest verwachsen. Zwischenwirbelscheiben bestehen aus kollagenem Bindegewebe und Faserknorpelmaterial. Ihre Dicke nimmt von kranial nach kaudal zu. Bei der Zwischenwirbelscheibe werden unterschieden:
- der Faserknorpelring (Anulus fibrosus), welcher aus zahlreichen konzentrisch verlaufenden Faserknorpelzügen besteht
- der Gallertkern (Nucleus pulposus), ein zähflüssiger gallertartiger Kern, der die Funktion eines federnden Wasserkissens hat.

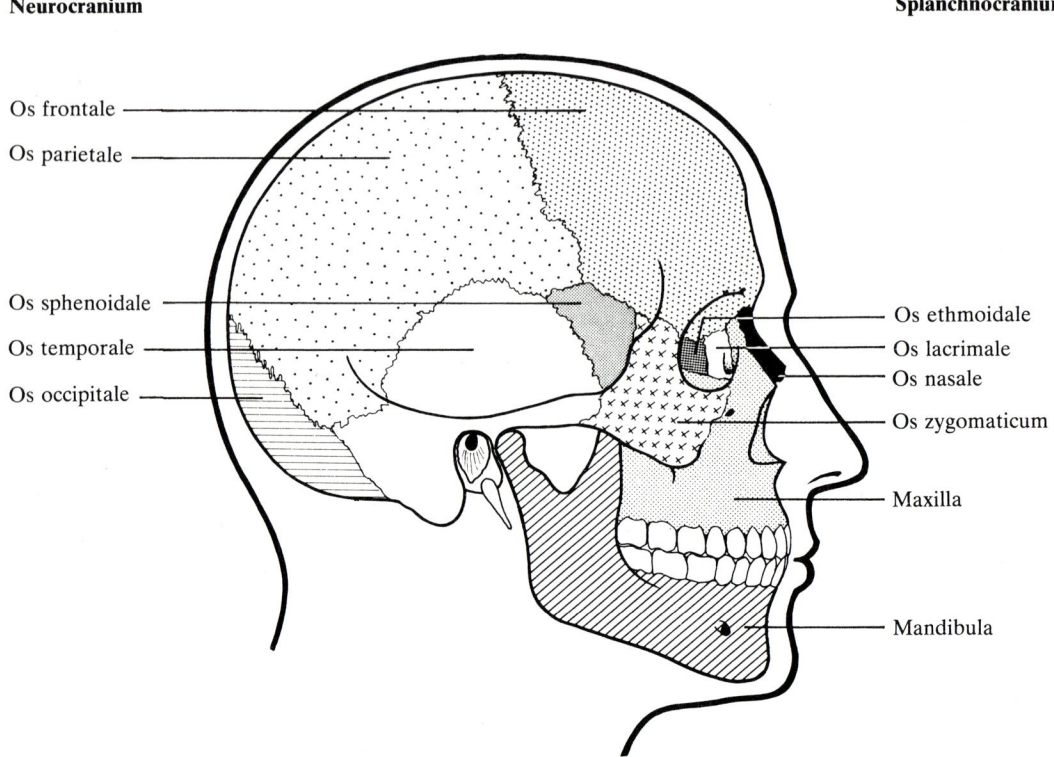

**Abb. 4.9** Knöcherner Schädel eines Erwachsenen, in der Ansicht von lateral (aus: Rohen JW. Funktionelle Anatomie des Menschen. 6. Aufl. Stuttgart, New York; Schattauer, 1990: 221).

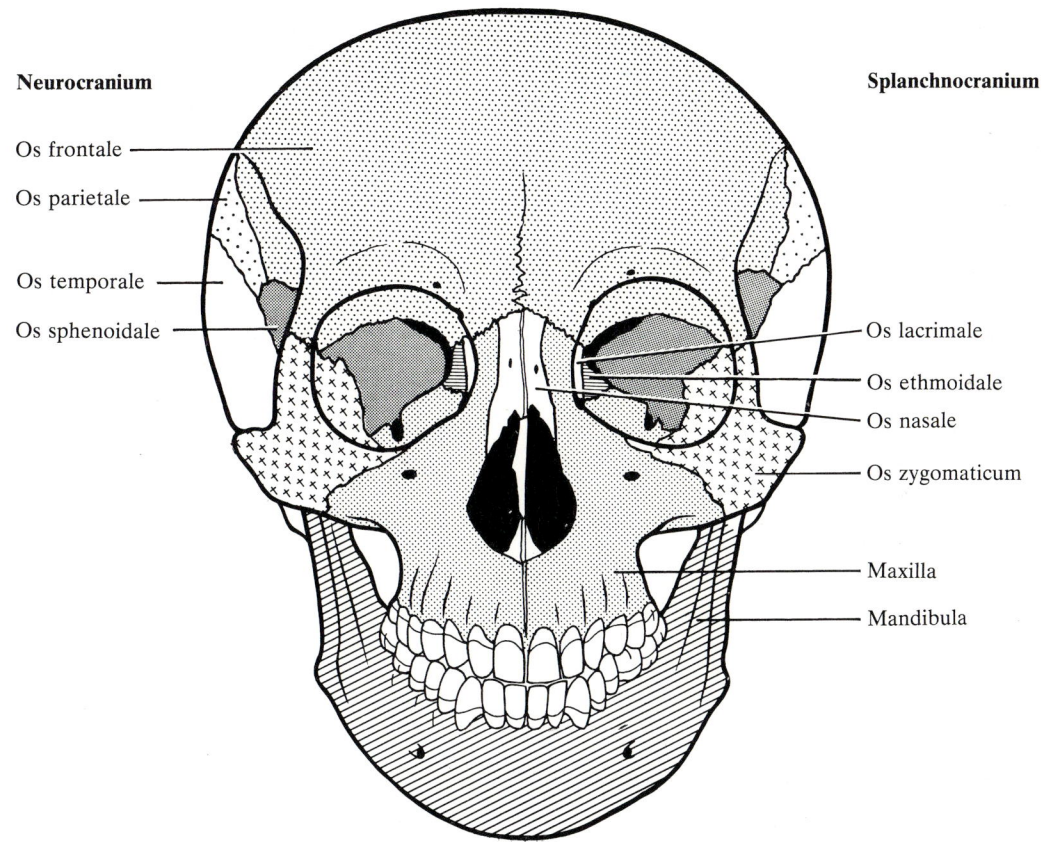

**Abb. 4.10** Knöcherner Schädel in der Ansicht von vorne (aus: Rohen JW. Funktionelle Anatomie des Menschen. 6. Aufl. Stuttgart, New York; Schattauer, 1990: 222).

Aufgrund des abnehmenden Wassergehaltes der Bandscheibe im Alter kommt es zum Höhenverlust, so daß die Körpergröße um 1–2 cm sinkt.

Schädel

**Knochen des Gesichtsschädels**
2 Nasenbeine (Ossa nasalia)
2 Oberkieferbeine (Maxillae)
1 Unterkieferbein (Mandibula)
1 Siebbein (Os ethmoidale)
1 Pflugscharbein (Vomer)
2 Tränenbeine (Ossa lacrimalia)
2 Jochbeine (Ossa zygomatica)
2 Gaumenbeine (Ossa palatina)
1 Zungenbein (Os hyoideum)
2 Nasenmuscheln (Conchae nasales)

Hinzu kommen die Gehörknöchelchen des linken und rechten Mittelohres: jeweils Hammer (Malleus), Amboß (Incus) und Steigbügel (Stapes).

**Knochen des Hirnschädels**
1 Stirnbein (Os frontale)
1 Keilbein (Os sphenoidale)
2 Scheitelbeine (Ossa parietalia)
2 Schläfenbeine (Ossa temporalia)
1 Hinterhauptsbein (Os occipitale)
(Abb. 4.9 und Abb. 4.10)

Der knöcherne Schädel dient den Sinnesorganen und dem Gehirn als schützende Hülle. Das Kopfskelett wird in einen Hirnschädel (Neurocranium) und einen Gesichtsschädel (Splanchnocranium) unterschieden. Diese beiden Hauptteile des Schädelknochens zeigen in den einzelnen Wachstumsperioden (bei gegenseitiger Größenverschiebung) ein unterschiedliches Wachstum.

Tab. 4.1. Vom Alter abhängige Größenverhältnisse zwischen Hirn- und Gesichtsschädel

| Verhältnis | Hirnschädel : Gesichtsschädel |
| --- | --- |
| Neugeborenes | 8 : 1 |
| 5jähriges Kind | 4 : 1 |
| Erwachsener | 2 : 1 |

Der Hirnschädel hat die Form einer eiförmigen Kapsel, wobei die oben liegende Wölbung (Schädeldach, Schädelkalotte) und deren untere platte Begrenzung Schädelgrund (Schädelbasis) genannt werden. Das Schädeldach weist eine mittlere Dicke von 4–5 mm auf.

Die Innenfläche der Schädelbasis wird in drei Abschnitte eingeteilt:
- vordere Schädelgrube
- mittlere Schädelgrube
- hintere Schädelgrube

**Schädelbasis**

Die Innenfläche der Schädelbasis wird in drei Gruben unterteilt, die alle der Hirnbasis angepaßt sind und einen terassenförmigen Aufbau zeigen. Durch Öffnungen an der Schädelbasis können Gefäße und Nerven in den Schädel ein- bzw. austreten.

Die vordere Schädelgrube liegt am höchsten. Die Grenze der vorderen gegen die mittlere Schädelgrube wird von den Alae minores des Keilbeines gebildet. In der vorderen Schädelgrube liegt der Stirnlappen des Großhirns. Die mittlere Schädelgrube liegt tiefer als die vordere und wird von den Schläfenlappen des Großhirns ausgefüllt. Durch die Felsenbeine wird die mittlere gegen die hintere Schädelgrube abgegrenzt. Die hintere Schädelgrube liegt am tiefsten. Sie wird durch das Kleinhirn ausgefüllt. In der Mitte der hinteren Schädelgrube liegt die größte Öffnung der Schädelbasis, das große Hinterhauptsloch (Foramen magnum), durch das das verlängerte Rückenmark (Medulla oblongata) und die beiden Wirbelarterien (Aa. vertebrales) hindurchtreten.

Bei Schädelbasisfrakturen kann es zur Gefährdung lebenswichtiger Nerven und Gefäße an ihren Durchtrittsstellen durch die Schädelbasis kommen.

**Kiefergelenk (Articulatio temporomandibularis)**

Im Kiefergelenk ist der Unterkiefer (Mandibula) mit dem Schläfenbein (Os temporale) beweglich verbunden. Das Kiefergelenk besteht aus folgenden Teilen:
- Kieferköpfchen (Caput mandibulae), welches an der vorderen Seite mit Knorpel überzogen ist
- Gelenkpfanne (Fossa mandibularis), im Bereich der Schläfenbein-Schuppe liegend
- Gelenkscheibe (Discus articularis), welche eine faserknorpelige kappenartige Scheibe darstellt. An den Rändern ist sie bis zu 3–4 mm dick und in der Mitte ist sie am dünnsten. Die Gelenkscheibe hat die Funktion einer verschiebbaren Gelenkpfanne.
- schlaffe Gelenkkapsel (Capsula articularis) mit Bändern
- Gelenkhöcker (Tuberculum articulare); Der Gelenkknorpel der Gelenkpfanne erstreckt sich ventral bis über den konvexen Gelenkhöcker. Gelenkmechanisch gehört der Gelenkhöcker zur Gelenkpfanne. Beim Öffnen des Mundes schiebt sich das Kieferköpfchen zusammen mit dem Diskus über das Tuberculum articulare.

Obere Extremität

Die obere Extremität besteht aus dem Schultergürtel und der freien Gliedmaße. Zum Schultergürtel gehören zwei S-förmig gebogene Schlüsselbeine und jeweils ein auf der Rückseite des Brustkorbes latero-kranial gelegenes Schulterblatt.

## Schlüsselbein (Clavicula)

Das Schlüsselbein ist ein leicht S-förmig gebogener Knochen. Er ist 12–15 cm lang und etwa fingerdick. Seine beiden Enden sind medial mit dem Brustbein (Articulatio sternoclavicularis) und lateral mit dem Acromion (Articulatio acromioclavicularis) gelenkig verbunden. Das Schlüsselbein liegt direkt unter der Haut und ist sehr leicht sicht- und tastbar.

## Schulterblatt (Scapula)

Das Schulterblatt ist ein platter Knochen, welcher an der Vorder- und Rückseite von Muskeln überdeckt wird. Aufgrund seiner dreiseitigen Form zeigt das Schulterblatt drei Ecken: Angulus superior, Angulus inferior und Angulus lateralis. Am Angulus lateralis liegt die Gelenkpfanne (Cavitas glenoidalis) für den Oberarmkopf. Über der Gelenkpfanne liegt ein gebogener, schnabelförmiger Knochenfortsatz, der Rabenschnabelfortsatz (Processus coracoideus). Die Schulterblattgräte (Spina scapulae) unterteilt die dorsale Fläche des Schulterblattes in eine obere und eine untere Grube (Fossa supra- und infraspinata). Die schräg über das Schulterblatt verlaufende schmale Schulterblattgräte verbreitert sich zum Angulus lateralis hin.

Hier sitzt das Acromion mit seiner Gelenkfläche für die Klavikula.

**Knochen der oberen freien Gliedmaße:**
- Oberarmknochen (Humerus)
- Elle (Ulna)
- Speiche (Radius)
- Handwurzelknochen (Ossa carpi)
- Mittelhandknochen (Ossa metacarpi)
- Fingerknochen (Ossa digitorum manus)

## Schultergelenk (Articulatio humeri)

Das Schultergelenk wird aus folgenden Knochen gebildet:
- Schulterblatt (Scapula)
- Oberarm (Humerus)

Das Schultergelenk hat von allen Gelenken den größten Bewegungsumfang. Der Gelenkkopf wird durch das Caput humeri gebildet. Als Gelenkpfanne dient die Cavitas glenoidalis des Schulterblattes. Das Verhältnis der Gelenkfläche von Humeruskopf zu Gelenkpfanne beträgt etwa 3–4 : 1. Zur Vergrößerung der Kontaktfläche ist um den knöchernen Pfannenrand herum eine Gelenklippe aus Faserknorpel (Labrum glenoidale) befestigt. Der Bandapparat ist nur gering ausgeprägt. Die Stabilität wird durch einen kräftigen Muskelmantel erreicht, der den Humeruskopf in der Gelenkpfanne hält.

Im Schultergelenk können folgende Bewegungen durchgeführt werden:
- Heben und Senken des Armes (Ab- und Adduktion), d. h. Öffnen und Schließen der Achselhöhle
- Vor- und Rückschwingen des Armes (Ante- und Retroversion) bzw. Pendeln des Armes.
- Drehen des Armes im Schultergelenk um seine Gelenkachse nach außen und innen (Außen- und Innenrotation)

Aufgrund der kleinen und flachen Pfanne sowie der schwachen Ausbildung von Bändern ist die Schulterluxation die häufigste Verrenkung.

## Ellenbogengelenk (Articulatio cubiti)

Im Ellenbogengelenk stehen drei Knochen gelenkig miteinander in Verbindung:
- Oberarm (Humerus)
- Elle (Ulna)
- Speiche (Radius)

Alle drei Knochen werden von einer einzigen Gelenkkapsel umschlossen. Funktionell weist das Ellbogengelenk drei Teilgelenke auf:
- gelenkige Verbindung zwischen Oberarm und Elle (Articulatio humeroulnaris)
- gelenkige Verbindung zwischen Oberarm und Speiche (Articulatio humeroradialis)
- gelenkige Verbindung zwischen Speiche und Elle (proximales Radioulnargelenk, Articulatio radioulnaris)

Zwischen Radius und Ulna spannt sich die Membrana interossea aus. Sie verhin-

dert eine Parallelverschiebung von Radius und Ulna. Im Ellenbogengelenk können folgende Bewegungen ausgeführt werden:
● Flexion und Extension; Beugung und Streckung des Unterarmes
● Supination und Pronation; Auswärtsdrehung des Unterarms (die Handinnenfläche weist nach oben = Supination) oder die Einwärtsdrehung des Unterarms (die Handinnenfläche weist nach unten = Pronation)

**Handskelett**
Das Handskelett wird eingeteilt in:
● Handwurzel (Carpus): 8 einzelne, in zwei Querreihen angeordnete Knöchelchen
● Mittelhand (Metacarpus): 5 Röhrenknochen
● Finger (Digiti): bestehend aus Daumen mit zwei und allen übrigen Fingern mit je drei Gliedern (Phalangen), und zwar einem Grundglied, einem Mittelglied und einem End- oder Nagelglied.

Die proximale Reihe der Handwurzelknochen setzt sich von radial- nach ulnarwärts aus folgenden Knochen zusammen:
● Kahnbein (Os scaphoideum)
● Mondbein (Os lunatum)
● Dreieckbein (Os triquetrum) und
● Erbsenbein (Os pisiforme)

Die distale Reihe der Handwurzelknochen setzt sich wie folgt zusammen:
● großes Vieleckbein (Os trapezium)
● kleines Vieleckbein (Os trapezoideum)
● Kopfbein (Os capitatum)
● Hakenbein (Os hamatum)

Kleiner Merkvers zur Einprägung der Handwurzelknochen: Es fährt der Kahn zum Mondenschein dreieckig um das Erbsenbein, vieleckig groß, vieleckig klein, am Kopf muß stets ein Haken sein.

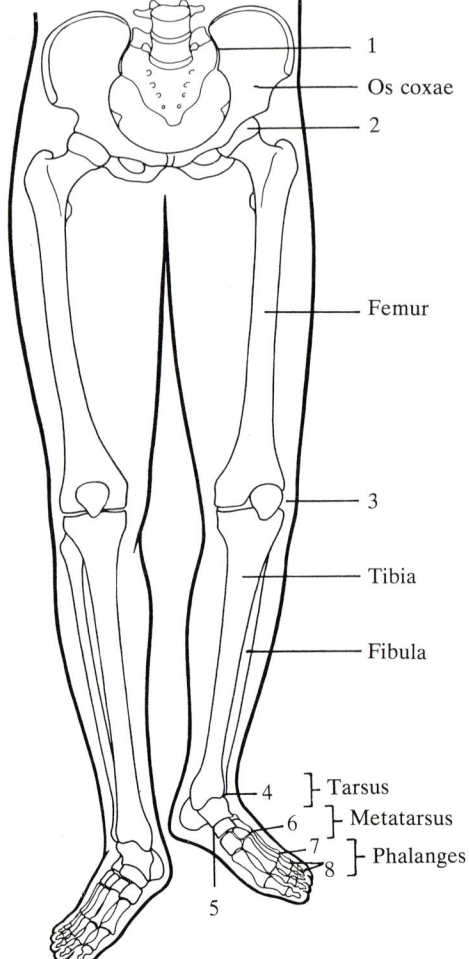

**Abb 4.11** Knöcherner Aufbau der beiden unteren Extremitäten. Rechts = Standbein; links = Spielbein. 1 = Art. sacroiliaca; 2 = Art. coxae; 3 = Art. genus; 4 = Art. talocruralis; 5 = Art. subtalaris; 6 = Art. tarsometatarseae; 7 = Art. metatarsophalangeae; 8 = Art. interphalangeae pedis (aus: Rohen JW. Funktionelle Anatomie des Menschen. 6. Aufl. Stuttgart, New York; Schattauer, 1990: 141).

Untere Extremität

Zur unteren Extremität gehören folgende Knochen:
● Oberschenkelknochen (Femur)
● Schienbein (Tibia)
● Wadenbein (Fibula)
● Fußwurzelknochen (Ossa tarsi)
● Mittelfußknochen (Ossa metatarsi)
● Zehenknochen (Ossa digitorum pedis) (Abb. 4.11)

## Bewegungsapparat

**Hüftgelenk (Articulatio humeri)**

Das Hüftgelenk setzt sich aus dem Becken und dem Oberschenkelknochen (Femur) zusammen. Die Gelenkpfanne (Facies lunata acetabuli) stellt einen Ausschnitt aus einer Hohlkugel dar. Um den Rand der Gelenkpfanne liegt ein faserknorpeliger Ring (Labrum acetabuli), der die Gelenkfläche vergrößert. Im Gegensatz zum Schultergelenk wird die Gelenkkapsel des Hüftgelenkes durch mehrere kräftige Bänder verstärkt (bandgesichertes Gelenk).

**Oberschenkelknochen (Femur)**

Der Oberschenkelknochen ist der längste und größte Röhrenknochen des Menschen. Am proximalen Ende befindet sich der kugelige Oberschenkelkopf (Caput femoris). Etwa zwei Drittel seiner Oberfläche sind mit Knorpel überzogene Gelenkfläche. Am proximalen Ende des Schaftes liegt die mächtige Muskelapophyse, der Trochanter major (großer Rollhügel). Dieser Knochenvorsprung befindet sich dicht unter der Haut und ist lateral gut zu tasten. Der Schaft des Oberschenkels wird von Muskulatur vollständig umhüllt. Im Bereich des distalen Gelenkendes verdickt sich der Knochen zum Epicondylus medialis und lateralis. An ihrer Unterseite tragen sie die Kondylen, welche mit hyalinem Knorpel überzogen sind.

**Kniegelenk (Articulatio genus)**

Das Kniegelenk ist das größte menschliche Gelenk und verbindet den Oberschenkelknochen (Femur) mit dem Schienbein (Tibia). An der vorderen Seite der Femurkondylen liegt als weiterer Knochen des Kniegelenkes die Kniescheibe (Patella). Das Kniegelenk besitzt eine ausgesprochene Bandsicherung, welche die schlaffe Gelenkkapsel von allen Seiten umhüllt. An seiner vorderen Seite liegt die Sehne des Schenkelstreckers (M. quadriceps femoris), in der die Kniescheibe eingelagert ist. Jeweils außen überbrücken die kräftigen Kollateralbänder als inneres und äußeres Seitenband (Lig. collaterale mediale, Lig. collaterale laterale) das Kniegelenk. Im Innern des Kniegelenkes befinden sich ein vorderes Kreuzband (Lig. cruciatum anterius) und ein hinteres Kreuzband (Lig. cruciatus posterius). Sie dienen der Kontakterhaltung im Kniegelenk bei Drehbewegungen.

Zum Ausgleich von Gelenkunebenheiten zwischen Femur und Tibia tragen die Gelenkflächen einen 4–5 mm dicken Knorpelüberzug, der dem Abfangen von Stoß- und Druckeinwirkungen dient.

Zusätzlich liegen zwischen der Femur- und Tibiagelenkfläche zwei halbmondförmige Knorpelscheiben (Menisken). Unterschieden wird ein Meniscus medialis von einem Meniscus lateralis. Ihre Außenränder sind mit der Innenfläche der Gelenkkapsel verwachsen.

**Kniescheibe (Patella)**

Die Kniescheibe ist das größte menschliche Sesambein. Sie hat die Form eines Dreiecks, dessen Spitze nach distal zeigt. Die vordere Fläche der Kniescheibe ist rauh, die hintere stellt eine mit Knorpel überzogene Gelenkfläche dar.

**Schienbein (Tibia)**

An der Tibia unterscheidet man ein proximales (Tibiakopf) und ein distales Gelenkende sowie den Corpus (Schaft). Im Querschnitt zeigt der Schaft drei Kanten und drei Flächen.

**Wadenbein (Fibula)**

Wie alle Röhrenknochen ist das Wadenbein in drei Abschnitte: Caput, Corpus und Malleolus lateralis unterteilt. Die Fibula bildet gemeinsam mit der Tibia den knöchernen Unterschenkel.

**Fuß (Pes)**

Das Fußskelett weist ähnlich wie das Handskelett eine Dreiteilung auf. Diese erfolgt in:
- Fußwurzel (Tarsus)
- Mittelfuß (Metatarsus)
- Zehen (Digiti bzw. Phalanges pedis)

# 74  4. Röntgenanatomie

Die Fußwurzelknochen (Ossa tarsi) können in eine innere (tibiale) und eine äußere (fibulare) Gruppe unterteilt werden. Zur inneren Gruppe gehören:
- Sprungbein (Talus)
- Kahnbein (Os naviculare)
- drei Keilbeine (Ossa cuneiformia I-III)

Zur äußeren Gruppe zählen:
- Fersenbein (Calcaneus)
- Würfelbein (Os cuboideum)

Die Ossa metatarsalia (Mittelfußknochen) und die Knochen der Zehen (Ossa digitorum pedis) zeigen im allgemeinen ähnliche Formverhältnisse wie die Mittelhandknochen bzw. die Fingerknochen. In der Praxis werden Calcaneus und Talus auch als Rückfuß, die übrigen Fußwurzelknochen als Mittelfuß und die Metatarsal- und Zehenknochen als Vorfuß bezeichnet (Abb. 4.12).

## Innere Organe

### Herz (Cor)

Das Herz ist ein annähernd kegelförmiger Hohlmuskel, welcher auf der Seite liegt. Die Spitze des Kegels (Herzspitze) zeigt nach vorne links unten, die Kegelbasis (Herzbasis) nach hinten rechts oben.

Das Herz wird von einem bindegewebigen Sack, dem Herzbeutel (Pericardium), allseits umschlossen. Unterschieden werden am Herzbeutel eine äußere Schicht (parietales Blatt, Perikard) und eine innere Schicht (viszerales Blatt, Epikard). Der Beutel dient dem sich ständig bewegenden Herzen als Gleitschicht und zur Lagestabilisierung. Die eigentliche Herzwand besteht aus Muskulatur (Myokard). Innen ist das Herz von der Herzinnenhaut (Endokard) ausgekleidet.

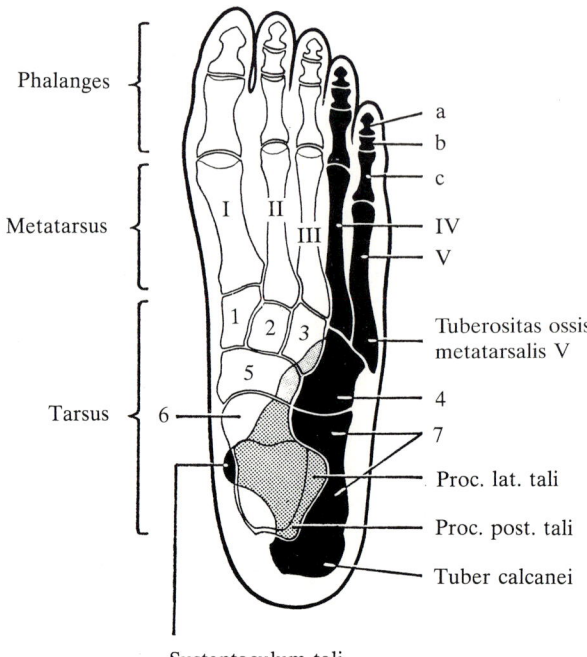

**Abb 4.12** Aufbau des Fußskeletts. Weiß = medialer Fußstrahl; schwarz = lateraler Fußstrahl. Tarsus: 1 = Os cuneiforme mediale; 2 = Os cuneiforme intermedium; 3 = Os cuneiforme laterale; 4 = Os cuboideum; 5 = Os naviculare; 6 = Talus; 7 = Calcaneus. Metatarsus: I–V = Ossa metatarsalia. Phalanges: a = Endphalanx (Phalnax distalis); b = Mittelphalanx (Phalanx media); c = Grundphalanx (Phalanx proximalis); (aus: Rohen JW. Funktionelle Anatomie des Menschen. 6. Aufl. Stuttgart, New York; Schattauer, 1990: 145).

Das Herz besteht aus zwei vollständig getrennten Teilen, dem linken und dem rechten Herzen. Unterteilt wird jede Hälfte in einen Vorhof (Atrium) und eine Kammer (Ventrikel). Das linke und das rechte Herz werden durch eine Scheidewand voneinander getrennt. Zwischen Vorhof und Kammer besteht jeweils eine Klappenöffnung mit Segelklappen. Am Ausgang der Kammern zu den großen Gefäßen (Aorta, Truncus pulmonalis) befinden sich ebenfalls Klappen (Taschenklappen). Alle vier Klappen (zwei Segelklappen, zwei Taschenklappen) haben Ventilfunktion, die einen Rückstrom des Blutes aus den Arterien (Aorta, Truncus pulmonalis) in die Kammer und aus der Kammer in den Vorhof verhindern.

Die Blutversorgung des Herzmuskels erfolgt durch eine rechte (A. coronaria dextra) und eine linke (A. coronaria sinistra) Koronararterie. Diese entspringen als erste Äste der Aorta kurz oberhalb der Aortenklappe. Die Venen verlaufen parallel zu den Arterien und münden über den Sinus coronarius in den rechten Vorhof. Das Herzgewicht liegt bei Männern um 300–350 g und bei Frauen zwischen 250 und 300 g.

Klinik: Bei Ruptur der Herzwand kommt es zur raschen Auffüllung des Herzbeutels mit Blut (sog. Herzbeuteltamponade). Dies führt zur Komprimierung des Herzens mit evtl. Herzstillstand.

## Gefäßlehre

**Blutkreislauf**
Der menschliche Blutkreislauf teilt sich in zwei hintereinander (in Reihe) geschaltete Hauptabschnitte auf:
- den Körperkreislauf (großer Kreislauf) mit der linken Herzkammer (Ventrikel) als Pumpe
- den Lungenkreislauf (kleiner Kreislauf) mit der rechten Herzkammer (Ventrikel) als Pumpe

Im **großen Kreislauf** gelangt das Blut über den linken Ventrikel und die Körperschlagader (Aorta) in das Kapillargebiet der Organe. Das Blut aus den Beinen und der unteren Rumpfhälfte fließt über die untere Hohlvene (V. cava inferior), das Blut aus Kopf, Armen und oberer Rumpfhälfte fließt über die obere Hohlvene in den rechten Vorhof zurück. Aus dem Darm und den unpaaren Organen strömt das Blut zunächst in die Pfortader (V. portae), dann über das Kapillargebiet der Leber und schließlich ebenfalls in die untere Hohlvene.

Im **kleinen Kreislauf** fließt das Blut vom rechten Vorhof in die rechte Kammer, dann über die Lungenarterien (Aa. pulmonales) in das Kapillargebiet der Lungen und anschließend über die Lungenvenen (Vv. pulmonales) wieder in den linken Vorhof zurück.

Als **Arterien** (Schlagadern) werden diejenigen Gefäße bezeichnet, die das Blut vom Herzen in die Peripherie leiten (Hochdruckgefäße). **Venen** (Blutadern) sind Gefäße, welche das Blut aus den Organen zum Herzen zurückführen (Niederdruckgefäße). Arterien und Venen sind über ein Netzwerk von Kapillaren miteinander verbunden (Abb. 4.13).

Im Körperkreislauf wird das Blut von der linken Herzkammer in die Hauptschlagader (Aorta) ausgeworfen. Die Aorta entspringt aus dem linken Ventrikel und führt oxygeniertes Blut in den großen Kreislauf. Sie ist ca. 40 cm lang und weist (altersabhängig) einen Durchmesser von etwa 25–35 mm auf. Die ersten Arterienäste aus der Aorta nach Abgang aus dem Herzen sind die Koronararterien. Am Aortenbogen entspringen drei große Gefäße, welche zum Kopf und zu den Armen führen (Truncus brachiocephalicus, A. carotis communis sinistra und die A. subclavia sinistra).

Die A. subclavia (Unterschlüsselbeinarterie) entspringt rechtsseitig aus dem Truncus brachiocephalicus und linksseitig direkt aus dem Aortenbogen (Arcus aortae), als deren dritter Ast. Nach dem Durchtritt unterhalb der 1. Rippe geht die A. subclavia in die Achselhöhlenarterie (A. axillaris)

# 76   4. Röntgenanatomie

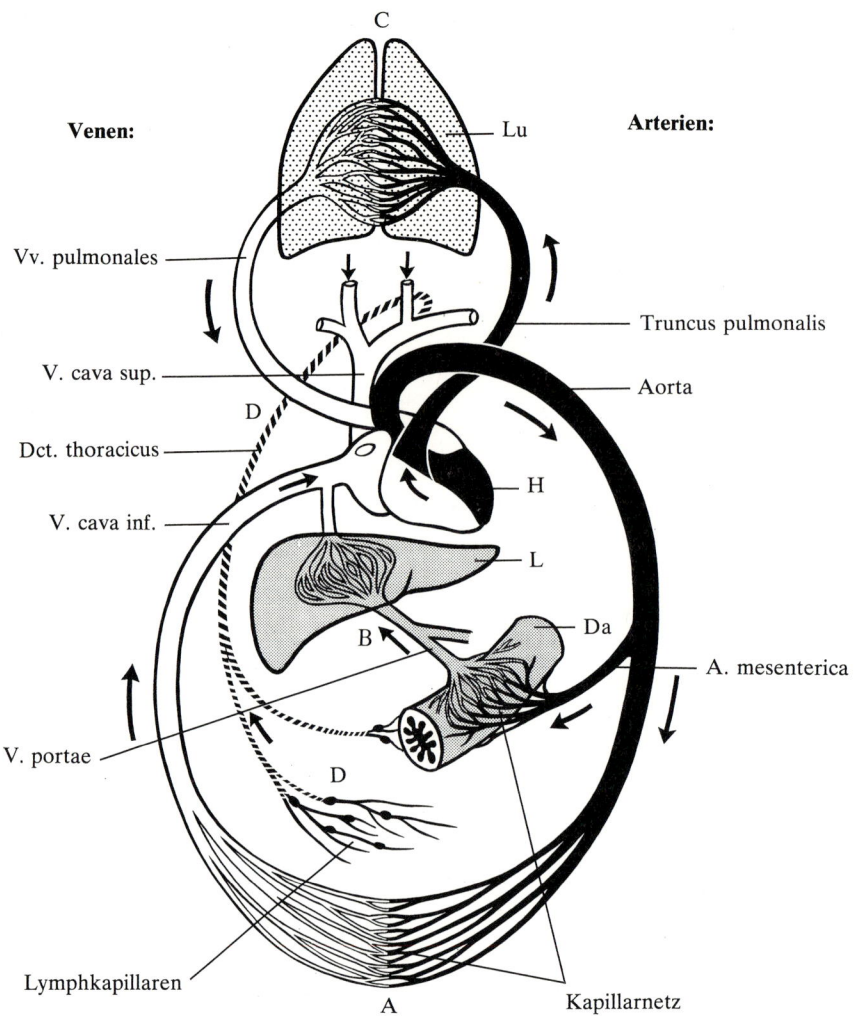

**Abb. 4.13** Aufbau des Kreislaufs (in Anlehnung an Benninghoff). Gestrichelte Linie = Lymphgefäße; schwarz = Arterien; hell = Venen. Die Pfeile deuten die Richtung des Blut- bzw. Lymphstromes an. A = Körperkreislauf; B = Pfortaderkreislauf; C = Lungenkreislauf; D = Lymphkreislauf. Organe: Da = Darm; H = Herz; L = Leber; Lu = Lungen (aus: Rohen JW. Funktionelle Anatomie des Menschen. 6. Aufl. Stuttgart, New York; Schattauer, 1990: 294).

über. Etwa in der Mitte des Oberarmes geht die A. axillaris in die Oberarmarterie (A. brachialis) über. Die Oberarmarterie verzweigt sich in der Ellenbeuge in die Ellen- und Speichenarterie (A. ulnaris und A. radialis).

Nach dem Durchtritt der Aorta thoracica durch das Zwerchfell in den Bauchraum wird sie Bauchaorta (Aorta abdominalis) genannt. Die Aorta abdominalis teilt sich etwa in Höhe des Bauchnabels (etwa Höhe LWK 4) in die Beckenarterien (Aa. iliacae communes) auf.

Am Oberschenkel verläuft die A. femoralis bis zur Kniekehle, wo sie sich als A. poplitea (Kniekehlenarterie) fortsetzt.

## Bewegungsapparat

Etwa in Höhe des Fibulaköpfchens teilt sich die A. poplitea in eine vordere und hintere Schienbeinarterie (A. tibialis anterior, A. tibialis posterior).

Die wichtigsten Arterienbezeichnungen sind:
- Aorta: große Körperschlagader
- A. abdominalis: Bauchaorta
- A. thoracalis: Brustaorta
- A. axillaris: Achselschlagader
- A. brachialis: Armschlagader
- A. carotis communis: gemeinsame Kopfschlagader
- A. carotis externa: äußere Kopfschlagader
- A. carotis interna: innere Kopfschlagader
- A. femoralis: Oberschenkelschlagader
- A. iliaca communis: gemeinsame Beckenschlagader
- A. iliaca externa: äußere Beckenschlagader
- A. iliaca interna: innere Beckenschlagader
- A. mesenterica inferior: untere Gekröseschlagader
- A. mesenterica superior: obere Gekröseschlagader
- A. peronea (fibularis): Wadenbeinschlagader
- A. poplitea: Kniekehlenschlagader
- A. radialis: Speichenschlagader
- A. subclavia: Schlüsselbeinschlagader
- A. tibialis anterior: vordere Schienbeinschlagader
- A. tibialis posterior: hintere Schienbeinschlagader
- A. ulnaris: Ellenschlagader
- Truncus brachiocephalicus: rechtsseitig aus dem Aortenbogen entspringender gemeinsamer Arterienstamm für die Versorgung des Armes und des Kopfes
- Truncus coeliacus: Bauchhöhlenschlagader aus der Bauchaorta

Wenn das Blut das Kapillarsystem des Körpers durchströmt hat, kommt es in den venösen Abschnitt des Blutkreislaufs.

Bei der Beschreibung des venösen Blutflusses werden die oberflächlichen Venen (Hautvenen) nicht namentlich bezeichnet. Die Hautvenen verlaufen ohne Zuordnung zu den Arterien. Sie liegen subkutan und sind durch Brückenvenen (Anastomosen) mit den tiefen Venen verbunden. Im Gegensatz zu den oberflächlichen Venen laufen die tiefen Venen mit den Arterien. Sie werden deswegen auch Begleitvenen genannt. Größere Arterien werden von zwei Venen begleitet. Die Begleitvenen stehen durch Anastomosen miteinander in Verbindung.

Das venöse Blut der oberen Körperhälfte wird über die obere Hohlvene (V. cava superior) dem rechten Vorhof des Herzens zugeleitet. Die obere Hohlvene entsteht durch den Zusammenfluß der rechten und linken Arm-Kopf-Vene (V. brachiocephalica dextra und sinistra). Jede Arm-Kopf-Vene wird wiederum durch Vereinigung der Schlüsselbeinvene (V. subclavia) mit der inneren Drosselvene (V. jugularis interna) gebildet. Das venöse Blut des Kopfes und des Halses wird in der inneren Drosselvene und das der oberen Extremität sowie des Brust-Achselhöhlen-Gebietes durch die Schlüsselbeinvene gesammelt. Die V. axillaris als Fortsetzung der V. subclavia reicht vom Seitenrand der 1. Rippe bis zum proximalen Drittel des Oberarmes. Die V. subclavia (Schlüsselbeinvene) ist das zentrale Sammelgefäß der tiefen und oberflächlichen Venen der oberen Extremität und des Schultergürtels. Weiterhin erhält sie Zufluß aus dem Gebiet des Halses durch die V. jugularis externa.

Die linke und rechte gemeinsame Beckenvene (V. iliaca communis sinistra und dextra) vereinigen sich in Höhe des 4. LWK zur unteren Hohlvene (V. cava inferior), die nach dem Zwerchfelldurchtritt in den rechten Vorhof mündet.

Die wichtigsten Zuflüsse in die V. cava inferior sind:
- Lebervenen (Vv. hepaticae)
- rechte und linke Nierenvene (V. renalis dextra und sinistra)

- rechte Hodenvene bzw. rechte Eierstockvene (V. testicularis bzw. V. ovarica)
- V. testicularis sinistra bzw. die V. ovarica sinistra münden in die linke V. renalis

Die V. iliaca communis dextra und sinistra gehen jeweils aus der Vereinigung der V. iliaca externa und interna hervor. Die innere Beckenvene (V. iliaca interna) nimmt das venöse Blut der Beckeneingeweide auf. Die äußere Beckenvene (V. iliaca externa) ist die Fortsetzung der V. femoralis (Schenkelvene), die das Blut der unteren Gliedmaße führt. Die V. femoralis reicht vom Lig. inguinale bis knapp oberhalb des Kniegelenkes, wo die V. poplitea in die V. femoralis einmündet.

Im Bereich des Armes tragen die Venen die gleichen Bezeichnungen wie die dort verlaufenden Arterien:
- Vv. brachiales als Begleitvenen der A. brachialis
- Vv. ulnares als Begleitvenen der A. ulnaris
- Vv. radiales als Begleitvenen der A. radialis

Im Bereich der unteren Gliedmaße tragen die Venen wiederum die gleichen Bezeichnungen wie die dort verlaufenden Arterien:
- Vv. tibiales anteriores als Begleitvenen der A. tibialis anterior
- Vv. tibiales posteriores als Begleitvenen der A. tibialis posterior
- Vv. peroneae (fibulares) als Begleitvenen der A. peronea

Die wichtigsten Venenbezeichnungen sind:
- V. axillaris: Achselvene
- V. brachialis: Oberarmvene
- V. brachiocephalica: Arm-Kopf-Vene
- V. cava inferior: untere Hohlvene
- V. cava superior: obere Hohlvene
- V. femoralis: Oberschenkelvene
- Vv. hepaticae: Lebervenen
- V. iliaca communis: gemeinsame Beckenvene
- V. iliaca externa: äußere Beckenvene
- V. iliaca interna: innere Beckenvene
- V. jugularis interna: innere Drosselvene
- V. poplitea: Kniekehlenvenen
- V. portae: Pfortader
- Vv. radiales: Speichenvenen
- V. subclavia: Schlüsselbeinvene
- Vv. ulnares: Ellenvenen

Eine Sonderstellung nehmen die unpaaren Bauchorgane (Magen, Darm, Gallenblase, Bauchspeicheldrüse, Milz) ein. Ihr venöses Blut gelangt nicht direkt in die untere Hohlvene (V. cava inferior), sondern wird in einem besonderen Blutgefäß, der Pfortader (V. portae), gesammelt und zur Leber geleitet. Dieses Blut enthält die vorwiegend aus dem Dünndarm resorbierten Nahrungsbestandteile. Arterielles Blut erhält die Leber über die A. hepatica, die aus dem Truncus coeliacus entspringt. Der venöse Blutabfluß der Leber erfolgt über die Lebervenen, die in die untere Hohlvene münden.

Im sogenannten **Pfortader-Kreislauf** sind also zwei Kapillargebiete hintereinander geschaltet: Das venöse Blut aus dem Kapillargebiet des Magen-Darm-Traktes wird über die Pfortader dem Kapillargebiet der Leber zugeführt.

Arterien

Die Arterien zeigen einen grundsätzlichen Bauplan. Ihre Wand besteht aus drei Schichten. Von außen nach innen:
- Adventitia (Tunica externa): äußere Schicht
- Media (Tunica media): mittlere Schicht
- Intima (Tunica intima): innere, dem Blut zugewandte Schicht.

Nach ihrem Aufbau können zwei Typen von Arterien unterschieden werden:
- Arterien vom muskulären Typ
- Arterien vom elastischen Typ

Zu den muskulären Arterien werden die herznahen Gefäße gezählt (Aorta und ihre größeren Äste). Sie erfüllen die sogenannte Windkesselfunktion: In der Systole kommt es zur Dehnung der herznahen Gefäße. In der Diastole ziehen sich die gedehnten Gefäße wieder zusammen und treiben so das

Blut in die peripheren Abstromgebiete weiter. Durch die Windkesselfunktion wird der rhythmisch pulsierende Blutstrom in einen gleichmäßig fließenden Blutstrom umgewandelt.

Klinik: Im Alter kommt es zur Abnahme der Windkesselfunktion (Angiosklerose). Bei eingeschränkter Windkesselfunktion durch Elastizitätsverlust der großen Arterien kommt es zum »Einflußhindernis«. Dies führt zu einer systolischen Blutdruckerhöhung.

Als systolischen Blutdruck bezeichnet man den arteriellen Gefäßdruck während der Auswurfphase des Herzens (Systole). Er liegt bei einer 20jährigen gesunden Person bei etwa 120 mmHg (Quecksilbersäule). Als diastolischen Blutdruck bezeichnet man den arteriellen Druck in der Erschlaffungsphase des Herzens (Diastole). Er liegt bei einer 20jährigen gesunden Person bei etwa 80 mmHg. Zur Vereinheitlichung bei Aufzeichnungen steht der systolische Blutdruck immer vor dem diastolischen (z. B. 120/80 mmHg).

Venen

Venen haben wesentlich dünnere Wände als gleichgroße Arterien. Auch die Venen zeigen eine Dreischichtung ihrer Wand, die jedoch weniger deutlich ausgeprägt ist als bei den Arterien. Von innen nach außen zeigen sich Intima, Media und Adventitia. Die meisten Venen besitzen als Ventile wirkende Venenklappen. Sie sollen den Rückstrom des Blutes in die Peripherie verhindern und einen gerichteten Blutrückstrom zum Herzen sicherstellen. In der unteren Körperhälfte sind die Venenklappen besonders zahlreich vorhanden. Das Blut in den Venen der Gliedmaßen wird durch die Muskeltätigkeit (sog. Muskelpumpe) zum Herzen zurückmassiert.

Das venöse System besitzt eine Depotfunktion (kapazitive Gefäße) für das Blut: Ca. 65% des Gesamtblutvolumens des Körpers befinden sich in kleinen und großen Venen.

Haargefäße (Kapillaren)

Zwischen den Arterien und den Venen liegen die Kapillaren. Sie bilden ein Netzwerk und erfüllen die lebenswichtige Funktion des Stoffaustauschs mit dem umliegenden Gewebe. Der Durchmesser von Kapillaren beträgt nur 3–15 µm. Zum Vergleich: Der Durchmesser von Erythrozyten beträgt 7,5 µm.

Klinik: Die Schädigung der Kapillarwand führt zu einer gesteigerten Durchlässigkeit mit Flüssigkeitsanreicherung im Interzellularraum (Ödem).

**Lymphsystem**

Zum Lymphsystem gehören die Lymphgefäße und die Lymphknoten. Im Gegensatz zum Blutgefäßsystem (Arterie, Vene, Kapillare), welches ein geschlossenes System darstellt, ist das Lymphgefäßsystem offen. Es kann als eine Art abführendes Drainagesystem verstanden werden, welches Lymphe aus der Peripherie nach zentral transportiert. Wie die Venen besitzen die Lymphgefäße Klappen, die einen gerichteten Lymphfluß ermöglichen.

Die großen Lymphgefäße der oberen und unteren Extremitäten sowie des Halses begleiten die Blutgefäße. Die Lymphgefäße der unteren Extremitäten, des Beckens und der Beckenorgane bilden die paarigen Trunci lumbales. Diese münden gemeinsam in Höhe des 1. bis 2. LWK in einen erweiterten Sammelraum, die Cisterna chyli. Als dritter Lymphgefäßstamm mündet der Truncus intestinalis in die Cisterna chyli. Dieser sammelt Lymphe aus den unpaaren Bauchorganen und dem Darm. Aus der Cisterna chyli entspringt nach kranial der sog. Milchbrustgang (Ductus thoracicus), welcher gemeinsam mit der Aorta durch das Zwerchfell zieht. Der Milchbrustgang führt durch den Thorax an den Wirbelkörpern aufwärts und mündet in den linken Venenwinkel (Angulus venosus), die Vereinigungsstelle zwischen V. subclavia und V. jugularis interna. Der Ductus thoracicus leitet also die Lymphe aus der gesamten unteren Körperhälfte und der linken oberen Körperregion in das venöse Blutgefäßsystem ab.

Kurz vor seiner Einmündung in den Venenwinkel nimmt er noch Lymphzuflüsse aus dem linken Arm (Truncus subclavius sinister), vom Kopf und vom linksseitigen Hals (Truncus jugularis sinister) und von der linken Hälfte des Brustraumes (Truncus bronchomediastinalis sinister) auf. In den rechten Venenwinkel mündet der Ductus lymphaticus dexter, welcher die Lymphe aus der rechten oberen Körperregion sammelt (Abb. 4.14).

In die Lymphabflußwege sind Lymphknoten zur Filterung von schädlichen Stoffen, Zelltrümmern und Bakterien eingebaut. Weiterhin sind die Lymphknoten bedeutsam für die Bildung von Lymphozyten.

### Atmungsorgane

Die Atmungsorgane werden in die luftleitenden Atemwege und in die dem Gasaustausch zwischen Luft und Blut unmittelbar dienende Lunge unterteilt. Zu den luftleitenden Organen gehören Nasenhöhlen, Schlund, Kehlkopf und die Luftröhre (Trachea).

Die Trachea ist etwa 10–12 cm lang und liegt vor der Speiseröhre (Ösophagus). Sie wird durch 16–20 hufeisenförmige, nach

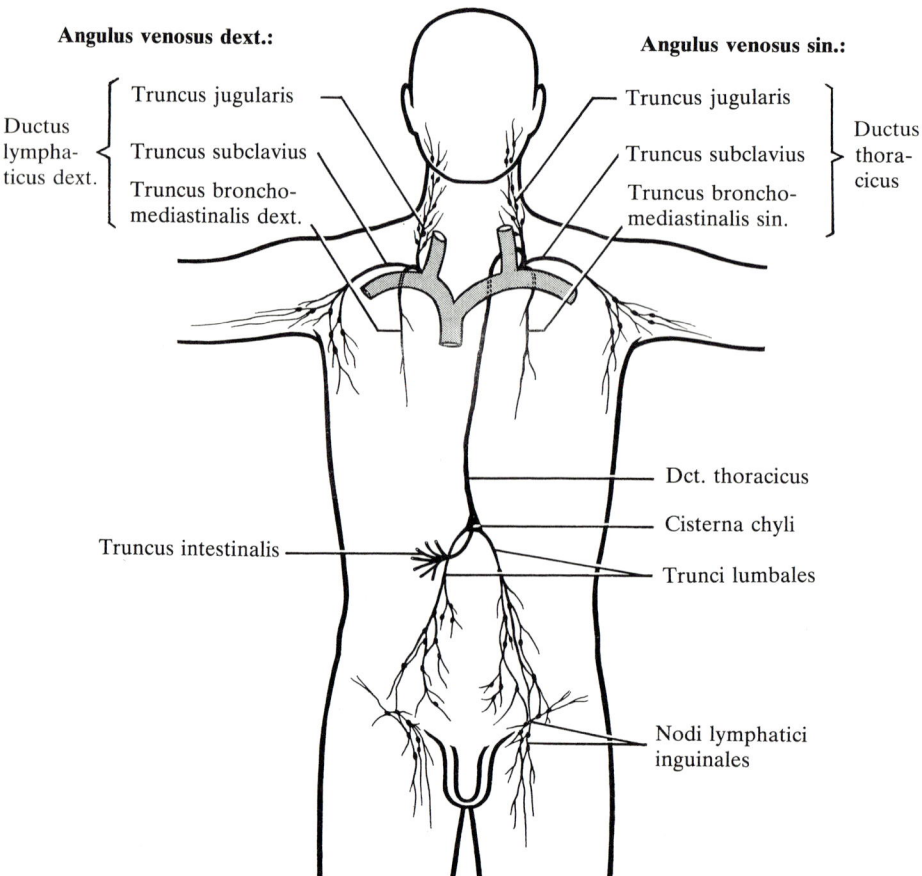

**Abb. 4.14** Hauptlymphgefäße des menschlichen Organismus (aus: Rohen JW. Funktionelle Anatomie des Menschen. 6. Aufl. Stuttgart, New York; Schattauer, 1990: 312).

ventral konvex bogige Knorpelspangen versteift. An der Rückseite dieses Rohres, zum Ösophagus hin, wird die Trachea durch eine Bindegewebsmuskelplatte abgeschlossen. Die Teilung der Trachea (Bifurcatio tracheae) in beide Hauptbronchien erfolgt in Höhe des 4.–5. Brustwirbels (Abb. 4.15).

**Bronchien**
Beide Hauptbronchien bilden zueinander einen Winkel von etwa 70 Grad. Der rechte Hauptbronchus zeigt einen größeren Durchmesser als der linke. Er steht steiler als der linke Hauptbronchus und setzt etwa den Verlauf der Trachea fort. Der linke verläuft mehr horizontal und ist mit 4–5 cm fast doppelt so lang wie der rechte. Aspirierte Fremdkörper gelangen meist in den rechten Hauptbronchus.

Die weitere Aufteilung erfolgt in immer feiner werdende Bronchien und Bronchiolen mit den endständigen Lungenbläschen (Alveolen). Hier erfolgt der Gasaustausch mit dem Blut in den Lungenkapillaren (Abb. 4.16).

Alle Anteile der Atemwege tragen zur Reinigung, Befeuchtung und Erwärmung der eingeatmeten Luft bei.

**Lungen**
Die Lungen sind paarig angelegte Organe. Die rechte Lunge wird in drei Lappen (Oberlappen, Mittellappen, Unterlappen) unterteilt, die linke Lunge besitzt zwei Lappen (Ober- und Unterlappen).

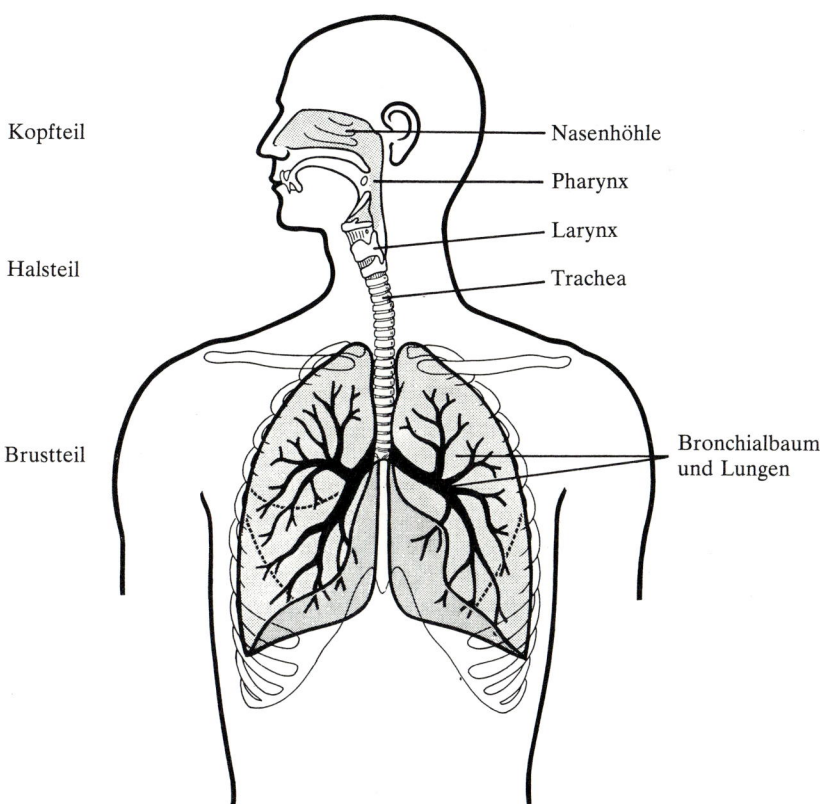

**Abb. 4.15** Übersicht über Lage und Gliederung des Respirationstraktes (aus: Rohen JW. Funktionelle Anatomie des Menschen. 6. Aufl. Stuttgart, New York; Schattauer, 1990: 321).

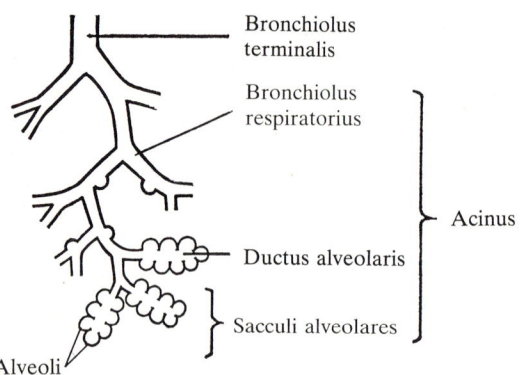

**Abb. 4.16** Nomenklatur bei den Endverzweigungen des Bronchialsystems (aus: Rohen JW. Funktionelle Anatomie des Menschen. 6. Aufl. Stuttgart, New York; Schattauer, 1990: 338).

**Merke: Links zwei Lungenlappen und ein Herz, rechts drei Lungenlappen.**

Jeder Lungenlappen wiederum besteht aus einzelnen Segmenten, die die Form eines Kegels haben, welcher mit der Basis nach peripher und mit der Spitze zum Hilus zeigt.

Der rechte Oberlappen besitzt drei Segmente, der Mittellappen zwei und der Unterlappen fünf Segmente. Der linke Oberlappen besteht aus fünf Segmenten, wobei Segment Nr. 4 und 5 die sog. Lingula darstellen. Der linke Unterlappen besteht aus vier Segmenten.

Die Lungenoberfläche wird vom Lungenfell (Pleura pulmonalis, syn. Pleura visceralis) überzogen. Die Pleura parietalis kleidet die Innenfläche der Brusthöhle aus. Zwischen der Pleura pulmonalis und der Pleura parietalis liegt der Pleuraspalt, in dem sich eine kleine Menge Flüssigkeit befindet, die ein reibungsarmes Gleiten der Lungenoberfläche gegen die Brustwand ermöglicht.

**Zwerchfell (Diaphragma)**

Brust- und Bauchhöhle werden durch das Zwerchfell getrennt. Das Zwerchfell ist eine dünne Muskelplatte mit einer in der Mitte gelegenen Sehnenplatte (Centrum tendineum). Es entspringt an der Umrahmung der unteren Thoraxapertur (Apertura thoracis inferior) und der Lendenwirbelsäule und zeigt zwei kuppelartige Vorwölbungen: die rechte und die linke Zwerchfellkuppel. Die Zwerchfellkuppeln ragen in die Brusthöhle hinein. Das Zwerchfell hat drei große Durchtrittsstellen für

- Aorta
- Speiseröhre
- untere Hohlvene (Vena cava inferior). Diese Durchtrittsöffnung liegt im sehnigen Anteil des Zwerchfells. Form und Lage des Zwerchfells sind abhängig von der Atmung, der Haltung und Stellung des Körpers sowie der Füllung der Baucheingeweide.

Das Zwerchfell ist der wichtigste Atemmuskel. Bei seiner Kontraktion kommt es zur Abflachung der Zwerchfellkuppeln, und der Pleuraraum vergrößert sich (Inspiration). Bei Erschlaffung der Muskulatur setzt die Retraktionskraft der Lunge ein, und das Zwerchfell wird nach oben gezogen (Exspiration). Gleichsinnig wirkt die Bauchpresse. Sie drückt die Eingeweide nach kranial, und die Zwerchfellkuppeln werden in den Pleuraraum gedrängt. Dies trägt zu einer verstärkten Exspiration bei.

### Verdauungssystem

Zum Verdauungssystem gehören:
- Mundhöhle
- Rachen
- Speiseröhre
- Magen
- Dünndarm
- Dickdarm
- Leber
- Bauchspeicheldrüse (Abb. 4.17)

**Mundhöhle (Cavum oris)**

Die Mundhöhle wird nach vorn durch die Lippen, nach oben durch den harten und weichen Gaumen, nach unten durch die Zunge und seitlich durch die Wangen und Zähne begrenzt. Der Gaumen stellt zugleich den Boden der Nasenhöhle dar. Nach dorsal geht die Mundhöhle in den mittleren Teil

des Rachens, den Oropharynx, über. Die wichtigsten Organe der Mundhöhle sind:
- Zähne (Dentes)
- Zunge (Lingua)
- Speicheldrüsen (Glandula parotis, Glandula submandibularis, Glandula sublingualis)

**Rachen (Pharynx)**
Der Rachen ist ein etwa 15 cm langer muskulöser Schlauch, der von der Schädelbasis bis zum Anfang der Speiseröhre reicht. Er verbindet die Mundhöhle mit der Speiseröhre, der Nasenhöhle und dem Kehlkopf und wird in drei Abschnitte eingeteilt:

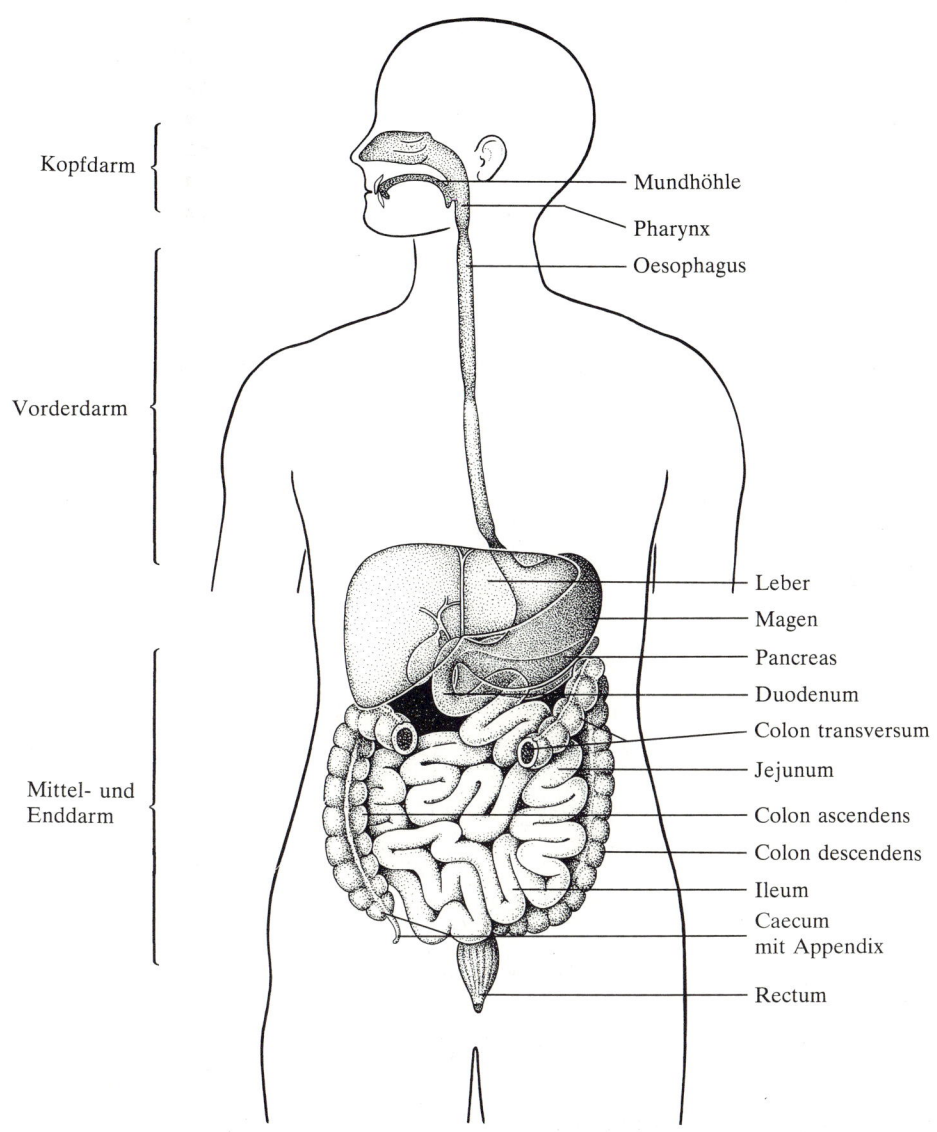

**Abb. 4.17** Übersicht über die Gliederung des Verdauungstraktes. Das Querkolon wurde z.T. entfernt (aus: Rohen JW. Funktionelle Anatomie des Menschen. 6. Aufl. Stuttgart, New York; Schattauer, 1990: 235).

- Pars nasalis (Nasopharynx): oberer Anteil, welcher hinter der Nasenhöhle liegt
- Pars oralis (Oropharynx): mittlerer Anteil, welcher hinter der Mundhöhle liegt
- Pars laryngea (Hypopharynx): unterer Anteil, welcher hinter dem Kehlkopf liegt

**Speiseröhre (Oesophagus)**

Die Speiseröhre des Erwachsenen ist ein etwa 25–30 cm langer Muskelschlauch, der den Rachen mit dem Magen verbindet. Die Entfernung von der vorderen Zahnreihe bis zur Zwerchfellenge mißt 40 cm. Die Speiseröhre hat drei Engstellen:

Die obere Enge (Ösophagusmund) liegt in Höhe des Ringknorpels, die mittlere Enge (Aortenenge) entsteht durch die Kreuzung mit dem Aortenbogen, die untere Enge (Zwerchfellenge) liegt im Hiatus oesophageus. Die Speiseröhre endet mit ihrem Übergang zum Magen am Magenmund

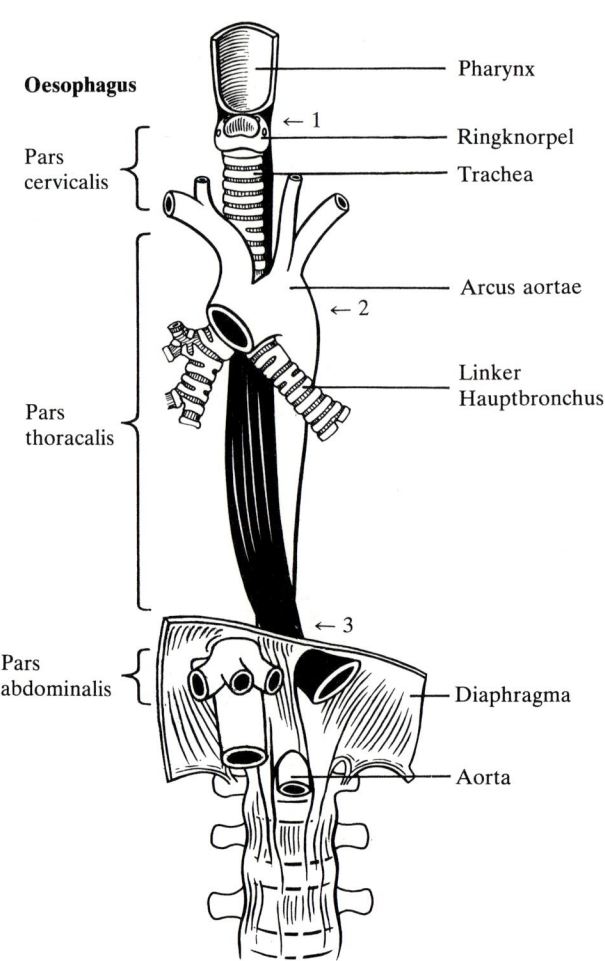

**Abb. 4.18** Lage und Gliederung des Oesophagus, von vorne gesehen. Ösophagusengen: 1 = obere Enge hinter dem Ringknorpel; 2 = mittlere Enge hinter dem Aortenbogen; 3 = untere Enge am Zwerchfelldurchtritt (aus: Rohen JW. Funktionelle Anatomie des Menschen. 6. Aufl. Stuttgart, New York; Schattauer, 1990: 269).

(Cardia). Sie dient ausschließlich dem Transport von Nahrung und bildet keine Verdauungssäfte.

An der Speiseröhre werden drei Abschnitte unterschieden:
- Halsteil (Pars cervicalis)
- Brustteil (Pars thoracalis)
- Bauchteil (Pars abdominalis) (Abb. 4.18)

**Magen (Ventriculus)**

Der Magen stellt eine sackartige Erweiterung des Verdauungsrohres dar und faßt etwa 1200–1600 ml. Er erstreckt sich von der Höhe des 10. BWK (Cardia) bis zur Höhe des 2. LWK (Pars pylorica).

Die Form des Magens ist variabel und hängt von mehreren Faktoren ab (Magenfüllung, Körperlage, Muskeltonus, Einfluß durch benachbarte Organe; individuell durch Alter, Geschlecht und Konstitution). Die im folgenden beschriebenen Magenabschnitte sind jedoch bei allen Magenformen wiederzufinden.

Die Mündung der Speiseröhre in den Magen bildet die Cardia (Magenmund). Ein Teil des Magens, der Fundus (Grund), wölbt sich von hier aus nach oben und ist meist mit Luft gefüllt (sog. Magenblase). Auf der Röntgennativaufnahme läßt sich dieser Magenanteil dicht unterhalb der linken Zwerchfellkuppel auch ohne Gabe eines Kontrastmittels nachweisen. Unterhalb des Fundus liegt der Hauptteil des Magens (Corpus). Dieser geht in die Pars pylorica über, welche nach einer Erweiterung (Antrum) mit dem Magenpförtner (Pylorus) endet. Der Magenausgang geht in den Zwölffingerdarm über (Abb. 4.19).

Im Magen werden die Nahrungsbissen durch den Magensaft chemisch zerkleinert. Pro Tag werden bis zu 3 l Magensaft gebildet. Seine wesentlichen Bestandteile sind eiweißspaltende Enzyme (Pepsine), Salzsäure (HCl) und Schleim (Muzin).

**Dünndarm**

Unterschieden werden:
- Duodenum (Zwölffingerdarm)
- Jejunum (Leerdarm)
- Ileum (Krummdarm)

Die Funktion des Dünndarms besteht in der Verdauung der Nahrung und in der

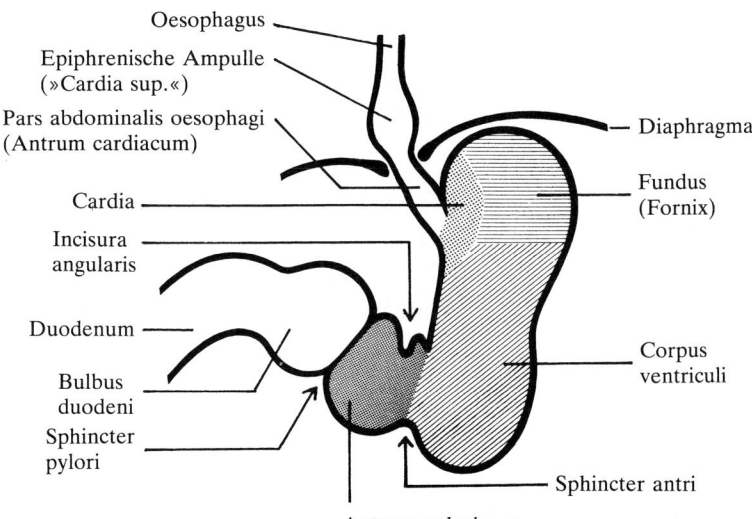

**Abb. 4.19** Gliederung des Magens und der angrenzenden Darmabschnitte (aus: Rohen JW. Funktionelle Anatomie des Menschen. 6. Aufl. Stuttgart, New York; Schattauer, 1990: 270).

Resorption von freigesetzten Nährstoffen. Mit Hilfe von Enzymen, die zu einem Großteil aus der Bauchspeicheldrüse stammen, wird die Nahrung in resorbierbare Bestandteile abgebaut.

Zwölffingerdarm (Duodenum)

Der Zwölffingerdarm folgt auf den Magen und ist ein C-förmiger, nach rechts konvex bogiger Darmabschnitt, der den Pankreaskopf umschließt. In der Mitte des absteigenden Duodenalabschnittes im Bereich der sog. Zwölffingerdarmpapille (Papilla duodeni Vateri) münden die Ausgänge von der Leber und dem Pankreas. Der folgende horizontal verlaufende Abschnitt zieht leicht aufsteigend zum linken Oberbauch. Hier biegt der Duodenalabschnitt scharf um (Flexura duodenojejunalis) und geht in das Jejunum über. Das Duodenum liegt größtenteils rechts neben der Wirbelsäule in Höhe von LWK1 bis LWK 3.

Jejunum (Leerdarm) und Ileum (Krummdarm)

Der etwa 5 m lange Dünndarm beginnt an der Flexura duodenojejunalis mit dem Jejunum. Die oberen zwei Fünftel gehören zum Jejunum, die folgenden drei Fünftel des Dünndarms gehören zum Ileum. Zwischen beiden Anteilen ist äußerlich keine scharfe Grenze zu ziehen. Das Ileum mündet im rechten Unterbauch über die Bauhinsche Klappe (Valva ileocaecalis) in den Dickdarm.

**Dickdarm (Kolon)**

Die Dickdarmlänge beträgt etwa 1,4 bis 1,8 m. Er wird in folgende Abschnitte gegliedert:
- Blinddarm (Zäkum) mit dem Blinddarmfortsatz (Appendix vermiformis)
- aufsteigendes Kolon (Colon ascendens)
- Querkolon (Colon transversum)
- absteigendes Kolon (Colon descendens)
- Sigma (Colon sigmoideum)
- Rektum

Aufsteigendes Kolon, Querkolon und absteigendes Kolon umrahmen die Dünndarmschlingen.

Der Dickdarm beginnt nach dem terminalen Ileum hinter der Dickdarmklappe mit einem blinden, nach distal gerichteten Abschnitt, dem etwa 7×7 cm messenden Blinddarm (Zäkum). Dieser liegt im rechten Unterbauch und ist ballonförmig ausgebuchtet. An seiner medio-dorsalen Wand, entspringt der Wurmfortsatz (Appendix vermiformis), der in seiner Länge und Lage sehr variabel ist. Nach dem Blinddarm folgt der aufsteigende Teil des Dickdarms (Colon ascendens) mit einer Länge von etwa 20 cm. Die rechtsseitige Umbiegungsstelle wird rechte Kolonflexur genannt.

Das Querkolon (Colon transversum) folgt nach der rechten Kolonflexur, von wo es bis zur linken Kolonflexur leicht aufsteigt. Seine Länge beträgt etwa 50 cm. Bei älteren Menschen hängt der Querdarm meist girlandenförmig nach kaudal durch. Der absteigende Teil des Dickdarmes (Colon descendens) verläuft von der linken Kolonflexur bis zum oberen Rand der linken Darmbeinschaufel. Er ist etwa 30 cm lang.

Der vorletzte Abschnitt des Dickdarmes wird durch das S-förmig gebogene Sigma (Colon sigmoideum) gebildet. Seine Länge schwankt zwischen 15–50 cm. In Höhe des 2.–3. Kreuzbeinwirbels beginnt der Mastdarm (Rektum), welcher mit dem Anus endet. Der Mastdarm zeigt ebenfalls eine S-Form und ist 15–20 cm lang. Die Hauptfunktion des Dickdarmes besteht in der Aufnahme (Resorption) von Wasser und Salzen aus dem Darminhalt.

**Bauchfell (Peritoneum)**

Die Bauchhöhle und deren Organe werden vom Peritoneum überzogen. Unterschieden werden das parietale und das viszerale Peritoneum. Das Peritoneum parietale (paries = Wand) kleidet die Wände der Bauchhöhle aus, das Peritoneum viscerale (viscera = Eingeweide) überzieht in der

Bauchhöhle gelegene Organe. Bauchorgane, die vollständig von Bauchfell überzogen sind, liegen intraperitoneal.

Bei intraperitoneal gelegenen Organen kommt es am Übergang des sie überziehenden Peritoneum viscerale zum Peritoneum parietale der Bauchwand zur Bildung einer Bauchfellduplikatur, die als »Meso« des zugehörigen Organs bezeichnet wird. Bei der retroperitonealen Lage liegt das Bauchorgan so nahe hinter dem parietalen Peritoneum, daß dieses mit einem Teil der Organoberfläche fest verwachsen ist. Extraperitoneal liegende Bauchorgane haben keinen Kontakt zum Peritoneum (z. B. Niere). Die Oberfläche des Bauchfells ist spiegelnd glatt und feucht. Sie erleichtert das Gleiten der intraperitoneal gelegenen Organe.

**Leber (Hepar)**

Die Leber ist die größte Verdauungsdrüse des menschlichen Körpers. Sie bildet die Gallenflüssigkeit, welche über intra- und extrahepatische Gallenwege dem Zwölffingerdarm (Duodenum) zugeleitet wird.

Als zentrales Stoffwechselorgan hat sie weiterhin die Aufgaben der Synthese körpereigener Stoffe, der Speicherung und der Entgiftung. In der Fetalzeit ist sie auch an der Blutbildung beteiligt.

Die Leber liegt größtenteils im rechten oberen Bauchraum direkt unterhalb der rechten Zwerchfellkuppel. Sie ist 1500 g schwer und teilt sich in zwei Lappen auf. Unterschieden werden ein größerer rechter (Lobus dexter) und ein kleinerer linker Leberlappen (Lobus sinister).

**Gallenblase (Vesica fellea) und Gallenwege**

Die Gallenblase ist ein birnenförmiger, etwa 8–12 cm und 4–5 cm breiter dünnwandiger Sack, welcher ca. 50 ml Flüssigkeit faßt. Sie steht durch den Gallenblasengang (Ductus cysticus) mit den Gallenwegen in Verbindung. Die Funktion der Gallenblase besteht in der Ansammlung und Eindickung der Galle.

Aus der Leber treten an der Leberpforte der rechte und der linke Lebergang aus (Ductus hepaticus dexter et sinister), die sich nach kurzer Wegstrecke zum Ductus hepaticus communis verbinden. Nach der Einmündung des Ductus cysticus (Gallenblasengang) in den Ductus hepaticus communis verläuft dieser als Ductus choledochus bis zur Mündung auf der Papilla Vateri in den Zwölffingerdarm (Abb. 4.20).

**Bauchspeicheldrüse (Pankreas)**

Die Bauchspeicheldrüse gehört mit der Leber zu den beiden großen Darmdrüsen. Funktionell werden ein exokriner (Verdauungsdrüse) und ein endokriner (Hormondrüse) Anteil unterschieden. Der exokrine Parenchymanteil produziert Verdauungsenzyme (Amylase, Lipase, Trypsinogen u. a.). Der endokrine Parenchymanteil (sog. Langerhanssche Inseln) produziert die zur Blutzuckerregulierung wichtigen Hormone Insulin und Glukagon, welche an das Blut abgegeben werden.

Das Pankreas zeigt die Form eines quergestellten Keiles, der sich von rechts nach links verjüngt. Es ist etwa 60–100 g schwer, 13–15 cm lang und liegt retroperitoneal in Höhe des 2. Lendenwirbelkörpers.

Am Pankreas werden Kopf (Caput pancreatis), Körper (Corpus pancreatis) und Schwanz (Cauda pancreatis) unterschieden. Der unterste Anteil des aufgetriebenen Kopfes heißt Processus uncinatus (hakenförmiger Fortsatz). Der Kopf liegt in der Konkavität des Duodenums. Der Pankreasschwanz reicht bis zum Milzhilus.

Das Pankreas wird in seiner Längsachse vom 1–2 mm starken Ausführungsgang (Ductus pancreaticus) durchzogen. Dieser mündet in etwa 80% mit dem Ductus choledochus gemeinsam oder in den anderen Fällen getrennt auf der Papilla Vateri in den Zwölffingerdarm.

**Milz (Lien, Splen)**

Die Milz hat die Form einer großen Kaffeebohne, mit einer Länge von etwa

12 cm, einer Breite von 8 cm und einer Dicke von 3 cm. Ihre Konsistenz ist teigig, ihr durchschnittliches Gewicht liegt bei etwa 160 g (ausgeblutete Milz). Die intraperitoneal gelegene Milz wird wie die Leber von einer Kapsel umgeben.

Sie liegt als unpaares Organ im linken Oberbauch zwischen der 9.–11. Rippe unterhalb des Zwerchfelles. Die normal große Milz ist unterhalb des linken Rippenbogens nicht tastbar, kann es aber bei krankhafter Vergrößerung werden.

Die Aufgaben der Milz bestehen in der Immunabwehr (Bildung von Lymphozyten) und der Blutzellmauserung.

Gealterte rote Blutkörperchen (Erythrozyten) werden durch die Milz abgebaut. Weiterhin werden Bakterien, Zelltrümmer oder auch Tumorzellen aus dem Gefäßsystem siebartig ausgesondert und zerstört.

Zudem dient die Milz als Blutspeicher, wenn auch beim Menschen nur in geringem Maße. Nach der Nahrungsaufnahme, bei körperlicher Anstrengung oder bei Sauerstoffmangel gibt sie gespeichertes Blut an den Blutkreislauf wieder ab. Bei Tieren (Hund, Katze, Pferd) kann die Milz bis zu etwa 15% des gesamten Blutvolumens aufnehmen (sog. Speichermilz).

Die Milz bildet weiterhin bestimmte Substanzen, welche der Blutgerinnung sowie der Abwehr- und Schutzfunktion des Körpers dienen.

Klinik: Der Mensch kann ohne Milz leben (Splenektomie = Entfernung der Milz), da ihre Funktion anscheinend von anderen Organsystemen des Körpers übernommen werden kann.

## Harnsystem

Zu den Harnorganen gehören:
- Niere (Ren)
- Nierenbecken (Pelvis renalis)
- Harnleiter (Ureter)
- Harnblase (Vesica urinaria)
- Harnröhre (Urethra) (Abb. 4.21)

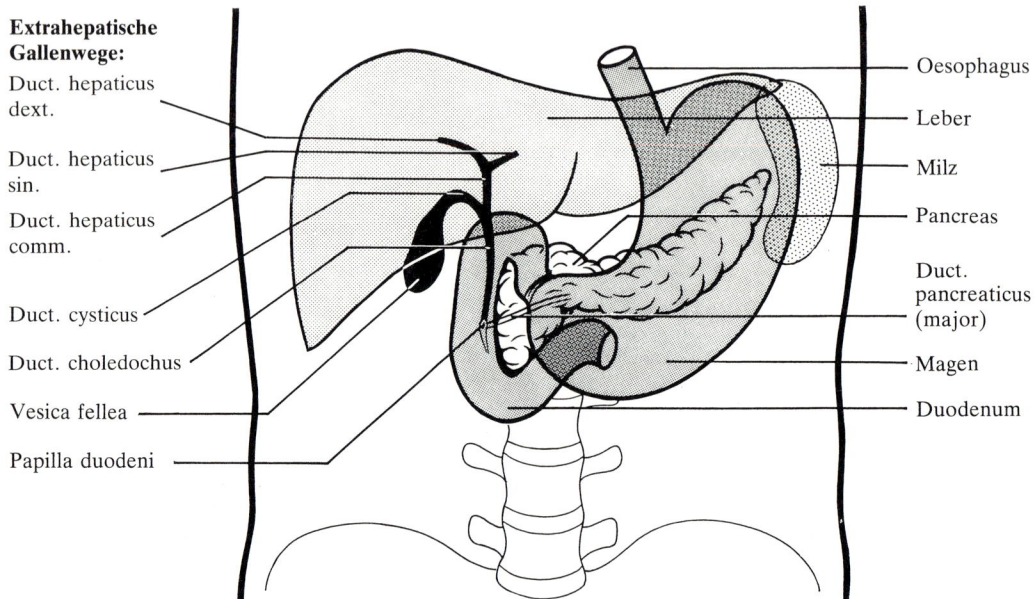

**Abb. 4.20** Extrahepatische Gallenwege (schwarz) und ihre topographische Beziehung zu den Oberbauchorganen (aus: Rohen JW. Funktionelle Anatomie des Menschen. 6. Aufl. Stuttgart, New York; Schattauer, 1990: 278).

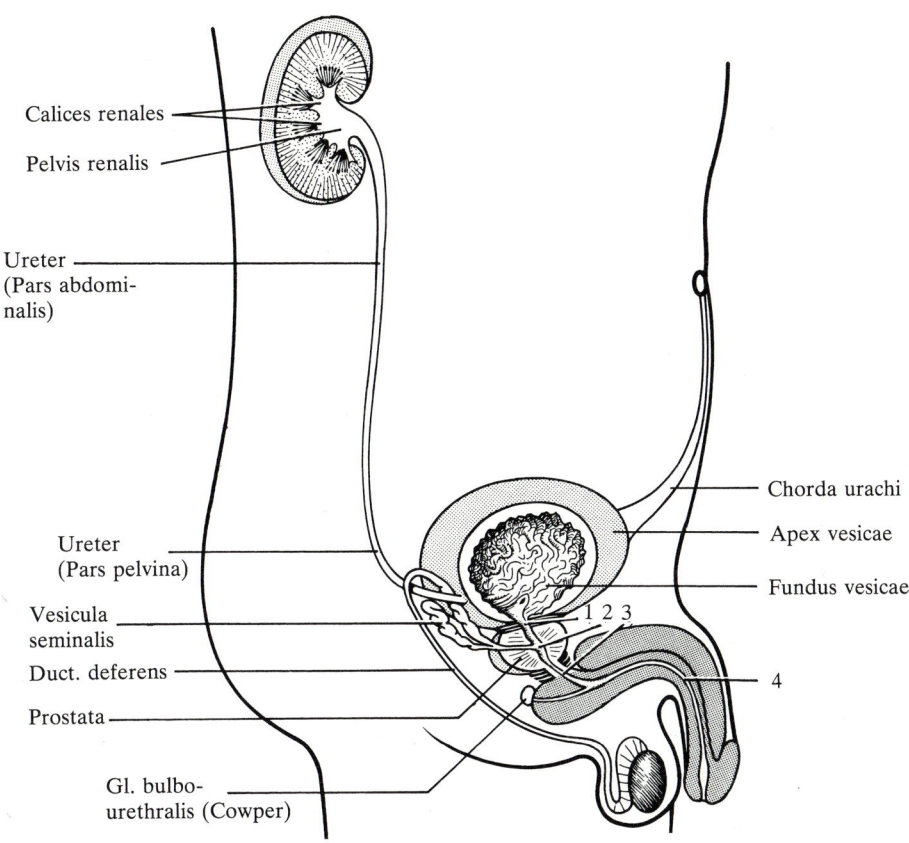

**Abb. 4.21** Ableitende Harnwege beim Manne. Abschnitte der Harnröhre (Urethra): 1 = Pars intramuralis; 2 = Pars prostatica; 3 = Pars membranacea; 4 = Pars spongiosa (aus: Rohen JW. Funktionelle Anatomie des Menschen. 6. Aufl. Stuttgart, New York; Schattauer, 1990: 360).

**Niere (Ren)**

Die Niere des erwachsenen Menschen wiegt 120–300 g. Sie ist 10–12 cm lang, 5–6 cm breit und etwa 4 cm dick. Ihre Konsistenz ist derb, sie hat eine rotbraune Färbung und eine glatte Oberfläche. Die Nieren liegen rechts und links retroperitoneal neben der Wirbelsäule. Es werden eine Vorder- und eine Hinterfläche sowie ein oberer und ein unterer Nierenpol unterschieden. Die oberen Pole der Nieren befinden sich etwa in Höhe des 12. Brustwirbelkörpers. Die rechte Niere steht meist etwas tiefer als die linke Niere. Zum medialen Rand hin liegt der Nierenhilus, durch den Gefäße und Nerven ein- oder austreten. Die Niere selbst wird von einer derben bindegewebigen Kapsel (Capsula fibrosa) überzogen. Von außen wird diese von einer Fettkapsel (Capsula adiposa) umgeben. Auf den oberen Nierenpolen sitzen kapuzenförmig die Nebennieren auf.

Das Nierenbecken sammelt den aus den Papillenspitzen austretenden Harn. Es verjüngt sich konisch und geht in den Harnleiter über. Die Funktion der Nieren besteht in der Produktion des Harnes durch Filtration des Blutes. Dieser enthält Endprodukte des Stoffwechsels, welche zusammen mit Wasser ausgeschieden werden.

## Harnleiter (Ureter)

Über die 25–30 cm langen Harnleiter (Ureter), welche wie die Niere retroperitoneal liegen, gelangt der Harn durch peristaltische Bewegungen der Harnleitermuskulatur zur hinter der Symphyse gelegenen Harnblase. Die Harnleiter münden lateral und von hinten in die Harnblase ein. Die Mündungen der Harnleiter in die Harnblase werden als Ostien bezeichnet.

Klinik: Eingeklemmte Uretersteine verursachen eine verstärkte Peristaltik/Spasmus (Koliken).

## Harnblase (Vesica urinaria)

Die Harnblase stellt im gefüllten Zustand ein ovales bis kugeliges Hohlorgan dar, dessen Füllungskapazität individuell zwischen 200 und 400 ml schwankt. Im entleerten Zustand zeigt sie eine schüsselförmige Konfiguration. Die Harnblase liegt beim Erwachsenen im kleinen Becken und sammelt den aus den Nieren ausgetretenen Urin.

## Harnröhre (Urethra)

Der Harn verläßt den Körper über die Harnröhre. Die weibliche Harnröhre ist nur 3–5 cm lang; deshalb ist die Harnblase bei Frauen stärker infektionsgefährdet.

Die männliche Harnröhre oder besser Harnsamenröhre ist etwa 20 cm lang; sie durchzieht zum Teil die Prostata (Vorsteherdrüse).

## Geschlechtssystem

Das Geschlechtssystem setzt sich sowohl bei der Frau als auch beim Mann aus einem inneren und einem äußeren Anteil zusammen.

### Männliche Geschlechtsorgane

Innere Geschlechtsorgane:
- Hoden (Testis)
- Nebenhoden (Epidydimis)
- Samenleiter (Ductus deferens)
- Samenbläschen (Vesiculae seminales)
- Vorsteherdrüse (Prostata)

Äußere Geschlechtsorgane:
- Hodensack (Scrotum)
- Glied (Penis)

## Hoden (Testis)

Der Hoden ist ca. 30 g schwer und von ovalärer Gestalt. Beide Hoden hängen im Hodensack jeweils an einem bindegewebigen Gefäßstiel, dem Samenstrang. Die Hoden stellen die Keimdrüsen des Mannes dar und produzieren die Samenzellen und die männlichen Geschlechtshormone.

## Nebenhoden (Epidydimis)

Der Nebenhoden sitzt dem Hoden von hinten und oben kappenförmig auf. Er dient den Spermien als eine Art Sammelbecken, in dem sie abschließend heranreifen. Aus dem unteren Anteil des Nebenhodens entspringt der Samenleiter.

## Samenleiter (Ductus deferens)

Der Samenleiter dient dem Transport der Spermien. Er ist ca. 50–60 cm lang und verläuft mit Gefäßen und Nerven zusammen im Samenstrang durch den Leistenkanal. Kurz vor seiner Mündung in die Prostata nimmt er noch den Ausführungsgang der Samenblase auf. Innerhalb der Prostata hat der Samenleiter Anschluß an die Harnröhre.

## Samenbläschen (Vesiculae seminales)

Die Samenbläschen stellen 5–10 cm lange, S-förmig gewundene Gebilde dar. Sie liegen beidseits der Hinterwand der Harnblase an, wobei ihre Längsachsen nach kaudal konvergieren. Sie produzieren ein alkalisches Sekret, welches Fruktose enthält und dem Ejakulat beigemengt wird.

## Vorsteherdrüse (Prostata)

Die Prostata hat die Form und Größe einer Kastanie. Unterschieden werden ein rechter und linker Drüsenlappen sowie ein Mittellappen. Die Prostata liegt am Harnblasengrund, etwa 1–2 cm hinter der

Symphyse. Sie kann rektal getastet werden. Die Prostata umhüllt die Harnröhre nach ihrem Austritt aus der Harnblase und produziert ein schwach saures Sekret, welches dem Ejakulat beigemengt wird.

**Glied (Penis)**

Das Glied wird in die Peniswurzel (Radix penis) und den Penisschaft (Corpus penis) unterteilt. Der Schaft trägt am distalen Ende die Eichel (Glans penis). Der Penis besitzt zwei Schwellkörper, einen oberen (Corpus cavernosum) und einen unteren (Corpus spongiosum). Innerhalb des unteren Schwellkörpers verläuft die Harnsamenröhre, welche in die Spitze der Glans penis mündet.

Weibliche Geschlechtsorgane
  Innere Geschlechtsorgane:
- Eierstöcke (Ovaria)
- Eileiter (Tubae uterinae)
- Gebärmutter (Uterus)
- Scheide (Vagina)
  Äußeres Geschlechtsorgan:
- Vulva

**Eierstock (Ovarium)**

Die beiden Eierstöcke liegen rechts und links im kleinen Becken. Über die Eileiter werden sie mit der Gebärmutter verbunden. Das Ovar der geschlechtsreifen Frau hat die Form eines plattovalen Körpers. Es ist etwa 3–4 cm lang und 0,5–1 cm dick. Die Funktion der Eierstöcke besteht in der Produktion befruchtungsfähiger Eier und der Bildung weiblicher Geschlechtshormone.

**Eileiter (Tuba uterina)**

Der Eileiter besitzt eine Länge von 8–20 cm und verbindet den Eierstock mit der Gebärmutter. Im Bereich des dem Eierstock zugewandten trichterförmigen Endes besteht eine freie Verbindung zur Bauchhöhle.

**Gebärmutter (Uterus)**

Der Uterus ist ein 7–8 cm langes birnenförmiges und muskulöses Hohlorgan, das in der Mitte des kleinen Beckens liegt. Unterschieden wird der Uteruskörper (Corpus uteri), welcher zwei Drittel der Länge des Uterus ausmacht, vom Uterushals (Cervix uteri), der ein Drittel ausmacht. Der in die Scheide hineinragende Teil der Cervix wird Portio vaginalis genannt. Die Uterushöhle (Cavum uteri) ist spaltförmig angelegt und hat die Gestalt eines Dreiecks. In die beiden oberen Ecken münden die Eileiter. Eierstöcke und Eileiter zusammen werden auch als Adnexe (Anhangsgebilde der Gebärmutter) bezeichnet.

**Scheide (Vagina)**

Die Vagina stellt ein muskulöses schlauchförmiges Organ dar, welches den Scheidenvorhof mit der Gebärmutter verbindet. Sie mißt in der Länge 8–10 cm und umfaßt die Portio vaginalis des Gebärmutterhalses. Unterschieden werden ein vorderes und ein hinteres Scheidengewölbe. Das hintere Scheidengewölbe grenzt an den Douglasschen Raum, eine mit Bauchfell (Peritoneum) ausgekleidete Höhle zwischen Portio und Rektum.

**Äußere weibliche Genitalien**

Die äußeren Genitalien der Frau werden unter dem Begriff Vulva zusammengefaßt. Hierzu gehören die großen und die kleinen Schamlippen, der Kitzler (Clitoris), die großen und kleinen Vorhofdrüsen und der Scheidenvorhof.

**Weibliche Brustdrüse (Mamma)**

Die Brustdrüse besteht aus einem Drüsenkörper, der von Bindegewebe und besonders von Fettgewebe umgeben ist. Drüsenkörper und Bindegewebsapparat zusammen bilden die Mamma.

Der Drüsenkörper besteht aus 15–20 Drüsenlappen und einer gleichen Zahl von Hauptmilchgängen, die in die Mamille münden. Hinter der Mamille erweitern sich diese Hauptmilchgänge (Ductus lactiferi) und bilden die Milchsäckchen (Sinus lactiferi).

Alle 15–20 Drüsenlappen werden durch straffes septenartiges Bindegewebe voneinander getrennt. Sie sind unterschiedlich groß und setzen sich aus etwa 30–80 Drüsenläppchen (Lobuli) zusammen. Der gesunde Drüsenkörper hat bei allen Frauen etwa das gleiche Volumen und die Form einer exzentrischen Scheibe. Bei etwa 65% aller Frauen liegt das größte Volumen im äußeren oberen Quadranten, bei den übrigen Frauen verteilt es sich gleichmäßig über die gesamte Brust.

Knapp unterhalb der Brustmitte liegt die Brustwarze (Papilla mammae, Mamille), in die die Hauptmilchgänge münden. Der die Mamille umgebene Warzenhof ist meist etwas dunkler gefärbt als die weitere Umgebung.

Die gesunde Mamma läßt sich gegenüber der Brustfaszie verschieben. Die Anlage der männlichen Brustdrüse entspricht der der Frau, bleibt aber unterentwickelt.

# 5. Biologische Wirkung ionisierender Strahlen

G. Bieker

Heutzutage ist allgemein bekannt, daß biologische Materie durch ionisierende Strahlung geschädigt werden kann. Auf diesem Wissen beruht einerseits die hilfreiche Anwendung von Strahlung bei der Behandlung bösartiger Tumoren, andererseits aber auch der Bau der Atombombe mit vielen tausend Opfern bei den Abwürfen über Hiroshima und Nagasaki. Auch Röntgenstrahlung als eine Form ionisierender Strahlung besitzt negative Auswirkungen auf biologisches Gewebe. Bei vielen Menschen ist deshalb eine ausgeprägte Furcht vor Röntgenuntersuchungen zu beobachten.

Das Wissen um die Gefahren der Röntgenstrahlen erfordert eine strenge Indikationsstellung zur Röntgenuntersuchung ebenso wie deren sorgfältige Durchführung, um ein günstiges Nutzen-Risiko-Verhältnis sicherzustellen. In Form der ständig aktualisierten Röntgenverordnung (RöV) wird hierfür ein gesetzlicher Rahmen geschaffen.

Im folgenden Kapitel soll näher erläutert werden, welche Auswirkungen ionisierende Strahlung auf biologische Materie hat, und wie die Risiken von Röntgenuntersuchungen einzuordnen sind.

## Aufbau biologischer Materie

Biologische Materie ist prinzipiell gleichartig aufgebaut. Die kleinste selbständige Funktionseinheit des Lebens stellt die Zelle dar. Die einfachsten Lebewesen (z. B. das Pantoffeltierchen oder die Amöbe) bestehen nur aus einer einzigen Zelle.

Ein biologisches Gewebe (z. B. Lebergewebe) ist aus einer Vielzahl von Zellen zusammengesetzt; ein Organismus wiederum (z. B. ein Mensch) besteht aus einer Vielzahl von Geweben.

Die Zelle ist für sich allein in der Lage, die wesentlichen Aufgaben des Organismus zu erfüllen. Hierzu zählen Stoffwechsel, Reizbarkeit, Bewegung, Wachstum und Vermehrung. Je nach ihrer besonderen Funktion innerhalb des Organismus sind die Zellen darüber hinaus mit besonderen Fähigkeiten ausgestattet. Jede Zelle steht über ihre äußere Begrenzung, die Zellmembran, in ständigem Stoffaustausch mit ihrer Umgebung. Ohne einen geregelten Stoffaustausch mit Aufnahme von Nährstoffen und Ausscheidung von Abbaustoffen ist die Zelle nicht lebensfähig.

Von der Zellmembran umschlossen, befindet sich im Innern der Zelle das Zellplasma (Zytoplasma), die stark wasserhaltige Grundsubstanz der Zelle.

Bei höherentwickelten Zellen (Eukaryonten) sind in das Zytoplasma eingebettet der **Zellkern,** der die Desoxyribonukleinsäure (DNS) als Träger der Erbinformation enthält, sowie die **Zellorganellen.**

### Zellkern

Der Zellkern enthält die **Chromosomen** als sichtbare Träger der Vererbung (chroma, griech. = Farbe, soma, griech. = Körper). Die Chromosomen können nach Anfärbung in einem gewöhnlichen Lichtmikroskop erkannt werden.

In den Keimzellen ist nach den Reifeteilungen ein einfacher (haploider) Chromosomensatz vorhanden, in der befruchteten Eizelle und in allen Körperzellen befindet sich ein doppelter (diploider) Chromosomensatz.

Der haploide Chromosomensatz des Menschen enthält 23 Chromosomen, der diploide entsprechend 46 Chromosomen.

Die Chromosomen bestehen hauptsächlich aus einem Eiweißfaden (Histon), auf den die **Desoxyribonukleinsäure-(DNS-) Moleküle** aufgewickelt sind. Die DNS ist der eigentliche Träger der Erbinformation. Ein definierter Abschnitt der DNS, der ein bestimmtes Merkmal (z. B. Augenfarbe), einen Funktionsbaustein (z. B. ein Protein) oder eine Stoffwechselleistung festlegt, wird als **Gen** bezeichnet.

Die DNS ist aus einer Aufreihung von hintereinanderliegenden Desoxyribonukleotiden zusammengesetzt (Abb. 5.1). Ein Desoxyribonukleotid besteht aus:
- Desoxyribose (Zucker)
- organischen Basen (Adenin, Cytosin, Guanin, Thymin)
- Phosphorsäure

Die DNS besitzt die Form eines schraubenförmigen Doppelstranges (Doppelhelix), wobei die Einzelstränge über die organischen Basen miteinander verbunden sind.

Der genetische Code als Bauplan jeder Einzelzelle und jedes Gesamtorganismus ist durch die Reihenfolge, in der die organischen Basen angeordnet sind, gegeben.

Bei der Zellteilung wird die DNS verdoppelt und normalerweise unverändert an die Tochterzelle weitergegeben. Die Tochterzelle besitzt damit den gleichen Bauplan wie ihre Ursprungszelle und wird sich, gleiche Umweltbedingungen vorausgesetzt, genauso entwickeln.

### Zellorganellen

Die wichtigsten Zellorganellen und ihre jeweiligen Funktionen sind:
- Mitochondrien: Energieerzeugung (»Kraftwerke der Zelle«)
- Ribosomen: Eiweißaufbau
- endoplasmatisches Retikulum: Stofftransport
- Golgi-Apparat: Zucker-Aufbau (Synthese und Sekretion von Polysacchariden, Sekretion von Proteinen)
- Zentrosom: Mitwirkung bei der Zellteilung

Zellen können sich durch Teilung vermehren. Dabei entsteht ein ziemlich genaues Abbild der Ausgangszelle.

Der Wechsel zwischen Ruhe-, Wachstums- und Teilungsphase im Leben einer Zelle wird als **Zellzyklus** bezeichnet. Im einzelnen werden folgende Phasen des Zellzyklus unterschieden:
- $G_0$-Phase : Ruhephase
- $G_1$-Phase : Wachstumsphase
- S-Phase : DNS-Synthesephase (Verdopplung der Chromosomen)
- $G_2$-Phase : Zwischenphase (Vorbereitung der Mitose)
- M-Phase : Mitosephase (Zellteilung)

$G_1$-, S- und $G_2$-Phase werden zusammengefaßt auch als Interphase bezeichnet.

Die Strahlenempfindlichkeit der Zelle ist nicht konstant, sondern je nach Phase des Zellzyklus, in der sie sich zum Zeitpunkt der Strahleneinwirkung gerade befindet, unterschiedlich.

Die **Mitosephase**, während der die Zellteilung erfolgt, stellt die strahlenempfindlichste Phase des Zellzyklus dar. Das Ende der $G_1$-Phase (Übergang zur S-Phase) ist etwa genauso empfindlich wie die Mitosephase. Die S-Phase und vor allem die $G_0$-Phase sind weitgehend strahlenresistent.

## Wechselwirkung ionisierender Strahlung mit biologischer Materie

Ionisierende Strahlung gibt beim Durchtritt durch Materie einen Teil ihrer Energie ab, indem sie mit der Materie in Wechselwirkung tritt. Dabei erfahren die Materieteilchen Veränderungen in ihrem Aufbau. Es kommt in den Atomen der Materie zur Elektronenanregung sowie zur Bildung von freien Elektronen und Ionen.

Für biologische Materie (Lebewesen) sind die Vorgänge bei der Wechselwirkung meist von Nachteil. Biologische Materie kann durch die Einwirkung ionisierender Strahlung geschädigt werden.

# Wechselwirkung ionisierender Strahlung mit biologischer Materie

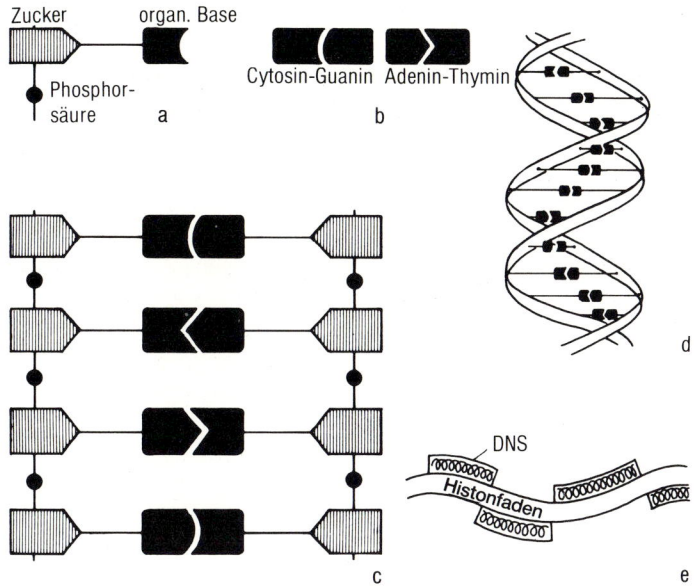

**Abb. 5.1** Aufbau der DNS.
a. Nukleotid
b. Korrespondierende Basenpaare
c. Teil des Doppelstranges
d. Form des Doppelstranges (»Doppelhelix«)
e. Anordnung der DNS-Doppelstränge am Histonfaden

Das Ausmaß der Schädigung hängt davon ab, wie groß die einwirkende Strahlungsenergie ist. Bei großer einwirkender Strahlungsenergie sind auch die zu erwartenden Schäden groß, und zwar um so mehr, je mehr von der Energie durch die biologische Materie absorbiert wurde.

Das **Grotthus-Drapersche Gesetz** besagt: Von der auf einen lebenden Organismus treffenden ionisierenden Strahlung wird nur der absorbierte Anteil wirksam.

Strahlungsanteile, die von der Materie nicht absorbiert werden und ohne Wechselwirkung durch sie durchtreten, können sie natürlich auch nicht schädigen.

Die verschiedenen Arten ionisierender Strahlung (z. B. Korpuskularstrahlung oder elektromagnetische Strahlung) unterscheiden sich auch bei gleicher Dosis in ihren schädigenden Eigenschaften.

Dies ist darauf zurückzuführen, daß verschiedene Strahlungsarten auch verschieden intensiv mit der Materie in Wechselwirkung treten. Strahlung, die eine intensive Wechselwirkung mit der durchstrahlten Materie eingeht (z. B. Alpha-Teilchen-Strahlung), wird hierbei auch viel von ihrer Energie auf die Materie übertragen und sie daher stark schädigen.

Mit dem Begriff des **Linearen Energie-Transfers (LET)** wird das Ausmaß der Wechselwirkung beschrieben. Das LET gibt an, wieviel Energie von der ionisierenden Strahlung längs einer bestimmten durchstrahlten Strecke an die Materie abgegeben wird. Meßbarer Parameter hierfür ist die Zahl der längs dieser Strecke in der Materie erzeugten Ionen.

Alpha-Teilchen-Strahlen haben ein hohes LET, sie erzeugen viele Ionen und werden dementsprechend auch als **dicht-ionisierend** bezeichnet.

Röntgenstrahlen haben ein niedriges LET, sie erzeugen wenige Ionen und werden dementsprechend auch als **locker-ionisierend** bezeichnet.

Um mit Röntgenstrahlung die gleiche Ionenmenge und die gleiche biologische Wirkung wie mit Alpha-Teilchen-Strahlung zu erzeugen, benötigt man wegen ihrer geringeren Ionisationsdichte eine viel höhere Dosis. Bei gleicher Dosis entfaltet die Röntgenstrahlung eine erheblich geringere biologische Wirkung.

Um diesen für den Strahlenschutz wichtigen Sachverhalt auszudrücken, wurde für die verschiedenen Arten ionisierender Strahlung der Bewertungsfaktor q eingeführt.

Der Bewertungsfaktor q gibt an, wie stark die biologische Wirkung einer ionisierenden Strahlung im Verhältnis zur Röntgenstrahlung ist. Für Röntgenstrahlung wurde $q = 1$ bestimmt; für Alpha-Teilchen-Strahlung beispielsweise beträgt $q = 10\text{--}20$.

**Tab. 5.1.** Bewertungsfaktor q bei verschiedenen Strahlenarten

| Strahlenart | Energie | Bewertungsfaktor q |
|---|---|---|
| Röntgenstrahlen | 200 keV | 1 |
| Röntgenstrahlen | 1000 keV | 0,9 |
| Gamma-Strahlen | | 1 |
| schnelle Neutronen | 1000 keV | 10 |
| Alpha-Strahlen | bis 10 MeV | 10–20 |
| Schwere Ionen | | 20 |

Insgesamt ist die biologische Wirkung ionisierender Strahlung abhängig von:
- der Menge der Strahlung (absorbierte Energiedosis)
- der Art der Strahlung (z. B. Korpuskularstrahlung, elektromagnetische Strahlung) und der hierdurch bestimmten Ionisationsdichte (Bewertungsfaktor q)
- besonderen Faktoren (z. B. zeitliche Verteilung der Bestrahlung)

Die Auswirkungen ionisierender Strahlung auf biologische Materie können in ihrem zeitlichen Ablauf von der ersten Energieabsorption bis zum nachweisbaren Strahlenschaden in folgende Phasen gegliedert werden:
- Physikalische Phase
- Physikalisch-chemische Phase
- Chemische Phase
- Biologische Phase

▸ **Physikalische Phase:**
In dieser Phase erfolgt die Energieabsorption im biologischen Gewebe. Es kommt zur Anregung oder Freisetzung von Elektronen aus der Atomhülle, mit der Folge der Ionisation betroffener Atome.

▸ **Physikalisch-chemische Phase:**
In dieser Phase entstehen durch die Energieabsorption Bruchstücke aus chemischen Strukturen, insbesondere freie Radikale. Freie Radikale sind aus ihren Bindungen gelöste Atome, die wegen ihrer ungeraden Elektronenzahl sehr reaktionsfreudig sind.

▸ **Chemische Phase:**
Die inzwischen entstandenen freien Elektronen und Radikale verursachen eine Vielzahl von chemischen Reaktionen, durch die organische Moleküle verändert werden.

Von besonderem Gewicht sind dabei die Auswirkungen auf die im Zellkern enthaltene Desoxyribonukleinsäure (DNS), die als Träger der Erbinformation eine entscheidende Bedeutung für die Funktion der Zelle und ihrer Tochterzellen besitzt.

▸ **Biologische Phase:**
In dieser Phase entstehen auf der Basis der vorangegangenen Veränderungen nachweisbare Störungen in der Funktionsfähigkeit der biologischen Materie. Diese Störungen umfassen sowohl Beeinträchtigungen der Zellfunktion bis hin zum Zell- oder Gewe-

betod als auch Schädigungen des Erbmaterials.

Bei der Strahlenwirkung auf biologische Materie wird zwischen einer direkten und einer indirekten Strahlenwirkung unterschieden.

Auf die **direkte Strahlenwirkung** läßt sich nur ein kleiner Anteil der biologischen Strahlenwirkung zurückführen. Die direkte Strahlenwirkung ist dadurch gekennzeichnet, daß die Energieabsorption im biologischen Molekül (z. B. DNS, Protein) selbst erfolgt, das dadurch unmittelbar verändert wird. Um eine solche Veränderung zu erzielen, kann bereits ein einzelner Vorgang ausreichen (Eintrefferprozeß), oder es sind in anderen Fällen mehrere Vorgänge erforderlich (Vieltrefferprozeß).

Der größere Anteil der biologischen Strahlenwirkung entsteht als **indirekte Strahlenwirkung.** Erst über Zwischenprodukte werden die biologischen Moleküle verändert. Energieabsorption und biologische Wirkung erfolgen also in verschiedenen Molekülen.

Die wichtigsten Zwischenprodukte bei der indirekten Strahlenwirkung sind freie Wasserradikale und Wasserionen (Abb. 5.2).

Eine organische Zelle besteht bis zu 95% aus Wasser. Daher ist die Wahrscheinlichkeit groß, daß die ionisierende Strahlung durch Wassermoleküle absorbiert wird. Bei der Energieabsorption wird das Wassermolekül ionisiert und in Radikale aufgespalten, die im Zellinnern natürlicherweise nicht vorkommen.

Radikale decken ihren Elektronenbedarf aus in der Zelle enthaltenen Molekülen mit schwachen Bindungskräften. Diese Moleküle zerfallen beim Verlust von Bindungselektronen und verlieren ihre biologische Funktionsfähigkeit.

Die unter der Einwirkung ionisierender Strahlung entstandenen chemischen Zwischenprodukte beeinträchtigen auf diese Weise die Zellfunktion.

## Strahlenempfindlichkeit biologischer Materie

Die Strahlenempfindlickeit biologischer Materie ist sehr unterschiedlich. Sie hängt einerseits von den bereits angesprochenen Eigenschaften der Strahlung (Dosis, Ionisationsdichte, zeitliche Verteilung, u. a.), andererseits auch von der bestrahlten biologischen Materie selbst ab. Die Eigenschaften, die für die Strahlenwirkung von Bedeutung sind, werden auch als **Modifikatoren der Strahlenwirkung** bezeichnet.

Modifikatoren der Strahlenwirkung seitens der bestrahlten biologischen Materie sind:
- Temperatur (Erhöhung der Temperatur steigert die Strahlenempfindlichkeit)
- Sauerstoffgehalt (Erhöhung des Sauerstoffgehalts steigert die Strahlenempfindlichkeit)
- Anwesenheit von Sensibilisatoren (steigern die Strahlenempfindlichkeit) oder Protektoren (vermindern die Strahlenempfindlichkeit)

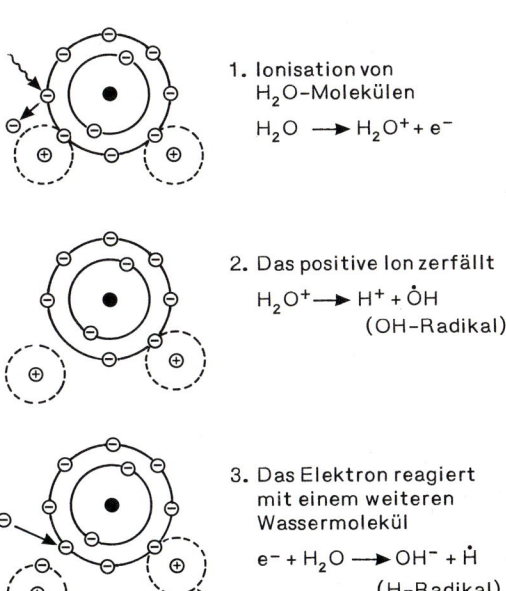

1. Ionisation von $H_2O$-Molekülen
$$H_2O \longrightarrow H_2O^+ + e^-$$

2. Das positive Ion zerfällt
$$H_2O^+ \longrightarrow H^+ + \dot{O}H$$
(OH-Radikal)

3. Das Elektron reagiert mit einem weiteren Wassermolekül
$$e^- + H_2O \longrightarrow OH^- + \dot{H}$$
(H-Radikal)

**Abb. 5.2** Radiolyse des Wassers (schematisch).

# 5. Biologische Wirkung ionisierender Strahlen

Grundsätzlich wird zwischen zwei Arten von Strahlenschäden unterschieden, den stochastischen und den nicht-stochastischen Strahlenschäden (Abb. 5.3).

**Stochastische Strahlenschäden**

Als stochastische (zufällige) Strahlenschäden werden solche Schäden bezeichnet, für die eine zufällige strahlenbedingte Veränderung an einem einzigen Molekül die Ursache ist. Für stochastische Strahlenschäden läßt sich daher keine Mindestdosis angeben, unterhalb der ein solcher Schaden ausgeschlossen wäre. Wenn es der Zufall will, kann bereits eine minimale Strahlendosis einen stochastischen Strahlenschaden auslösen. Mit zunehmender Dosis vergrößert sich lediglich die Wahrscheinlichkeit, daß ein solcher Schaden ausgelöst wird. Die Größe des entstehenden Schadens ist unabhängig von der Dosis, die ihn hervorgerufen hat. Allen stochastischen Strahlenschäden ist gemeinsam, daß sie erst mit einer erheblichen Verzögerung nach der Strahleneinwirkung (Latenzzeit) sichtbar werden. Die Latenzzeit kann Monate bis viele Jahre dauern. Es handelt sich also bei stochastischen Strahlenschäden immer um Spätschäden. Beim Menschen gibt es zwei verschiedene stochastische Strahlenschäden:

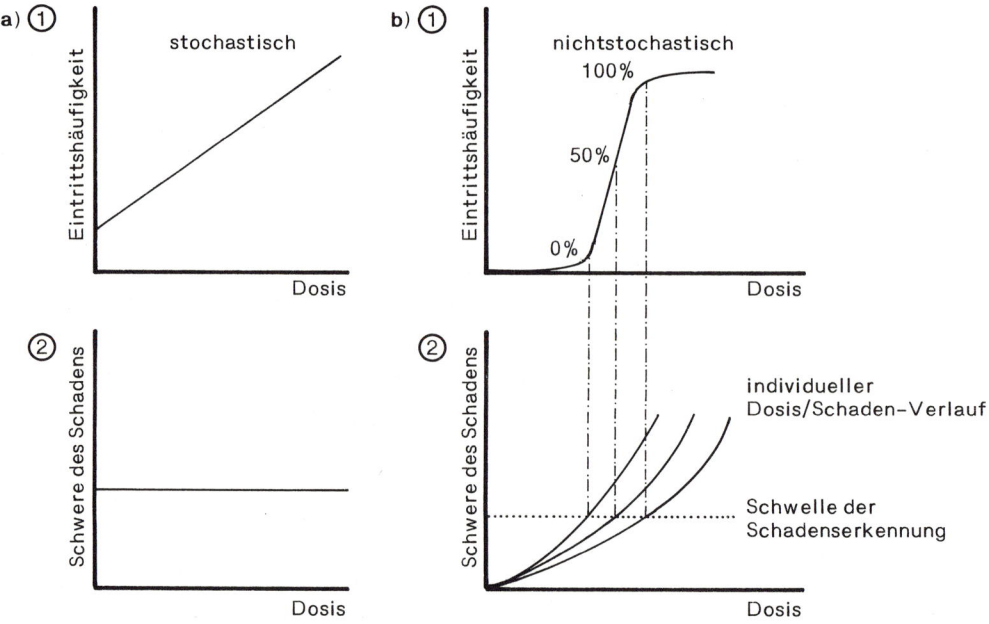

**Abb. 5.3** Stochastische und nicht-stochastische Strahlenschäden.
a. Stochastische Strahlenschäden
1. Eintrittshäufigkeit steigt linear mit der Dosis
2. Schwere des Schadens ist unabhängig von der Dosis
3. Keine Schwellendosis

b. Nicht-stochastische Strahlenschäden
1. Eintrittshäufigkeit steigt sigmoidal mit der Dosis
2. Schwere des Schadens ist abhängig von der Dosis
3. Schwellendosis

- Kanzerogene Effekte (Entstehung von Krebs oder Leukämie)
- Mutagene Effekte (Schädigung des Erbmaterials)

<u>Kanzerogene Effekte</u>

Die krebsauslösende Wirkung ionisierender Strahlung entdeckte man zuerst beim Menschen. Bereits in Aufzeichnungen aus dem 15. Jahrhundert wird die bei Bergleuten in den Orten Schneeberg und Joachimsthal vorkommende »Bergkrankheit« erwähnt. Später stellte man fest, daß der »Schneeberger Lungenkrebs« wahrscheinlich auf die Einatmung der Grubenluft zurückzuführen ist, die in größeren Mengen mit radioaktivem Radon belastet ist.

Das Kontrastmittel Thorotrast (Thoriumdioxid) wurde 1928 eingeführt und vereinzelt bis 1956 verwendet. Es wurde häufig bei der Angiographie eingesetzt, da es einen guten Kontrast lieferte und kaum pharmakologische Nebenwirkungen hatte. Der große Nachteil von Thorotrast ist seine natürliche Radioaktivität (Alpha-Strahlung). In das Blut injiziertes Thoriumdioxid wird fast vollständig im retikuloendothelialen System (Leber, Milz, Lymphknoten) gespeichert. Mit einer Latenz von 10–20 Jahren nach der Injektion kommt es zu Spätschäden in Form bösartiger Tumoren und Leukämien. Solche sich dauerhaft in den Körper einlagernde (inkorporierte) Strahlenquellen sind besonders gefährlich.

Auf drastische Weise deutlich wurde die kanzerogene Wirkung ionisierender Strahlung bei den Atombombenopfern von Hiroshima und Nagasaki. Bei den Menschen, die die akute Strahlenkrankheit überlebten, stieg die Leukämiehäufigkeit auf das bis zu 100fache an.

Kleinkinder, Säuglinge und vor allem ungeborene Kinder sind durch die kanzerogene Wirkung ionisierender Strahlung besonders gefährdet. Aus diesem Grund müssen Frauen während der Schwangerschaft unbedingt vor ionisierenden Strahlen geschützt werden.

<u>Mutagene Effekte</u>

Durch ionisierende Strahlung können bleibende Veränderungen am Erbmaterial (Mutationen) hervorgerufen werden. Mutationen entstehen auch spontan ohne äußere Einwirkungen, durch ionisierende Strahlung steigert sich aber ihre Häufigkeit. Durch Strahlungseinwirkung werden grundsätzlich die gleichen Mutationen erzeugt, die auch auf natürliche Weise (spontan) entstehen. Es gibt keine Form der Mutation, die nur durch Einwirkung ionisierender Strahlung erzeugt werden könnte.

Als **Verdoppelungsdosis** wird diejenige Strahlendosis bezeichnet, die die natürliche Mutationsrate einer Population innerhalb einer Generation verdoppelt. Für Menschen liegt die Verdoppelungsdosis wahrscheinlich um 0,4 Gray (Gy).

In der Regel wirken sich Mutationen nachteilig auf das betroffene Lebewesen oder seine Nachkommen aus.

Zum Schutz vor einer zu hohen Mutationsrate sind biologische Systeme in begrenztem Umfang fähig, Veränderungen am Erbmaterial zu reparieren. Dies gilt besonders für Veränderungen einzelner Basen oder Stränge der DNS. Die seltenere Schädigung korrespondierender Basen oder von Doppelsträngen kann dagegen nicht repariert werden.

Durch die Reparaturvorgänge an der DNS wird die für die normale Entwicklung vielzelliger Lebewesen unerläßliche Stabilität des Erbmaterials gewährleistet.

Die meisten Erkenntnisse über die DNS-Reparaturvorgänge wurden durch Untersuchungen an dem Bakterium Escherichia coli gewonnen. Sie lassen sich großenteils auf andere Lebewesen und vermutlich auch auf den Menschen übertragen.

Zwei wichtige Reparaturvorgänge sind die Photoreaktivierung und die Dunkel-Reparatur.

### Photoreaktivierung

Es ist schon lange bekannt, daß der mutagene Effekt ionisierender Strahlung auf Bakterien und Viren durch eine nachträgliche Bestrahlung mit sichtbarem Licht rückgängig gemacht werden kann.

Wahrscheinlich ist an diesem Vorgang ein Enzym beteiligt, das durch Licht aktiviert wird. Dieses Enzym kann durch ionisierende Strahlung erzeugte Vernetzungen (Dimere) von Pyrimidin-Basen wieder auflösen (monomerisieren). Dadurch wird die natürliche DNS-Struktur wiederhergestellt.

**Dunkel-Reparatur (Exzisionsreparatur)**

Die Dunkel-Reparatur besitzt eine weit größere Bedeutung als die Photoreaktivierung, denn hierbei können nicht nur Pyrimidin-Dimere abgebaut werden, sondern auch andere Schäden an DNS-Basen sowie DNS-Kettenbrüche repariert werden. Außerdem ist für den Vorgang der Dunkel-Reparatur, wie der Name schon sagt, keine Lichteinwirkung erforderlich.

Die Dunkel-Reparatur läuft in mehreren Schritten und unter der Einwirkung vier verschiedener Enzyme ab:
- Das Enzym Endonuklease schneidet die DNS-Kette im Bereich der veränderten Teilstücke ein.
- Das Enzym Exonuklease trennt die veränderten Teilstücke heraus.
- Das Enzym DNS-Polymerase knüpft neue Teilstücke ein.
- Das Enzym Ligase verbindet die neuen Teilstücke mit der DNS-Kette.

Damit ist die Reparatur abgeschlossen (Abb. 5.4).

Mutationen können sowohl die Körperzellen als auch die Keimzellen eines Lebewesens betreffen. Mutationen der Körperzellen werden somatische Mutationen, Mutationen der Keimzellen gametische Mutationen genannt.

Bei der **somatischen Mutation** werden die Veränderungen der mutierten Körperzelle bei ihrer Teilung und Vermehrung auf weitere Zellen des gleichen Gewebes übertragen. Auf diese Weise entsteht in dem betroffenen Lebewesen ein begrenzter Bezirk mit einer im Vergleich zu den übrigen Körperzellen veränderten Erbinformation. Oft wird dieser mutierte Gewebsverband eine leichte Fehlfunktion aufweisen. In schweren Fällen kann die somatische Mutation zum Tod des betroffenen Lebewesens führen.

Anders als bei der somatischen Mutation werden durch die **gametische Mutation** nicht die betroffenen Lebewesen selbst geschädigt, sondern ihre Nachkommen.

Durch die Keimzellen werden die Erbanlagen der Eltern an ihre Nachkommen weitergegeben und damit alle Mutationen der Keimzellen von ihnen übernommen und zu entsprechend veränderten Merkmalen ausgebildet.

Bis heute sind etwa 3000 Krankheiten bekannt, die durch Vererbung weitergegeben werden. Nur ein kleiner Teil der gametischen Mutationen tritt bei den unmittelbaren Nachkommen des bestrahlten Lebewesens sichtbar in Erscheinung, weil die meisten Erbkrankheiten rezessiv sind. Das bedeutet, daß sie sich erst dann ausbilden, wenn beide Elternteile das mutierte Erbmaterial besitzen und vererben.

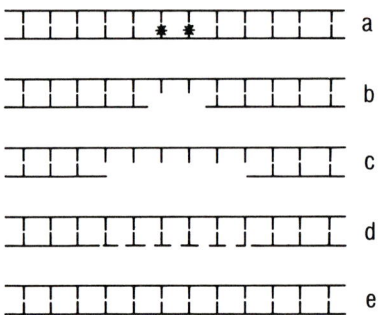

**Abb. 5.4** Reparaturvorgänge an der DNS.
a. Beispiel einer Basenschädigung am DNS-Doppelstrang
b. Endonuklease schneidet im Bereich der veränderten Teilstücke ein
c. Exonuklease trennt die veränderten Teilstücke heraus
d. DNS-Polymerase knüpft neue Teilstücke ein
e. Ligase verbindet die neuen Teilstücke

Die besondere Bedeutung der gametischen Mutation liegt in ihrer Weitergabe an alle Nachkommen, während die somatische Mutation mit dem Tod ihres Trägers ausstirbt.

Je nach Größe des veränderten Erbmaterials werden folgende Mutationen unterschieden:
- Punktmutation: Die Veränderung betrifft nur wenige benachbarte Basenpaare eines Erbfaktors (Gen).
- Chromosomenmutation: Die Veränderung betrifft die Struktur eines Chromosoms (Deletion, Duplikation, Translokation, Inversion; siehe Abb. 5.5).
- Genommutation: Die Gesamtzahl der Genome oder die Zahl einzelner Chromosomen wird verändert.
Beispiel: Trisomie 21 des Menschen (Mongolismus; besser Down-Syndrom), bei der das Chromosom 21 statt zweimal dreimal vorhanden ist. Viele Genommutationen führen zum Tod des betroffenen Lebewesens (Fehlgeburt).

## Nicht-stochastische Strahlenschäden

Als nicht-stochastische (nicht-zufällige) Strahlenschäden werden solche Schäden bezeichnet, bei denen eine vorhersehbare Beziehung zwischen der Dosis und dem zu erwartenden Ausmaß der Schädigung besteht.

Nicht-stochastische Strahlenschäden treten erst oberhalb einer bestimmten Mindestdosis auf. Ausmaß und Schwere dieser Schäden steigen mit Zunahme der Dosis an.

Zu den nicht-stochastischen Strahlenschäden zählen:
- Teratogene Effekte
- Somatogene Effekte

Für die Festsetzung der Grenzwerte im Strahlenschutz sind die nicht-stochastischen Wirkungen von untergeordneter Bedeutung, weil ihre Mindestdosis (Schwellendosis) meist höher liegt als der aufgrund der stochastischen Wirkungen festgelegte Grenzwert. Eine Ausnahme bilden hierbei die Schädigungen ungeborenen Lebens, die sogenannten teratogen Effekte.

### Teratogene Effekte

Nach einer bereits 1904 aufgestellten Regel sind gering differenzierte Zellen mit hoher Teilungsrate strahlenempfindlicher als weiter entwickelte Zellen mit niedriger Teilungsrate (Bergonie-Tribondeausche Regel).

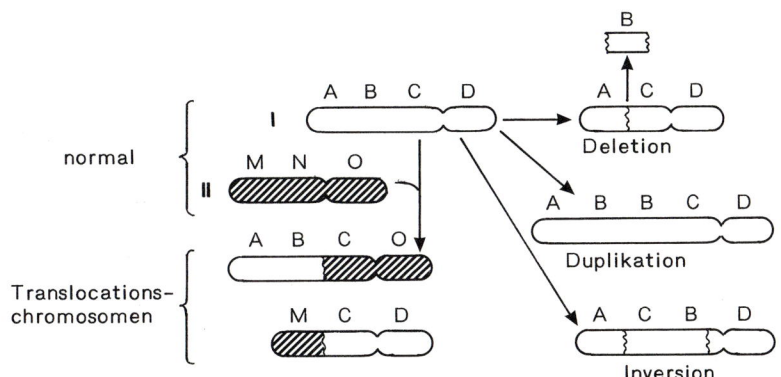

**Abb. 5.5** Chromosomenmutationen.
Veränderungen am Chromosom I durch Deletion, Duplikation und Inversion. Translokation an den Chromosomen I und II.

Hieraus läßt sich bereits herleiten, daß Embryo und Fetus als rasch wachsende unreife Organismen mit hoher Teilungsrate eine besonders hohe Strahlenempfindlichkeit besitzen müssen. Durch Strahleneinwirkung können schwere Schäden bis hin zum Tod der Frucht (Fehlgeburt) ausgelöst werden.

Besonders häufige Schäden sind Verkleinerung des knöchernen Schädels (Mikrozephalie) mit geistiger Behinderung, schwere Augendefekte (z.B. Grauer Star = Linsentrübung) und Störungen des Knochenwachstums. Auch später auftretende Krebserkrankungen und Leukämie können durch Strahleneinwirkung vor der Geburt ausgelöst werden.

Im einzelnen gelten für die verschiedenen Schwangerschaftsphasen folgende Besonderheiten:

- Präimplantationsphase (bis zum 10. Tag nach der Befruchtung):

    In dieser Phase genügen schon sehr geringe Strahlendosen (ab 0,2 Gy), um einen Abort auszulösen. Mißbildungen entstehen im allgemeinen nicht. Das **Alles-oder-nichts-Gesetz** besagt: Es kommt entweder zum Fruchttod, oder die Frucht wird überhaupt nicht geschädigt.

- Phase der Organbildung (etwa 2–8 Wochen nach der Befruchtung):

    Vom 9.–40. Tag nach der Befruchtung besteht die größte Empfindlichkeit des menschlichen Embryos, es kann zu vielfältigen Mißbildungen kommen.

- Fetalphase (ab etwa 8 Wochen nach der Befruchtung):

    Diese Phase ist strahlenresistenter als die vorangegangenen. Ein Abort tritt nur nach relativ hohen Strahlendosen auf, Organmißbildungen sind seltener. Es kann aber zu Störungen der Hirnentwicklung und Augendefekten sowie zur Auslösung bösartiger Tumoren kommen.

Nach der 1959 von Hammer-Jacobsen aufgestellten Regel sollte ein Schwangerschaftsabbruch erfolgen, wenn die Schwangere innerhalb der ersten 6 Schwangerschaftswochen einer Dosis von größer 0,1 Sv ausgesetzt war.

Diese Dosis wird durch röntgendiagnostische Maßnahmen bei weitem nicht erreicht, wohl aber beispielsweise durch eine Radiojod-Therapie (0,2–0,25 Sv) zur Behandlung von Schilddrüsen-Tumoren.

## Somatogene Effekte

Nach der bereits angesprochenen Bergonie-Tribondeauschen Regel hängt die Strahlenempfindlichkeit der Gewebe und Organe davon ab, ob dort Zellteilungen in rascher Folge ablaufen oder nicht: Gewebe mit hoher Zellteilungsrate sind generell strahlenempfindlicher als Gewebe mit niedriger Zellteilungsrate. Wird ein Gewebe bestrahlt, so hängt der Manifestationszeitpunkt des Schadens von der Strahlenempfindlichkeit der Endzellen ab. Normalerweise sind die ausgereiften Endzellen wenig strahlensensibel, so daß der Gewebsschaden erst nach ihrem natürlichen Absterben zum Tragen kommt.

Dies gilt beispielsweise für die roten Blutkörperchen (Erythrozyten), die normalerweise 120 Tage leben; das tatsächliche Aus-

**Tab. 5.2.** Besonders strahlenempfindliche Gewebe

| Gewebe | Bestrahlungsfolgen |
|---|---|
| Embryo, Fetus | Mißbildungen, Fehlgeburt |
| Lymphgewebe | Verminderung der Lymphozyten |
| Knochenmark | Verminderung der weißen und roten Blutkörperchen |
| Dünndarmschleimhaut | Gewebszerstörung mit blutigem Durchfall |
| Keimepithel der Geschlechtsorgane | Unfruchtbarkeit |
| Haarwurzelepithel | Haarausfall |

maß des Schadens wird hier erst mit einer gewissen Verzögerung offensichtlich.

Anders verhält es sich beim lymphatischen Gewebe, wo ausnahmsweise auch die ausgereiften Endzellen (Lymphozyten) sehr strahlenempfindlich sind. Hier kommt es unmittelbar nach der Bestrahlung zu einem Mangel an Lymphozyten. In den folgenden Tabellen 5.2 bis 5.5 sind die Gewebe nach ihrer Strahlenempfindlichkeit geordnet und die wichtigsten Bestrahlungsfolgen aufgeführt.

**Tab. 5.3.** Gewebe von mittlerer Strahlenempfindlichkeit

| Gewebe | Bestrahlungsfolgen |
|---|---|
| Blutgefäße (Kapillaren) | Störungen der Gefäßwanddurchlässigkeit und Verdickung der Gefäßinnenhaut, Durchblutungsstörungen |
| Knochen und Brustdrüse von Kindern | Wachstumshemmung |
| Augenlinse | Linsentrübung (Strahlenkatarakt) |
| Schweißdrüsen, Talgdrüsen | Verminderung der Sekretion |
| Haut | Entzündung, Fibrose |

**Tab. 5.4.** Gewebe von geringer Strahlenempfindlichkeit

| Gewebe | Bestrahlungsfolgen |
|---|---|
| Innere Organe (Niere, Leber, Magen, Dickdarm, Drüsen, Lunge), Knochen, Knorpel | meist sekundäre Schäden aufgrund von Minderdurchblutung durch Gefäßschäden |

**Tab. 5.5.** Gewebe von sehr geringer Strahlenempfindlichkeit

| Gewebe | Bestrahlungsfolgen |
|---|---|
| Gehirnzellen, Muskulatur | meist sekundäre Schäden aufgrund von Minderdurchblutung durch Gefäßschäden |

Bei örtlicher Einwirkung von Strahlen, wie sie in der Praxis vor allem bei der Bestrahlung bösartiger Tumoren vorkommt, besteht also das Risiko von Gewebs- und Organschäden. Hierbei kann eine akute von einer chronischen Schädigungsphase unterschieden werden, wobei sich die Schäden der chronischen Phase oft nicht mehr zurückbilden.
Beispiel: Strahlenreaktion der Haut:
- akut:
  - Entzündung mit Rötung, Schwellung, Übererwärmung, Schmerzen (Radiodermatitis)
  - Haarausfall
- chronisch:
  - Narbige Schrumpfung (Fibrose),
  - Durchblutungsstörungen mit Entstehung schlecht heilender Geschwüre (Strahlenulkus)
  - Entstehung von Hautkrebs

Von der örtlichen Strahleneinwirkung abgegrenzt werden müssen die Folgen einer **Ganzkörperbestrahlung.**

Eine Strahlendosis, die bei nur örtlicher Einwirkung lediglich eine Hautrötung hervorruft, kann bei Ganzkörperbestrahlung zum Tod des Lebewesens führen.

Als sicher tödliche Dosis kann für den Menschen eine Dosis von 6-7 Gy bei Ganzkörperbestrahlung angenommen werden; bei 4 Gy sterben etwa 50% der damit bestrahlten Menschen. Schon bei 1 Gy treten einzelne Todesfälle auf (kritische Dosis).

Um die Strahlenempfindlichkeit der verschiedenen Lebewesen vergleichen zu können, wurde der **LD 50/30**-Wert eingeführt. Er gibt diejenige Strahlendosis an, bei der 50% der Lebewesen einer Art innerhalb von 30 Tagen nach Ganzkörperbestrahlung sterben (LD = Letaldosis). Wie bereits erwähnt, beträgt die LD 50/30 für den Menschen etwa 4 Gy. Für die meisten Säugetierarten liegt die LD 50/30 in ähnlicher Höhe. Im allgemeinen verkraften nieder entwickelte Lebewesen eine höhere Strahlendosis.

Die Strahlenresistenz nimmt in der Reihenfolge Warmblüter – Kaltblüter – wirbellose Tiere – Einzeller zu. So beträgt die LD 50/30 für die Schildkröte 15 Gy, für den Einzeller Escherichia coli 55 Gy und für das Pantoffeltierchen sogar 3000 Gy.

Je nach Höhe der eingestrahlten Dosis steht bei der Ganzkörperbestrahlung die Schädigung unterschiedlicher Organsysteme im Vordergrund. Dementsprechend unterscheidet man verschiedene akute Strahlenkrankheiten.

Die knochenmarksbedingte Strahlenkrankheit kann sich an eine eventuell überlebte intestinale Strahlenkrankheit anschließen. Die Ursache des Krankheitsbildes ist die Zerstörung der Blutstammzellen im Knochenmark. Es kommt zu einem Mangel an sämtlichen Blutzellreihen (Panzytopenie) mit Abwehrschwäche und Blutungsneigung. Die Patienten sterben oft an schweren Infektionen und Blutvergiftung (Sepsis).

## Akute Strahlenkrankheiten

### Neurale Strahlenkrankheit

Die neurale Strahlenkrankheit tritt nach Einwirkung **sehr hoher Strahlungsdosen** (>20 Gy) auf und führt innerhalb von Stunden bis höchstens zwei Tagen zum Tode.

Dabei kommt es zu einer Schädigung der Blutgefäße mit Flüssigkeitsverlust in das umliegende Gewebe und zum Kreislaufschock. Eine schwere Wasseransammlung im Gehirn (Hirnödem) bestimmt die klinische Symptomatik mit Erbrechen, Krampfanfällen, Koma und schließlich Atemstillstand.

### Intestinale Strahlenkrankheit

Nach der Einwirkung **mittlerer Strahlungsdosen** (6–15 Gy) entsteht die intestinale Strahlenkrankheit, die nach einer durchschnittlichen Überlebenszeit von 3–5 Tagen fast immer zum Tode führt. Die intestinale Strahlenkrankheit beruht auf einer direkten Schädigung des Dünndarms mit schweren Flüssigkeits- und Salzverlusten in das Darmlumen.

### Knochenmarksbedingte Strahlenkrankheit

Nach Gesamtkörperdosen von 1–5 Gy entwickelt sich die knochenmarksbedingte Strahlenkrankheit. Sie wird auch als späte Strahlenkrankheit bezeichnet, weil ihre Symptome erst nach 2–3 Wochen in voller Ausprägung vorhanden sind.

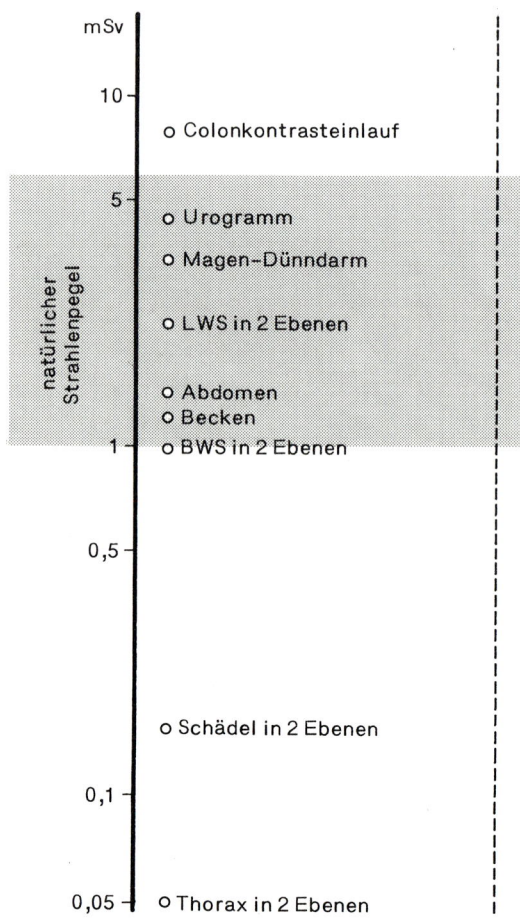

**Abb. 5.6** Beispiele für Strahlenexpositionen durch Röntgenuntersuchungen im Vergleich zur natürlichen jährlichen Umgebungsstrahlung (natürlicher Strahlenpegel).
Alle Angaben als effektive Dosen in mSv.

*Strahlenkater*

Der Strahlenkater mit den Symptomen Kopfschmerzen, Appetitlosigkeit, Übelkeit und Erbrechen entsteht ab einer Gesamtkörperdosis von 0,5 Gy.

## Nutzen-Risiko-Betrachtung

Um das Gesundheitsrisiko durch Röntgenuntersuchungen richtig einordnen zu können, bedarf es zunächst der Kenntnis der Strahlenexposition des Menschen durch natürliche und die übrigen künstlichen Strahlenquellen.

Jeder Mensch ist einer **natürlichen Strahlenexposition** aus seiner Umwelt ausgesetzt. Die natürliche Strahlenexposition stammt aus drei Quellen, der extraterrestrischen Strahlung aus dem Weltall (kosmische Strahlung) und der von der Erde ausgehenden terrestrischen Strahlung. Dazu kommt die innere Strahlung durch Aufnahme radioaktiver Substanzen, vor allem durch Inhalation von Radon (s. u. Kap. 7).

Insgesamt haben die Strahlenexpositionen bei Röntgenuntersuchungen und nuklearmedizinischen Untersuchungen einen Anteil von etwa einem Drittel an der jährlichen Gesamtexposition durch natürliche und zivilisatorische Strahlungsquellen (Abb. 5.6).

Der Wert einer Röntgenuntersuchung darf allerdings nicht nur durch die entstehenden Risiken beschrieben werden, sondern muß auch den zu erwartenden Nutzen berücksichtigen.

Diese Notwendigkeit wurde beispielsweise bei umfangreichen Studien zur Früherkennung des Brustkrebses durch mammographische Reihenuntersuchungen eindrucksvoll belegt. Obwohl davon ausgegangen werden muß, daß durch die zusätzliche Strahlenexposition bei der Mammographie in Einzelfällen ein Brustkrebs ausgelöst wurde, lag durch die Früherkennung die Sterblichkeit an Brustkrebs bei den regelmäßig untersuchten Frauen wesentlich niedriger als bei den Frauen, die nicht regelmäßig mammographisch untersucht wurden.

Es bleibt die Verpflichtung des mit Röntgenuntersuchungen beschäftigten medizinischen Personals, durch strenge Indikationsstellung und sorgfältige Durchführung der Untersuchung die Strahlenexposition möglichst gering zu halten. Bei Gewährleistung dieser Anforderungen kann von einem günstigen Verhältnis zwischen dem Risiko einer Röntgenuntersuchung und ihrem Nutzen ausgegangen werden.

# 6. Dosimetrie
B. Mrosek

Dosismessung bedeutet die Bestimmung der Strahlenmenge. Es interessiert meist die direkt in die zu untersuchende Volumeneinheit des Gewebes übertragene Dosis. Dabei können Dosismessungen selten direkt im Gewebe durchgeführt werden.

## Dosisgrößen und Einheiten

### Energiedosis

Die Energiedosis mißt die Energie, welche der Materie (z. B. dem menschlichen Gewebe) übertragen wird. Die absorbierte Energie wird hierbei auf die Masse des bestrahlten Volumens, nicht aber auf das Volumen bezogen. Dieser Sachverhalt berücksichtigt die unterschiedliche Dichte z. B. der Knochen, der Muskulatur, des Fettes oder des Lungengewebes:

$$\text{Energiedosis (D)} = \frac{\text{übertragene Energie auf Materie}}{\text{Masse der Materie}}$$

Je nach der Strahlenqualität (z. B. für Röntgenstrahlung, die bei unterschiedlichen Röhrenspannungen erzeugt wird) und der Zusammensetzung der bestrahlten Materie (z. B. Weichteilgewebe, Wasser, Luft) ergeben sich verschiedene Umrechnungsfaktoren zwischen den Dosiswerten in unterschiedlichen Materialien.

Die absorbierte Energie verhält sich für den menschlichen Körper bei Anwendung von Röntgenstrahlung etwa folgendermaßen: Knochen : Weichteilgewebe : Fett = 5 : 1 : 0,5 (Abb. 6.1).

Auf die Strahlenexposition übertragen bedeutet dies, daß der Knochen (hoher Anteil von Kalzium!) einer etwa fünfmal höheren Strahlenexposition ausgesetzt ist als das umliegende Weichteilgewebe (Muskulatur). Das unterschiedliche Absorptionsverhalten von Knochen, Weichteilgewebe und Fett ruft die für die Röntgendiagnostik notwendigen Kontraste hervor. Abb. 6.2 zeigt die relative Energieabhängigkeit des Absorptionskoeffizienten von Photonenstrahlung für verschiedene Gewebearten. Im diagnostischen Energiebereich bis etwa 150 keV Photonenenergie zeigen sich deutliche Unterschiede für die Absorptionsfähigkeit einzelner Gewebearten.

Für die biologische Wirkung ist es von großer Bedeutung, ob die Energieübertragung hinsichtlich der räumlichen Verteilung gleichmäßig oder ungleichmäßig erfolgt. Der Faktor der Zeit, in der eine bestimmte Energiedosis auf den Körper übertragen wird, spielt ebenfalls eine große Rolle. Die innerhalb einer bestimmten Zeit übertragene Energiedosis wird **Dosisleistung** genannt. Es ist leicht einzusehen, daß ein Unterschied besteht, ob eine bestimmte Energie-

**Tab. 6.1.** Dichtewerte der im menschlichen Körper vorkommenden Stoffe:

| Gewebe | Dichtewert in g/cm³ |
|---|---|
| Knochen | 1,90 |
| Knorpel | 1,09 |
| Muskulatur | 1,01 |
| Wasser | 1,00 |
| Fett | 0,92 |
| Luft | 0,0013 |

**Tab. 6.2.** Für die Energiedosis verwendete Einheiten

| | SI-Einheit Name | Einheit | alte Einheit Name | Einheit |
|---|---|---|---|---|
| Energiedosis | Gray | Gy | Rad | rd |

1 Gy (Gray) = 1 Ws/kg = 1 Joule/kg
1 Gy (Gray) = $10^2$ rd

# Dosisgrößen und Einheiten 107

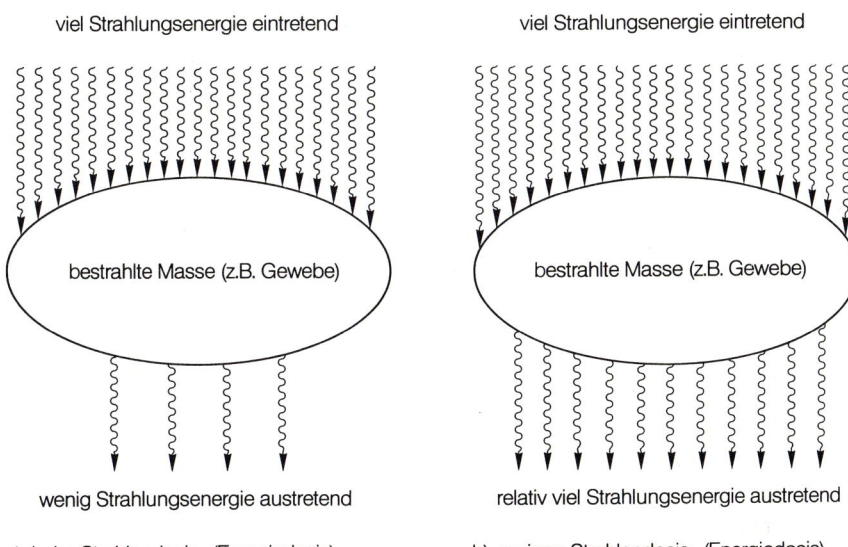

**Abb. 6.1** Je mehr Strahlungsenergie pro bestrahlte Masse absorbiert wird, desto größer ist die Energiedosis.

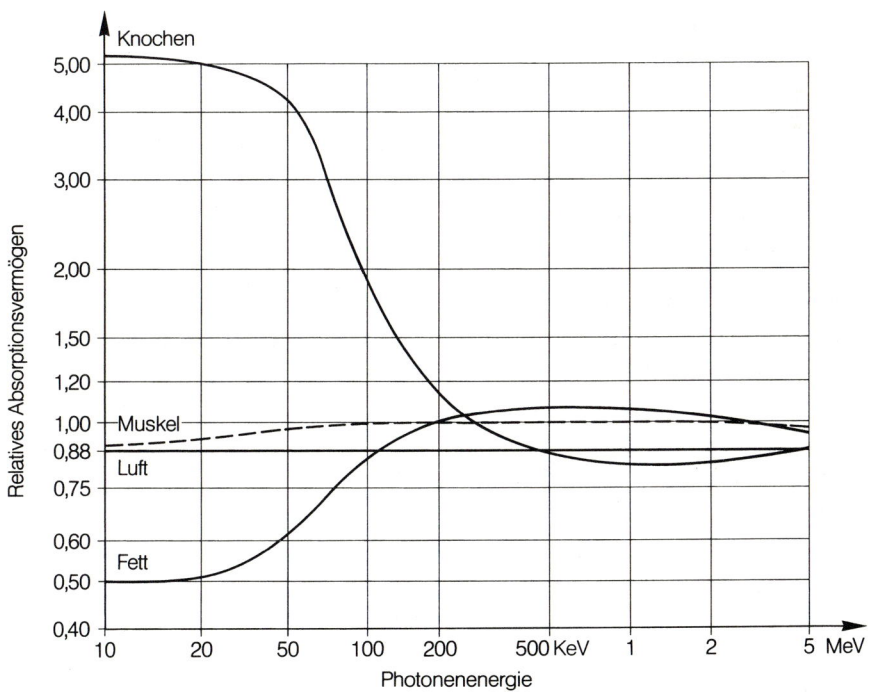

**Abb. 6.2** Relative Absorption von Photonenstrahlung in verschiedenen Geweben in Abhängigkeit von der Strahlungsenergie.

dosis innerhalb eines Tages oder aber verteilt über ein Jahr aufgenommen wird.

**Äquivalentdosis**

Die Äquivalentdosis ist ein Maß, welches die biologische Wirksamkeit verschiedener Strahlenarten berücksichtigt. Der Begriff der Äquivalentdosis wurde für den Strahlenschutz eingeführt.

Es handelt sich dabei um diejenige Dosisgröße, die in engster Beziehung zur biologischen Wirkung im bestrahlten Objekt steht und immer dann zur Anwendung kommt, wenn ein Maß für die biologische Wirkung festgelegt werden soll. Eine direkte Messung ist nicht möglich, sie kann aber aus der Ionendosis berechnet werden.

Die Äquivalentdosis ist das Produkt aus Energiedosis und Bewertungsfaktor. Der Bewertungsfaktor wiederum ist ein Produkt aus dem Qualitätsfaktor und anderen Faktoren.

Die Einheit für die Äquivalentdosis ist das Sievert mit dem Einheitenzeichen Sv. Der Eigenname geht auf den Schweden Rolf M. Sievert (1896–1966) zurück, welcher zu den Pionieren des Strahlenschutzes in der Medizin gehört.

**Tab. 6.3.** Für die Ionendosis verwendete Einheiten

| Name | SI-Einheit | Einheit Name | alte Einheit Einheit |
|---|---|---|---|
| Ionendosis | Coulomb / Kilogramm | C / kg | Röntgen R |

**Tab. 6.4** Einheiten aus Radiologie und Strahlentherapie im Überblick

| Physikalische Größe | SI-Einheit | alte Einheit | Beziehung |
|---|---|---|---|
| Aktivität | Becquerel (Bq) $1\ Bq = 1/s$ | Curie (Ci) | $1\ Ci = 3{,}7 \times 10^{10}\ Bq$ $1\ Bq = 2{,}7 \times 10^{-11}\ Ci$ $= 27\ pCi$ |
| Energiedosis | Gray (Gy) $1\ Gy = 1\ J/kg$ | Rad (rd) | $1\ rd = 0{,}01\ Gy$ $1\ Gy = 100\ rd$ |
| Äquivalentdosis | Sievert (Sv) $1\ Sv = 1\ J/kg$ | Rem (rem) | $1\ rem = 0{,}01\ Sv$ $1\ Sv = 100\ rem$ |
| Ionendosis | Coulomb / Kilogramm (C/kg) | Röntgen (R) | $1\ R = 2{,}58 \times 10^{-4}\ C/kg$ $= 0{,}258\ mC/kg\ (C/kg)$ $1\ C/kg = 3876\ R$ |
| Energiedosisleistung | Gray / Sekunde (Gy/s) | Rad / Sekunde (rd/s) | $1\ rd/s = 0{,}01\ Gy/s$ $1\ Gy/s = 100\ rd/s$ |
| Äquivalentdosisleistung | Sievert / Sekunde (Sv/s) | Rem / Sekunde (rem/s) | $1\ rem/s = 0{,}01\ Sv/s$ $1\ Sv/s = 100\ rem/s$ |
| Ionendosisleistung | Ampere / Kilogramm (A/kg) | Röntgen / Sekunde (R/s) | $1\ R/s = 2{,}58 \times 10^{-4}$ $A/kg = 0{,}258\ mA/kg$ |

## Ionendosis

Die Ionendosis wird gemessen, indem die Fähigkeit der energiereichen Strahlung ausgenützt wird, in Luft Ionisationen zu erzeugen. Die auf die Luftmasse bezogene Ladung der erzeugten Ionen heißt Ionendosis.

$$\text{Ionendosis} = \frac{\text{Ladung der gebildeten Ionen}}{\text{Masse Luft}}$$

Da in der Praxis die Größen Energiedosis und Äquivalentdosis nicht direkt meßbar sind, wird zumeist die Ionisationswirkung auf ein anderes Medium (Luft) gemessen und daraus auf die Energie- bzw. Äquivalentdosis geschlossen.

## Meßmethoden

### Ionisationsdosimetrie

Ionisierende Strahlung hat die Eigenschaft, beim Durchdringen bestimmter Medien wie Luft, Gas und auch Gewebe freie Elektronen und Ionen zu bilden. Dieser Vorgang wird Ionisation genannt und wurde bereits im Kapitel »Physikalische Grundlagen« besprochen.

Die Fähigkeit der Röntgenstrahlung zur Ionisation macht man sich bei der Ionisationsdosimetrie zunutze. Die Ionisationskammer zur Messung der Ionendosis ist wie folgt aufgebaut: In einer Ionisationskammer mit definiertem Luftvolumen wird ein elektrisches Feld durch zwei voneinander isolierten Elektroden aufgebaut. An die Elektroden wird eine Gleichspannungsquelle angeschlossen (Abb. 6.3).

Luft wirkt normalerweise als Isolator, und es kann somit kein Strom zwischen den plattenförmigen Elektroden fließen. Durch Einfall von Röntgenstrahlung werden die Luftmoleküle ionisiert. Es entstehen positiv geladene Ionen und freie Elektronen. Durch Einfluß des elektrischen Feldes fließen die Ladungsträger zu den Elektroden ab. Die positiv geladenen Ionen fließen zur negativen, die negativ geladenen Elektronen zur positiven Elektrode. Es fließt ein Ionisationsstrom. Der im Meßkreis fließende Strom ist direkt proportional zur eingestrahlten Dosis. Die Ionisation und somit der Ionisationsstrom sind um so höher, je größer die Strahlung auf das Luftvolumen ist. Die Höhe des Stromes ist ein Maß für die Ionendosisleistung bzw. das Produkt Strom × Zeit (= Ladung für die Ionendosis).

Die Belichtungsautomatik, das Stabdosimeter und viele Meßgeräte zur Ermittlung der Ortsdosis und des Flächendosisproduktes arbeiten nach dem Prinzip der Ionisationskammer.

Belichtungsautomaten nach dem Ionisationsprinzip arbeiten nach folgendem Prinzip: Vor der Filmkassette befinden sich flache strahlendurchlässige Ionisationskammern. Während der Belichtung wird das in der Kammer befindliche Gas ionisiert. Die dadurch hervorgerufene Ladung wird gemessen. Erreicht die entstehende Ladung den eingestellten Wert, so wird die Belichtung abgeschaltet.

### Filmdosimetrie

Das Prinzip der Filmdosimetrie beruht auf der quantitativen Auswertung von Filmemulsionen, die durch Strahlenabsorption geschwärzt wurden. Die Filmschwärzung wird photometrisch gemessen. Die Zuord-

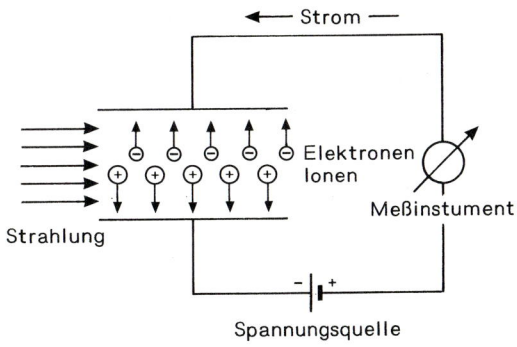

**Abb. 6.3** Prinzip der Ionisationskammer.

nung der Filmschwärzung zur Energiedosis erfolgt durch Vergleich mit einem Dosimeter, welches nach einem absoluten Verfahren arbeitet. Bei der Ermittlung der Dosis mit Filmdosimetern muß die Energie der einfallenden Photonen in etwa bekannt sein, da ein Vergleich bei verschiedenen Strahlenenergien (Strahlenqualitäten) unterschiedlich ausfällt. Der Anwendungsbereich von Filmdosimetern liegt bei $10^{-5}$–10 Gray. Filmdosimeter werden bevorzugt zur Messung der Personendosis im Rahmen der Strahlenschutzüberwachung eingesetzt. Neben der Thermolumineszenzdosimetrie stellt es das wichtigste Strahlenschutzdosimeter bei beruflich strahlenexponierten Personen dar.

### Thermolumineszenzdosimetrie (TLD)

Die Thermolumineszenzdosimetrie gehört zu den Festkörperdosismeßverfahren. Die für Dosimeter verwendeten Materialien sind Kristalle, meist Lithium- oder Kalziumfluorid (LiF, $CaF_2$). Durch Bestrahlung werden im Kristallverband Elektronen freigesetzt, welche den Kristall nicht verlassen, aber sich auf Fremdatome oder Fehlstellen im Kristall setzen. Durch Erhitzen auf Temperaturen um 100–300° C kehren sie, unter Aussendung von Licht, in ihre ursprüngliche Ausgangslage zurück. Wird die Lichtmenge gemessen, so kann aus ihr die eingestrahlte Dosis abgeleitet werden. Die Nachweisgrenze liegt bei etwa 0,02 mSv, der Dosisbereich bis zu über 1 Sv und die Genauigkeit bei ±10%.

### Chemische Dosimetrie

Bei der chemischen Dosimetrie werden in chemischen Systemen (Lösungen) durch Bestrahlung Änderungen erzeugt, welche gemessen werden können.

Am häufigsten wird das sogenannte Frikke-Dosimeter (Eisensulfat-Dosimeter) verwendet. Die Wirkungsweise beruht auf einer irreversiblen Umwandlung von $Fe^{2+}$-Ionen in $Fe^{3+}$-Ionen durch ionisierende Strahlung. Die gebildeten $Fe^{3+}$-Ionen verändern die optische Durchlässigkeit des Systems, und diese ist der Energiedosis proportional. Die Extinktionsänderung wird photometrisch gemessen.

Bei der chemischen Dosimetrie handelt es sich um eine Methode zur direkten Energiedosisbestimmung, da bekannt ist, wieviele $Fe^{3+}$-Ionen durch eine bestimmte Menge absorbierter Energie erzeugt werden.

### Biologische Dosimetrie

Die biologische Dosimetrie ist eine Methode zur Schätzung der Dosis einer ionisierenden Strahlung, die auf ein Individuum eingewirkt hat. Biologische Strahlendosimeter können bei Strahlenschutz-Fragen eine bedeutsame Rolle spielen, beispielsweise bei der Schätzung von unbekannten Strahlenexpositionen durch Vergleich der Zahl von in den Blutzellkulturen auftretenden Aberrationen mit in vitro gewonnenen Dosis-Effekt-Kurven oder zum Ausschluß von Strahlenexpositionen.

Die Methode der biologischen Dosimetrie beruht darauf, daß die biologische Wirkung der Strahlung gemessen wird. Es wird die Häufigkeit von bestimmten Chromosomenaberration gemessen, die in Lymphozyten des menschlichen Blutes auftreten. Aus Untersuchungen ist bekannt, daß bestimmte Chromosomenaberrationen pro Zelle mit der Dosis zunehmen. Somit trägt jedes Individuum sein eigenes »Dosimeter« (Blut) stets bei sich. Bleiben trotz des Tragens eines Stab-, Film- oder Fingerringdosimeters Strahlenexpositionen unerkannt, so können sie mit Hilfe der biologischen Dosimetrie entdeckt werden. Auch eine mehrere Jahre zurückliegende Strahlenexposition kann noch festgestellt werden.

Die Analysen sind sehr zeitaufwendig, und so dürfte diese Methode als Routine-Dosimeter erst mit ihrer Automatisierung eingeführt werden.

# Meßgeräte

## Strahlenschutzüberwachung mit Filmdosimetern

Für die Dosimetrie an Personen, die sich im Kontrollbereich aufhalten, sind amtliche Dosimeter vorgeschrieben (Paragraph 35 RöV). Der Betreiber einer Röntgeneinrichtung (Krankenhaus, Arzt, Zahnarzt) muß dazu Filmplaketten mit auswechselbaren, lichtdicht verpackten Filmen von der jeweils zuständigen amtlichen Meßstelle (s. S. 112f.) anfordern. Die Filme sollen in regelmäßigen Abständen, meist monatlich, ausgetauscht und an die amtliche Meßstelle zurückgesandt werden. Das Ergebnis der Filmauswertung wird dem jeweiligen Strahlenschutzbeauftragten mitgeteilt. Die Ergebnisse müssen 30 Jahre lang aufbewahrt werden.

Die üblichen Filmdosimeter bestehen aus einer Bakelit- oder Plastikkassette, in welcher sich zwei in Aluminiumfolie lichtdicht eingeschlossene Filme befinden, die eine unterschiedlich hohe Empfindlichkeit gegenüber ionisierender Strahlung besitzen. Zur Abschätzung der Strahlenqualität sind innerhalb der Plaketten verschiedene Filter angebracht. Die Filteranordnung der zur Personendosimetrie eingesetzten Filter zeigt fünf Felder (Abb. 6.4).

Durch versetzt angeordnete Bleifelder (Feld 5) kann unterschieden werden, ob die Strahlung von der Vorder- oder der Rückseite auf das Filmdosimeter erfolgte. Das nicht mit einem Filter versehene Feld (sog. Leerfilter) wird am ehesten von einer energiearmen Streustrahlung, die hinter den Kupferfiltern liegenden Felder werden durch zunehmende Strahlungsenergie geschwärzt. Durch die Kupferfilter kann man eine Differenzierung zwischen drei verschiedenen Energiebereichen der einfallenden Strahlung (weich, mittelhart, hart) erreichen. Mit Hilfe von Eichkurven kann aus dem Verhältnis der Schwärzung der Felder die Dosis ermittelt werden. Filmdosimeter zeigen häufig wichtige Zusatzinformationen

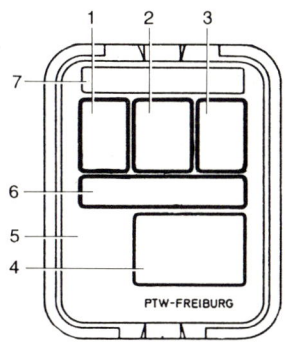

**Abb. 6.4** Filmdosimeter mit vier verschiedenen Filtern.
Feld 1: Filter aus 0,3 mm Cu
Feld 2: Leerfilter
Feld 3: Filter aus 0,05 mm Cu
Feld 4: Filter aus 0,8 mm Pb
Feld 5: Filter aus 1,2 mm Cu
Feld 6: Fenster für Filmnummer
Feld 7: Fläche für Namenaufkleber
(Mit freundlicher Genehmigung der Siemens AG, Erlangen)

über Strahlenqualität und Einstrahlrichtungsverteilung.

Filmplaketten sollten auf der Kleidung in Brusthöhe und unter der Strahlenschutzkleidung getragen werden. Sie sollten z. B. nicht in der Brusttasche getragen werden, da sie durch metallische Gegenstände verdeckt werden können. Dies kann ein falsches Meßergebnis vortäuschen. Filmdosimeter sind bei Strahlenenergien oberhalb von 20 keV verwendbar. Die untere Nachweisgrenze liegt bei 0,1 mSv.

## Strahlenschutzüberwachung mit Stabdosimetern

Das Stabdosimeter arbeitet nach dem Prinzip der luftgefüllten Ionisationskammer.

Der Aufbau des Stabdosimeters ist in Abb. 6.5 dargestellt. Ist das Stabdosimeter einer einfallenden ionisierenden Strahlung ausgesetzt, so kommt es durch den in der Ionisationskammer erzeugten Strom zur

# 112  6. Dosimetrie

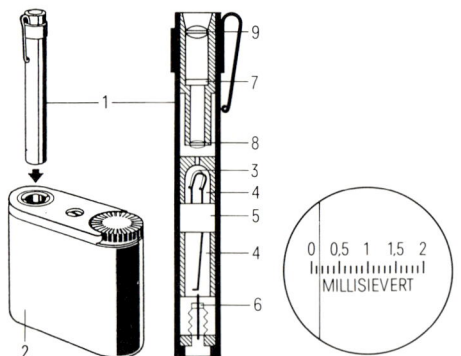

**Abb. 6.5** Aufbau eines Stabdosimeters mit Ladegerät und Anzeige in mSv.
Im Dosimeter bilden ein Quarzfaden (3) und ein ihn umhüllender Metallzylinder eine Ionisationskammer (4) mit Isolation durch den Isolator (5). Strahlung ionisiert die Luft in dieser Ionisationskammer, es fließt ein Ionisationsstrom, wodurch der Kondensator sich entlädt. Durch den Spannungsrückgang am Kondensator kommt es zur geringfügigen Verformung des Quarzfadens (elektrostatische Kräfte). Die Betrachtung dieser Lageveränderung des Quarzfadens vor der Skala (7) erfolgt mit der Optik (8) und dem Okular (9). Beim Aufladen wird die mit einer Spannungsquelle verbundene Ladevorrichtung über einen Druckschalter (6) mit der Ionisationskammer in Ladekontakt gebracht.
(Mit freundlicher Genehmigung der Siemens AG, Erlangen)

Entladung des Kondensators. Der hierdurch hervorgerufene Spannungsrückgang am Kondensator führt zu einer Auslenkung des Fadenelektrometers. Über ein Okularsystem des Stabdosimeters ist die Veränderung auf einer Skala ablesbar. Die Aufladung des Kondensators erfolgt durch ein netzgebundenes Ladegerät, welches die Ladespannung liefert. Bei ständigem Gebrauch ist das Stabdosimeter täglich nachzuladen.

Der übliche Meßbereich liegt bei 0 bis 2 mSv (200 mR). Durch Änderung der Kondensatorkapazität kann eine Meßbereichserweiterung vorgenommen werden. Die Meßgenauigkeit liegt bei ±10%. Stabdosimeter sollten vor Arbeitsbeginn und nach beendeter Arbeitszeit abgelesen werden.

Vorteile des Stabdosimeters:
- Handlichkeit
- Ablesung kann zu jeder Zeit erfolgen
- relative Energieunabhängigkeit

Nachteile des Stabdosimeters:
- begrenzter Dosisbereich
- Selbstentladung des Kondensators (0,5 bis 2% pro Tag)
- Empfindlichkeit gegen Stöße, Temperatur- und Luftdruckänderungen sowie Feuchtigkeit

## Strahlenschutzüberwachung mit Fingerringdosimetern

Nach Paragraph 35 Abs. 3 der RöV ist die Personendosis auch an Körperstellen zu messen, an denen damit zu rechnen ist, daß die Dosis mehr als ein Drittel der höchstzulässigen Grenzwerte betragen wird. Dieses kann z. B. bei Chirurgen oder Orthopäden vorkommen, die mit den Händen im Röntgennutzstrahlenbündel manipulieren müssen. Dieser Personenkreis muß dann Fingerringdosimeter tragen. Die von den amtlichen Meßstellen ausgegebebenen Fingerringdosimeter sind fast ausschließlich Thermolumineszenzdosimeter. Thermolumineszenzdosimeter eignen sich sehr gut als Personendosimeter zur Überwachung beruflich strahlenexponierter Personen. Wegen ihrer geringen Abmessung sind TL-Dosimeter vielfältig einsetzbar. Neben Scheiben (z. B. 5–10 mm Durchmesser, 0,01–1 mm Dicke) finden auch Mikrostäbchen (z. B. 1 mm Durchmesser, 6 mm Länge) Anwendung.

## Filmdosimeter-Auswertestellen in der Bunderrepublik Deutschland

*Baden-Würtemberg*
Landesanstalt für Umweltschutz
Griesbachstr. 3
76185 Karlsruhe
Telefon (0721) 594021

*Bayern, Hessen, Schleswig-Holstein*
Auswertungsstelle der Gesellschaft für
Strahlen- und Umweltforschung mbH
Neuherberg
Ingolstädter Landstr. 1
91465 Ergersheim
Telefon (089) 3 87 41

*Berlin*
Personen-Dosismeßstelle
Soorstr. 84
14050 Berlin
Telefon (030) 30 18 20

*Nordrhein-Westfalen, Bremen, Saarland, Rheinland-Pfalz*
Staatliches Materialprüfungsamt von NRW
Marsbruchstr. 186
44287 Dortmund-Aplerbeck
Telefon (0231) 45 02-1

*Hamburg, Niedersachsen*
Freie Hansestadt Hamburg
Gesundheitsbehörde
Meßstelle für Strahlenschutz
Max-Brauer-Alle 134
22765 Hamburg
Telefon (040) 38 15 51

Für die fünf neuen Bundesländer wurde eine zentrale Meßstelle unter der Federführung von Mecklenburg-Vorpommern in der Berliner Außenstelle des Bundesamtes für Strahlenschutz in Berlin-Karlshorst, Waldowallee 117, 10318 Berlin eingerichtet. Somit gibt es zur Zeit in der Bundesrepublik Deutschland insgesamt sechs Strahlenmeßstellen für Personendosimetrie.

# 7. Grundlagen des Strahlenschutzes
B. Mrosek

## Einleitung

Bereits kurz nach der Entdeckung der X-Strahlen durch Wilhelm Conrad Röntgen im November 1895 wurden biologische Auswirkungen und Schäden aufgrund ihrer Benutzung festgestellt.

Im Frühjahr 1896 wurde in Amerika und England nach Anwendung von Röntgenstrahlung über Hautveränderungen und Haarausfall berichtet.

1903 entdeckte Dr. Albers-Schönberg, daß Röntgenstrahlen Tiere sterilisieren können.

Aufgrund dieser biologischen Wirkungen und der daraus folgenden Schädigungen ist es notwendig, die Exposition durch ionisierende Strahlung auszuschalten bzw. möglichst gering zu halten. Der Amerikaner Mutscheller empfahl 1925 aufgrund eigener Untersuchungen eine Toleranzdosis, die weniger als 1% der Dosis beträgt, welche in einem Zeitraum von 30 Tagen eine Hautrötung hervorruft (Hauterythem-Dosis). Diese Empfehlung beruhte auf der Feststellung, daß die Strahlendosis über längere Zeit hinweg toleriert werden konnte, ohne zu Schäden zu führen. 1934 empfiehlt die Internationale Strahlenschutzkommission (International Commission on Radiological Protection, IRCP) eine Toleranzdosis von 0,2 Röntgen/d (2 mSv/d). Dies entspricht grob Mutschellers Empfehlung von 1925. Die Hauterythem-Dosis betrug etwa 600 Röntgen.

Seit den Versuchen des deutschen Radiologen Müller (1927) ist bekannt, daß durch ionisierende Strahlung genetische Schäden induziert werden können.

Trotz des Wissens um die schädlichen Auswirkungen ionisierender Strahlung verbreitete sich in den ersten Jahrzehnten des 20. Jahrhunderts die Annahme, daß Radioaktivität gesundheitsfördernde Wirkungen habe. So fanden in der Medizin besonders Radium und Radon vielfältige Anwendungen. Intravenöse Injektionen von Radium sollten sich auf verschiedene Krankheiten positiv auswirken. Durch die Anreicherung des Trinkwassers mit Radon versprach man sich gesundheitsfördernde und belebende Wirkungen. Orte mit erhöhter natürlicher Strahlenexposition wurden in dem Glauben aufgesucht, Arthritis, allgemeine Gebrechlichkeit und andere Leiden kurieren zu können.

Schuhgeschäfte boten den Kunden an, die Paßform der neuen Schuhe im hauseigenen »Fußbetrachter« (Durchleuchtungsgerät) zu kontrollieren.

Röntgenstrahlen wurden in der Kosmetikindustrie dazu benutzt, einen Damenbart zu entfernen.

Berichte über Strahleneffekte an den Atombombenüberlebenden von Hiroshima und Nagasaki sowie Berichte über ein vermehrtes Auftreten von Leukämie bei Röntgenärzten bewirkten ein stärkeres öffentliches sowie wissenschaftliches Interesse an den Auswirkungen ionisierender Strahlung.

Die folgende Tabelle (Tab. 7.1) zeigt die Exposition der Bevölkerung in der Bundesrepublik Deutschland durch ionisierende Strahlung. Etwa zwei Drittel stammen aus natürlichen Strahlenquellen wie kosmischer oder terrestrischer Strahlung. Die natürliche Strahlung auf der Erdoberfläche setzt der Strahlenexposition des Menschen eine untere Grenze, da sie vom Menschen nicht beeinflußbar ist.

Die aus künstlichen (zivilisatorischen) Quellen stammende Strahlung steuert der Mensch selbst. Die höchste Strahlenexposition aus künstlichen Quellen entstammt der Medizin: Die Röntgendiagnostik verursacht den größten Teil der zivilisatorischen Strahlenexposition der Bevölkerung.

Tab. 7.1. Genetisch signifikante Strahlenexpositionen der Bevölkerung der Bundesrepublik Deutschland im Jahre 1982 in Millisievert

| | | |
|---|---|---|
| **Natürliche Strahlenexposition** | | |
| Durch kosmische Strahlung | | ca. 0,3 |
| Durch terrestrische Strahlung von außen im Mittel | | ca. 0,5 |
| – bei Aufenthalt im Freien | ca. 0,43 | |
| – bei Aufenthalt in Häusern | ca. 0,57 | |
| durch inkorporierte natürlich radioaktive Stoffe | | ca. 0,3 |
| Summe der natürlichen Strahlenexposition | | ca. 1,1 |
| **Zivilisatorische Strahlenexposition** | | |
| Durch kerntechnische Anlagen | | <0,01 |
| Durch Anwendung radioaktiver Stoffe und ionisierender Strahlen in der Medizin | | ca. 0,5 |
| – Röntgendiagnostik | ca. 0,5 | |
| – Strahlentherapie | <0,01 | |
| – Nuklearmedizin | <0,01 | |
| Durch Anwendung radioaktiver Stoffe und ionisierender Strahlung in Forschung, Technik und Haushalt | | <0,02 |
| – Industrieerzeugnisse | <0,01 | |
| – technische Strahlenquellen | <0,01 | |
| – Störstrahler | <0,01 | |
| Durch berufliche Strahlenexposition (Beitrag zur mittleren Strahlenexposition der Bevölkerung) | | <0,01 |
| Durch Strahlenunfälle und besondere Vorkommnisse | | 0 |
| Durch Fall-out von Kernwaffenversuchen | | <0,01 |
| – Von außen im Freien | <0,01 | |
| – Durch inkorporierte radioaktive Stoffe | <0,01 | |
| Summe der zivilisatorischen Strahlenexposition | | ca. 0,6 |

## Erläuterungen und Beispiele zur natürlichen und zivilisatorischen Strahlenexposition

### Natürliche Strahlenexposition

Eine Strahlenexposition gilt dann als natürlich, wenn sie durch natürliche Strahlenquellen verursacht wird und nicht durch das Eingreifen des Menschen beeinflußt werden kann. Dabei kann man prinzipiell die **kosmische Strahlung** und die **terrestrische Strahlung** unterscheiden (Abb. 7.1). Es gibt nur wenige radioaktive Stoffe, welche einen nennenswerten Beitrag zur Strahlenexposition des Menschen darstellen. Hierzu gehören Radon und dessen Tochterprodukte sowie Kalium-40.

### Gasförmige radioaktive Stoffe

Durch eingeatmete radioaktive Stoffe kommt es zu einer erhöhten Exposition der Atemwege und der Lungen. Bei Uranminenarbeiten kommt es neben einer gasförmigen auch zu einer staubförmigen Radionuklidaufnahme (besonders bekannt wurde der »Schneeberger Lungenkrebs«).

Radon (Rn-222, Rn-220) ist ein Produkt natürlicher radioaktiver Zerfallsreihen.

Rn-222 gehört zur Uran-Zerfallsreihe. Es entsteht beim Zerfall von Radium-226. Rn-222 zerfällt unter Aussendung von Alphastrahlung. Die Halbwertszeit beträgt 3,8 Tage.

Rn-220 entsteht beim Zerfall von Radium-224 in der Thorium-Zerfallsreihe. Radon als natürliches radioaktives Gas zeigt

# 116   7. Grundlagen des Strahlenschutzes

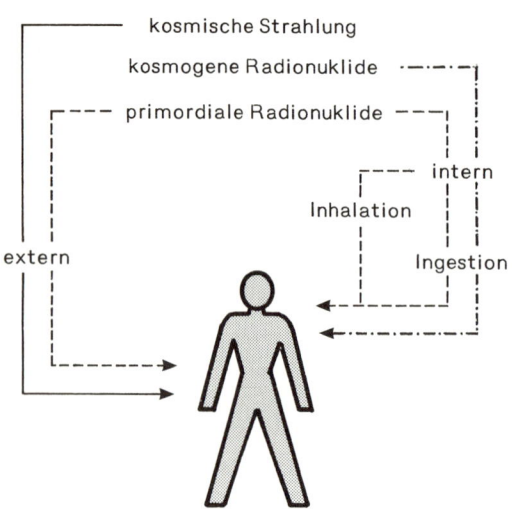

**Abb. 7.1** Die verschiedenen Komponenten der natürlichen Strahlenbelastung.

Edelgascharakter: es geht mit anderen Stoffen keine chemischen Reaktionen ein und kann somit aus Materialien und Stoffen entweichen. Radon bindet sich in der Luft an Aerosole und kann so durch den Wind über weite Strecken transportiert werden. Die Stoffaufnahme erfolgt bevorzugt über den Respirationstrakt und den Gastrointestinaltrakt. Zu erwähnen ist auch die Aufnahme über die Haut, die jedoch eher eine untergeordnete Rolle spielt. Das Radon trägt am meisten zur natürlichen Strahlenexposition des Menschen bei.

Radon ist etwa 7mal schwerer als Luft. Die Konzentration von Radon in Kellern ist wesentlich größer als in den oberen Stockwerken. Bei der Wohnraumnutzung des Kellers (Partyraum, Arbeitsraum, Hobbyraum, Wohnraum) ist daher stets für eine ausreichende Durchlüftung zu sorgen.

Radon kommt in der Atmophäre und in der Erdkruste vor. Regionale Unterschiede von Radon-Konzentrationen sind geologisch bedingt. Die Radonkonzentrationen in der Außenluft schwankt in der Bundesrepublik regional (ohne die neuen Bundesländer) zwischen 15 und 26 Bq/m$^3$. Der Medianwert in den Innenräumen liegt zwischen 40 und 50 Bq/m$^3$ und einem hohen Anteil an Werten über 100 Bq/m$^3$. Die wichtigsten Radonquellen in Häusern sind der Boden und die verwendeten Baustoffe. Jahreszeitliche Schwankungen der Radonkonzentration in Häusern sind mit den Lüftungsgewohnheiten der Bewohner zu erklären (Minimum im Sommer, Maximum im Winter).

Eine weitere Radonquelle ist das Trinkwasser. Die Menge des gelösten Radons hängt von den lokalen Gegebenheiten ab.

Eine weitere Inhalationsquelle von relativ hoher Radioaktivität ist die Tabakpflanze. Beim Tabakrauchen gelangen durch Inhalation Blei-210 und Polonium in die Lungen.

## Kalium-Isotope

Im natürlichen Isotopen-Gemisch des Kaliums hat das radioaktive Kalium-40-Isotop einen Anteil von etwa 0,01%. 99,99% sind stabiles, nicht radioaktives Kalium-39. Das Kalium-40 zerfällt mit einer Halbwertszeit von 1,28 Milliarden Jahren unter Aussendung von Beta- und Gammastrahlen. Es liegt in fast allen Zellen vor, besonders in der Muskulatur und in den Erythrozyten. Das Kalium-40-Isotop führt somit zu einer äußeren sowie einer inneren Strahlenexposition.

Die Kaliumkonzentration im Körper ist weitgehend konstant. Beim Erwachsenen beträgt sie ca. 2 g pro Kilogramm Körpergewicht, bei einem Durchschnittsgewicht von 75 kg also etwa insgesamt 150 g Kalium.

Das Kalium-40-Isotop führt durch seine äußere wie durch seine innere Strahlenexposition zu einer gleichmäßigen Ganzkörperbelastung. Radon und seine Tochterprodukte hingegen führen zu einer Exposition des Atmungstraktes.

Der Hauptbestandteil der Radioaktivität in Milch, Getreide und anderen Nahrungsmitteln stammt vom natürlichen Kalium-40. Die Radioaktivität in einzelnen Nahrungs-

## Natürliche und zivilisatorische Strahlenexposition

mitteln variiert stark, bedingt durch eine jeweils unterschiedliche Speicherung von Radium.

### Kosmische Strahlung

Die kosmische (aus dem Weltall stammende) Strahlung wird in eine **galaktische** und in eine **solare Komponente** unterteilt.

Die galaktische (vom Milchstraßensystem ausgehende) Strahlung weist eine ziemlich konstante Größe auf, während die solare (von der Sonne ausgehende) Strahlung stets eruptionsartig auftritt. Das Ausmaß der kosmischen Strahlung ist abhängig von der Höhe über dem Meeresspiegel (z. B. Hamburg 0,30 mSv/a, Zugspitze 1,2 mSv/a), von der erdmagnetischen Breite und von der Phase des Sonnenzyklus (Abb. 7.2).

Ein Aufenthalt im Hochgebirge (4 Wochen, Höhe 2000 m) entspricht etwa einer Strahlenexposition von einer Lungenaufnahme (a. p.) mit 0,04 mSv.

Besonders betroffen von der kosmischen Strahlung sind Piloten bemannter Raumflüge und eine immer größer werdende Zahl von Flugpassagieren (besonders das Flugpersonal).

Die Strahlenexposition für einen Flug nach Mallorca und zurück beträgt 0,008 mSv und nach Los Angeles 0,06 mSv.

### Terrestrische Strahlung

Die terrestrische Strahlung resultiert aus den in der Erdkruste eingelagerten radioaktiven Stoffen, welche im wesentlichen langlebige Radionuklide enthält (Uran-238, Thorium-232).

Sie hat nichts mit »Erdstrahlen« zu tun. Die sogenannte »Erdstrahlung« ist eine Bezeichnung für physikalisch nicht nachweis-

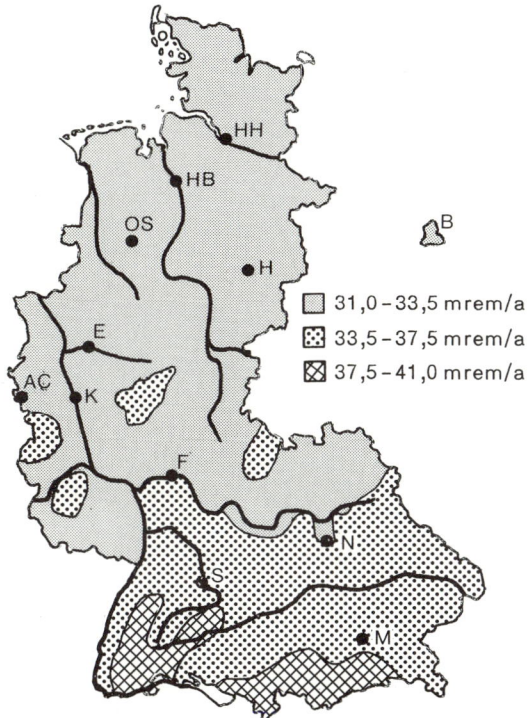

**Abb. 7.2** Kosmische Strahlenbelastung in der Bundesrepublik Deutschland.

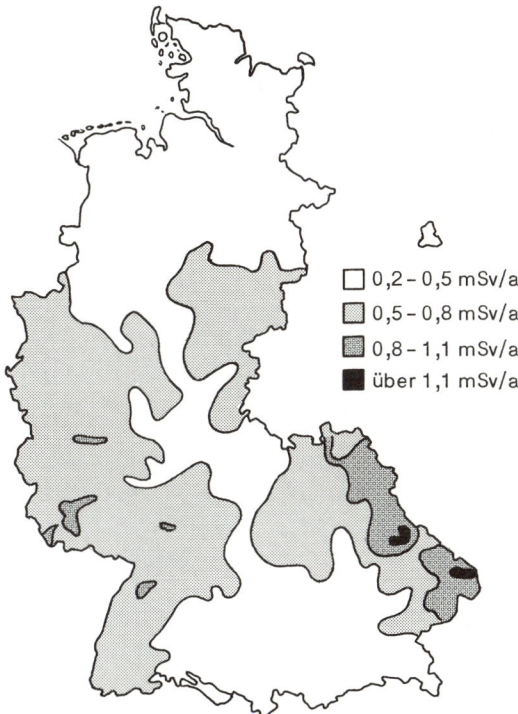

**Abb. 7.3** Terrestrische Strahlendosis im Freien.

bare »Strahlen«, welche einen Einfluß auf Tiere und Menschen ausüben sollen. Mit Hilfe von Wünschelruten/Pendeln soll sie angeblich von bestimmten Personen wahrgenommen werden.

Die terrestrische Strahlung ist besonders hoch im Bayerischen Wald und im Schwarzwald (Abb. 7.3). Extrem hohe Werte werden gefunden in:
- den französischen Granitbezirken 2,5 mSv/a
- Brasilien, Atlantikküste 8 mSv/a
- Indien, Kerala 10 mSv/a
- Iran, Ramsar 18 mSv/a

**Zivilisatorische Strahlenexposition**

Unter zivilisatorischer Strahlenexposition versteht man die Strahlenexposition durch künstliche Strahlenquellen und alle zivilisatorisch bedingten Erhöhungen der Strahlenexposition durch natürliche Strahlenquellen.

Durch die Möglichkeit, selber Strahlenquellen zu konstruieren und die vorhandenen praktisch zu nutzen, ist die Strahlenexposition des Menschen gestiegen.

Künstlich sind alle Strahlenquellen, welche vom Menschen hergestellt werden. Hierzu zählen
- Störstrahler (Geräte und Vorrichtungen, welche unbeabsichtigt Röntgenstrahlen erzeugen wie Fernsehgeräte, Hochspannungsgleichrichterröhren)
- Anlagen zur Erzeugung ionisierender Strahlen (Röntgenanlagen, Teilchenbeschleuniger)
- Anlagen zur Freisetzung von Kernenergie (Kernkraftwerke)
- Vermehrung der Umgebungsstrahlung durch Atombomben (Nagasaki, Hiroshima) und Testexplosionen
- künstlich radioaktive Stoffe (in offener Form, z. B. als Nuklearbatterien, als Kleinquellen für Bestrahlungszwecke und in geschlossener Form in Wiederaufbereitungsanlagen für abgebrannte Brennelemente, Isotopenlaboratorien).

Industrieprodukte
▶ **keramische Gegenstände:**
mit Uranfarben gefärbte Fliesen, Uransalze als gelbe Pigmente für die Malerei, Verwendung in Glasuren für Keramik und Porzellan; bei Geschirr kommt es zum unvermeidbaren Abrieb und zu einer Erhöhung des Inkorporationsrisikos.

▶ **Ionisationsfeuermelder:**
Ionisationsänderung durch Rauchgase und daraus folgender Änderung eines Meßstromes; früher Ra 226, jetzt Americium 241

▶ **Leuchtstoffe:**
selbstleuchtende Zahlen und Zeiger bei Uhren, beim Kompaß und Anzeigeninstrumenten in Flugzeugen; früher Radium-226, als Ersatzstoff heute Promethium-147, Tritium

Beruflich bedingte Strahlenexposition

In der Bundesrepublik Deutschland wurden im Jahr 1983 ca. 21000 Personen während ihrer beruflichen Tätigkeit mit Personendosimetern überwacht (ca. 150000 Personen in der Medizin, ca. 60000 Personen in Industrie, Forschung, Gewerbe und anderen Arbeitsbereichen).

Der Mittelwert der Personendosis bei allen überwachten Personen betrug 0,75 mSv. Bei einer mittleren jährlichen Personendosis von 0,75 mSv und einer für beruflich strahlenexponierte Personen zugelassenen maximalen Ganzkörperdosis von 50 mSv/a erscheint dies als ein sehr großer Sicherheitsabstand zu den Grenzwerten. Die Anzahl der Fälle, bei denen die zugelassenen Grenzwerte überschritten werden, beträgt jährlich etwa 0,01%. Im Jahre 1982 wurden bei nur 19 von rund 200000 überwachten Personen Dosisüberschreitungen festgestellt.

Bei etwa 80% der 210000 überwachten Personen lagen die ermittelten Werte unterhalb der kleinsten feststellbaren Dosis (0,1 mSv/Jahr). Dies bedeutet, daß 80% der überwachten Personen nur zur Personenzahl beitrugen, nicht aber zur Dosis. Dadurch wird der Mittelwert der Personendosis verfälscht.

Der Mittelwert der Personendosis für das Jahr 1983 steigt um den Faktor 4 auf 3,4 mSv, wenn nur die restlichen 20% der überwachten Personen berechnet werden. Der Dosismittelwert der in der Medizin tätigen Personen würde dann von 0,18 mSv auf 1,1 mSv ansteigen.

## Grundsätze des Strahlenschutzes

Der Grundsatz »So niedrig wie vernünftigerweise erreichbar« (Alara-Prinzip = As low as reasonably achievable) ist gekennzeichnet durch die **Rechtfertigung der Verwendung** ionisierender Strahlung, die **Optimierung der Strahlenschutzmaßnahmen** und durch den **Schutz des Individuums**.

Die Grundsätze des Strahlenschutzes lassen sich nach den Empfehlungen der Internationalen Strahlenschutzkommission (ICRP, Gründung 1928; Gremium von Vertretern der einzelnen nationalen radiologischen Gesellschaften, welche Empfehlungen für die Strahlenschutzgesetzgebung erarbeiten) wie folgt zusammenfassen:

### Grundsatz der Notwendigkeit und Rechtfertigung

Hierunter versteht man die Frage danach, ob die Anwendung überhaupt notwendig oder zweckmäßig ist (Frage nach der Indikation). Falls der Einsatz gerechtfertigt ist, sollten Alternativen in Betracht gezogen werden, durch die dasselbe Ziel auch auf andere Art und Weise erreicht werden kann (z. B. Diagnosefindung mittels Ultraschall statt durch den Einsatz eines Röntgengerätes).

Zur Vermeidung unnötiger Strahlenexpositionen sollte die Anordnung folgender Untersuchungen besonders kritisch geprüft werden (Milton 1984):
- Mammographie bei Frauen unter 20 Jahren
- Thoraxaufnahmen ohne klinischen Befund/Laborbefund
- i. v. Urogramm/Miktionszystourethrogramm bei Enuresis mit normalem Urinstatus und Kulturen
- Kontrasteinläufe zur Diagnose bei chronischen Bauchschmerzen ohne klinischen Befund/Laborbefund
- i. v. Urogramm/Miktionszystourethrogramm ohne klinischen Befund/Laborbefund
- Kontrasteinläufe zur Untersuchung von Enkopresis bei Kindern mit normaler Mobilität. Ein Morbus Hirschsprung ist zu selten und kann besser mittels Manometer diagnostiziert werden (Enkopresis: Verunreinigung mit Stuhl bei Kindern nach dem Sauberwerden, in der Regel nach dem 3. Lebensjahr; Morbus Hirschsprung: Erkrankung, welche bereits im frühen Säuglingsalter auftritt. Es zeigt sich eine umschriebene Dickdarmerweiterung mit schweren Passagestörungen).
- Routine-Schädel-Aufnahme bei Kindern mit gut beobachteten, einfachen Krämpfen
- Kieferhöhlenaufnahmen zur Diagnostik von Fieber ohne lokale Symptome
- Vergleichsaufnahmen von unverletzten Extremitäten

Einige Autoren[*] empfehlen keine routinemäßige präoperative Röntgenuntersuchung der Thoraxorgane bei Kindern oder bei erwachsenen Nichtrauchern unter 40 Jahren, es sei denn
- die chirurgische Grundkrankheit manifestiert sich auch im Thorax
- es gibt Hinweise oder anamnestische Angaben einer gleichzeitigen Zweiterkrankung mit Thoraxbeteiligung
- es besteht die Wahrscheinlichkeit, daß die postoperative Betreuung des Patienten Kontrollaufnahmen erfordern wird

---
[*] In: Murphy C. H., Murphy M. R., Radiologie in Anästhesiologie Intensivmedizin (S. 23)

## Grundsatz der Optimierung des Strahlenschutzes

Es gilt, daß die Strahlenexpositionen so niedrig gehalten werden, wie es unter Berücksichtigung wirtschaftlicher und sozialer Faktoren vernünftigerweise erreichbar ist. Der Anspruch der Optimierung ergibt sich aus der Tatsache, daß auch geringste Dosen Schäden bewirken können.

## Grundsatz der Überwachung individueller Dosisgrenzwerte

Die Strahlenexposition für den einzelnen soll bestimmte Dosisgrenzwerte nicht überschreiten. Zur Sicherstellung und Einhaltung dieser Dosisgrenzwerte kommen bauliche, organisatorische und personenbezogene Maßnahmen des Strahlenschutzes in Betracht. Für beruflich strahlenexponierte Personen werden absolute Dosisobergrenzen festgelegt. Für den Patienten jedoch gibt es keine festgelegten Grenzwerte für die Strahlenexposition.

In der Neufassung der deutschen Strahlenschutzverordnung (2. Verordnung zur Änderung der Strahlenschutzverordnung), welche Ende 1989 in Kraft trat, wurde für die berufliche Exposition ein oberer Grenzwert festgelegt. Als Grenzwert wurde die effektive Dosis von 400 mSv, verteilt über das gesamte Arbeitsleben, festgelegt.

Bei einem durchschnittlichen Arbeitsleben von 40 Jahren entspricht dies einem Grenzwert mit der durchschnittlichen Jahresdosis von 10 mSv. Betont werden muß, daß sich diese Grenzwerte auf zusätzliche Strahlenexpositionen beziehen, die durch die berufliche Tätigkeit bedingt sind. Dies bedeutet, daß die normale natürliche Strahlenexposition sowie die medizinische Exposition des Beschäftigten als Patient dabei nicht hinzugerechnet werden. Die ICRP schlägt in ihren neuen Empfehlungen folgende Grenzwerte für die berufliche Strahlenexposition vor: Die effektive Dosis, kumuliert über 5 aufeinander folgende Jahre, soll 100 mSv, d. h. im Durchschnitt 20 mSv pro Jahr nicht übersteigen; die Dosis in einzelnen Jahren sollte jedoch nicht größer als 50 mSv sein.

Weiterhin empfiehlt die ICRP einen jährlichen Grenzwert der Äquivalentdosis von 150 mSv für die Augenlinse und von 500 mSv für die Haut (gemittelt über jeweils 1 cm$^3$) und die Extremitäten, um nichtstochastische Strahlenschäden in diesen Bereichen zu verhüten.

## Strahlenschutzbereiche

### Kontrollbereich (nach RöV § 19)

Kontrollbereiche sind Bereiche, in denen Personen die Körperdosis von mehr als 15 mSv pro Jahr (1,5 rem/a) bei einem Aufenthalt von 40 Stunden je Woche und 50 Wochen im Kalenderjahr erhalten können (s. Abb. 7.4).

Kennzeichnung: »Kontrollbereich«

Personen darf der Zutritt zum Kontrollbereich nur erlaubt werden, wenn:
- sie zur Durchführung/Aufrechterhaltung der darin vorgesehenen Betriebsvorgänge tätig werden müssen
- die Ausbildung einen Aufenthalt in diesem Bereich erfordert

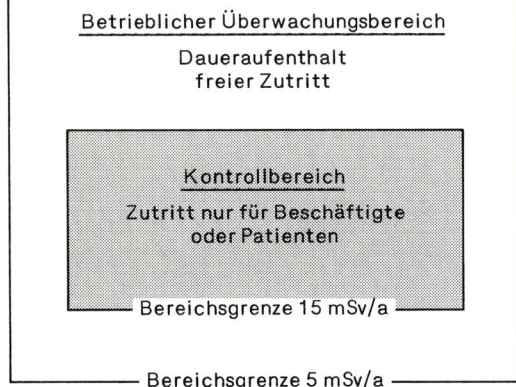

**Abb. 7.4** Strahlenschutzbereiche.

- ihr Aufenthalt in diesen Bereichen als Patient, Tierhalter oder Begleitperson nach Auffassung einer zur Ausübung des ärztlichen, zahnärztlichen oder tierärztlichen Berufs berechtigten fachkundigen Person zur Untersuchung oder Behandlung erforderlich ist.
- Schwangere Frauen und Personen unter 18 Jahren dürfen sich nicht im Kontrollbereich aufhalten. Sie dürfen den Kontrollbereich nur betreten, wenn sie untersucht oder behandelt werden.
- Auszubildende/Personen zwischen 16 und 18 Jahren dürfen sich unter ständiger Aufsicht und Anleitung eines Fachkundigen im Kontrollbereich zum Zwecke der Ausbildung aufhalten, wenn dies zur Erreichung des Ausbildungszieles notwendig ist und die zuständige Behörde es gestattet. Ausgeschlossen sind Schwangere.

## Betrieblicher Überwachungsbereich (nach RöV § 19)

Der betriebliche Überwachungsbereich umfaßt die an den Kontrollbereich angrenzenden Räume, in denen bei Daueraufenthalt eine Körperdosis von 5 mSv pro Kalenderjahr (0,5 rem/a) erreicht werden kann. Der Aufenthalt ist ohne zeitliche Begrenzung erlaubt.

# Maßnahmen zur Ausschaltung bzw. Reduzierung der Strahlenexposition

Folgende Maßnahmen werden zur Ausschaltung bzw. Reduzierung der Strahlenexposition für Personal, Patienten und der allgemeinen Bevölkerung ergriffen:
- gerätetechnischer Strahlenschutz
- Strahlenschutz durch bauliche Maßnahmen
- personenbezogener Strahlenschutz
- Strahlenschutz durch Qualitätssicherung
- organisatorische Maßnahmen zum Strahlenschutz

### Gerätetechnischer Strahlenschutz

Gerätetechnische Vorrichtungen zum Strahlenschutz sind am Gerät selbst montiert oder aber in diesem integriert. Sie sollen durch Abschirmung, Warnung, Abstandhalten, Verriegelung u.a. bewirken, daß vor allem für beruflich Strahlenexponierte die Dosisgrenzwerte nach RöV deutlich unterschritten werden, und die Strahlenexposition für Patienten und Personal so gering wie möglich halten. Primär ist der Hersteller für die Einhaltung der DIN-Normen verantwortlich, aber nach Erwerb des Gerätes oder der Anlage geht die Verantwortung auf den Betreiber über.

Der Strahlenschutz an Röntgeneinrichtungen hat die Aufgabe, das Personal gegen Direktstrahlen und vom Patienten ausgehende Streustrahlung (sog. Sekundärstrahlung) sowie vor Durchlaßstrahlen vom Röntgenstrahler zu schützen. Unter der **Durchlaßstrahlung** (Leckstrahlung) wird die Strahlung verstanden, die das Röhrenschutzgehäuse außerhalb des Fensters verläßt. Die Streustrahlung bei Untertisch- und Obertischgeräten ist sehr unterschiedlich.

Bei Untertischgeräten liegt, wie der Name schon sagt, der Röntgenstrahler unterhalb der Lagerungsplatte. Bei Horizontalposition der Lagerungsplatte ist die Streustrahlung vom Einfallswinkel am Patienten etwa im Winkel von 45° nach unten gerichtet, und bei aufgerichteter Lagerungsplatte weist sie seitlich nach außen (Abb. 7.5). Dabei können geräteseitige Strahlenschutzvorrichtungen wie eine Tischwanne (zur Absorption der hinter der Lagerungsplatte austretenden Streustrahlung) sowie seitlich montierte Bleigummilappen einen erheblichen Teil dieser Strahlung reduzieren.

Bei Obertischröhren liegt der Röntgenstrahler oberhalb der Lagerungsplatte. Die Streustrahlung geht hier vom Einfallsfeld

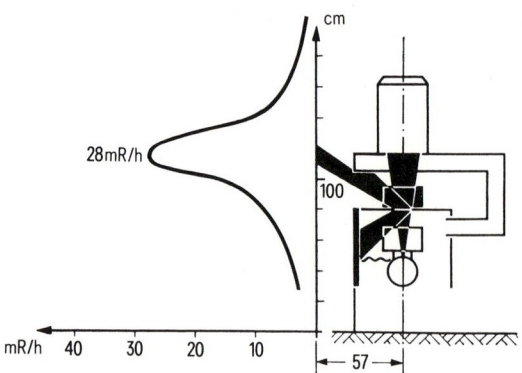
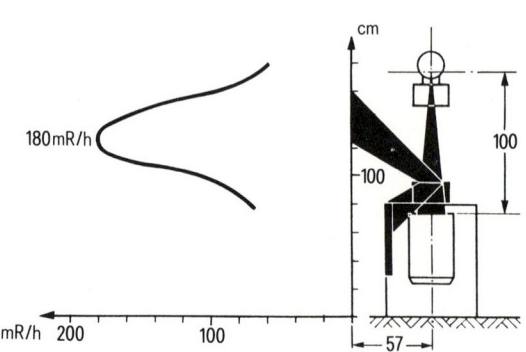

**Abb. 7.5** Streustrahlenverteilung bei einem Untertischgerät (nach Ulrich).
(Mit freundlicher Genehmigung der Siemens AG, Erlangen)

**Abb. 7.6** Streustrahlenverteilung bei einem Obertischgerät (nach Ulrich).
(Mit freundlicher Genehmigung der Siemens AG, Erlangen)

des Patienten um etwa 45° nach oben in alle Richtungen (Abb. 7.6).

Der **Fokus-Haut-Abstand (FHA)** ist eine wichtige Bezugsgröße der Strahlenexposition des Patienten. Bei Durchleuchtungsgeräten soll der Fokus-Haut-Abstand z. B. 30 cm nicht unterschreiten, da sonst die Haut- und Integraldosis unverhältnismäßig ansteigen. Die Integraldosis berücksichtigt das durchstrahlte Volumen (Einheit: Gray $\times$ cm$^3$). Sie ist die relevante Größe für die Strahlenexposition und nicht die Dosis.

Die Strahlenqualität und somit auch die Patientenexposition hängt sehr stark von der Gesamtfilterung ab. Weiche Strahlenanteile werden stärker vom Körper absorbiert als harte Strahlenanteile. Sie erhöhen die Strahlenexposition des Patienten und tragen nicht zur Bildinformation bei. Aus diesem Grunde werden nach DIN 6815 bestimmte Mindestfilterungen vorgeschrieben (Tab. 7.2).

Eine Reduktion der Streustrahlung läßt sich durch folgende Maßnahmen erreichen:

- Einblendung des Strahlenbündels
- Kompression des Abdomens
- Einsatz eines Streustrahlenrasters (vergl. Kap. 3, S. 50)

▶ **Einblendung des Strahlenbündels:**
Zur Festlegung der Feldgröße müssen Röntgendiagnostikgeräte Tubusse oder Blenden (mit Lichtvisier) besitzen. Da die Integraldosis stark von der Feldgröße abhängt, ist die Einblendung das beste Mittel zum Strahlenschutz in der Röntgendiagnostik. Vorteile der Einblendung:

- Durch eine geringere Streustrahlung wird auch die Strahlenexposition des Personals reduziert.
- Die Strahlenexposition (sowohl Nutz- als auch Streustrahlung) des Patienten wird reduziert.
- Durch die Reduzierung der Streustrahlung am Empfangsorgan kommt es zu einer Verbesserung der Bildqualität.

Eine Einblendung gilt als optimal, wenn eine unbelichtete Randzone auf dem Film zu sehen ist.

▶ **Kompression des Abdomens:**
Je größer das durchstrahlte Volumen, desto größer ist die Strahlenintensität. Die Streustrahlung hängt somit auch von der Objektdicke ab. Eine Verringerung der Durchstrahlungsdicke und somit eine Reduzierung der Streustrahlenintensität wird durch Kompressorien (zur Verdrängung von Organen)

**Tab. 7.2.** Mindestwerte der Gesamtfilterung für Röntgendiagnostikeinrichtungen nach DIN 6815

| Anwendungsbereich | Mindesthärtungsgleichwert |
|---|---|
| Röntgendiagnostik | 2,5 mm Al |
| Durchleuchtung FHA $>= 30$ cm | 2,5 mm Al |
| Durchleuchtung FHA $<= 30$ cm | 3,0 mm Al |
| Mammographie | 0,5 mm Al (auch 0,03 mm Molybdän) |
| Aufnahmeeinrichtungen (außer CT), bei denen Spannungen über 100 kV angewendet werden, außer Einrichtungen für durchleuchtete Aufnahmen und mobile Einrichtungen | 2,5 mm Al und wählbare Zusatzfilter entsprechend 0,2 mm Cu oder sowohl 0,1 mm Cu als auch 0,2 mm Cu |
| intraorale Dentalaufnahmetechnik mit Tubus; extraorale Dentalaufnahmetechnik einschließlich Schädel-Fern-Röntgen; Panoramaschichttechnik mit Röhrenspannung $<= 70$ kV mit Röhrenspannung $> 70$ kV | 1,5 mm Al 2,5 mm Al |
| Dental-Panorama-Aufnahmetechnik mit intraoralem Strahler und Blendensystem | 3,0 mm Al |
| extraorale Dentalaufnahmetechnik bei verkürztem FHA (Kontaktaufnahme) FHA = 6 cm FHA = 5 cm | 3,0 mm Al 4,0 mm Al |

erreicht. Zur Kompression des Abdomens werden meist breite Gurte (sog. Kompressionsbänder) verwendet, die am Tischrand fixiert werden und die Dicke des Abdomens herabsetzen. Bei der i.v. Urographie werden zur Erzeugung eines Harnstaues pneumatische Kompressorien eingesetzt. An einem Gurt befindet sich eine aufblasbare Gummiblase, welche im Unterbauch die Ureteren komprimiert (Abb. 7.7).

▶ **Einsatz eines Streustrahlenrasters:**
Der Effekt des zwischen Objekt und Film liegenden Streustrahlenrasters beruht auf dessen Richtwirkung. Sämtliche Strahlenanteile, die einen anderen Winkel als die Primärstrahlung haben, werden weitgehend von den Rasterlamellen absorbiert (Wirkungsweise des Streustrahlenrasters in Kapitel 3, Röntgenbildqualität).

### Strahlenschutz durch bauliche Maßnahmen

Bevor eine Röntgenanlage errichtet wird, ist ein Strahlenschutzplan auszuarbeiten. Der Strahlenschutzplan unterscheidet zwischen Kontrollbereich und einem betrieblichen Überwachungsbereich. Per Definition

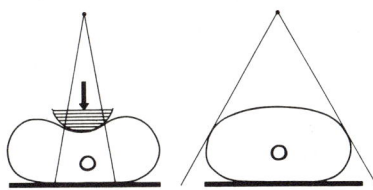

**Abb. 7.7** Durch Einblendung und Verdrängung der Organe wird eine Verringerung des durchstrahlten Volumens, der Streustrahlung und der Strahlenexposition bewirkt.

ist der Kontrollbereich ein Strahlenschutzbereich, in dem Personen höhere Körperdosen aus Ganzkörperexpositionen als 15 mSv pro Jahr oder 0,3 mSv pro Woche erhalten können. Die Kontrollbereichsgrenze, von der ab die Möglichkeit besteht, diese Körperdosen zu erhalten, sollte mit der Begrenzung des Röntgenraumes zusammenfallen. Im Kontrollbereich tätige beruflich strahlenexponierte Personen müssen nach § 35 ihre Körperdosis messen. Sie unterliegen nach § 37 auch der ärztlichen Überwachung. Kontrollbereiche sind mit einem deutlich sichtbaren Warnschild »KEIN ZUTRITT – RÖNTGEN« oder »VORSICHT RÖNTGENSTRAHLUNG! ZUTRITT VERBOTEN« zu kennzeichnen. Es ist so anzubringen, daß es vor Betreten des Kontrollbereiches sichtbar ist. Eine Kennzeichnung muß nicht erfolgen, wenn Türen nur vom Kontrollbereich oder vom Röntgenraum aus zu öffnen sind.

Zu den Kontrollbereichen werden gezählt:
- Röntgenräume für die Diagnostik und Therapie in der Human-, Zahn- und Tiermedizin
- Operations- und Gipsräume, Patientenzimmer, Intensivstationen, in denen mobile Röntgeneinrichtungen verwendet werden
- Arbeitsplätze zur röntgenologischen, zerstörungsfreien Werkstoffprüfung
- Arbeitsplätze, die der Wartung oder Instandsetzung von Röntgeneinrichtungen oder Störstrahlern dienen

Wichtig ist es, die Türen zwischen Schalt- und Röntgenraum während der Strahlenexposition zu schließen. Bei hohen Aufnahmefrequenzen kann es je nach Raumgröße zu einer mehr oder minder hohen Strahlendosis im Bereich der geöffneten Tür kommen.

Im Kontrollbereich selbst dürfen keine Arbeitsplätze oder Umkleidekabinen liegen. Es sind nur Arbeitsplätze erlaubt, deren Auslöseschalter von einem geschützten Bereich aus bedient werden kann oder mindestens 2,5 m von Patient und Strahler entfernt ist. Bei fahrbaren Aufnahmegeräten und Dentalgeräten beträgt der Abstand mindestens 1,5 m. Liegt der Kontrollbereich innerhalb des Röntgenraumes, und ist er kleiner als derselbe, so muß die Kontrollbereichsgrenze durch Abgrenzung oder andere entsprechende Kennzeichnung festgelegt werden.

Bei Arbeitsplätzen zur Röntgenuntersuchung ist weiterhin zu prüfen, ob eine Sicht- und Sprechverbindung zum Patienten besteht.

Per Definition stellt der betriebliche Überwachungsbereich einen Strahlenschutzbereich dar, in dem Personen pro Kalenderjahr höhere Körperdosen aus Ganzkörperexpositionen als 5 mSv erhalten können. Bei beruflich strahlenexponierten Personen, die im betrieblichen Überwachungsbereich arbeiten, ist eine Ermittlung der Körperdosen sowie eine ärztliche Überwachung nicht vorgeschrieben.

Zu den betrieblichen Überwachungsbereichen gehören: Umkleidekabinen, Dun-

**Tab. 7.3.** Schutzschichten bei verschiedenen Baustoffen zur Schwächung für Röntgenstrahlung bei 150 kV im Vergleich zu Blei (nach DIN 6812)

| Gleiche Schwächung der Röntgenstrahlen durch | Dichte g/cm³ | Dicke der Baustoffschichten mm | | | | | | | | |
|---|---|---|---|---|---|---|---|---|---|---|
| Blei | 11,3 | 0,5 | 1 | 2 | 3 | 4 | 6 | 8 | 10 | 12 |
| Barytbeton | 3,2 | 7,3 | 15 | 33 | 51 | 67 | 100 | 130 | 165 | 195 |
| Beton | 2,3 | 60 | 105 | 180 | 250 | 300 | 410 | 530 | 630 | |
| Vollziegel | 1,8 | 84 | 150 | 260 | 340 | 420 | 570 | | | |
| Gipsplatten | 0,84 | 168 | 270 | | | | | | | |
| Schaumbeton | 0,63 | 200 | 340 | 600 | | | | | | |

# Ausschaltung bzw. Reduzierung der Strahlenexposition

kelkammern, Schalträume, Warteräume, Schreib- und Aufenthaltsräume.

Die Kontroll- und Überwachungsbereiche gelten wieder als normale Räume, wenn die Röntgenanlage ausgeschaltet ist.

Bauliche Strahlenschutzmaßnahmen sollen Kontrollbereiche von betrieblichen Überwachungsbereichen trennen. Bauliche Vorkehrungen sollen die Zugangsmöglichkeiten zu Kontrollbereichen kontrollierbar oder sogar unmöglich machen. Zu diesen zählen beispielsweise Abschirmungen wie Bleiglasfenster, Schutzwände, Bleivorhänge etc.

Der Betreiber einer Röntgenanlage bzw. der Inhaber einer Genehmigung ist für die Durchführung dieser baulichen Maßnahmen direkt verantwortlich. Der Schutz beruflich strahlenexponierter Personen vor Strahlen ist durch Dauereinrichtungen (Abschirmung, Abstandhaltung) zu gewährleisten.

## Personenbezogener Strahlenschutz

Unterschieden werden die Strahlenschutzkleidung für Strahlenanwender und die Strahlenschutzkleidung für Patienten. Für die Benutzung der Strahlenschutzkleidung wird folgendes gefordert:
- Sie sollte ohne fremde Hilfe angelegt werden können.
- Sie ist an den Arbeitsplätzen in ausreichender Anzahl und in passenden Größen bereitzuhalten.
- Es ist für eine sachgemäße Aufbewahrung der Strahlenschutzkleidung zu sorgen.
- In mindestens halbjährlichen Abständen ist die Strahlenschutzkleidung einer Sichtprüfung zu unterziehen. Defekte Strahlenschutzkleidung ist aus dem Verkehr zu ziehen.

### Strahlenschutz für Strahlenanwender

In der DIN 6813 wird für Strahlenanwender folgende Strahlenschutzkleidung aufgeführt:

▶ **Strahlenschutzschürzen:**
Sie müssen einen Bleigleichwert von 0,35 mm haben. Im Bereich des Rückens darf der Bleigleichwert 0,25 mm betragen, da die Exposition durch Streustrahlung dort geringer ist. Die Strahlenschutzschürzen sollten folgende Körperteile abdecken: die Schultern, die Schulterblätter, die Rippen, den Beckenkamm und seitlich den Rumpf bis zur Mitte des Oberschenkels. Sie sollten von der Vorderseite des Körpers vom Halsansatz bis ungefähr 10 cm unterhalb der Kniescheibe reichen.

▶ **Strahlenschutz-Operationsschürzen:**
Sie müssen mindestens einen Bleigleichwert von 0,25 mm haben. Im Gegensatz zu Strahlenschutzschürzen dürfen die Schulterblätter, die Rippen an der Körperseite und der Beckenkamm unabgeschirmt bleiben. Nur bei Arbeiten im Operationsraum und im Gipsraum darf die Strahlenschutz-Operationsschürze angewendet werden.

▶ **Strahlenschutzhandschuhe:**
Sie müssen mindestens einen Bleigleichwert von 0,25 mm aufweisen. Die ganze Hand und der größte Teil des Unterarmes müssen allseitig geschützt werden. Eine ausreichende Schmiegsamkeit ist gegeben, wenn bei gekrümmter Hand die Handschuhspitze die Daumenballenregion berühren kann.

Ist ein Schutz durch Dauereinrichtungen sichergestellt, haben alle Personen im Kontrollbereich Schutzkleidung zu tragen. Dies gilt nicht für die zu behandelnden/untersuchenden Patienten. Die Auswahl der Bleischürze sollte in Abhängigkeit von der Tätigkeit erfolgen: Zum Beispiel sollten Bleischürzen rundum getragen werden, wenn man dem Patienten wiederholt den Rücken zukehren muß.

Bleihandschuhe sollten dann angewendet werden, wenn die Hände in das Strahlenfeld oder in dessen Nähe gelangen.

Abstand halten ist ein wirkungsvoller Faktor für den Stahlenschutz. Personen, welche sich nicht in der Nähe des Patienten

**Tab. 7.4.** Blei unterschiedlicher Dicke mit der entsprechenden durchgelassenen Strahlung, in Abhängigkeit von der Röhrenspannung

| Bleigleichwert mm Pb | Röhrenspannung | | | | |
|---|---|---|---|---|---|
| | 50 | 75 | 100 | 150 | 200 |
| | Durchgelassene Strahlung % | | | | |
| 0,13 | 2 | 10 | 25 | 40 | 55 |
| 0,25 | 0,35 | 3 | 10 | 20 | 30 |
| 0,35 | 0,05 | 1,5 | 5,5 | 11 | 22 |
| 0,40 | 0,03 | 1 | 4,5 | 8 | 17 |
| 0,50 | 0,01 | 0,7 | 3,0 | 5,5 | 12,5 |
| 1,00 | – | 0,05 | 0,5 | 1 | 2,5 |

aufhalten müssen, sollten so weit wie möglich Abstand halten. Weiterhin trägt die Begrenzung des Aufenthaltes zum Strahlenschutz bei. Je kürzer der Aufenthalt ist, desto geringer die Belastung.

Die drei großen »A« des Strahlenschutzes heißen:
- Abschirmung
- Abstand
- Aufenthaltsbegrenzung

Um eine Vorstellung von der Schutzwirkung von Blei unterschiedlicher Dicke zu vermitteln, ist in der obigen Tabelle die durchgelassene Strahlung in % der anfallenden Strahlung in Abhängigkeit von der Spannung an der Röntgenröhre in abgerundeten Werten angegeben. Die Werte sind aus DIN 6812 (1976) entnommen.

Strahlenschutz für Patienten

Der Bleigleichwert der anzulegenden Schutzkleidung bei Patienten soll mindestens 0,5 mm betragen.

Die Abschirmung der Hoden sollte im allgemeinen bei Untersuchungen der Lendenwirbelsäule, des Abdomens, des Beckens (außer die Symphyse muß sichtbar sein), der Hüften, des Kreuz- und Steißbeins, bei Ausscheidungsurogrammen, bei Untersuchungen des Dünndarmes und des Oberschenkels erfolgen.

Bei Frauen bedarf es großer Erfahrung, die richtige Größe der Abschirmung zu wählen. Ein zu großer Ovarienschutz kann diagnostisch wichtige Details verdecken.

Weitere Maßnahmen zum Strahlenschutz:
- richtige Indikationsstellung und Frage nach Ausweichmöglichkeiten auf nichtradiologische Untersuchungsmethoden
- Abdeckung diagnostisch nicht wichtiger Bereiche bzw. Abschirmung empfindlicher Organe (z. B. Gonaden)
- Vermeidung von Fehlaufnahmen, welche hervorgerufen werden durch:
  - Veratmung und Bewegung des Patienten
    (Besonders bei der Untersuchung von Säuglingen und Kleinkindern ist die Fixierung/Immobilisation erforderlich, z. B. durch Babyx-Hüllen, Gurte.)
    Zusätzlich sollten in der Kinderradiologie Vorrichtungen zur automatischen Auslösung von Thoraxaufnahmen (z. B. bei der Einatmung und in der Systole des Herzens) genutzt werden.
  - vorbelichtete Aufnahmen, falsche Einstellung von Spannung, Stromstärke, Belichtungszeit
  - Entwicklungsfehler (Entwicklungszeit, Entwicklungstemperatur)
- Vermeidung von Wiederholungsuntersuchungen (z. B. wegen nicht sorgfältiger Vorbereitung des Darmes, besonders bei Kontrasteinläufen und Ausscheidungsurogrammen)

# Ausschaltung bzw. Reduzierung der Strahlenexposition

- Einblendung auf kleine Feldgröße zur Verringerung der Patientendosis. Die bestrahlte Fläche wird dabei verkleinert und die Streustrahlung vermindert (Abb. 7.8).
- Dosisverringerung durch Film-Folien-Kombinationen mit möglichst hohem Verstärkungsfaktor
- Unterschiedliche Strahlenbelastung bei Folieneinsatz: 2 : 1 : 0,5 = feinz. : Universal : hochverst. Feinzeichnende Folien sind bei Thoraxaufnahmen nicht angebracht, da durch ihre notwendige höhere Belichtungszeit eine entsprechend hohe Bewegungsschärfe auftritt und dies den Vorteil der feinzeichnenden Folie wieder aufhebt.
- Verminderung der Hautbelastung durch Aufhärtung der Strahlung (Patientendosis wird verringert)
- Röntgenaufnahmen sind Durchleuchtungen vorzuziehen. Die Röntgendurchleuchtung sollte in erster Linie den dynamischen Untersuchungen vorbehalten bleiben und nicht zur Betrachtung unbewegter anatomischer Details angewandt werden.

**Gonadenschutz bei männlichen Patienten**

Zum Gonadenschutz bei männlichen Patienten kommen Hodenschutzkapseln (Synonyme: Gonadenkapsel, Testes-Kapsel, Skrotumkapsel), Bleigummi-Taschen (Bleigummi-Beutel) und Hodenabdeckungen zur Anwendung.

Nachteilig bei der Hodenschutzkapsel ist die beim Anlegen bestehende Verletzungsgefahr (Quetschungen der Skrotalhaut). Desweiteren sind Hodenschutzkapseln schlecht zu desinfizieren und zu reinigen.

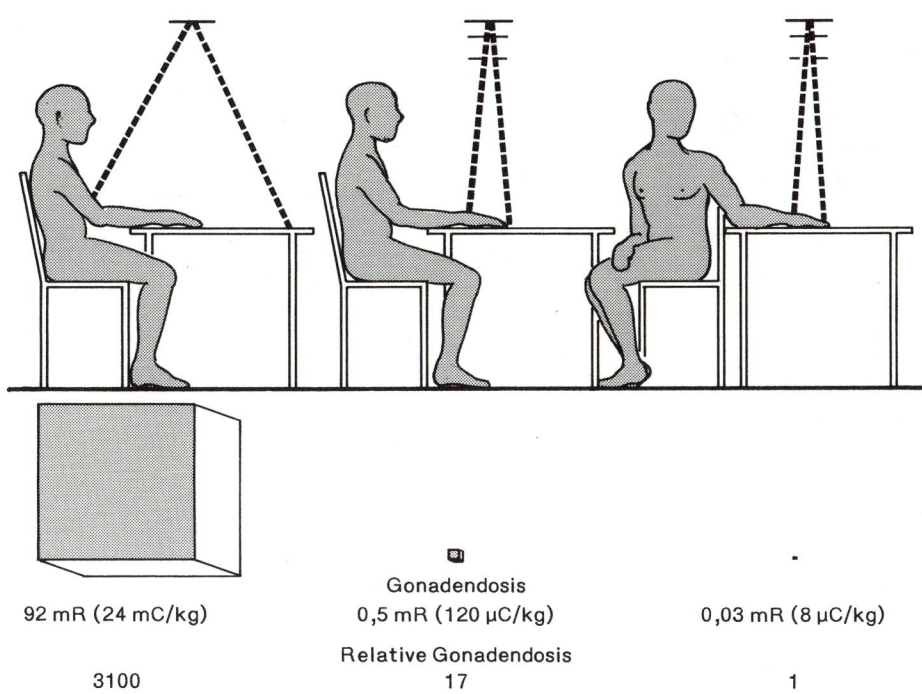

| 92 mR (24 mC/kg) | Gonadendosis 0,5 mR (120 µC/kg) | 0,03 mR (8 µC/kg) |

Relative Gonadendosis
3100        17        1

**Abb. 7.8** Schutz des Patienten durch die Einstelltechnik:
Wird die Feldgröße verkleinert und der Patient so gesetzt, daß seine Keimdrüsen außerhalb der Primärstrahlung liegen, so kann die Keimdrüsendosis sehr stark herabgesetzt werden.
Die Höhe der Dosis wird durch den Würfel dargestellt (nach Keane und Tikhnov, 1975).

Statt der Hodenkapsel kann die sog. Bleigummi-Tasche verwendet werden. Sie umschließt das ganze männliche Genitale und schaltet 99% der Keimdrüsendosis aus. Die Bleigummi-Tasche kann vom Patienten selbst angelegt werden und verursacht keine Quetschungen an der Skrotalhaut. Sie ist leicht zu reinigen und zu desinfizieren.

Die Hodenabdeckung (z. B. Abdeckung mit Bleigummi) soll die Hoden gegen die Nutzstrahlung abdecken. Die Ausführung soll es dem Patienten ermöglichen, diese selbst an- und abzulegen. Der Bleigleichwert der Hodenabdeckung muß mindestens 1 mm betragen.

**Gonadenschutz bei weiblichen Patienten**

Die Maßnahme bei Frauen, die die Ovarien bei unbeabsichtigter Exposition vor der Nutzstrahlung schützen soll, wirkt im Prinzip in ähnlicher Weise wie die Hodenabdeckung mit Bleigummi. Als geeignete Maßnahme, die Ovarien vor unbeabsichtigter Exposition zu schützen, dient der Ovarialschutz (Synonyme: Ovarialfolien, Ovarialschutzschild, Ovarialprotektor). Die Strahlenschutzwirkung ist im Vergleich zu Bleigummi-Taschen oder Hodenkapseln aufgrund der Möglichkeit der Streustrahlenexposition geringer. Eine Abschirmung der Ovarien braucht nicht vorgenommen zu werden, wenn dadurch die diagnostische Information beeinträchtigt wird. Der Ovarialschutz muß einen Bleigleichwert von mindestens 1 mm besitzen und wegen der unterschiedlichen Körpermaße in verschiedenen Größen vorhanden bzw. einstellbar sein.

Bei folgenden Röntgenuntersuchungen ist die Möglichkeit einer Exposition der Keimdrüsen durch Röntgennutzstrahlung besonders gegeben:
- Röntgenaufnahmen der Lendenwirbelsäule
- Röntgenaufnahmen des Beckens
- Röntgenaufnahmen der Hüftgelenke
- Röntgenaufnahmen des Oberschenkels
- Ausscheidungs- und retrograde Urographie
- Hysterosalpingographie
- Kolonkontrasteinlauf (KKE, retrograde Füllung des Dickdarmes)
- Röntgenaufnahmen des unteren Verdauungstraktes
- Angiographien der Oberschenkelgefäße

Säuglinge, Kinder und Jugendliche bis zum 18. Lebensjahr unterliegen einer besonderen Sorgfaltspflicht bei der Anwendung von Röntgenstrahlen.

Das Gewebe des wachsenden Organismus zeichnet sich strahlenbiologisch durch eine besonders hohe Sensibilität gegenüber ionisierenden Strahlen (z. B. Röntgenstrahlen) aus. Infolge eines höheren Wassergehaltes des kindlichen und jugendlichen Organismus kommt es zu einer höheren Absorptionsrate ionisierender Strahlen und damit zu einem erhöhten Risiko somatisch-stochastischer Wirkungen. Als besonders strahlensensible Organe des kindlichen und jugendlichen Organismus gelten das Knochenmark, die Wachstumszonen, die Haut mit Hautanhangsgebilden, die Zahnanlagen, Keimdrüsen sowie Drüsen und Drüsenanlagen.

Die Wahrscheinlichkeit der Entstehung von Spätschäden (z. B. strahleninduzierter bösartiger Tumoren oder Leukämien) nimmt nach Anwendung von Röntgenstrahlen im Säuglings- und Kindesalter bzw. beim Jugendlichen zu.

**Strahlenschutz durch Qualitätssicherung**

Folgende Faktoren beeinflussen die Bildqualität:
- gute Einstell- und Aufnahmetechnik (max. Einblendung)
- intakte Filme, Folien und Kassetten
- optimale Filmentwicklung (Entwicklungstemperatur, Entwicklungszeit)
- ordnungsgemäße Funktion der Röntgeneinrichtung

Bei Inbetriebnahme und nach jeder Änderung des Betriebes von Röntgeneinrichtungen, welche die Bildqualität beeinflussen, sind nach § 16 RöV Abnahmeprüfungen durch den Hersteller oder Lieferanten durchzuführen.

In regelmäßigen Zeitabständen, mindestens jedoch einmal monatlich, ist durch eine Konstanzprüfung festzustellen, daß sich die Bildqualität im Vergleich zur Abnahmeprüfung nicht verändert hat. Bei Änderung der Bildqualität ist die Ursache unverzüglich zu ermitteln und zu beseitigen. Die Konstanzprüfung sollte möglichst durch den Betreiber der Anlage durchgeführt werden. Über die Konstanzprüfung sind Aufzeichnungen zu führen, welche von behördlich bestimmten ärztlichen Stellen, im allgemeinen den Ärztekammern, jederzeit eingesehen werden können.

Nach § 18 der RöV muß die Röntgeneinrichtung in Zeitabständen von längstens fünf Jahren durch einen von der zuständigen Behörde bestimmten Sachverständigen erneut überprüft werden. Die Durchschrift des Prüfberichtes ist der zuständigen Behörde zu übersenden.

Die beim Betrieb einer Röntgeneinrichtung beschäftigten Personen sind durch eine fachkundige Person anhand einer Gebrauchsanweisung in die sachgerechte Handhabung einzuweisen. Der Betreiber hat die Einweisung bei der ersten Inbetriebnahme durch eine fachkundige Person des Herstellers oder Lieferanten vornehmen zu lassen.

## Organisatorische Maßnahmen zum Strahlenschutz

### Belehrung (§ 36 RöV)

Entsprechend dem § 36 RöV gilt für alle Personen, denen der Zutritt zum Kontrollbereich erlaubt ist, und für Personen, die Röntgenstrahlen anwenden, daß sie vor Beginn ihrer Tätigkeit und danach in halbjährlichen Abständen über die Arbeitsmethoden, die möglichen Gefahren, die anzuwendenden Schutzmaßnahmen und den für ihre Tätigkeit wesentlichen Inhalt der RöV zu unterrichten sind. Sinn der Belehrung ist es, die Gefahr eines Strahlenschadens bei entsprechend beruflich Tätigen, bei Patienten sowie bei der Allgemeinheit auf ein Minimum zu reduzieren.

Die Belehrung muß halbjährlich erfolgen. Über Inhalt und Zeitpunkt sind Aufzeichnungen zu führen, welche von den belehrten Personen zu unterzeichnen sind. Diese Protokolle sind 5 Jahre aufzubewahren und der zuständigen Behörde auf Verlangen vorzulegen.

In der Regel wird die Belehrung durch den Strahlenschutzbeauftragten vorgenommen. Neueingestellte Personen müssen vor dem Dienstantritt unterrichtet werden.

### Strahlenschutzverantwortlicher

Der Strahlenschutzverantwortliche, z. B. der Träger eines Krankenhauses (durch eine natürliche Person vertreten wie etwa einen Verwaltungsleiter oder -vorsitzenden), in der Industrie der Vorstand und in der Röntgenpraxis der Praxisbetreiber, ist für die Einhaltung der Schutzvorschriften und Genehmigungen verantwortlich. Dieser braucht selbst weder fachkundig zu sein, noch muß er den Umgang mit radioaktiven Stoffen oder den Betrieb von Anlagen persönlich überwachen. Ist der Strahlenschutzverantwortliche nicht selbst fachkundig, hat er einen oder mehrere Strahlenschutzbeauftragte für die Leitung/Beaufsichtigung des Betriebes in erforderlicher Anzahl schriftlich zu bestellen.

### Strahlenschutzbeauftragter

Der Strahlenschutzbeauftragte muß über den Nachweis der Fachkunde verfügen.

Der Strahlenschutzverantwortliche und der oder die bestellten fachkundigen Strahlenschutzbeauftragten haben die Pflicht, dafür zu sorgen, daß die Strahlenschutzvorschriften der Röntgenverordnung eingehalten werden.

## 7. Grundlagen des Strahlenschutzes

### Beruflich strahlenexponierte Personen

Als beruflich strahlenexponierte Personen gelten nach der RöV (Anlage I Nr. 3) Personen, die bei ihrer Berufsausübung oder bei ihrer Berufsausbildung mehr als ein Zehntel der Grenzwerte nach Tab. 7.5, Spalte 2 erhalten können (siehe auch RöV Anlage IV Tabelle 1). Beruflich strahlenexponierte Personen werden anhand folgender Kriterien unterschieden:
- beruflich strahlenexponierte Personen der **Kategorie A:** Personen, die mehr als drei Zehntel der Grenzwerte nach Anlage IV Tabelle 1 Spalte 2 erhalten können
- beruflich strahlenexponierte Personen der **Kategorie B:** Personen, die mehr als ein Zehntel bis höchstens drei Zehntel der Grenzwerte nach Anlage IV Tabelle 1 Spalte 2 erhalten können

Ärztliche Überwachung strahlenexponierter Personen:

▸ **Kategorie A:**
Strahlenexponierte Personen müssen mindestens einmal jährlich vom ermächtigten Arzt untersucht werden, welcher dann die Genehmigung zur Weiterbeschäftigung erteilt.

Der Strahlenschutzverantwortliche erhält eine von diesem Arzt ausgestellte Bescheinigung, daß gegen die Weiterbeschäftigung keine gesundheitlichen Bedenken bestehen.

▸ **Kategorie B:**
Strahlenexponierte Personen müssen nur auf besondere Anordnung der Behörde vom ermächtigten Arzt untersucht werden, welcher dann die Genehmigung zur Weiterbeschäftigung gibt.

Ermächtigter Arzt ist, wer zu ärztlichen Überwachungsmaßnahmen von der zuständigen Behörde bevollmächtigt worden ist. Als Voraussetzung muß der ermächtigte Arzt die für die ärztliche Überwachung erforderliche Fachkunde nachweisen. Er muß über besondere Kenntnisse in der Arbeitsmedizin und im Strahlenschutz verfügen.

Bei jeder Person im Kontrollbereich muß eine Personendosismessung erfolgen. Der Patient ist von dieser Maßnahme ausgeschlossen, da seine Dosisbelastung aus den aufgezeichneten Daten ermittelt werden kann.

Die Messungen sind am Rumpf unter der Schutzkleidung vorzunehmen. Stark exponierte Körperstellen können gesondert gemessen werden, z. B. in der Chirurgie/Angiographie mit dem Fingerringdosimeter. Die Messungen können mit zwei unabhängigen Verfahren vorgenommen werden:
- dem Filmdosimeter: zumeist monatliche Ablesung
- dem Stabdosimeter: tägliche Ablesung (seltene Sonderfälle)

Die Filmplakette wird meist alle 4 Wochen von der amtlichen Meßstelle ausgewertet. Die Personendosis des Stabdosimeters wird täglich abgelesen und schriftlich festgehalten.

Nicht mehr zwingend ist die nach der alten Röntgenverordnung vorgeschriebene Doppelmessung (sog. Doppeldosimetrie). Hierbei wurde die Personendosismessung mit zwei voneinander unabhängigen Verfahren durchgeführt.

Zusätzlich zur Filmdosimetrie war eine Messung vorgeschrieben, die eine jederzeitige Feststellung der Personendosis ermöglichte. Diese Messung wurde mittels dem direkt ablesbaren Stabdosimeter durchgeführt.

### Ortsdosis – Personendosis – Körperdosis

Ortsdosis, Personendosis und Körperdosis sind speziell für den Strahlenschutz definierte Begriffe. Sie stellen keine zusätzlichen physikalischen Größen dar.

▸ **Ortsdosis:**
Die Ortsdosis ist definiert als Äquivalentdosis für Weichteilgewebe, gemessen an einem

## Ausschaltung bzw. Reduzierung der Strahlenexposition

bestimmten Ort. Die Angabe der Ortsdosis im Strahlenschutz erfolgt in Sv.

▸ **Personendosis:**
Die Personendosis ist definiert als Äquivalentdosis für Weichteilgewebe, gemessen an einer für die Strahlenexposition repräsentativen Stelle der Körperoberfläche (meistens am Rumpf, z. B. mit dem Film- oder Stabdosimeter).

▸ **Körperdosis:**
Die Körperdosis ist definiert als Sammelbegriff für effektive Dosis und Teilkörperdosis. Sie ist die über ein kritisches Volumen des Körpers oder über die kritische Fläche der Haut gemittelte Äquivalentdosis. Unter dem kritischen Volumen wird das Volumen eines ganz bestimmten Organs, Gewebes oder Körperteiles verstanden. Spricht man z. B. von der »Keimdrüsendosis« oder der »Knochenmarkdosis«, so ist stets die Körperdosis in diesem bestimmten Organ gemeint. Die Grenzwerte der Körperdosis für einzelne Organe sind in Tab. 1, Kapitel 12, aufgeführt. Nach DIN 6811 müssen Strahlenschutzvorrichtungen so ausgerichtet sein, daß beruflich strahlenexponierte Personen bei sachgemäßem Umgang mit der Röntgeneinrichtung im Kalenderjahr keine höhere Körperdosis als diese Grenzwerte erhalten können.

▸ **Ganzkörperdosis:**
Die Ganzkörperdosis ist der Mittelwert der Äquivalentdosis über Kopf, Rumpf, Oberarme und Oberschenkel als Folge einer homogen angesehenen Bestrahlung des ganzen Körpers.

▸ **Teilkörperdosis:**
Die Teilkörperdosis ist der Mittelwert der Äquivalentdosis über das Volumen eines Körperabschnittes oder eines Organs, im Falle der Haut über die kritische Fläche (1 cm$^2$ im Bereich der maximalen Äquivalentdosis in 70 Mikrometer Tiefe).

Für eine Berechnung der effektiven Dosis bei einer Ganz- oder Teilkörperexposition werden die Äqivalentdosen jedes bestrahlten Organs mit den zugehörigen Wichtungsfaktoren multipliziert und die so erhaltenen Produkte summiert (s. a. RöV Anlage IV, S. 245).

# 8. Untersuchungsgeräte
G. Bieker

## Röntgeneinrichtung

Der technische Aufbau einer vollständigen Röntgeneinrichtung, bestehend aus
- Röntgenröhre
- Röntgengenerator (Transformator, Gleichrichter, Schalteinrichtung, Belichtungsautomatik)
- Röntgengerät (Stativ, Patientenlagerungstisch und Zusatzgeräte)

wurde ebenso wie seine Funktion bereits im Kapitel »Physikalische Grundlagen« beschrieben.

Die Röntgenröhre wird zur Abschirmung der Umgebung gegen austretende Röntgenstrahlung in ein Bleigehäuse eingebaut. Dieses Röhrenschutzgehäuse ist nur an seinem Strahlenaustrittsfenster zur Freigabe der Nutzstrahlung geöffnet. Allerdings läßt sich die Röntgenstrahlung nicht vollständig abschirmen. Bei Betrieb der Röntgenröhre tritt stets ein kleiner Strahlungsanteil als Gehäusedurchlaßstrahlung nach außen.

Das Schutzgehäuse ist zur Kühlung der Röntgenröhre mit Öl gefüllt. Bei Überhitzung der Röhre dehnt sich das Öl stark aus, so daß es zu einem übermäßigen Anstieg des Öldruckes kommt. In diesem Fall wird durch einen Öldruckschalter die Stromversorgung unterbrochen und die Röhre abgeschaltet.

Die Röhre ist an einem Stativ befestigt. Man unterscheidet das preisgünstigere Säulenstativ, das in einer Boden- und einer Deckenschiene geführt wird, vom Deckenstativ, das ausschließlich an der Decke des Raumes montiert ist (Abb. 8.1).

Liegende Patienten werden auf Lagerungstischen untersucht. In der Regel haben diese eine »schwimmende Tischplatte«, die in zwei Richtungen frei beweglich und arretierbar ist. Hierdurch wird das Einstellen des Patienten bedeutend vereinfacht. Unter der Tischplatte sind das Streustrahlenraster, die Meßkammern des Belichtungsautomaten und die Filmschublade angebracht.

## Belichtungsautomatik

Um eine optimal belichtete Röntgenaufnahme zu erhalten, muß auf die gewählte

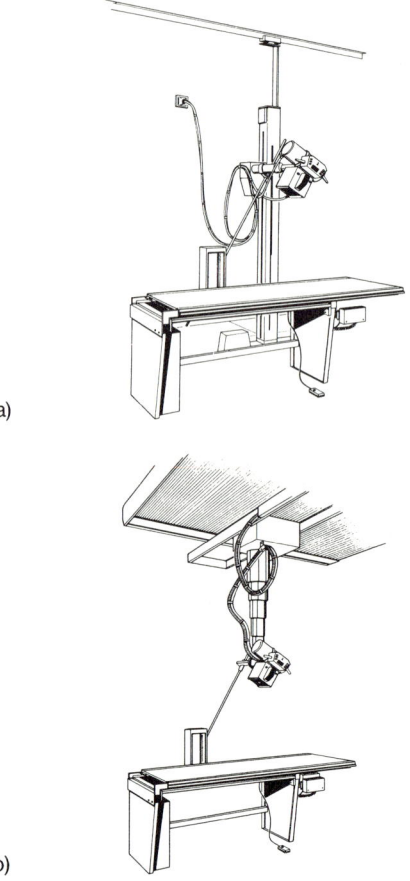

**Abb. 8.1** a. Säulenstativ (mit Boden- und Deckenführung)
b. Deckenstativ
(Mit freundlicher Genehmigung der Siemens AG, Erlangen)

Film-Folien-Kombination eine bestimmte Dosis einwirken. Aufgrund der unterschiedlichen Absorption der Röntgenstrahlung durch die verschiedenen Körperregionen ist es in der Praxis nicht möglich, von den eingestellten Werten für Spannung und mAs-Produkt auf die Dosis am Film zu schließen. Es liegt daher nahe, mit Hilfe eines geeigneten Dosismeßgerätes die Dosis unmittelbar am Film zu messen, und die Belichtung bei Erreichen der gewünschten Dosis abzubrechen.

Als Dosismeßgeräte werden Ionisationsmeßkammern verwendet. Durch eine Schalteinrichtung wird der Röntgengenerator bei Erreichen einer vorher eingestellten Dosis automatisch abgeschaltet (Abb. 8.2).

Die Meßkammern sind normalerweise zwischen dem Raster und dem Film angebracht. Nur bei der Mammographie und in der Kinderheilkunde ist die Anordnung hinter dem Film üblich. In der Zahnheilkunde wird die Meßkammer unmittelbar am Strahlenaustrittsfenster der Röntgenröhre plaziert, weil die Zähne direkt ohne Passage anderen Gewebes geröntgt werden. In diesem Fall wird die Abschaltdosis lediglich durch die Film-Folien-Kombination und das verwendete Raster bestimmt.

Weil in den untersuchten Körperregionen erhebliche Dichteunterschiede vorkommen können (bei Thorax-Aufnahmen beispielsweise zwischen den Lungen und dem Herzen mit der dahinterliegenden Wirbelsäule), ist die Anordnung der Meßkammern keineswegs gleichgültig. Für verschiedene Untersuchungen haben sich bestimmte Anordnungen als besonders geeignet herausgestellt (Abb. 8.3).

Die Verwendung einer Belichtungsautomatik bietet in der Praxis viele Vorteile: Der Röntgenfilm wird immer optimal geschwärzt, Über- oder Unterbelichtungen werden vermieden. Entfallende Wiederholungsaufnahmen bewirken ebenso wie die stets kürzestmögliche Belichtungszeit eine Verminderung der Strahlenbelastung des Patienten.

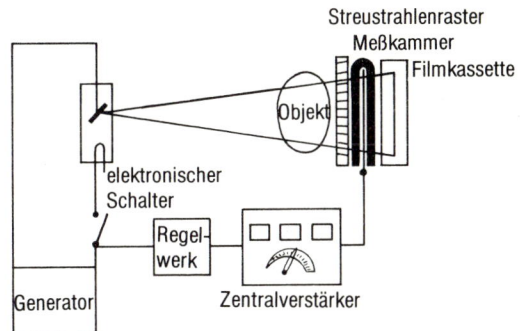

**Abb. 8.2** Prinzip der Belichtungsautomatik.

Bei der Arbeit mit der Belichtungsautomatik ist zu beachten, daß eine Erhöhung der Spannung grundsätzlich keine Zunahme der Schwärzung bewirkt. Die Belichtungsautomatik nutzt die gesteigerte Dosisleistung nur zu einer Verkürzung der Belichtungszeit aus.

Es dürfen nur Folien eines Fabrikates und Filme von gleicher Empfindlichkeit verwendet werden, für die die Belichtungsautomatik vom Servicetechniker eingestellt wurde.

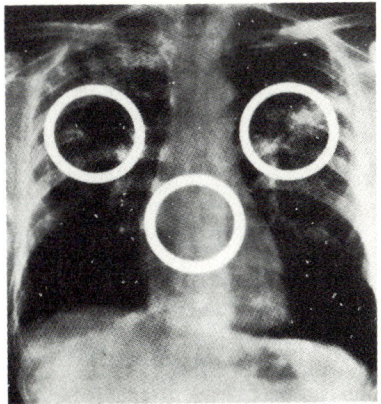

**Abb. 8.3** Sinnvolle Meßkammer-Anordnung für Thorax-Aufnahmen (Dreifelder-Ionisationskammer).

## 8. Untersuchungsgeräte

**Röntgen-Durchleuchtungsgerät**

Das Röntgen-Durchleuchtungsgerät besteht aus
- Röntgenröhre
- Patientenlagerungstisch (aufrichtbar)
- Zielgerät

In der Regel wird an das Durchleuchtungsgerät die bereits beschriebene Bildverstärker-Fernsehkette angeschlossen, welche die Betrachtung des Bildes auf dem Fernsehmonitor ermöglicht.

Der Patientenlagerungstisch ist mit der Röntgenröhre und dem Zielgerät gekoppelt, so daß der Zentralstrahl immer in die Bildmitte fällt. Die Gesamtanlage kann durch einen Motor stufenlos aus der horizontalen in die aufrechte Position gefahren werden. Bei vielen Geräten ist auch eine Kopftieflage möglich. Meistens ist die Röntgenröhre unterhalb, das Zielgerät oberhalb des Lagerungstisches angebracht. Dieses Untertisch-System hat den Vorteil einer geringeren Strahlenbelastung für den Untersucher. Falls die Hand des Untersuchers in den Strahlengang gerät, ist die Strahlung bereits durch die Absorption im Patienten geschwächt.

Die bei der Durchleuchtung angefertigten Aufnahmen werden Zielaufnahmen genannt. Die Kassette wird vom Untersucher von links in das Zielgerät eingeschoben. Bei der Aufnahmeauslösung schiebt ein automatisches Transportsystem die Kassette aus ihrer Parkposition in den Strahlengang. Der Durchleuchtungsstrom wird während der Aufnahme unterbrochen.

Röntgenbildverstärker-Fernsehketten verfügen über eine automatische Dosisleistungsregelung, die auch bei Drehbewegungen des Patienten mit dadurch veränderten Absorptionsverhältnissen für eine gleichbleibende Bildhelligkeit sorgt (Abb. 8.4). Die hierzu benötigten Signale können an drei verschiedenen Stellen entnommen werden:
- Am Strahlenrelief hinter dem Patienten kann mit einer Meßkammer die Dosisleistung ermittelt werden.
- Zwischen dem Ausgangsleuchtschirm des Bildverstärkers und dem Fernsehmonitor können die Lichtsignale gemessen werden.
- Am Ausgang der Fernsehkette können elektrische Signale gemessen werden.

Am häufigsten werden die Signale zwischen Ausgangsleuchtschirm und Fernsehmonitor herangezogen. Bei allen Verfahren werden die Signale einem Regelwerk zugeführt, das am Hochspannungsgenerator

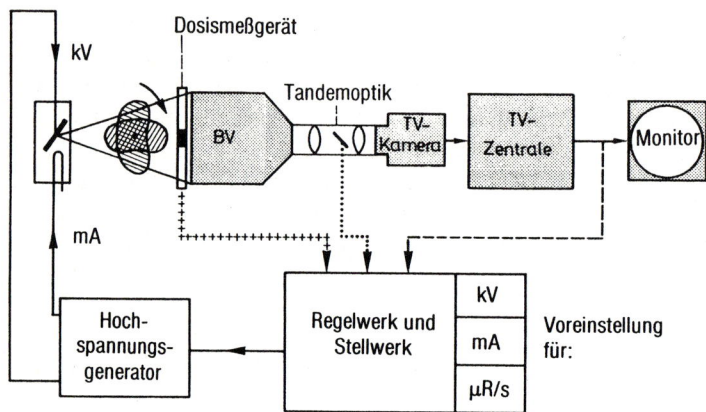

**Abb. 8.4** Automatische Dosisleistungsregelung. Die benötigten Signale können an drei Stellen entnommen werden:
1) Am Strahlenbild (++++)
2) An der Tandemoptik (....)
3) Am Ausgang der Fernsehkette (----)
Abhängig von der gewünschten Signalintensität wird vom Regelwerk am Hochspannungsgenerator die Röhrenstromstärke (mA) und die Röhrenspannung (kV) eingestellt.

Röhrenspannung und Röhrenstromstärke steuert. Hiebei können Spannung oder Stromstärke vorgewählt werden, oder das Regelwerk steuert beide Parameter in einem festen Verhältnis.

Die automatische Dosisleistungsregelung erzeugt eine optimale Monitorbild-Qualität bei kleinstmöglicher Strahlenbelastung des Patienten.

## Tomographiegerät

Bei der Röntgenaufnahme werden die räumlich angeordneten Organe des Körpers auf eine zweidimensionale Bildebene übertragen. In diesem Summationsbild überlagern sich die verschiedenen Organe. Die Zuordnung einzelner Strukturen zu bestimmten Organen kann besonders bei geringen Dichteunterschieden unmöglich sein.

Um ein aussagefähiges Bild zu erhalten, muß das Summationsbild aufgelöst werden. Diesem Zweck dient die Schichtbilduntersuchung, in der Praxis meist Tomographie (griech. tomos = Schicht) genannt.

Die Tomographie ermöglicht die überlagerungsfreie Darstellung beliebiger Schichten des Körpers. Sie ist heute ein unentbehrliches ergänzendes Verfahren in der Röntgendiagnostik.

Das Funktionsprinzip der Tomographie ist die gekoppelte Bewegung zweier Bestandteile des Systems Röhre-Patient-Film, während der dritte Bestandteil unbewegt bleibt. Bei den meisten Tomographiegeräten sind Röhre und Film gekoppelt und vollziehen eine aufeinander abgestimmte gegensinnige Bewegung. Der Patient bleibt unbewegt (Abb. 8.5).

Dabei wird nur eine Ebene des Körpers scharf abgebildet, die als Schichtebene be-

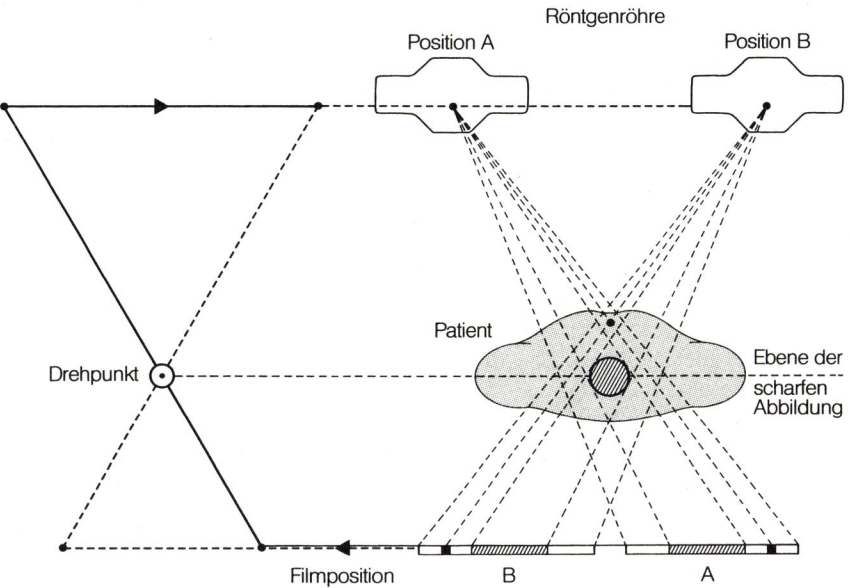

**Abb. 8.5** Prinzip der Schichtaufnahmetechnik (Tomographie).
Während der Aufnahme vollziehen Röntgenröhre und Röntgenfilm eine aufeinander abgestimmte Bewegung von Position A nach Position B. Dabei wird nur eine Ebene scharf abgebildet, während alle anderen mehr oder weniger verwischt werden.
Der Punkt in der Abbildung oberhalb der Ebene der scharfen Abbildung wandert von der rechten Seite in Filmposition A zur linken Seite in Filmposition B. Er wird deshalb unscharf abgebildet.

zeichnet wird. Details in allen übrigen Ebenen ändern während der Bewegung ständig ihre Position in bezug zum Film und werden daher verwischt dargestellt. Dies gilt um so mehr, je weiter entfernt die Details von der Schichtebene liegen.

Es sind unterschiedliche Verwischungsbewegungen möglich, wobei die lineare (geradlinige) Bewegung am häufigsten verwendet wird. Bei hohen Anforderungen kann durch kompliziertere Verwischungsbewegungen (beispielsweise elliptisch) eine verbesserte Detailerkennbarkeit erreicht werden.

Als Schichtdicke wird derjenige Bereich bezeichnet, in dem die Unschärfe <1 mm ist. Die Schichtdicke hängt vom Ausmaß der Bewegung des Systems ab. Bewegt sich das System über eine größere Strecke, so ergeben sich ein großer Schichtwinkel und eine kleine Schichtdicke. Außerhalb der Schichtdicke gelegene Details werden stark verwischt.

Bei Schichtwinkeln >25 Grad wird die Schichtdicke <2 mm. Bei der üblichen Tomographie, beispielsweise zur Untersuchung der Lunge oder der Extremitäten, beträgt der Schichtwinkel etwa 40°, so daß sich eine Schichtdicke von 1 mm ergibt.

Eine Schichtbilduntersuchung mit kleinem Schichtwinkel und deshalb geringerer Verwischung wird Zonographie genannt. Die Schichtwinkel liegen zwischen 4 und 8 Grad, und es resultieren Schichtdicken zwischen 5 und 10 mm. Die Zonographie wird zur Nieren- und Gallenblasendarstellung angewendet.

Bei der Tomographie wird eine besondere Schichtbelichtungsautomatik eingesetzt. Sie reguliert den Röhrenstrom während des gesamten Bewegungsablaufes, so daß am Ende eine optimale Filmschwärzung erreicht wird. Vor der Untersuchung muß nur die Röhrenspannung eingestellt und die Meßkammer gewählt werden.

## Mammographie

Als Mammographie wird die Röntgenuntersuchung der weiblichen Brust bezeichnet. Die Mammographie ist eine technisch schwierige Untersuchung und fand erst in den 50iger Jahren Eingang in die klinische Diagnostik. Problematisch bei der röntgenologischen Darstellung der Mamma sind

- die geringen Absorptionsunterschiede zwischen Haut, Fett- und Drüsengewebe
- die unterschiedliche Stärke der Brust vom Ansatz bis zur Mamille
- die unterschiedliche Gewebedichte der Brust im Zyklusverlauf

Für die Mammographie werden spezielle Röntgengeräte benötigt, die eine besonders energiearme (weiche) Röntgenstrahlung aussenden. Nur mit einer solchen Röntgenstrahlung können die geringen Absorptionsunterschiede in der Brust erkannt werden.

Der anzustrebende niedrige Spannungsbereich von 25–35 kV läßt sich durch die Verwendung von Molybdän als Anodenmaterial erzeugen. Molybdän sendet eine charakteristische Röntgenstrahlung von <20 keV aus. Diese wird von einem zusätzlich verwendeten Molybdänfilter weitgehend durchgelassen, während die energiereiche und daher bei der Mammographie unerwünschte Bremsstrahlung stark geschwächt wird. Auf diese Weise entsteht eine energiearme und gleichzeitig relativ homogene Strahlung.

Bei der Mammographie müssen zur Krebsfrüherkennung sehr kleine Veränderungen in der Brust (Mikrokalk) zur Darstellung gelangen. Dieses erfordert ein großes Auflösungsvermögen. Andererseits soll eine möglichst geringe Strahlenbelastung erreicht werden. Durch die Mammographie kann Brustkrebs nicht nur erkannt, sondern auch dessen Entstehung begünstigt werden. Um das Ziel eines optimalen Auflösungsvermögens bei minimaler Strahlenbelastung zu erreichen, werden folgende Maßnahmen durchgeführt:

- Ausnutzung des Heel-Effekts
- Kompression der Mamma
- Wahl geeigneten Filmmaterials

▶ Der **Heel-Effekt** (s.a. »Physikalische Grundlagen«) ist eine in der Röntgendiagnostik im allgemeinen störende Erscheinung, die aber bei der Mammographie vorteilhaft ausgenutzt werden kann. Er bedingt eine Inhomogenität des aus der Röntgenröhre austretenden Strahlenbündels, dessen Dosisleistung in Richtung zur Anode sinkt.

Bei der Mammographie wird die Brust so in den Strahlengang gebracht, daß die brustwandnahen Bereiche vom anodenfernen Strahlenanteil und die mamillennahen Bereiche vom anodenseitigen Strahlenanteil getroffen werden. Auf diese Weise wird das stärkere brustwandnahe Gewebe von einer größeren Dosis durchstrahlt als das schwächere Gewebe im Bereich der Mamille. Es entsteht trotz unterschiedlicher Gewebsdicke ein homogenes Strahlenrelief (Abb. 8.6).

▶ Durch die **Kompression der Mamma** mittels der dafür am Gerät vorgesehenen Kompressionseinrichtung wird das Volumen des durchstrahlten Gewebes verkleinert. Die Folgen sind verminderte Streustrahlung, verbesserter Kontrast und reduzierte Strahlenbelastung der Patientin. Außerdem können Bewegungsunschärfen vermieden werden (Abb. 8.7).

▶ Bei der Mammographie haben sich zwei Verfahren durchgesetzt:

1. Verwendung einseitig beschichteter folienloser Filme: Diese haben den Vorteil eines optimalen Auflösungsvermögens. Nachteilig wirken sich ihre geringe Empfindlichkeit und die daraus resultierende erhöhte Strahlenbelastung der Patientin aus.
2. Verwendung ein- oder doppelseitig beschichteter Film-Folien-Kombinationen in Verbindung mit Streustrahlenrastern (Raster-Mammographie): Eingesetzt werden feinstzeichnende Film-Folien-Kombinatio-

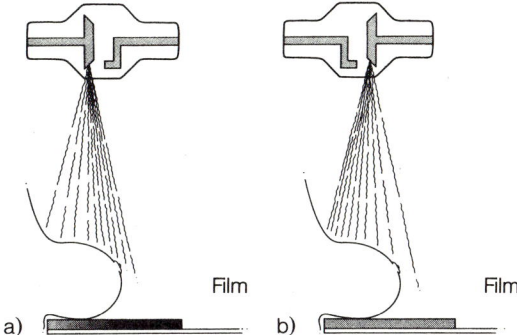

**Abb. 8.6** Ausnutzung des Heel-Effekts bei der Mammographie.
Mammographiegeräte sind so aufgebaut, daß der intensivere anodenferne Anteil des Strahlenbündels auf die brustwandnahen stärkeren Bereiche der Mamma trifft. Es resultiert eine homogenere Filmbelichtung (Abb. 8.7 b.).

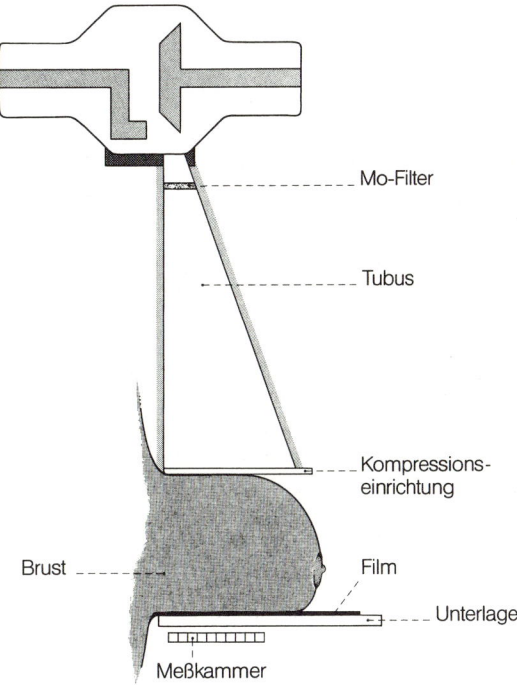

**Abb. 8.7** Aufnahmesituation bei der Mammographie.
Durch die Kompressionseinrichtung vermindert sich die Strahlenexposition der Patientin.

nen. Die Raster-Mammographie ist besonders bei der Untersuchung der voluminösen Brust vorteilhaft. Es ergibt sich ein verbesserter Kontrast bei reduzierter Strahlenbelastung.

Mammographiefilme sollten eine besonders gleichmäßige Kornverteilung aufweisen.

Durch die Verwendung von »harten« Filmen mit hohem Gradienten läßt sich eine weitere Kontrastverbesserung erreichen. Bei der Mammographie ist der Einsatz von Belichtungsautomaten vorgeschrieben, damit Wiederholungsaufnahmen vermieden werden. Bei der Arbeit mit der Belichtungsautomatik muß auf die richtige Position der Meßkammer geachtet werden.

## Digitale Radiographie

Die Digitale Radiographie (DR) hat in den letzten Jahren ständig an Bedeutung gewonnen. An großen Kliniken werden heute bereits etwa 10% aller radiologischen Untersuchungen mit digitalen bildgebenden Verfahren durchgeführt. Hierzu zählen die
- Digitale Subtraktions-Angiographie (DSA)
- Computertomographie (CT)
- Digitale Lumineszenz-Radiographie (DLR)

Digitale bildgebende Verfahren, bei denen keine ionisierende Strahlung angewandt wird, sind die
- Sonographie
- Magnet-Resonanz-Tomographie (MRT).

Bei digitalen bildgebenden Verfahren erfolgt die Bilddarstellung nicht mehr durch unmittelbar erzeugte Filmschwärzung, wie dies bei herkömmlichen Röntgenaufnahmen geschieht, sondern erst nach Bearbeitung der Bilddaten durch einen Rechner (Computer).

Der erste Schritt in der digitalen Radiographie ist die Ermittlung der Bilddaten durch Meßelemente (Detektoren). Je nach Untersuchungsverfahren kommen sehr verschiedenartige Detektoren zum Einsatz. Bei der DLR hat die Speicherfolie diese Funktion, bei der CT sind es Ionisationskammern.

Stets liegen Bilddaten zunächst als analoge Signale vor. Analoge Signale können in einem bestimmten Bereich beliebige Werte annehmen, einschließlich vieler Zwischenwerte. Ein Computer kann solche Signale nicht bearbeiten. Sie müssen vorher von einem Analog-Digital-Converter (ADC) in digitale Zahlenwerte übersetzt werden.

Der Begriff »digital« leitet sich vom lateinischen Wort »digitus« = Finger ab. Gemeint ist damit, daß die Zahlenwerte »an den Fingern abzählbar sind«, daß sie also nur ganzzahlige Werte und nicht auch Zwischenwerte annehmen können.

Die Bildwiedergabe bei der DR erfolgt auf einer als Matrix (Raster) bezeichneten Fläche. Eine Matrix besteht aus horizontal angeordneten Zeilen und vertikal angeordneten Spalten. Weil Zeilen und Spalten die gleiche Breite besitzen, ergibt sich bei ihrer Kreuzung ein schachbrettartiges Muster aus zahlreichen kleinen Quadraten, die Bildpunkte oder Pixel genannt werden. Das Auflösungsvermögen einer Matrix ist um so besser, je größer die Zahl der Bildpunkte ist, aus denen sie sich zusammensetzt. Bei modernen CT-Geräten beispielsweise besteht die Matrix aus 256 × 256 oder mehr Pixeln. Jedem einzelnen Bildpunkt wird ein bestimmter digitaler Zahlenwert zugeordnet. Die Anzahl der Zahlenwerte, die für die Zuordnung zu jedem einzelnen Bildpunkt zur Verfügung stehen, wird Speichertiefe genannt. Bei einer Speichertiefe von beispielsweise $2^{10} = 1024$ kann jedem einzelnen Bildpunkt eine Zahl von 1 bis 1024 zugeordnet werden.

Die digitalen Zahlenwerte werden einem Computer zugeführt, der sie nach vorgegebenen Rechenprogrammen bearbeitet und das Bild erzeugt. Wegen seiner Funktion der Bilderzeugung wird dieser Computer als Bildprozessor bezeichnet.

Die digitale Bildverarbeitung durch den Bildprozessor bietet eine Vielzahl an Möglichkeiten zur Veränderung der bildlichen Darstellung. Mit Hilfe spezieller Rechenprogramme, die gezielt zur Beantwortung bestimmter Fragestellungen entwickelt wurden, können Bildqualität und Informationsgehalt gesteigert werden. Es lassen sich beispielsweise kantenbetonte Bilder erzeugen, auf denen Strukturkanten besonders deutlich hervortreten. Ein zuvor nicht abgrenzbarer Venenkatheter kann so eindeutig erkennbar werden.

Zur Bilddarstellung auf dem Monitor oder zur photographischen Dokumentation mit der Multiformatkamera müssen die digitalen Zahlenwerte von einem Digital-Analog-Converter (DAC) wieder in analoge Daten übersetzt werden (Abb. 8.8).

Die digitale Aufzeichnung der Bildsignale mit der Laserkamera hat sich als optimales Verfahren erwiesen. Dabei werden die Bildsignale von einem Laserstrahl direkt auf einen Transparentfilm übertragen.

Auf einem üblichen Grauwertbild können nicht alle gespeicherten Informationen verwertbar wiedergegeben werden. Bei einer Speichertiefe von $2^{10} = 1024$ beispielsweise müßten für einen Bildpunkt 1024 verschiedene Graustufen zur Verfügung stehen. Das menschliche Auge kann aber nur höchstens 100 Graustufen unterscheiden. Aus dem gesamten darstellbaren Bereich muß also eine Auswahl getroffen werden. Der zur Darstellung ausgewählte Bereich wird als Fenster, das Verfahren als Fenstertechnik bezeichnet.

Ein Vorteil der DR ist die Möglichkeit der platzsparenden Archivierung der Bilder bei schneller Zugriffsmöglichkeit. Es können keine Bilder mehr verlorengehen. In einem vernetzten System (PACS = Picture Archiving and Communication System) ist die Wiedergabe der Aufnahmen an räumlich entfernten Stellen möglich.

Von Nachteil sind heute noch die immensen Kosten dieser Systeme, vor allem für die zur Speicherung großer Datenmengen erforderlichen optischen Systeme (optische Platten und Bänder).

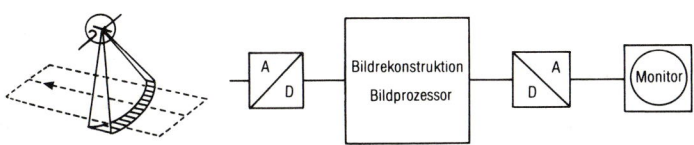

**Abb. 8.8** Digitale Radiographie am Beispiel CT.
Die von der Abtasteinheit gewonnenen Signale werden vom AD-Konverter digitalisiert, dem Bildprozessor zugeführt und nach Bearbeitung von einem DA-Konverter wieder zur Bilderzeugung analogisiert.

## Digitale Subtraktions-Angiographie (DSA)

Als Angiographie wird allgemein die röntgenologische Darstellung der Gefäße bezeichnet. Meistens ist mit dem Begriff die Darstellung der Arterien, die Arteriographie, gemeint.

Angiographische Untersuchungen von besonderer Bedeutung sind:

- Zerebrale Angiographie: Darstellung der hirnversorgenden Arterien
- Koronarangiographie: Darstellung der Herzkranzgefäße
- Becken-Bein-Angiographie: Darstellung der distalen Aorta und der Becken- und Beinarterien
- Phlebographie: Darstellung der Venen
- Lymphographie: Darstellung der Lymphgefäße

Bei der Angiographie wird ein Kontrastmittel in den zu untersuchenden Gefäßabschnitt injiziert, damit dieser röntgenologisch erkennbar wird. Es ergibt sich ein »Ausguß« des Gefäßes; nicht die Gefäßwand, sondern das Gefäßlumen kommt zur Darstellung. Krankhafte Verengungen (Stenosen) oder Verschlüsse sind als Verschmälerung oder Abbruch der Kontrastmittelsäule sichtbar.

Die apparative Ausstattung zur Arteriographie umfaßt
- Röntgengerät mit Bildverstärker
- Einrichtung für schnelle Serienaufnahmen
- besondere Patientenliege (Angiographiegleitplatte)

Wegen des raschen Kontrastmittelabflusses müssen bei der Arteriographie Serienaufnahmen in schneller Folge angefertigt werden. Hierzu sind eine leistungsfähige Röntgeneinrichtung sowie eine besondere Patientenliege erforderlich, die sich bei der Bein-Angiographie zwischen den Aufnahmen entsprechend dem Kontrastmittelabfluß automatisch verschiebt.

Zur Anfertigung der schnellen Serienaufnahmen gibt es verschiedene Einrichtungen. Die meisten Arbeitsplätze verfügen über Blattfilmwechsler, mit denen bis zu sechs großformatige Übersichtsaufnahmen pro Sekunde gemacht werden können.

Auf die Gabe von Kontrastmittel kann bei der Angiographie nicht verzichtet werden. Kontrastmittel sind körperfremde Substanzen, bei deren Verwendung eine sehr hohe Konzentration in der Blutbahn erreicht wird. Unverträglichkeitserscheinungen sind nicht auszuschließen. Sie reichen von Schweißausbrüchen und Übelkeit bis zu lebensbedrohlichen Reaktionen mit Schock und Kreislaufstillstand. Häufigkeit und Schwere von Kontrastmittelunverträglichkeiten hängen neben der individuell unterschiedlichen Empfindlichkeit des Organismus von der Zusammensetzung des Kontrastmittels und auch von seiner Menge ab.

Durch den Einsatz eines computerunterstützten Verfahrens, der Digitalen Subtraktions-Angiographie (DSA), läßt sich die benötigte Kontrastmittelmenge erheblich reduzieren, ohne dabei eine verschlechterte Bildqualität zu erhalten. Zudem ist oft die intravenöse Gabe ausreichend, so daß auf die riskantere Punktion einer Arterie verzichtet werden kann.

Das Prinzip der DSA beruht auf der Verrechnung von jeweils zwei Aufnahmen. Von jeder Aufnahme mit Kontrastmittel wird von der gleichen Region eine Leeraufnahme (Maske) ohne Kontrastmittel subtrahiert. Das Subtraktionsbild zeigt nur noch die kontrastmittelgefüllten Gefäße. Störende Überlagerungen entfallen (Abb. 8.9).

Die Bilddarstellung erfolgt auf einem Monitor. Zur leichteren Orientierung läßt sich die Maske in jeder gewünschten Intensität zumischen. Die Gefäßdarstellung wird

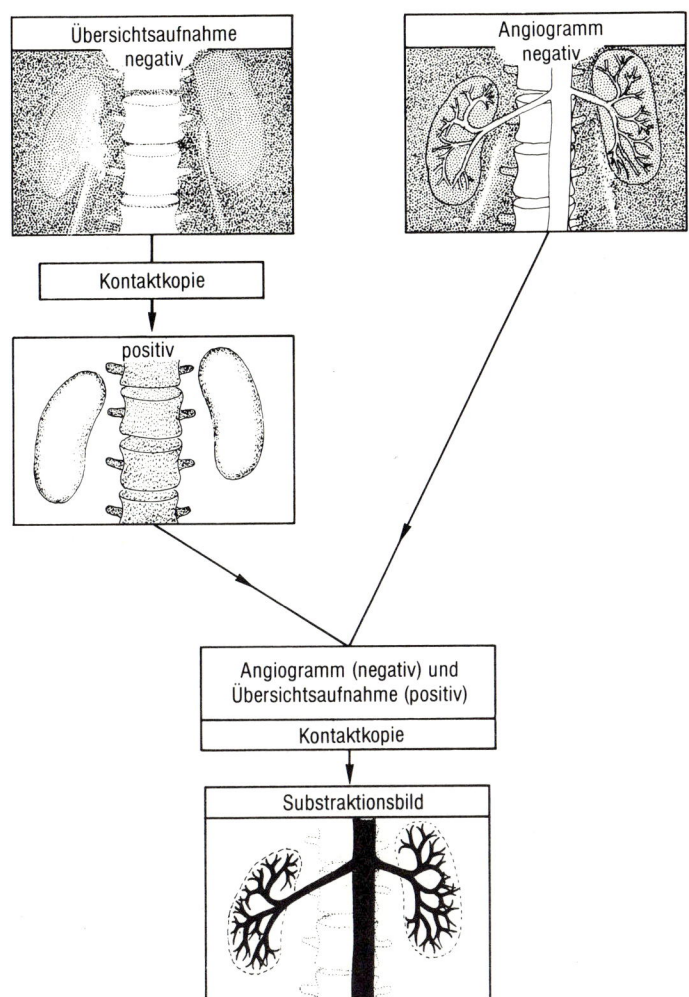

**Abb. 8.9** Das Filmsubtraktionsverfahren.
Angiogramm und Übersichtsaufnahme werden voneinander subtrahiert, so daß die auf der Übersichtsaufnahme dargestellten Strukturen unsichtbar werden und die kontrastmittelgefüllten Gefäße überlagerungsfrei erkennbar werden. Die umgebenden anatomischen Strukturen können zur Orientierung in jeder gewünschten Intensität wieder zugemischt werden.

dann mit einer abgeschwächten Darstellung ihrer anatomischen Umgebung kombiniert.

Zur Dokumentation wird eine Multiformatkamera verwendet.

## Computertomographie (CT)
B. Mrosek

Das von Hounsfield entdeckte Verfahren, mit Hilfe eines Computers Transversalschichtbilder zu erzeugen, wurde 1972 in die Praxis eingeführt. Für seine Entwicklung erhielt Hounsfield 1982 den Nobelpreis für Medizin.

## 8. Untersuchungsgeräte

Die Computertomographie ist ein röntgenologisches Verfahren zur Herstellung von Querschnittsbildern (Transversaltomogramme) des Körpers. Im wesentlichen besteht eine CT-Anlage aus drei Elementen:
- Röntgenröhre
- Detektorsystem
- Rechnersystem

Die Röntgenröhre wird mit einer kontinuierlichen oder gepulsten Gleichspannung von 100–150 kV betrieben. Das austretende Strahlenbündel wird durch ein Blendensystem (Kollimator) begrenzt.

Der in der konventionellen Radiologie als Strahlendetektor dienende Röntgenfilm wird in der CT durch einen Kranz von Gasdetektoren ersetzt. Gasdetektoren – mit Edelgas unter hohem Druck stehende Ionisationskammern – wirken wie Kondensatoren, welche unter der Einwirkung von Photonen ihre Ladung verlieren. Die unterschiedliche Strahlenabsorption, welche durch den Detektorenkranz registriert wird, liefert das Strahlenrelief (Abb. 8.10). Die Empfindlichkeit der Gasdetektoren ist derjenigen des Röntgenfilmes überlegen. Minimale Absorptionsunterschiede, die auf einer konventionellen Aufnahme nicht erfaßt werden, können mit Hilfe dieser Gasdetektoren dargestellt werden.

Das Rechnersystem muß verschiedenartige Aufgaben erfüllen: Meßdatenerfassung, Bildaufbau, Bildwiedergabe, Bildauswertung und Bildarchivierung.

Bei der Computertomographie wird der Patient bildhaft in »Scheiben« geschnitten (Abb. 8.11). Die charakteristische Größe für die Absorptionseigenschaften ist die sogenannte Hounsfield-Einheit (Abk. H. E., H oder englisch HU). Wasser wird der Wert 0, Luft der Wert −1000 und kompakten Knochen der Wert +1000 (sehr dichtes Knochengewebe liegt bei +3000) zugeordnet.

Eine bessere Detailwiedergabe und Abgrenzbarkeit einzelner anatomischer Strukturen wird durch Gabe von Kontrastmitteln (Magen-Darm-Kanal, Blutgefäße) erreicht.

Durch Messungen aus unterschiedlichen Richtungen wird mit Hilfe eines Rechners

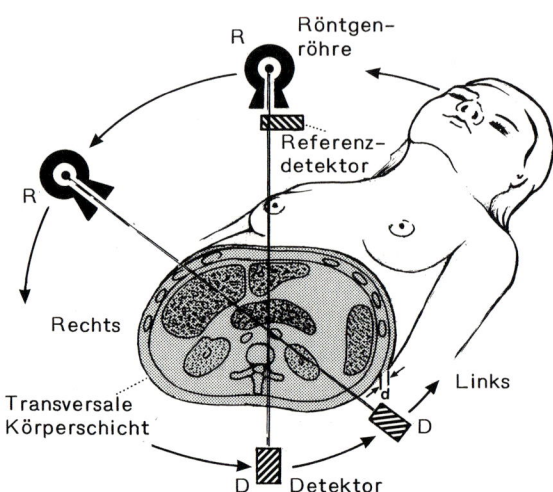

**Abb. 8.10** Darstellung einer computertomographischen Meßwertaufnahme. R = Röntgenröhre, D = Detektor, d = transversale Körperschicht.

aus der örtlichen Verteilung der Schwächungswerte ein Bild rekonstruiert.

Die Schichtdicke ist variabel und liegt zwischen 2–12 mm. Hochempfindliche Detektoren messen die Schwächung der Röntgenstrahlen hinter dem durchstrahlten Patienten. Dieser Vorgang wird als Abtastung bezeichnet. Der Zeitraum, der für eine Bildrekonstruktion benötigt wird, heißt Abtastzeit.

Beim computertomographischen Bild handelt es sich um ein Bildraster (sog. Matrix), in der die einzelnen Bildpunkte (sog. Pixel) je nach Gerätetyp (z. B. 256 × 256, 512 × 512 oder 1024 × 1024) zu einem Grauwertstufenbild angeordnet sind. Die Detailwiedergabe, d. h. die räumliche Auflösung des Bildes, ist um so besser, je höher die Anzahl der Pixel ist. Diese Bildpunkte stellen durch ihre Grauwertwiedergabe den durchschnittlichen Schwächungswert des durch die vorgegebene Schichtdicke bestimmten Gewebe-Volumen-Elementes (sog. Voxel = Volumenelement) dar.

Folgende Räumlichkeiten gehören zum Computertomographen:
- Untersuchungsraum mit Abtasteinheit und Zubehör (Röhre und Detektoren, Patientenlagerungstisch, Hochspannungstransformator), Notfalleinrichtung für Kontrastmittelnebenwirkungen
- Bedienungsraum mit Bedienkonsole
- klimatisierter Rechnerraum

Auf dem Monitor erscheinende CT-Bilder können auf unterschiedliche Weise dokumentiert werden. Hierzu gehören Polaroidaufnahmen oder Negativfilme, die ähnlich wie ein normales Röntgenbild aussehen und eine Demonstration an einem Lichtkasten zulassen.

Die errechneten Bilddaten werden mittels Magnetbändern, Magnetplatten (sog. floppy-discs) oder der optischen Bildplatte gespeichert und archiviert.

In Abb. 8.12 sind Schwächungswertbereiche verschiedener Körpersubstanzen und Gewebe aufgeführt. Häufig überschneiden sich die Schwächungswerte der einzelnen Organe. Somit läßt sich aufgrund des Schwächungswertes nicht auf eine bestimmte Gewebeart oder auch Tumorart schließen.

Gewebearten, die den gleichen HE-Wert aufweisen, werden als **isodens** bezeichnet und sind somit nur schwer unterscheidbar. **Hypodens** nennt man Areale, deren Schwächung geringer als umliegendes Gewebe ist. Als **hyperdens** werden Bezirke bezeichnet, deren Schwächung stärker ist als umliegendes Gewebe.

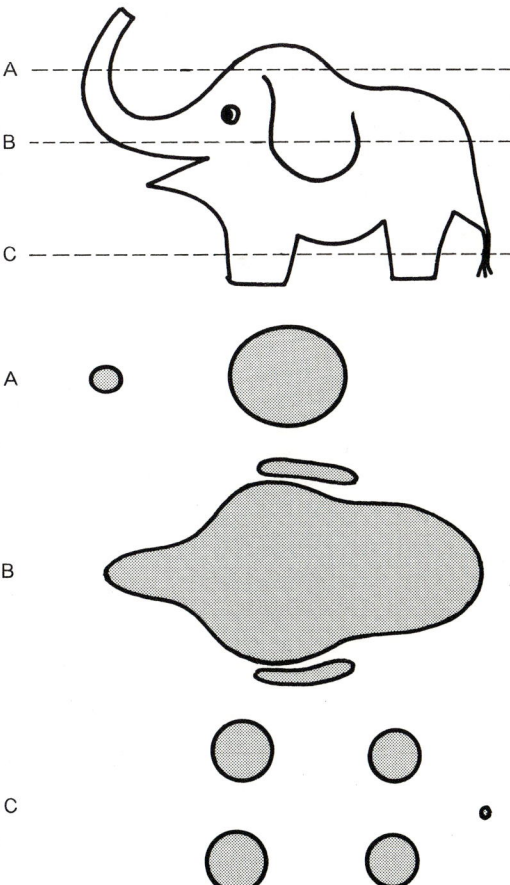

**Abb. 8.11** Prinzip des Schnittbildes (3 Schnittbilder durch einen Elefanten)

144    8. Untersuchungsgeräte

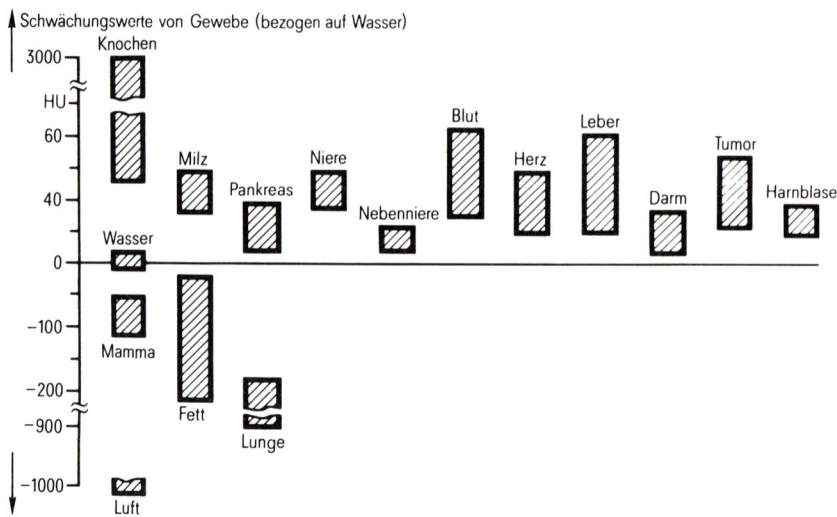

**Abb. 8.12** Schwächungswertbereiche verschiedener Körpersubstanzen und Gewebe:
Man erkennt, daß sich die den einzelnen Substanzen entsprechenden Schwächungswertbereiche häufig überschneiden. Aus dem Schwächungswert läßt sich also nicht eindeutig auf die Substanz schließen.
(Mit freundlicher Genehmigung der Siemens AG, Erlangen)

## Grundtypen von CT-Geräten

Die CT-Geräte lassen sich aufgrund ihrer Abtastprinzipien in vier Grundtypen (auch sog. vier Generationen; Abb. 8.13) einordnen:

- Erste Generation: Translation und Rotation von Röhre und Detektor, Röntgeneinzelstrahl und Einzeldetektor
- Zweite Generation: Röntgenstrahlenbündel, mehrere Detektoren
- Dritte Generation: Rotationsgeräte ohne Translationsbewegung mit Fächerröntgenstrahl und den Patienten umlaufendem vielzelligen Detektorsystem
- Vierte Generation: stationärer 360-Grad Detektorring und rotierende Röntgenröhre mit Fächerstrahl

## Computertomographen der ersten Generation

Bei den CT-Geräten der ersten Generation wird eine im Dauerbetrieb arbeitende Röntgenröhre verwendet, welche mit einem Einzeldetektor starr gekoppelt zwei Bewegungen durchführt:

- Translationsbewegung parallel zur Körperoberfläche. In dieser ersten Bewegungsphase erfolgt die Meßdatenerfassung.
- Danach folgt eine Rotationsbewegung um $1^0$, anschließend erfolgt wiederum die Translationsbewegung.

Ein großer Nachteil dieses Gerätetyps ist die lange Abtastzeit von etwa 10 Sekunden bis maximal 5 Minuten. Somit sind die Geräte für Objektbewegungen (z. B. Abdomen) nicht verwendbar, wohl aber für Schädelaufnahmen.

## Computertomographen der zweiten Generation

Statt nur eines Detektors, wie bei der ersten Generation, werden 10–30 dicht nebeneinander liegende Detektoren verwendet, die gleichzeitig vom Strahlenbündel getroffen werden. Die lineare Bewegung

Digitale Radiographie    145

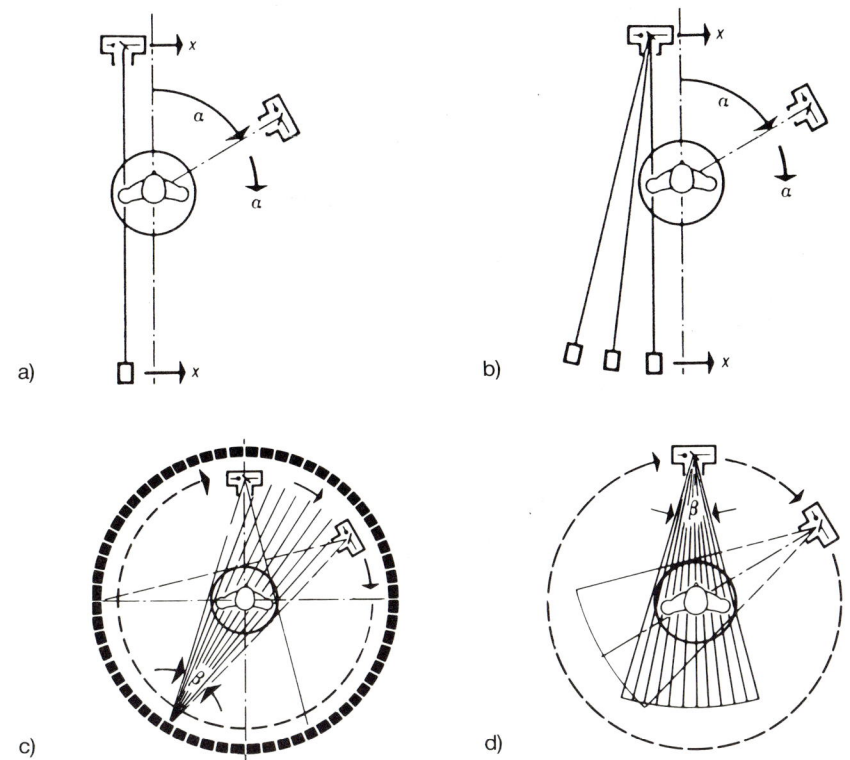

**Abb. 8.13** Abtastprinzipien verschiedener Computertomographiesysteme
a. Das Parallelstrahlgerät mit nur einem Meßstrahlenbündel, das abwechselnd translatorisch und rotatorisch bewegt wird, nutzt die Strahlung der Röntgenröhre nur schlecht aus und bedingt eine lange Meßzeit.
b. Das Parallelstrahlgerät mit Ausblendung mehrerer Meßstrahlenbündel bringt eine bessere Nutzung der erzeugten Röntgenstrahlung, verringert die Anzahl der Bewegungsschritte und führt so zu einer Verkürzung der Meßzeit.
c. Das Ringdetektorgerät hat einen feststehenden Detektorkranz, arbeitet mit einem den gesamten Patientenquerschnitt simultan erfassenden fächerförmigen Röntgenstrahlenbündel und erfordert so lediglich eine Drehbewegung der Röntgenröhre.
d. Das Fächerstrahlgerät hat ein gemeinsam mit der Röntgenröhre den Patienten umlaufendes vielzelliges Detektorsystem.
(Mit freundlicher Genehmigung der Siemens AG, Erlangen)

findet in gleicher Weise wie bei der ersten Generation statt. Von Vorteil ist, daß aufgrund der höheren Detektorzahl mehr Informationen zur gleichen Zeit geliefert werden können. Die Abtastzeit pro Schicht liegt bei etwa 20 Sekunden. Nach jeder linearen Abtastung dreht sich das Röhren-Detektoren-System um einige Grad weiter.

Dieser Gerätetyp ist aufgrund der Bewegungsartefakte für Ganzkörpertomographien nur bedingt einsetzbar, für Schädeltomographien jedoch hervorragend geeignet. Translation-Rotations-Systeme, die Meßdatensätze für Parallelprojektion liefern, werden auch Parallelstrahlgeräte genannt.

## Computertomographen der dritten Generation

Röhre und Detektoren sind starr miteinander verbunden und führen eine gemeinsame Bewegung um 360 Grad durch (sog. drehender Detektorfächer). Die Anzahl der Detektoren liegt zwischen 500 und 1000. Die Abtastzeit für eine Schicht liegt bei etwa 1–5 Sekunden. Bei der dritten Generation von Computertomographen findet nur noch eine Rotations-, aber keine Translationsbewegung mehr statt.

## Computertomographen der vierten Generation

Bei der vierten Generation von CT bewegt sich nur noch die Röntgenröhre. Die Detektoren sind kreisförmig angeordnet (Ringdetektor), und die Röhre befindet sich innerhalb dieses von Detektoren gebildeten Kreises.

# Strahlenschutz

Die Auslösung von Aufnahmen sowie die Überwachung des Patienten erfolgt in der Regel vom Bedienungsraum, einem geschützten Aufenthaltsbereich, aus. Eine Nahbedienung ist nur zur Positionierung des Patienten vor der Untersuchung notwendig. Halten sich Personen während der Untersuchung im Untersuchungsraum auf (z. B. zur Überwachung sedierter oder narkotisierter Patienten, zur Injektion von Kontrastmitteln oder zur Durchführung von Biopsien), so muß eine Bleischürze getragen werden.

Wie auch bei der konventionellen Röntgentechnik müssen stark absorbierende Materialien vor der Untersuchung aus dem zu untersuchenden Bereich entfernt werden (z. B. Halsketten, Ohrringe, Metallknöpfe, Zahnprothesen etc.). Sie können Artefakte hervorrufen, die eventuell zur Wiederholung einer Untersuchung führen.

Dem Patienten muß vor der Untersuchung mitgeteilt werden, daß er sich während der Abtastung nicht bewegen darf (Bewegungsartefakte). Über einen Lautsprecher im Untersuchungsraum können dem Patienten während der Untersuchung Anweisungen (z. B. ausatmen, einatmen, Atem anhalten) mitgeteilt werden.

# Digitale bildgebende Verfahren ohne Anwendung ionisierender Strahlung

## Sonographie

Die Untersuchung mit **Ultraschall** heißt Sonographie. Als Ultraschall werden Schallwellen mit einer Frequenz oberhalb des vom menschlichen Gehör wahrnehmbaren Bereiches bezeichnet, der von 20 bis 20000 Hz reicht.

Schallwellen unterscheiden sich grundlegend von den elektromagnetischen Wellen, die wir bereits kennengelernt haben. Es handelt sich bei Schallwellen um mechanische Energie, bei der geordnete Molekülbewegungen zu periodisch wiederkehrenden Verdichtungen und Verdünnungen der Materie führen. Im Gegensatz zu elektromagnetischen Wellen, bei denen die Schwingung senkrecht zur Ausbreitungsrichtung erfolgt (Transversalwellen), schwingen Schallwellen in ihrer Ausbreitungsrichtung (Longitudinalwellen).

Schallwellen breiten sich viel langsamer aus als elektromagnetische Wellen. Die Schallgeschwindigkeit ist abhängig vom Medium, in dem sich der Schall ausbreitet. In Luft beispielsweise beträgt die Schallgeschwindigkeit 330 m/s, in Wasser 1480 m/s.

Tritt eine Schallwelle von einem Medium in ein anderes mit anderen akustischen Eigenschaften über, so wird ein Teil der Schallwelle reflektiert (zurückgeworfen). Es gilt das **Reflexionsgesetz**: Einfallswinkel = Ausfallswinkel.

Der andere Teil durchdringt das neue Medium, wobei er an der Grenzfläche zwischen den beiden Medien von der ursprünglichen Ausbreitungsrichtung abgelenkt werden kann.

An einer Gewebe-Luft-Grenze kommt es zu einer fast vollständigen Reflexion der Schallwellen. Stark lufthaltige Gewebe können von Schallwellen nicht durchdrungen werden. Daher läßt sich die Lunge nicht mit Ultraschall untersuchen, und eine starke Darmgasüberlagerung des Abdomens stört bei der Untersuchung der darunter gelegenen Organe.

Zwischen Ultraschallkopf und Körperoberfläche muß ein Kontaktgel aufgetragen werden, damit die Schallübertragung nicht durch eine Luftschicht behindert wird.

Für diagnostische Zwecke in der Medizin wird Ultraschall mit Frequenzen zwischen 1–15 MHz verwendet.

Zur Erzeugung und auch zum Empfang von Ultraschall wird der **piezoelektrische Effekt** ausgenutzt. Er beruht auf der Umwandlung von mechanischer in elektrische Energie und umgekehrt (reziproker piezoelektrischer Effekt).

In einigen in der Natur vorkommenden Kristallen (z. B. Quarz) und auch in verschiedenen künstlich hergestellten Kristallen verteilen sich positive und negative Ladungen derart innerhalb des Kristallgitters, daß der Kristall im Ruhezustand elektrisch neutral ist. Wird er aber zusammengedrückt (komprimiert) oder auseinandergezogen (extendiert), so entstehen an den Kristalloberflächen Spannungspotentiale. Umgekehrt reagiert der Kristall auf die Anlage einer elektrischen Spannung mit einer Änderung seines Volumens. Er wird entweder kleiner, oder er dehnt sich aus.

Dieser reziproke piezoelektrische Effekt wird zur Erzeugung von Ultraschall genutzt, indem an einen Kristall eine hochfrequente Wechselspannung angelegt und er so in Schwingung versetzt wird. Die Kristalloberfläche sendet Ultraschallwellen von der gleichen Frequenz aus, wie sie die angelegte Wechselspannung besitzt. Zum Empfang von Ultraschall wird der piezoelektrische Effekt ausgenutzt: Durch Ultraschallwellendruck werden die Kristalle komprimiert, und die an den Oberflächen entstehenden Spannungspotentiale werden abgeleitet, verstärkt und auf einem Monitor sichtbar gemacht.

In der medizinischen Diagnostik befindet sich der piezoelektrische Kristall im Ultraschallkopf (Transducer), der über die zu untersuchende Körperregion geführt wird. Es wird überwiegend das Impuls-Echo-Verfahren angewendet, bei dem der piezoelektrische Teil sowohl als Sender als auch als Empfänger dient. Nur in 0,1% der Untersuchungszeit werden Ultraschallwellen ausgesendet. In der übrigen Zeit ist der Schallkopf auf Empfang gestellt.

Nach der Art der Echowiedergabe lassen sich zwei Bildverfahren unterscheiden: das A-Bildverfahren und das B-Bildverfahren. Beim A-(Amplituden-)Bildverfahren werden die empfangenen Echosignale in Form der Auslenkung eines Oszillographenstrahles von einer Grundlinie aus auf einem Monitor dargestellt. Dabei ist die Höhe der Auslenkung (= Amplitude) ein Maß für die Echostärke. Das A-Bildverfahren wird nur bei wenigen besonderen Fragestellungen eingesetzt, z. B. zur Schnellerkennung von Raumforderungen im Gehirn (Echoenzephalographie).

Meistens wird das B-(Brightness-)Bildverfahren verwendet. Die empfangenen Echosignale werden in Form von Helligkeitsimpulsen (engl. »brightness« = Helligkeit) auf dem Monitor dargestellt. Die Helligkeit der Punkte ist ein Maß für die Echostärke. Beim B-Bildverfahren gibt es zwei verschiedene Möglichkeiten der Bilddarstellung:

Beim M-Mode (= Time-Motion-Verfahren) wird die Bewegung einer reflektierenden Struktur als Bewegung eines Bildpunktes auf dem Monitor dargestellt. Der M-Mode wird vor allem zur Darstellung des Bewegungsmusters der Herzklappen in der Ultraschalluntersuchung des Herzens (Echokardiographie) verwendet. Die am häufigsten eingesetzte Bilddarstellung ist das zweidimensionale B-Bild, bei dem die empfangenen Echosignale durch einen Rechner so zusammengesetzt werden, daß sich ein Schnittbild der untersuchten Körperregion ergibt.

Bei der Sonographie wird der Organismus nicht mit ionisierenden Strahlen belastet. Nach dem heutigen Kenntnisstand ist die Sonographie weitgehend ungefährlich. Sie hat sich nicht zuletzt aus diesem Grund rasch in der medizinischen Diagnostik durchgesetzt und ist zu einer unverzichtbaren Untersuchungsmethode geworden.

Die Vorbereitung des Patienten richtet sich vor allem auf die Vermeidung von Luftansammlung im Magen-Darm-Trakt (Patient sollte nüchtern sein) und die Nutzung flüssigkeitsgefüllter Räume zur verbesserten Schallübertragung (gefüllte Gallenblase bei nüchternem Patienten, gefüllte Harnblase).

## Magnetresonanztomographie

Die Magnetresonanztomographie (MRT), manchmal noch als **Kernspintomographie** oder NMR (nuclear magnetic resonance) bezeichnet, ist wohl das faszinierendste moderne Schnittbildverfahren.

Die MRT nutzt die elektromagnetischen Eigenschaften der Materie zur Bilderzeugung aus. Bei dieser Untersuchungsmethode wird deshalb keine Röntgenstrahlung benötigt.

Die Funktionsweise der MRT basiert auf dem Prinzip der Kernspinresonanz, das erstmals im Jahre 1946 von F. Bloch und G. M. Purcell experimentell angewendet wurde. 1952 erhielten die beiden Wissenschaftler dafür den Nobelpreis. Das erste MRT-Bild des Menschen wurde 1977 angefertigt. Seitdem entwickelte sich das Verfahren rasch weiter. Bei bestimmten Fragestellungen ist die MRT heute selbstverständlicher Bestandteil der klinischen Routinediagnostik.

Große Bedeutung besitzt die MRT bei der Diagnose von Krankheiten des Gehirns, des Rückenmarks, der Weichteile und der Gelenke.

### Physikalische Grundlagen der MRT

Zum Verständnis der sehr komplizierten Funktionsweise der MRT ist die Kenntnis einiger physikalischer Sachverhalte nötig, die dem Verfahren zugrunde liegen.

Wir erinnern uns an den Aufbau der Atome (vergl. Kap. 1.). Alle Atome enthalten in ihrem Kern eine bestimmte Anzahl von Kernteilchen (Protonen oder Neutronen).

Die Gesamtzahl der Kernteilchen eines Atoms kann gerade oder ungerade sein. Beispielsweise enthält der Wasserstoff als am einfachsten aufgebautes Atom in seinem Kern nur ein einziges Proton und kein Neutron. Damit ist seine Anzahl von Kernteilchen = 1 und ungerade.

Der Wasserstoff-Atomkern besitzt wie alle anderen Atomkerne mit einer ungeraden Anzahl von Kernteilchen eine besondere Eigenschaft: Er dreht sich ständig um die eigene Achse. Dieser Eigendrehimpuls der Kernteilchen wird als **Spin** bezeichnet.

Alle Atomkerne sind durch ihren Gehalt an Protonen elektrisch geladen. Durch den Spin wird die elektrische Ladung bewegt. Bewegte elektrische Ladung erzeugt durch Induktion ein Magnetfeld (siehe Kap. 1.). Aus diesem Grund ist jeder einzelne Wasserstoffkern von einem kleinen Magnetfeld umgeben (Abb. 8.14).

Normalerweise sind die Atomkerne einer Substanz ungeordnet. Ihre Magnetfelder zeigen alle in verschiedene Richtungen. Wird die Substanz aber in ein äußeres Magnetfeld gebracht, so ordnen sich die Atomkerne nach der Richtung des äußeren Magnetfeldes. Ihre Magnetfelder weisen dann alle in die gleiche Richtung wie das äußere Magnetfeld.

Bei der Ausrichtung gibt es zwei Möglichkeiten, die parallele und die antiparallele Ausrichtung. Die parallele Ausrichtung kommt etwas häufiger vor, weil sie der energieärmere Zustand ist (Abb. 8.15).

Die Bevorzugung der parallelen Ausrichtung ist für das Funktionsprinzip der MRT

# Digitale bildgebende Verfahren ohne ionisierende Strahlung 149

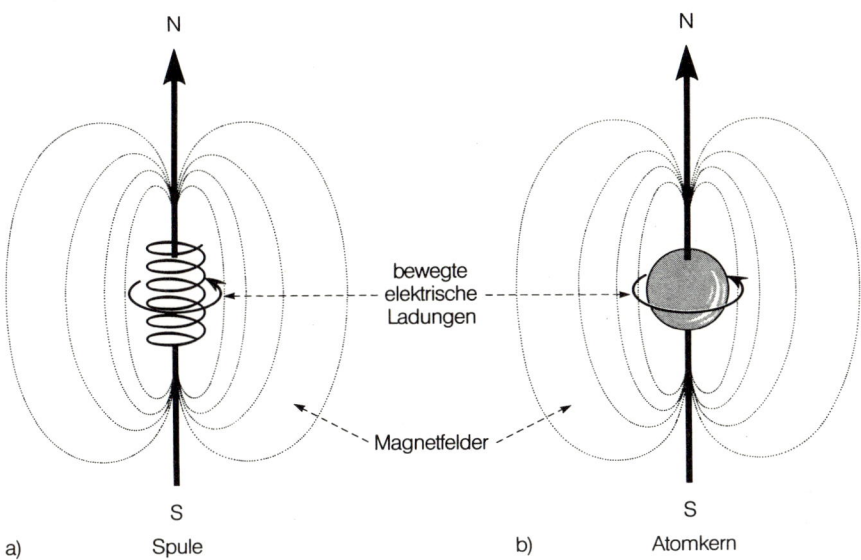

**Abb. 8.14** Wenn sich elektrische Ladung bewegt, erzeugt sie ein Magnetfeld.
a. Umgebendes Magnetfeld durch Drehung einer Drahtspule
b. Umgebendes Magnetfeld durch Drehung (Spin) eines Atomkernes

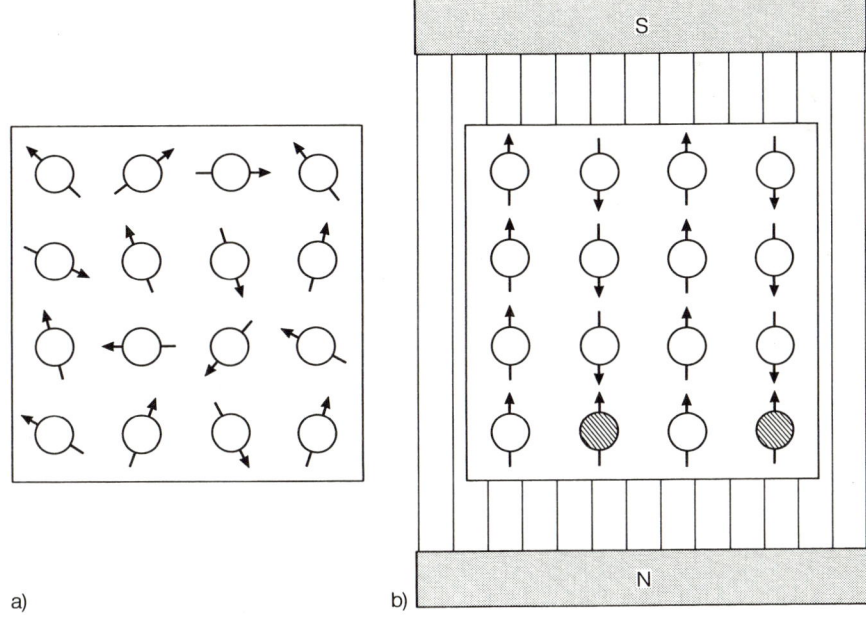

**Abb. 8.15** Ausrichtung der im Normalzustand ungeordneten Atomkerne (a) nach Anlage eines äußeren Magnetfeldes (b).
Die Atome können sich entweder parallel oder antiparallel ausrichten. Die parallele Ausrichtung ist der energieärmere Zustand und wird deshalb etwas bevorzugt (schraffiert eingezeichnete Atomkerne).

von großer Bedeutung: Durch den Überschuß an parallel ausgerichteten Magnetfeldern ist die jeweilige Substanz nach außen hin selbst schwach magnetisch.

Bei ihrer Ausrichtung ordnen sich die Atomkerne nicht starr in der Richtung des äußeren Magnetfeldes an. Sie »eiern« vielmehr quasi um die Feldlinien des äußeren Magnetfeldes herum, vergleichbar mit der Bewegung eines angestoßenen Kinderkreisels. Diese »eiernde« Bewegung der Atomkerne wird als **Präzession** bezeichnet (Abb. 8.16).

Die Geschwindigkeit der Präzession ist von der Stärke des umgebenden Magnetfeldes abhängig. Die zu einem Magnetfeld einer bestimmten Stärke gehörende Präzessionsfrequenz wird als **Larmor-Frequenz** (benannt nach dem Physiker J. Larmor) bezeichnet.

Bei der MRT wird von einer Spule elektromagnetische Strahlung mit der Larmor-Frequenz erzeugt, die auf die im Magnetfeld ausgerichteten Atomkerne einwirkt. Entspricht die Frequenz der eingestrahlten Wellen der typischen Resonanzfrequenz des Atomkerns, so wird auf optimale Weise Energie übertragen. Die Energiezufuhr bewirkt das »Umklappen« von parallel angeordneten Atomkernen bzw. Kernteilchen in die antiparallele Richtung (Abb. 8.17).

Neben dem »Umklappen« der parallel ausgerichteten Atomkerne hat die Energiezufuhr noch einen zweiten wichtigen Effekt: Normalerweise befinden sich die Atomkerne zu einem bestimmten Zeitpunkt jeweils

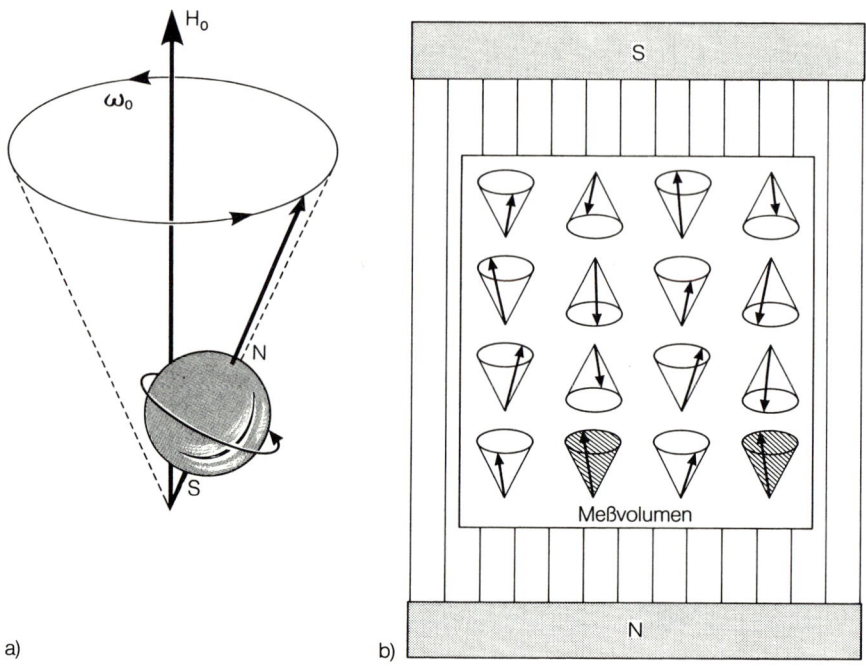

**Abb. 8.16** In einem äußeren Magnetfeld ausgerichtete Atomkerne führen eine kreiselnde Bewegung um die Feldlinien herum aus. Diese Bewegung wird als Präzession bezeichnet.
a. Präzession eines einzelnen Atomkerns
b. Präzession mehrerer Atomkerne
Zu jedem bestimmten Zeitpunkt befinden sich die Atomkerne an unterschiedlichen Punkten ihrer Präzession.

# Digitale bildgebende Verfahren ohne ionisierende Strahlung 151

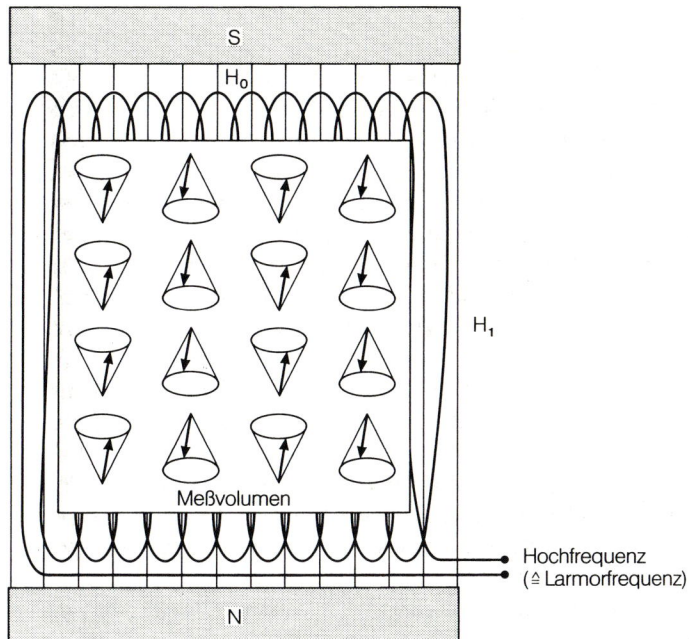

**Abb. 8.17** Durch Einwirkung elektromagnetischer Strahlung mit der Präzessionsfrequenz der Atomkerne (= Larmor-Frequenz) entsteht Resonanz. Die Energiezufuhr bewirkt das »Umklappen« der überzähligen parallel angeordneten Atomkerne in die antiparallele Ausrichtung.

an verschiedenen Punkten ihrer Präzession. Durch die Energiezufuhr werden sie alle auf etwa den gleichen Punkt ihrer Kreiselbewegung zusammengeführt.

Dieser Vorgang wird als **Synchronisation** bezeichnet.

Durch die Synchronisation kann sich die Magnetwirkung der Atomkerne nicht mehr gegenseitig aufheben. Es entsteht so ein Magnetfeld, das quer zur Richtung des äußeren Magnetfeldes wirkt (Abb. 8.18).

## Meßverfahren und Bilderzeugung bei der MRT

Die bei der MRT zur Energiezufuhr verwendete Spule sendet nicht nur elektromagnetische Strahlung aus, sondern empfängt auch die zur Bildherstellung benötigten Signale. Es handelt sich also um eine »Sende- und Empfangs-Spule«.

Nach Beendigung der Energiezufuhr durch die Spule stellt sich der Ausgangszustand der Atomkerne wieder her: Die »umgeklappten« Atomkerne kehren in ihre ursprüngliche parallele Ausrichtung zurück,

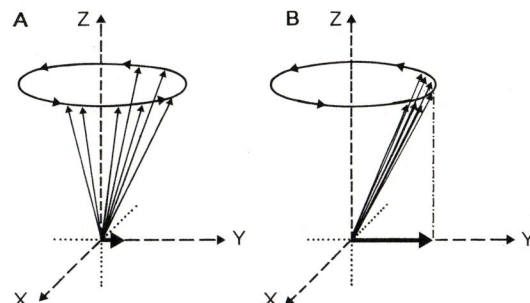

**Abb. 8.18** Durch Energiezufuhr kommt es neben dem »Umklappen« der überzähligen parallel ausgerichteten Atomkerne auch zur »Synchronisation«. Nach der Synchronisation befinden sich die Atomkerne alle am gleichen Punkt ihrer Präzession.
(Mit freundlicher Genehmigung der Firma Byk Gulden Pharmazeutika, Konstanz)

und alle Atomkerne schwingen wieder zunehmend ungeordnet um ihre Achsen (Abb. 8.19).

Die sich zurückdrehenden Atomkerne erzeugen eine elektrische Spannung, die von der Spule gemessen wird. Die gemessenen Signale werden einander räumlich zugeordnet und an einen Rechner weitergegeben, der sie zur Bildherstellung verwendet.

Bei der MRT werden zur Bildherstellung drei verschiedene Parameter herangezogen:
- Relaxationszeit $T_1$ (Längsrelaxationszeit $T_1$)
- Relaxationszeit $T_2$ (Querrelaxationszeit $T_2$)
- Protonendichte

Als **Relaxation** wird die Rückkehr der Atomkerne in ihren Ausgangszustand (vor Energiezufuhr durch die Hochfrequenzspule) bezeichnet.

Die Relaxationszeit $T_1$ beschreibt das Zurückklappen der parallel angeordneten Atomkerne in ihre ursprüngliche antiparallele Ausrichtung. Dabei baut sich wieder ein Magnetfeld in gleicher Richtung wie das äußere Magnetfeld auf. Dieser Vorgang wird von der Spule gemessen und durch die $T_1$-Zeit beschrieben.

Die Relaxationszeit $T_2$ beschreibt die Aufhebung der Synchronisation der Atomkerne. Dabei erlischt das Magnetfeld quer zur Richtung des äußeren Magnetfeldes. Dieser Vorgang wird von der Spule gemessen und der $T_2$-Zeit zugeordnet.

Die **Protonendichte** beschreibt die Zahl der pro Volumeneinheit enthaltenen Protonen. Weil bei der MRT die Wasserstoffatome als Grundlage für die Bilderstellung verwendet werden, gibt dieser Parameter im wesentlichen den Wassergehalt der Gewebe wieder.

Mit Hilfe der genannten drei Parameter können von jeder Schnittebene drei verschiedene Bilder erzeugt werden. Man

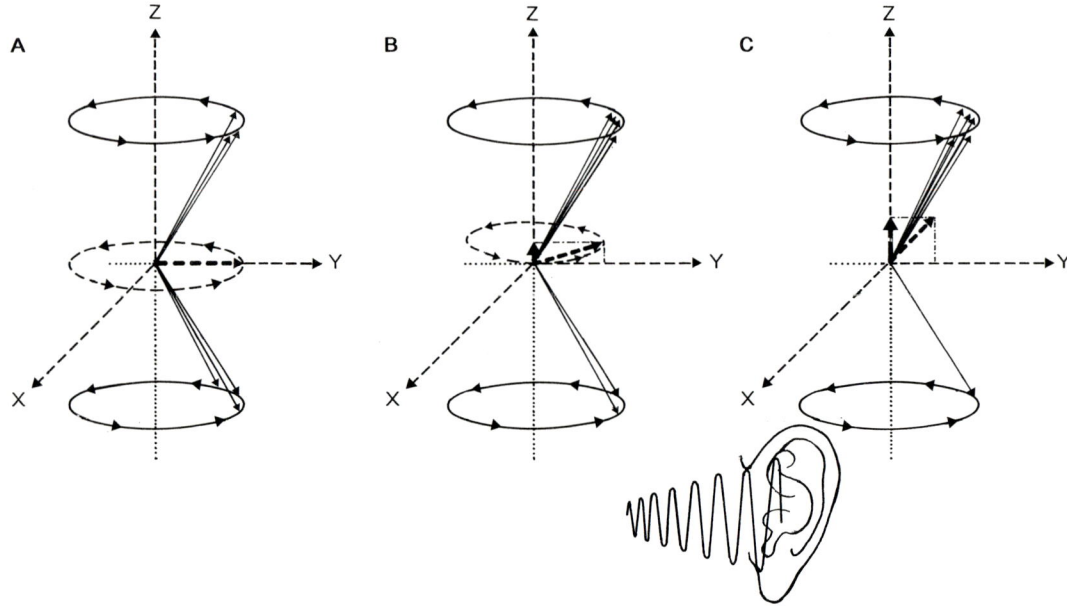

**Abb. 8.19** Verhalten der Atomkerne nach Beendigung der Energiezufuhr: Die von der parallelen in die antiparallele Ausrichtung umgeklappten Atomkerne nehmen wieder ihre ursprüngliche Ausrichtung ein. Der synchronisierte Zustand löst sich auf, und die Atomkerne schwingen wieder zunehmend ungeordnet um ihre Achsen. (Mit freundlicher Genehmigung der Firma Byk Gulden Pharmazeutika, Konstanz)

# Digitale bildgebende Verfahren ohne ionisierende Strahlung 153

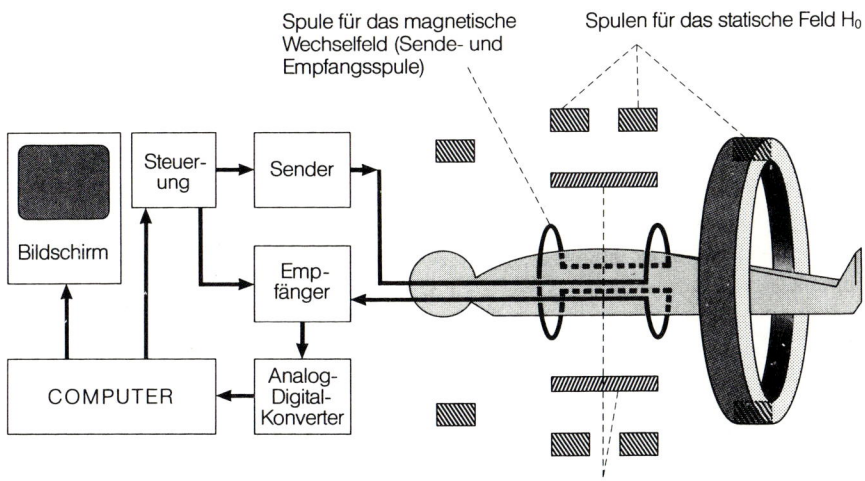

**Abb. 8.20** Aufbau einer MRT-Anlage aus
- Ringmagnet (mit Spulen für das statische äußere Feld)
- Gradientenspulen
- Sende- und Empfangsspule
- Rechner

spricht von $T_1$-, $T_2$- oder Protonendichtegewichteten Bildern. Auf jedem dieser Bilder sind die Gewebestrukturen anders wiedergegeben. Je nach Fragestellung wählt der Arzt die optimale Darstellung aus.

Bei der MRT kann die Gewebeunterscheidung auch durch die Gabe von Kontrastmittel (meist Gadolinium) verbessert werden.

Aufbau einer MRT-Anlage

MRT-Anlagen bestehen aus folgenden Bauelementen:
- Ringmagnet
- Gradientenspulen
- Sender- und Empfangsspule
- Rechner

▶ **Ringmagnet:**
Der Magnet ist das Kernstück der MRT-Anlage und erzeugt das äußere Magnetfeld. Heute werden meistens supraleitende Magnete eingesetzt, deren Feldstärken zwischen 0,5 und 1,5 Tesla liegen.

▶ **Gradientenspulen:**
Die Gradientenspulen erzeugen ein schwaches Magnetfeld, dessen Stärke in einer Richtung abnimmt und das dem gleichmäßigen Feld des Ringmagneten überlagert wird.

Die Gradientenspulen ermöglichen die räumliche Zuordnung der gemessenen Daten.

▶ **Sende- und Empfangsspule:**
Die Sende- und Empfangsspule hat zwei Aufgaben:
1. Aussendung von elektromagnetischer Strahlung, damit bei den Atomkernen Resonanz entsteht
2. Empfang der von den Atomkernen nach Beendigung der Aussendung abgegebenen Signale

▶ **Rechner:**
Der Rechner steuert die gesamte Untersuchung, wertet die ermittelten Signale aus und stellt das MRT-Bild her. (Abb. 8.20)

# 9. Radiologische Untersuchungen mit Kontrastmitteln
B. Mrosek

Weichteilgewebe und Hohlorgane des Körpers haben nur einen geringen Dichteunterschied. Die einzelnen Gewebe zeigen eine ähnliche Schwächung für Röntgenstrahlen und sind auf der Röntgenaufnahme ohne zusätzliche Hilfsmittel nur schlecht voneinander abgrenzbar. Das Ziel der Kontrastmittel ist es, die Dichte von Organen gegenüber ihrer Umgebung anzuheben oder zu vermindern.

Kontrastmittel sind Substanzen, welche Röntgenstrahlen stärker (positive KM) oder geringer (negative KM) schwächen als die körpereigenen Strukturen. Die Schwächung der Röntgenstrahlen ist um so größer, je höher die spezifische Dichte des Kontrastmittels ist. Unterschieden werden **positive** und **negative Kontrastmittel**:

▸ **Positive Kontrastmittel:**
Dies sind jod- oder bariumhaltige Flüssigkeiten, die in den Verdauungstrakt, das Gefäßsystem oder in die ableitenden Harnwege eingebracht werden. Ihr Effekt beruht auf der hohen Ordnungszahl von J (53) bzw. Ba (56). Die positiven KM werden eingeteilt in wasserlösliche und wasserunlösliche, sowie ölhaltige Kontrastmittel.

Wasserlösliche Kontrastmittel werden in ionische und nichtionische Kontrastmittel unterschieden. Nichtionische Kontrastmittel besitzen im Vergleich zu den ionischen Kontrastmitteln eine geringere Osmolalität (s. Tab. 1). Aufgrund des geringeren osmotischen Druckes zeigen nichtionische Kontrastmittel im Vergleich zu ionischen Kontrastmitteln eine bessere neurale Verträglichkeit sowie seltener auftretende Kontrastmittelnebenwirkungen aller Schweregrade. Nichtionische Kontrastmittel sind wesentlich hydrophiler und enthalten keine elektrische Ladung.

▸ **Negative Kontrastmittel:**
Sie können eingeteilt werden in gasförmige (Luft, Kohlendioxid, Stickoxydul) und flüssige (Methylzellulose, Guanin) Kontrastmittel. Ihr Effekt beruht auf ihrer geringen Dichte, welche eine hohe Strahlendurchlässigkeit bewirkt.

Bei kombinierter Anwendung von positiven und negativen Kontrastmitteln spricht man von einer **Doppelkontrastdarstellung** (1. Erzeugung eines Wandbeschlages mit positiven und 2. folgende Aufblähung des Hohlorganes mit einem negativen Kontrastmittel).

Folgende Anforderungen werden an Kontrastmittel gestellt:
- Steigerung des Kontrastes
- keine Toxizität
- schnellstmögliche, vollständige Ausscheidung und unveränderte Ausscheidung aus dem Körper
- möglichst keine Resorption durch die Schleimhaut bei Kontrastmitteldarstellungen des Magen-Darm-Traktes
- möglichst gute Verträglichkeit ohne lokale oder allgemeine Nebenwirkungen

Es gibt unterschiedliche Methoden, um ein Kontrastmittel an den gewünschten Ort im Körper des Patienten zu bringen:

▸ **indirekte Methode:**
- durch den Mund (oral, per os), z. B. orale Kontrastmittelgabe zur Darstellung der Gallenblase
- durch Injektion in Blutgefäße (i.v., i.a.), z. B. beim Ausscheidungsurogramm und beim Cholezysto-Cholangiogramm

▸ **direkte Methode:**
- durch Köperöffnungen (z.B. bei der Ösophagographie durch den Mund, beim Kolonkontrasteinlauf durch den Enddarm)

- durch direkte Injektion (z. B. in Arterien bei der Arteriographie, in Venen zur Phlebographie, in den Rückenmarkskanal zur Myelographie)
- durch Einführen eines Katheters durch die Haut in ein Blutgefäß, in welchem dieser bis zum darzustellenden Organ vorgeschoben wird (z. B. bei der Angiokardiographie)
- durch Injektion oder Einführen eines Katheters in ein operativ freigelegtes Organ (z. B. bei der intraoperativen Cholangiographie)

Als Beispiele für häufig verwendete Kontrastmittel in der radiologischen Diagnostik werden folgende Kontrastmittel besprochen:
- Bariumsulfat
- Ioxitalaminsäure, Megluminsalz (Handelsname: Telebrix-Gastro)
- Iopamidol (Handelsname: Solutrast)
- Gadolinium-DTPA

## Physikalische und chemische Eigenschaften von Röntgenkontrastmitteln

Für die Kontrastgebung und die Verträglichkeit sind folgende Eigenschaften von Kontrastmitteln von Bedeutung:
- Jodgehalt
- Viskosität
- Osmolalität
- Molekülstruktur

▸ **Jodgehalt:**
Der Jodgehalt eines Kontrastmittels (mg/ml) bestimmt die Röntgenstrahlenabsorption. Je größer die Jodkonzentration eines Kontrastmittels ist, desto mehr Röntgenstrahlung wird absorbiert.

▸ **Viskosität:**
Die Viskosität ist ein Maß für die Fließfähigkeit von Lösungen. Mit steigender Konzentration und bei sinkender Temperatur nimmt sie stark zu. Ein höhere Viskosität erfordert einen höheren Injektionsdruck.

Kontrastmittellösungen mit einer hohen Viskosität können auf 37 Grad Celsius erwärmt werden. Hierbei erniedrigt sich die Viskosität, und die Lösung läßt sich besser aufziehen und injizieren.

▸ **Osmolalität:**
Unter der Osmolalität eines Kontrastmittels versteht man dessen Fähigkeit, Wasser und Ionen in eine durchströmte Region zu verschieben. Hyperosmolare Kontrastmittellösungen entziehen dem extravasalen Raum Wasser. Unterschiedliche Kontrastmittel können bei gleicher Jodkonzentration einen unterschiedlich hohen osmotischen Druck aufweisen.

▸ **Molekülstruktur:**
Die Molekülstruktur und -größe sowie die elektrische Ladung beeinflussen die Verträglichkeit eines Kontrastmittels.

## Charakterisierung häufig verwendeter Röntgenkontrastmittel

### Wasserunlösliche Kontrastmittel
Bariumsulfat ($BaSO_4$)

Bariumsulfat ist in Wasser vollkommen unlöslich und chemisch sehr beständig. Es hat eine Dichte von 4,5 g/cm$^3$. Aufgrund des hohen Absorptionsvermögens für Röntgenstrahlen wird Bariumsulfat als Kontrastmittel bei Magen-Darm-Passagen verwendet. Bariumsulfat wird nicht resorbiert. Es wird unverändert wieder ausgeschieden und besitzt eine gute Haftfähigkeit an der Schleimhaut. Bariumhaltige Kontrastmittel dürfen nur enteral angewendet werden.

Als **Kontraindikationen** gelten: Perforation, Fistel, Ileus, Schlucklähmung bzw. Schluckstörung (Gefahr der Aspiration).

Bei Verdacht auf eine Perforation ist auf jeden Fall ein wasserlösliches, jodhaltiges Kontrastmittel einzusetzen.

Als **Nebenwirkungen** können vorkommen: Mediastinitis, Aspirationspneumonie, Peritonitis (Letalität bis zu 50%). Bei schwerer Obstipation kann es bei Verwendung großer Mengen von Bariumsulfat zur Bariumeindickung im Kolon mit eventueller Obstruktion und Perforation kommen.

Bariumsulfat ist in drei Handelsformen erhältlich: als Pulver, welches vor Gebrauch frisch anzusetzen ist, als fertige flüssige Suspension und als Paste. Zur Doppelkontrastdarstellung (Wandbeschlag mit Bariumsulfat, Füllung des Lumens mit Gas) wird neben dem Bariumsulfat zusätzlich ein Gasbildner (Brausepulver) eingenommen. Die Konzentration von Bariumsulfat beträgt bei den Bariumpräparaten etwa 1 g/ml. Bei den neueren high density-Präparaten beträgt der Bariumsulfatgehalt 2,5 g/ml. Die HD-Präparate werden bevorzugt zur Darstellung des Magens (Schleimhaut) und beim Kolonkontrasteinlauf verwendet.

**Wasserlösliche Kontrastmittel**

Die Ausscheidung von wasserlöslichen Kontrastmitteln erfolgt vorwiegend über
- die Nieren (sog. nierengängige KM)
- die Leber und Gallenwege (sog. lebergängige KM)

<u>Ioxitalaminsäure, Megluminsalz (Handelsname: Telebrix-Gastro®)</u>

Allgemein gelangt dieses Kontrastmittel bei der Magen-Darm-Darstellung zur Anwendung, wenn ein Einsatz von Bariumsulfat nicht erwünscht oder kontraindiziert ist.

**Indikationen** zur Anwendung: teilweise oder totale Stenose, gastrointestinale Fisteln, Darstellung von Fremdkörpern und Tumoren vor Endoskopien, bei Zustand nach Magen- und Darmresektionen (Perforationsgefahr und Nahtinsuffizienz), akute Zustände, welche einen chirurgischen Eingriff erfordern, bei Perforationsgefahr. In der Computertomographie findet eine 4%-KM-Lösung zur Kontrastanhebung im Abdominalbereich Anwendung (40 ml des KM werden mit 960 ml Wasser verdünnt). Weiterhin wird es beim unkomplizierten Mekoniumileus (Darmverschluß bei Neugeborenen) eingesetzt.

Aufgrund des hohen osmotischen Druckes von Gastrografin wird dem umliegenden Gewebe Flüssigkeit entzogen, welche in den Darm einströmt und das verhärtete Mekonium (Stuhl, welcher während der Intrauterinzeit gebildet wird) aufweicht.

Als **Kontraindikationen** sind zu nennen: dehydrierte Patienten, Überempfindlichkeit gegen jodhaltige Kontrastmittel ( auch bei oraler Gabe kann es zu einer geringen Absorption des KM aus dem Verdauungstrakt kommen), Schilddrüsenüberfunktion (Hyperthyreose) und beschwerdefrei verlaufende Schilddrüsenüberfunktion (latente Hyperthyreose).

Als **Nebenwirkungen** und Komplikation können auftreten: Diarrhöen aufgrund der hypertonen Lösung, Lungenödem bei Aspiration.

<u>Iopamidol (Handelsname: Solutrast®)</u>

Mit Iopamidol kam 1981 das erste injektionsfertige nichtionische Kontrastmittel auf den Markt.

Iopamidol eignet sich zur Darstellung des arteriellen und venösen Gefäßsystems (Arteriographie, Phlebographie) sowie zur Digitalen Subtraktionsangiographie (DSA), Computertomographie (CT), Urographie und Myelographie.

Iopamidol weist als nichtionisches Kontrastmittel günstige pharmako-chemische Eigenschaften (z. B. geringe Belastung des Herz-Kreislauf-Systems, geringeres nephrotoxisches Potential als herkömmliche Kontrastmittel) auf. Trotz seiner guten Verträglichkeit können unter Iopamidol in seltenen

## Kontrastmittelzwischenfälle

Bei Untersuchungen mit jodhaltigen Kontrastmitteln können während oder nach der Injektion Nebenwirkungen bzw. Unverträglichkeitserscheinungen unterschiedlichen Ausmaßes auftreten. Um allergischen Reaktionen vorzubeugen bzw. solche zu verhindern, sind von seiten des Arztes und der Assistentin (des Assistenten) eine Reihe von Maßnahmen vor, während und nach der Untersuchung durchzuführen.

Bei jeder Kontrastmittelinjektion muß ein Notfallset (Tab. 9.1.), bestehend aus Medikamenten und einem Instrumentarium zur Verfügung stehen.

Wichtig ist es, vor jeder jodhaltigen Kontrastmittelapplikation den Patienten nach eventuellen Reaktionen auf frühere KM-Untersuchungen oder Allergien zu fragen. Der Patient ist weiterhin von ärztlicher Seite aus auf mögliche Nebenwirkungen und deren Konsequenzen hinzuweisen. Die Aufklärung, deren Inhalt und die Einverständniserklärung des Patienten, sowie die Unterschrift des Arztes sind schriftlich festzuhalten. Diese Unterlagen gehören mit in die Patientenakte.

Vor der Untersuchung wird der Patient dazu angehalten, jedes nach der Injektion auftretende Symptom sofort dem Arzt oder der Arzthelferin mitzuteilen.

Fällen allergische Reaktionen auftreten. Daher muß jeder Untersucher bei der Injektion des Kontrastmittels auf eventuelle Komplikationen vorbereitet sein.

### Gadolinium-DTPA (Gadolinium-Dimeglumin-Gadopentetat)

Gadolinium ist ein nierengängiges Kontrastmittel, welches speziell für die magnetische Resonanztomographie (MRT) entwickelt wurde. Es wird innerhalb von 24 Stunden praktisch vollständig aus dem Körper ausgeschieden. Gadolinium enthält ein metallhaltiges, sehr hydrophiles, paramagnetisches Komplexsalz (Gadopentetsäure, Dimegluminsalz) und eignet sich zur kranialen (Kopf) und spinalen (Rückenmarkkanal) magnetischen Resonanztomographie.

Als sehr seltene **Nebenwirkungen** können in Zusammenhang mit der Venenpunktion bzw. mit der Kontrastmittelgabe am Injektionsort kurzfristige leichte Schmerz- bzw. Wärmegefühle auftreten. Bei sehr schneller Injektion können flüchtige Geschmacksempfindungen (süßlich) auftreten. Vereinzelt treten nach Applikation von Gadolinium Übelkeit und Erbrechen sowie allergieähnliche Haut- und Schleimhautreaktionen auf. Sehr selten können anaphylaktoide Reaktionen bis zur Schocksymptomatik auftreten.

**Tab. 9.1.** Notfallset für Kontrastmittelzwischenfälle

| Ausrüstung | Ampullen | Infusionslösungen |
|---|---|---|
| Mundkeil | Xylocain | Rheomacrodex®- |
| Güdel-Tubus Gr. 4, 3, 2 | Alupent® | Lösung 6% |
| Ambubeutel | Atropin | Natriumbikarbo- |
| Atemmasken Gr. 3, 2, 1 | Adrenalin | natlösung 8,4% |
| Klemmen, Schere | Luminal® | NaCl 0,9% |
| Spritzen, Kanülen | Kortison i. v. | Glukose 5,0% |
| evtl. Laryngoskop | Lasix® | |
| Magill-Tubus Gr. 38–22 | Nitroglyzerin | |
| Absaugkatheter | zum Inhalieren | |
| intrakardiale Injektions- | Valium® | |
| kanülen | NaCl | |

Kontrastmittelinjektionen werden immer im Liegen durchgeführt.

Ist die Untersuchung beendet, sollte die Injektionskanüle noch 1 Stunde in der Vene liegen bleiben. Treten nach der Untersuchung Zwischenfälle auf, so können ohne Verzögerung therapeutische Injektionen durchgeführt werden.

Der Patient muß unter ständiger Beobachtung der Arzthelferinn oder der MTA bleiben. Bei verdächtigen Symptomen ist sofort der Arzt zu verständigen.

**Kontrastmittelreaktionen** werden ihrem Schweregrad entsprechend eingeteilt in:

▸ **leichte Kontrastmittelreaktionen:**
Brechreiz, Hitzegefühl, Niesen, leichtes Erbrechen, Übelkeit, geringe umschriebene Urtikaria, Schweißausbruch, juckende Exantheme

▸ **mittelschwere Kontrastmittelreaktionen:**
starkes Erbrechen, Dyspnoe, Schüttelfrost, Brustschmerzen, Bauchschmerzen, Kopfschmerzen, kurze Ohnmacht, Gesichts- oder Glottisödem, ausgedehnte Urtikaria

▸ **schwere Kontrastmittelreaktionen:**
schwerer Kollaps, Bewußtlosigkeit, Lungenödem, Atemdepression bis zum Atemstillstand, Herzrhythmusstörungen bis zum Herzstillstand

## Kontrastmitteluntersuchungen

### Ösophagographie

▸ **Indikationen:** Stenosen, Strikturen, Divertikel, Tumoren, Fremdkörper, Perforation, Verlagerung/Pelottierung (Schilddrüse, Herz), Funktionsstörungen (Entleerungsstörung, Achalasie), Anomalien/Mißbildungen (z. B. Ösophagotrachealfistel), postoperativer Ösophagus, Ösophagusvarizen

▸ **Kontraindikationen:** V. a. Perforation, V. a. Aspirationsgefahr infolge Schluckstörungen

▸ **Vorbereitung:** keine spezielle Vorbereitung erforderlich; der Patient sollte nüchtern sein.

▸ **Material:** Als Kontrastmittel wird im allgemeinen Bariumsulfat als Brei oder Paste verwendet. Bei V. a. Perforation wasserlösliches jodhaltiges KM und bei Aspirationsgefahr Bronchographikum oder wasserlösliches jodhaltiges KM. Eventuell Eßlöffel zur dosierten Gabe des Kontrastmittels, Becher, Strohhalm, für geschwächte Patienten Spritze mit Katheteransatz

▸ **Filmformat:** 24 × 30 cm zweigeteilt, 35 × 35 cm dreigeteilt. 100-mm-Kamera, Röntgenkinematographie, Bandspeichergerät, Videoaufzeichnung

▸ **Komplikationen:** Aspiration! Daher Vorsicht mit Bariumbrei bei Schluckbeschwerden! Bronchographikum oder wasserlösliches KM verwenden. Bei V. a. Perforation wasserlösliches KM verwenden.

### Magen-Duodenal-Passage

▸ **Indikationen:** Ulcus ventriculi, Ulcus duodeni, Tumor, Lageanomalien/Hernien (Malrotation), Polyp, Prüfung einer Anastomosensuffizienz

▸ **Kontraindikationen:** Z. n. frischer Magen-OP (mögl. Anastomoseninsuffizienz), vgl. Ösophagus

▸ **Vorbereitung:** Ab Vorabend absolut nüchtern! Absolutes Rauchverbot! Am Morgen vor der Untersuchung keine Zähne putzen.

▸ **Material:** Kontrastmittel: Bariumsulfataufschwemmungen als positives KM; heute meist hypotones Doppelkontrast-Verfahren mit HD (High density)-KM (= hohes spezif. Gewicht, 2–2,5 g Bariumsulfat pro 1 ml Wasser, z. B. Micropaque HD). Eventuell Bereitstellung von Gastrografin oder Bronchographikum (Hytrast); Kohlendioxid-Pulver ($CO_2$) als negatives KM; Becher, Stauschlauch, Löffel, 2-ml-Spritze; Buscopan zur Hemmung der motorischen Magenaktivität (Nebenwirkungen des Buscopan sind Mundtrockenheit und Akkomodationsstörungen. Kontraindiziert ist das Medikament beim Glaukom und der dekompensierten Herzinsuffizienz.)

Als weiteres Medikament kommt Glukagon in Frage. Es hemmt ebenfalls die motorische Aktivität des Magens, zeigt aber im Gegensatz zu Buscopan eine deutlich weniger relaxierende Wirkung.

▶ **Filmformat:** 18 × 24 cm, 24 × 30 cm.

▶ **Komplikationen:** prinzipiell wie beim Ösophagogramm; post-OP wasserlösliches KM (Exsikkose!). Bei Obstipation evtl. Bariumeindickung im Kolon.

### Dünndarm im Doppelkontrast
(Methode nach Sellink, sog. Enteroklysma)

▶ **Indikationen:** Stenosen, Strikturen, Briden, Entzündungen (Morbus Crohn), Tumoren, Divertikel, Funktionsstörungen, Anomalien/Mißbildungen, unklare gastrointestinale Blutung

▶ **Kontraindikationen:** manifester Dünndarmileus, Dickdarmileus, V. a. Perforation; alle Erkrankungen, bei denen es durch eine kurzfristige Erhöhung der Flüssigkeitszufuhr zu einer Gefährdung des Patienten kommen kann (Herzinsuffizienz, dekompensierte Leberzirrhose, Niereninsuffizienz)

▶ **Vorbereitung:** ausgiebige Darmreinigung: ein volles Zökum wirkt als Passagehindernis. Am Vortag nur klare Flüssigkeit, Abführmittel; am Untersuchungstag muß der Patient nüchtern sein.

▶ **Material:** Dünndarmsonde mit passendem Führungsdraht, Schleimhautanästhesie-Gel oder -Spray (nasale/perorale Sondenlegung), Kontrastmittelpumpe (Fa. Nicholas), Nierenschalen; Kontrastmittel: Bariumsuspension (300–500 ml) auf 27 Grad erwärmt, als Distensionsmittel 0,5%ige Methylzelluloseaufschwemmung (1500 ml) auf 27 Grad erwärmt.

▶ **Filmformat:** 24 × 30 cm, 35 × 35 cm

▶ **Komplikationen:** duodenogastraler Reflux und schwallartiges Erbrechen, wenn die Sonde nicht distal des Treitz-Bandes plaziert wurde (Gefahr der Aspiration); Defäkation im Anschluß an die Instillation des Distensionsmittels; selten Herzrhythmusstörungen; Der Patient sollte darüber aufgeklärt werden, daß es aufgrund der hohen Wasserzufuhr zu kurzfristigen Diarrhöen kommen kann.

### Kolon-Kontrasteinlauf
(KKE, Mono- oder Doppelkontrast)

▶ **Indikationen:** Polypen, Tumoren, Divertikulose, Divertikulitis, Entzündungen (z. B. M. Crohn, Colitis ulcerosa), Anomalien/Mißbildungen, funktionelle Störungen, postoperativ (z. B. Anastomosenkontrolle)

▶ **Kontraindikationen:** akute Divertikulitis (kein Bariumsulfat), Perforation, toxisches Megakolon, Dickdarmileus (kein Bariumsulfat), diffuse Peritonitis, bekannter stenosierender Tumor des Dickdarmes zum Ausschluß eines Zweittumors, fragliche oder bekannte Schwangerschaft.

In den meisten der o. g. Fälle ist eine Kontrastdarstellung mit wasserlöslichem KM (Gastrografin oder, besonders bei Kindern, nephrotropes KM) möglich (strenge Indikationsstellung).

▶ **Vorbereitung:** 1–3 Tage vor der Untersuchung Reduktion der Nahrung bis zum Verzicht; erlaubt sind: Tee, Zwieback, Kaffee ohne Milch, Weißbrot, Butter, klare Suppen, Mineralwasser, Malzbier; der Patient sollte mindestens 2–3 l Flüssigkeit zu sich nehmen.

Nicht erlaubt sind: Obst, Salate, Vollkornprodukte, Reis, Fleisch, Gemüse; 1–2 Tage vor der Untersuchung Gabe von Abführmitteln (Rizinusöl, Cascara-Salax, Laxoberal, Dulcolax); Reinigungseinläufe sollten besonders bei obstipierten Patienten durchgeführt werden. Am Untersuchungstag darf der Patient nicht essen und nicht rauchen.

▸ **Material:** Gleitmittel (Vaseline, evtl. Salbe mit Zusatz eines Lokalanästhetikums), Metallklemme, Buscopan (nach Injektion eine Stunde nicht verkehrstüchtig), Glucagon, eventuell elektrischer Handmixer zum Erstellen einer homogenen luftblasenfreien Suspension; Kontrastmittel (ca. 50 g Bariumsulfat/100 ml, ca. 1–1,5 l, z. B. Mikropaque Colon, zubereitet mit 1,2 l warmen Wassers), Gastrografin, Einmalkolonbeutel mit Zuleitungsschlauch, Rektalkatheter, Y-Verbindungsstück mit Gebläseball für die Luftinsufflation oder Kontrastmittelpumpe (Fa. Nicholas)

▸ **Filmformat:** 24 × 30 cm, 35 × 35 cm, 35 × 42 cm

▸ **Rö-Aufnahmen:** Zielaufnahmen unter Durchleuchtung, Stativaufnahmen in unterschiedlichen Positionen

▸ **Spezialuntersuchungen:** Notfall-Untersuchungen mit wasserlösl. KM (vergl. Kontraindikationen); Ausschluß eines Zweittumors bei stenosierendem Dickdarm-TU

▸ **Komplikationen:** Der gravierendste Zwischenfall ist die Perforation mit Austritt von Bariumsulfat. Die Letalität beträgt nach Perforation 25–80%. Die Perforationen werden häufig durch Ballonkatheter (zu tiefes Einführen, zu starkes oder zu schnelles Aufblasen des Ballons) verursacht. Seltene Komplikationen sind die Eindickung des Bariumsulfats, Ruptur des Scheidengewölbes (bei falscher Plazierung in die Scheide), Kontamination mit pathogenen Keimen.

### Cholegraphie

Es werden unterschieden:
- »Orale Galle«: meist nur Gallenblasendarstellung; Vorteil: geringer Aufwand, geringe Nebenwirkungen. Die Gallenblase kommt 12–14 h nach Kontrastmittelgabe zur Abbildung. Nach nochmaliger Gabe des KM 6 h vor der Röntgenuntersuchung sind in 70% die Gallenwege kontrastiert.
- i. v. Cholegraphie (= i. v. Cholangio-Cholezystographie): meist als Infusion über 20–30 min oder als Injektion (heute selten); Infusionsgeschwindigkeit: Ca. 20 Tropfen entsprechend 1 ml.

▸ **Indikationen:** Ikterus (bei V. a. Konkremente = Cholelithiasis, Tumoren), Mißbildungen der Gallengänge, präoperativ zur Darstellung der Gallenwege bei endoskopischer Entfernung der Gallenblase.

▸ **Kontraindikationen:** akute Hepatitis, akute Pankreatitis, Hyperthyreose, Kontraindikationen des KM (s. d.)

▸ **Vorbereitung:** Am Tag vor der Untersuchung muß der Patient gründlich abführen; entblähende Maßnahmen; am Untersuchungstag muß der Patient nüchtern zur Untersuchung erscheinen. Für beide Methoden gilt:
- nicht bei Bilirubin über 2–3 mg% (Ikterus)
- nicht bei schweren Leberfunktionsstörungen
- »orale Galle«: bei Z. n. Cholezystektomie nicht indiziert, bei Erbrechen und Durchfall unbrauchbar
- i. v. Cholangio-Cholezystographie: strenge Indikationsstellung; Eine sonographische Untersuchung sollte möglichst vor der i. v. Cholegraphie erfolgen. Genaue KM-Anamnese, sicherer venöser Zugang

▶ **Material:** Infusionsständer, Verbindungsschlauch, Verweilkanüle, Hautdesinfektionsmittel, Reizmahlzeit, Kontrastmittel: jodhaltige Salze (Tablette) oder wasserlösliches jodhaltiges KM zur i. v. Applikation

▶ **Zu beachten:** bei ungenügender Kontrastierung keine Verbesserung des Kontrastes durch höhere KM-Dosis; bei Überdosierung manifeste heterogene Ausscheidung über die Nieren;

▶ **Filmformat:** 18 × 24 cm, 24 × 30 cm

▶ **Rö-Aufnahmen:**
- »orale Galle«: Leeraufnahme (24 × 30 cm), Bauchlage re. 10–30 Grad angehoben, Übersicht 12–14 h p. c.
- i. v. Cholangio-Cholezystographie: Leeraufnahme (24 × 30 cm), Bauchlage re. 10–30 Grad angehoben, Übersicht 20 min. p. i., evtl. 2. Übersicht 40 min. p. i.; zeigt die Leeraufnahme Luft in den Gallengängen, so ist eine Kontrastierung bei der i. v. Cholangio-Cholezystographie meist nicht zu erwarten. Ggf. Zonographie (Schichthöhe 7–10 cm) bei guter Kontrastierung der Gallenwege in Abhängigkeit von der Fragestellung, lineare Verwischungstechnik, Schichtabstand 0,5–1 cm

▶ **Ergänzende Maßnahmen:** bei Nativ-Kalk evtl. Nativ-Zonographie; bei negativer Cholezystographie Spätaufnahmen 2, 8 und 24 h p. i.; Zielaufnahmen (im DL-Gerät) vor und nach Reizmahlzeit, im Liegen und im Stehen

▶ **Spezialuntersuchungen:**
- intraoperative Gallengangsdarstellung
- T-Drain-Cholangiographie (postoperative Kontrolle), einfache Durchführung, KM-Injektion über liegenden T-Drain. Vorsicht: keine Luftblasen! Ansonsten Vortäuschung von Konkrementen möglich. Relativ geringes KM-Risiko!
- ERCP = endoskopische retrograde Cholangio-Pankreatikographie. Endoskopie erforderlich. Relativ geringes KM-Risiko!
- PTC/PTD = perkutane transhepatische Cholangiographie/perkutane transhepatische Drainage
Die PTC allein wird heute nicht mehr so häufig durchgeführt, sondern meist mit anschließender PTD bei Galleaufstau infolge eines Tumors der ableitenden Gallenwege.

▶ **Komplikationen:** Cholangitis, Cholecystitis, Pankreatitis. Bei ERCP und PTC/PTD kann es zu weiteren typischen Komplikationen kommen, die hier nicht einzeln aufgeführt sind.

## i. v. Urographie
(Ausscheidungsurographie)

▶ **Indikationen:** V. a. Tumor, Entzündungen, Harnstauung bei Konkrementen und anderen Abflußbehinderungen (z. B. Ureterstenosen, nach oder vor gynäkologischen Operationen, etc.), Lage- und Formanomalien (Nephroptose, Hufeisenniere), Verletzung der Nieren und ableitenden Harnwege.

▶ **Kontraindikationen:** ergeben sich aus der KM-Applikation (siehe allgem. Teil), Plasmocytom, autonomes Schilddrüsenadenom, Schilddrüsenüberfunktion

▶ **Vorbereitung:** zur Darmentleerung leichte Kost, Laxanzien und Gasadsorbenzien an 2 Vortagen; Vermeidung einer Dehydratation bei niereninsuffizienten Patienten; möglichst vorher Sonographie, um ggf. Schichtaufnahmen einzusparen; KM-Anamnese; sicherer venöser Zugang; kurz vor der Untersuchung wird die Blase entleert.

▶ **Material:** je 1 Butterfly-Kanüle G 16 und G 18, Verweilkanüle, Desinfektionsmittel, Stauschlauch, Kompressorium (zur besseren

Füllung der Nierenbecken), Bleikapsel als Gonadenschutz, Kontrastmittel (z. B. Solutrast), wasserlösliches jodhaltiges nephrotopes KM (nichtionisch), Notfallbesteck wie bei allen Untersuchungen mit intravasaler Kontrastmittelgabe

▸ **Filmformat:** 18 × 24 cm, 24 × 30 cm, 30 × 40 cm, 35 × 43 cm

▸ **Rö-Aufnahmen:** Alle Aufnahmen erfolgen in Exspiration und Atemstillstand. Die untere Bildgrenze ist der Symphysenrand.
- Leeraufnahme (Großformat, 30 × 40 cm, 35 × 43 cm), ggf. angehobene Aufnahme, ggf. Nativ-Zonographie
- bei gegebener Fragestellung Nierenaufnahme 5–7 min. p.i. (24 × 30 cm quer), ggf. Zonographie (evtl. mit Kompressorium)
- Großformataufnahme 12–15 min. p.i.
- Blasenaufnahme (voll, 24 × 30 cm hoch)
- Blasenaufnahme (entleert, 18 × 24 cm hoch)

▸ **Ergänzende Untersuchungen:**
- Frühurographie bzw. Minutenurogramm (1 Aufn./min 1–5 min. p.i.)
- Späturographie (0,5, 1, 2, 12 bis 24 h p.i.)
- Kompressionsurographie (z. B. zur Zonographie)
  (Vorsicht! In seltenen Fällen Ruptur des Nierenbecken-Kelchsystems = NBKS)
- Veratmungsurographie (retroperitoneale Fixation durch Tumor oder Entzündung)
- Stehurographie (Nephroptose = Wanderniere)
- Aufnahmen nach Miktion (zur Restharnbestimmung)

▸ **Spezialuntersuchungen:** Retrograde Pyelographie/Urographie (meist Urologie; Katheterisierung, Gefahr der Keimverschleppung!), Miktions-Cysto-Urethrographie (MCU). (Nach retrograder KM-Füllung der Harnblase erfolgen Funktionsaufnahmen während der Harnblasenentleerung zur Beurteilung von Harnblase und Harnröhre.)

▸ **Komplikationen:** KM-Reaktionen (siehe dort).
Merke: KM-Risiken sind bei i.v. Gabe deutlich höher als bei Applikation in Urethra, Harnblase oder Ureter! Selten NBKS-Ruptur bei Verwendung eines Kompressoriums

## Phlebographie (Bein)

▸ **Indikationen:** V.a. tiefe Beinvenenthrombose, Kontrollphlebographie, präoperativ bei Gefäßtumoren, bei venösen Kompressionssyndromen (z. B. hervorgerufen durch einen Beckentumor), gutachterliche Fragestellungen

▸ **Kontraindikationen:** Schwangerschaft, schwere Allgemeinerkrankung, Unverträglichkeit des Kontrastmittels, schweres Lymphödem

▸ **Vorbereitung:** 3–4stündige Nahrungskarenz

▸ **Material:** Tupfer, Pflaster, Hautdesinfektionsmittel, Flügelkanüle, Verweilkanüle, NaCl 0,9%, 20-ml-Spritzen, Stauschlauch, Kontrastmittel (nichtionisch), Verbindungsschlauch

▸ **Filmformat:** 24 × 30 cm, 35 × 35 cm

▸ **Komplikationen:** anaphylaktischer Schock (Lebensgefahr!), hypotone Kreislaufstörung, durch Paravasat hervorgerufene Gewebsentzündung, die sich bis zur Nekrose ausdehnen kann

## Sonstige Kontrastmitteluntersuchungen

### Sialographie

Unter der Sialographie wird die Darstellung der Ausführungsgänge der Ohrspeicheldrüse (Glandula parotis), der Unterzungendrüse (Glandula sublingualis) und der Unterkieferdrüse (Glandula submandibularis) mit jodhaltigen wäßrigen Kontrastmitteln verstanden.

Lymphographie

Die Lymphographie dient zur Darstellung der Lymphgefäße und der Lymphknoten. Durch Injektion eines öligen, jodhaltigen Kontrastmittels in ein Lymphgefäß beider Fußrücken (sog. bipedale Lymphographie) werden die Lymphgefäße entlang der großen Arterien dargestellt. Zwei Phasen der Lymphspeicherung werden hierbei unterschieden: In der 1. Phase, der Füllungsphase, liegt das Kontrastmittel in den Lymphgefäßen und unvollständig in den Lymphknoten. Die 2. Phase, die sog. Speicherphase ist erst 24 Stunden nach der Untersuchung erreicht. Jetzt zeigt sich eine Kontrastmittelspeicherung in den Lymphknoten. Durch die Einführung von Sonographie und CT wird die Lymphographie immer seltener angewendet.

Myelographie

Die Myelographie ist ein Verfahren zur Darstellung des Spinalkanals durch Eingabe eines wasserlöslichen nichtionischen Kontrastmittels. Mittels Durchleuchtung wird die Kontrastmittelverteilung verfolgt und durch Ziel- und Übersichtsaufnahmen dokumentiert. Durch den zunehmenden Einsatz von CT und MRT wird die Myelographie immer weiter zurückgedrängt.

Bronchographie

Mit der Bronchographie werden die unteren Luftwege (Bronchien) mit einem jodhaltigen Kontrastmittel dargestellt. Die Bronchographie erfolgt meist im Anschluß an eine Bronchoskopie. Während einer Untersuchung wird nur eine Lungenhälfte untersucht.

Arthrographie

Die Arthrographie ist ein Darstellungsverfahren zur Abbildung der Binnenräume (Gelenkspalten, Knorpelschicht, Gelenkzwischenscheiben) von Gelenken mittels eines wäßrigen jodhaltigen Kontrastmittels. Durch die Einführung der Arthroskopie ist die Artrographie in den Hintergrund gerückt.

Hystero-Salpingographie

Bei dieser Röntgenuntersuchung werden der Uterus (Uteruskanal und Uterushöhle) und die Eileiter mittels eines wäßrigen jodhaltigen Kontrastmittels dargestellt.

Galaktographie

Unter der Galaktographie wird die Darstellung von Milchgängen der menschlichen Brust mit jodhaltigen wäßrigen Kontrastmitteln verstanden.

Weitere röntgenologische Untersuchungsmethoden mit Kontrastmitteln sind:
- Angiokardiographie
- Brachialisangiographie
- Dakryozystographie
- Dextrographie
- Femoralisangiographie
- Fistulographie
- Gegenstromangiographie
- Karotisangiographie
- Kavographie
- Koronarangiographie
- Lävographie
- Mesenterikographie
- Miktionszystourethrographie
- Pulmonalisangiographie
- Refluxzystographie
- Endoskopisch retrograde Cholangiographie (ERC)
- Endoskopisch retrograde Cholangiopankreatographie (ERCP)
- Endoskopisch retrograde Pankreatographie (ERP)
- Perkutane transhepatische Cholangiographie (PTC)

Im Glossar (Kap. 14) werden diese Methoden stichwortartig erklärt.

# 10. Qualitätssicherung
## B. Mrosek

Die Zielsetzung der Qualitätssicherung in der Röntgendiagnostik ist es, unter wirtschaftlichen Bedingungen ein für die Diagnosefindung optimales Röntgenbild mit möglichst niedriger Strahlenexposition für den Patienten herzustellen. Zur Erreichung dieses Zieles sind leistungsfähige und konstant arbeitende Röntgeneinrichtungen mit geeigneten Abbildungssystemen erforderlich. Fehler der Anlagen und der Filmentwicklung sollen durch die **Konstanzprüfung** frühzeitig erkannt und behoben werden.

In § 16 der Röntgenverordnung wird eine regelmäßige Kontrolle der Filmverarbeitung und der Röntgengeräte gefordert.

Nach Paragraph § 16 Abs. 2 der RöV ist
- in regelmäßigen Zeitabständen, mindestens jedoch monatlich, durch eine Konstanzprüfung festzustellen, ob die Bildqualität den Angaben der letzten Abnahmeprüfung noch entspricht
- unverzüglich die Ursache zu ermitteln und zu beseitigen, falls die erforderliche Bildqualität nicht mehr gegeben ist.

## Abnahmeprüfung

Die Abnahmeprüfung erfolgt durch den Hersteller oder Lieferanten (Verkäufer der Röntgen- bzw. Filmverarbeitungseinrichtung). Bei der Abnahmeprüfung werden Bezugswerte für spätere Konstanzprüfungen mit den Prüfmitteln des Betreibers ermittelt. Im Vergleich mit den Bezugswerten des Ausgangszustandes kann bei späteren Prüfungen beurteilt werden, ob eine Röntgenanlage technisch noch in der Lage ist, diagnostisch aussagekräftige Röntgenaufnahmen oder Durchleuchtungen bei möglichst geringer Strahlenexposition zu liefern.

Die Abnahmeprüfung erfolgt, um sicherzustellen, daß
- der technische Zustand der Röntgeneinrichtung eine hinreichend gute Bildqualität erwarten läßt
- die erforderliche Strahlenexposition möglichst gering ist
- die technischen Daten zur Ermittlung der Körperdosis nach § 28 Abs. 2 RöV (Standarddaten) unter festgelegten Meßbedingungen ermittelt werden
- die Bezugswerte zur Durchführung der Konstanzprüfungen festgelegt werden

Eine Abnahmeprüfung ist durchzuführen
- vor Inbetriebnahme einer Röntgeneinrichtung
- nach Änderungen des Betriebes der Röntgeneinrichtung, welche die Bildqualität beeinflussen (z. B. Austausch, Reparatur, Änderung oder Neueinstellung an Komponenten der Röntgeneinrichtung)
- bei Übernahme einer Röntgeneinrichtung durch einen anderen Betreiber

Prüfpositionen bei der Abnahmeprüfung im Sinne der »Richtlinie zur Durchführung von Prüfungen zur Qualitätssicherung in der Röntgendiagnostik nach § 16 RöV« sind die im folgenden aufgezählten:
1. Genauigkeit der Röhrenspannungsanzeige: Die am Schaltpult eingestellten und die tatsächlich vorliegenden kV-Werte dürfen nur innerhalb zulässiger Toleranzen voneinander abweichen.
2. Dosisausbeute des Röntgenstrahlers
3. Schaltzeit, Genauigkeit der Einstellwerte und kürzeste Belichtungszeit
4. Abschaltwert der Dosis für die optische Dichte »eins« (Belichtungsautomatik): Einhaltung eines oberen Grenzwertes der Dosis, bei der die Belichtungsautomatik die Röntgenstrahlung abschaltet (sog. Abschaltwert der Dosis); dieser Grenzwert ist abhängig von der Empfindlichkeit des Bildempfängersystems.

5. Optische Dichte bei vorgegebenen Werten der Einstellparameter
6. Filterwert
7. Genauigkeit der Anzeige des Flächendosisproduktes
8. Geräteschwächungsfaktor (Schwächung der Röntgenstrahlung zwischen Patient und Bildschirm): Der Schwächungsfaktor ist vom Anwendungsgerät abhängig und sollte möglichst gering sein. Er ist abhängig von: Streustrahlenraster, Meßkammer der Belichtungsautomatik, Tischplatte, Abstand zwischen Tisch und Bildempfänger.
9. Genauigkeit der Zentrierung und Einblendung: Einhaltung von Toleranzwerten für Zentrierung und Feldgrößeneinstellung; Abweichung der Mitte des Strahlenfeldes von der Mitte des Bildempfängers; Abweichung von den Seitenlängen des Strahlenfeldes und dem verwendeten/angewählten Film- oder Bildverstärkerformat (Formatautomatik) oder der Anzeige des Lichtvisiers;
10. Bildverstärker-Eingangsdosisleistung bei Dosisleistungsregelung
11. Auflösungsvermögen
12. Minimalkontrast bei Durchleuchtung: Einhaltung eines oberen Grenzwertes des Dosisleistungskontrastes, der im Bild erkannt werden kann
13. Sicht- und Funktionsprüfungen:
    - Funktionskontrolle der mechanischen Einstellvorrichtungen
    - Formatautomatik
    - Belichtungsautomatik
    - Dosisleistungsregelung
    - eindeutige Kennzeichnung und Funktion der Bedienungselemente
    - Kontrolle der Filmverarbeitung: Funktionsprüfung von Entwicklertemperatur, Filmverarbeitungszeit, Umwälzung, Wasserzulauf, Trocknung, Chemikalienablauf; Verbrauchsdatum von Chemikalien und Filmen; Prüfung der Dunkelkammerbeleuchtung; Kennzeichnung der Kassetten bezüglich der Verstärkerfolien; Prüfung des Folienandrucks; Funktionskontrolle der Filmbetrachtungsgeräte
14. Bezugswerte für die Konstanzprüfung einschließlich der Filmverarbeitung

Die Protokolle über die Abnahmeprüfung und die Ausgangswerte (Bezugswerte) für die nachfolgenden Konstanzprüfungen sind 10 Jahre lang aufzubewahren und müssen den Betriebsunterlagen (Röntgenanlagebuch) beigefügt werden.

## Konstanzprüfung

Die Meßgeräte zur Abnahmeprüfung werden durch den Hersteller oder den Lieferanten gestellt. Die Instrumente für die Konstanzprüfung müssen vom jeweiligen Betreiber vorgelegt werden. Mit ihnen erfolgen die Festlegung der Ausgangswerte (auch: Bezugswerte) und ihrer Toleranzen sowie die nachfolgenden Konstanzprüfungen. Die Ermittlung der Ausgangswerte besteht darin, ohne mechanische oder elektrische Eingriffe in die Anlage genormte Prüfkörper abzubilden und gleichzeitig die Dosis und erzielte Dichte zu messen. Weiterhin werden Kontrast, Auflösung sowie Größe und Lage des Nutzstrahlenfeldes visuell ausgewertet.

Sinn und Zweck der Konstanzprüfungen ist es festzustellen, ob sich im Laufe der Zeit die Arbeitsweise und der Funktionszustand der Röntgeneinrichtung geändert haben. Veränderungen und Abnutzungserscheinungen laufen meist langsam und für den Routinebetrieb unauffällig ab. Mit der Konstanzprüfung kann man feststellen, inwieweit die Werte repräsentativer Kenngrößen noch den Ausgangswerten (Bezugswerten) zur Zeit der Abnahmeprüfung entsprechen.

Folgende Normen beschreiben die zu prüfenden Parameter und die Prüfbedingungen:

DIN 6868 Teil 2: Filmverarbeitung: Konstanzprüfung der visuellen optischen Dichte

DIN 6868 Teil 3: Konstanzprüfung bei Direktradiographie

DIN 6868 Teil 4: Konstanzprüfung bei Durchleuchtung mit Röntgenbildverstärker und bei Aufnahmen vom Ausgangsschirm des Röntgenbildverstärkers

DIN 6868 Teil 5: Konstanzprüfung in der zahnärztlichen Röntgenaufnahmetechnik

DIN 6868 Teil 6: Konstanzprüfung bei der Röntgen-Computertomographie

DIN 6868 Teil 7: Konstanzprüfung für die Mammographie

DIN 6868 Teil 8: Konstanzprüfung bei digitalen Subtraktionsangiographieeinrichtungen

Konstanzprüfungen sollen vom Betreiber selbst (Strahlenschutzbeauftragter, eingewiesenes Personal) mindestens einmal im Monat durchgeführt werden. Diese betriebsinternen Kontrollen ermöglichen die Behebung kleiner wiederkehrender Störungen, und es lassen sich so Kosten einsparen. Falls auswärtige Ingenineurbüros, TÜV oder Hersteller die Konstanzprüfungen durchführen würden, würde dies die Kosten einer Praxisführung erhöhen.

Die Prüfkörperaufnahmen dienen zur
- Messung der optischen Dichte in Filmmitte
- Überprüfung von Länge und Breite des Nutzstrahlenfeldes
- Überprüfung der Zentrierung von Strahlen- und Lichtfeld
- visuellen Beurteilung von Kontrast und Auflösung

**Konstanzprüfung der Filmverarbeitung (nach DIN 6868, Teil 2)**

Sinn der Konstanzprüfung der Filmverarbeitung ist es, eine gute und gleichbleibende Bildqualität zu erhalten.

Bildqualität und Dosis der Röntgenaufnahme hängen von den Variablen des strahlenerzeugenden Systems, von der Film-Folien-Kombination und auch von der Filmverarbeitung ab.

Eine korrekt ausgeführte Aufnahme kann durch unsachgemäße Verarbeitung ein schlechtes Röntgenbild ergeben. Ein zu hoher Schleier, ein zu hoher oder niedriger Kontrast können durch falsche Filmverarbeitung verursacht werden. Die Empfindlichkeitsausnutzung des Filmes kann so verändert werden, daß die Aufnahmen zu hell oder zu dunkel erscheinen. Zu dunkle oder zu helle Aufnahmen werden dann häufig durch eine andere Belichtung kompensiert. Die veränderte Empfindlichkeit des Films, die durch die falsche Verarbeitung hervorgerufen wird, führt dann zu einer Änderung des Dosisbedarfs einer Film-Folien-Kombination. Dies führt häufig zu einer erhöhten Strahlenexposition des Patienten und einer schlechteren Bildqualität.

Häufigkeit der Prüfung

Nach der RöV § 16 soll die Prüfung mindestens einmal wöchentlich durchgeführt werden. Da jedoch dieser Abstand zwischen zwei Messungen erfahrungsgemäß zu groß ist, empfiehlt es sich, die Prüfung arbeitstäglich durchzuführen. Sie sollte 1–2 Stunden nach Arbeitsbeginn erfolgen. Weiterhin sind Überprüfungen zu empfehlen:
- nach Wartung, Neuansatz der Chemikalien, Reinigung
- bei Verdacht auf Fehler
- wenn es zu Abweichungen von der üblichen Dichte der Röntgenaufnahmen kommt

Der Vorteil einer arbeitstäglichen Kontrolle besteht darin, daß Abweichungen frühzeitig erkannt und deren Ursachen beseitigt werden können.

Prüfungsausrüstung

Zur Ausrüstung der Konstanzprüfung zählen:
- Thermometer
- Sensitometer
- Densitometer
- Röntgenfilm

# Konstanzprüfung

**Thermometer**

Zur Messung der Entwicklertemperatur wird ein Glas- oder Digitalthermometer benutzt. Aus Sicherheitsgründen sollte kein Quecksilberthermometer benutzt werden: Bei versehentlicher Zerstörung des Quecksilberthermometers würde auslaufendes Quecksilber die Chemikalien in der Entwicklungsmaschine verunreinigen. Der Temperaturfühler wird immer an der gleichen Stelle des Entwicklerbades eingetaucht. Die Genauigkeit sollte ±0,5 Grad Celsius betragen.

**Sensitometer**

Das Sensitometer besteht aus einer hochkonstanten Lichtquelle, mit der eine Grauwerttreppe (Stufenkeil mit 21 Stufen) auf einen Film aufbelichtet werden kann. Die Keilkonstante soll 0,15 betragen und besagt, daß die Differenz der logarithmischen Belichtung zwischen benachbarten Stufen 0,15, also zur übernächsten, 2 × 0,15 = 0,3 beträgt. Mit jeder zweiten Stufe verdoppelt sich daher die Belichtung (Abb. 10.1).

Sensitometer besitzen einen Blau-Grün-Umschalter, damit sowohl blau- als auch grünempfindliche Filme belichtet werden können.

**Densitometer**

Mit dem Densitometer wird die optische Dichte des entwickelten Films gemessen. Mittels einer Lichtquelle wird der zu messende Film durchstrahlt. Aus dem Verhältnis zwischen der Lichtmenge ohne Film und der verbleibenden Lichtmenge mit Film wird die Dichte gemessen und berechnet. Analoge oder digitale Anzeigeinstrumente ermöglichen das Ablesen der Meßwerte. Je mehr Licht der Film absorbiert, d. h. je niedriger die verbleibende Lichtmenge ist, desto größer ist die optische Dichte. Berechnung und Anzeige der optischen Dichte erfolgen automatisch, sofern vor der Messung ein Nullpunktabgleich und eine Kalibrierung bei einer bekannten Dichte vorgenommen wurden. Der Nullpunktabgleich erfolgt nach jedem Einschalten des Gerätes. Zu diesem Zweck wird der Gerätedeckel oder Meßarm bei nicht eingelegtem Film heruntergedrückt und die Anzeige entweder manuell mittels eines Potentiometers oder auf Tastendruck automatisch auf Null gesetzt.

Die Kalibrierung auf eine bekannte Dichte muß nicht bei jeder Messung durchgeführt werden. Hierbei wird ein Kalibrierstreifen ausgemessen und die Anzeige dann

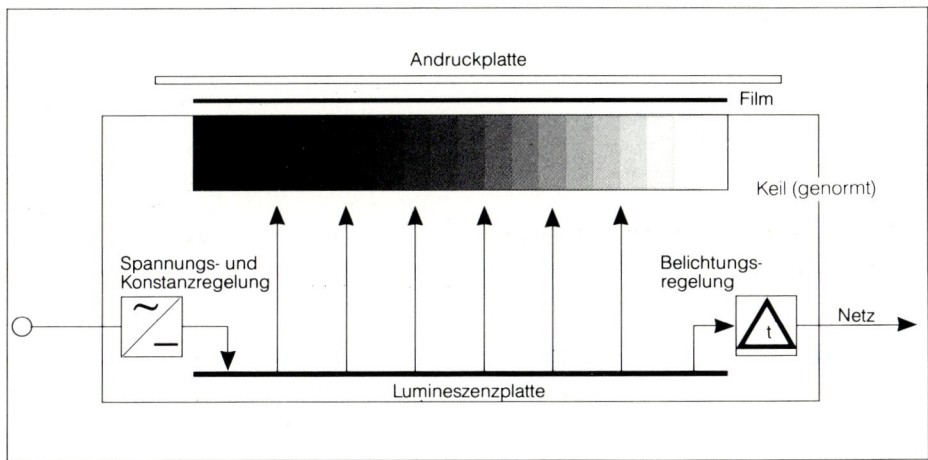

**Abb. 10.1** Schema eines Sensitometers. (Mit freundlicher Genehmigung der Firma Agfa, Leverkusen)

# 10. Qualitätssicherung

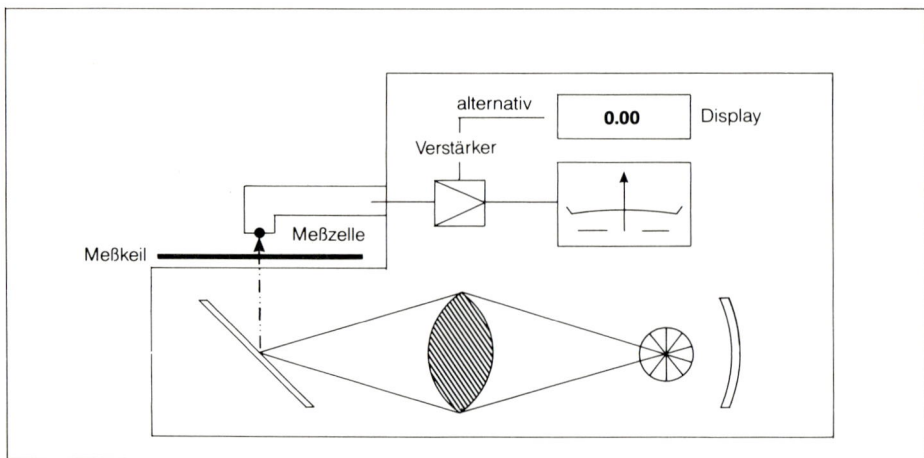

**Abb. 10.2** Schema eines Densitometers. (Mit freundlicher Genehmigung der Firma Agfa, Leverkusen)

auf den bekannten Dichtewert des Streifens entweder manuell oder automatisch eingestellt (Abb. 10.2).

Zeitsparender erfolgt die Auswertung eines Sensitometerstreifens mit einem automatischen Densitometer. Zur Messung der 21 Dichtewerte wird der Sensitometerstreifen automatisch durchgezogen. Die Meßergebnisse werden auf einen Personal Computer (PC) übertragen und erscheinen dann auf einem Monitor.

**Röntgenfilm**

Spezielle Filme für die Filmverarbeitungskontrolle sind nicht notwendig. Es sollten aber immer routinemäßig verwendete Filme zur Filmverarbeitungskontrolle geprüft werden. Auch ist streng auf das Haltbarkeitsdatum zu achten. Aus Kostengründen sollte das kleinste Filmformat (13 × 18 cm oder 18 × 24 cm) verwendet werden.

Bei der Konstanzprüfung der Entwicklungsbedingungen sollte der Film direkt nach der Exposition entwickelt werden, da bei einer Entwicklung zu einem späteren Zeitpunkt Veränderungen vorkommen können. Die Empfindlichkeit des Films nimmt besonders innerhalb der ersten Stunden um mehrere Prozent ab. So können im Verlaufe eines Monats bis zu 25% Empfindlichkeitsverlust sowie Veränderungen im Kontrastverhalten beobachtet werden.

Als Erklärung für diese Veränderungen kann folgendes vereinfachtes Modell herangezogen werden: Durch die Belichtung des Films entsteht eine Verteilung von Silberkeimen. Erreichen diese eine gewisse Mindestgröße, so sind sie entwickelbar. Diese Verteilung wird latentes (verborgenes) Bild genannt. Vergrößert man den Zeitraum bis zur Entwicklung des Films, nimmt die Keimgröße wieder ab. Dadurch wird der Film wieder unempfindlicher (Latentbildverhalten). Diesen Vorgang bezeichnet man auch als Schwund (fading).

Auch der umgekehrte Vorgang, der zu einer Erhöhung der Empfindlichkeit führt, ist bekannt. Röntgenfilme, welche einer Röntgenstrahlung ausgesetzt waren, reagieren auf Dunkelkammerlicht viel empfindlicher als unbelichtete Filme. Deshalb sollte die Arbeitszeit bei Dunkelkammerlicht so kurz wie möglich sein (0,5–1 Minute).

## Durchführung der Filmverarbeitungskontrolle

Zur Konstanzprüfung dienen Messungen der optischen Dichte an drei definierten Stellen:
- Stelle mit der niedrigsten Dichte (unbelichteter Filmbereich)
- Stelle mit einer mittleren Dichte, die eine Aussage über die Empfindlichkeitsausnutzung des Films macht
- Stelle mit einer höheren Dichte, die den Kontrast beschreibt

Dieses Verfahren wird auch als **Dreipunkteverfahren** bezeichnet.

Bei modernen Entwicklungsmaschinen wird die vorgeschriebene Entwicklungstemperatur automatisch geregelt.

Eine tägliche Messung der Entwicklungstemperatur ist bei der Konstanzprüfung immer durchzuführen. Sie wird dann mit den anderen drei Meßwerten im Kontrollblatt eingetragen.

Bei der Entwicklung von Hand erfolgt die Temperaturmessung in etwa 10 cm Tiefe, bei Maschinenentwicklung in der Mitte des Bades.

Die drei zu prüfenden Stellen werden im folgenden näher erläutert.

▸ **Grundschleier:**

Unter Grundschleier versteht man die ohne Belichtung vorhandene optische Dichte. Der Grundschleier setzt sich zusammen aus Emulsionsschleier und Unterlagendichte. Als Richtwert gilt 0,16 bis maximal 0,25.

Die Messung der optischen Dichte erfolgt im unbelichteten Teil des Films (Stufe 1 oder Umfeld), d. h. an einer vom Belichtungsfeld möglichst weit entfernten Stelle.

▸ **Empfindlichkeitsindex:**

Unter dem Empfindlichkeitsindex versteht man die optische Dichte einer festzulegenden »Empfindlichkeitsstufe«.

Es wird diejenige optische Dichte festgestellt, deren Wert am nächsten D = 1 über Schleier und Unterlage liegt. Diese Stufe wird Empfindlichkeitsstufe genannt. Sie liegt auf dem Sensitometerstreifen mit 21 Dichtestufen in der Regel bei den Stufen Nr. 10–12, etwa in der Mitte des Streifens.

An 3 aufeinander folgenden Tagen wird jeweils auf dem zur Verfügung stehenden Sensitometerstreifen die optische Dichte der Empfindlichkeitsstufe ermittelt. Der Mittelwert aus den drei Meßwerten ergibt den Empfindlichkeitsindex.

▸ **Kontrastindex:**

Als Index für den Kontrast wird die Dichte derjenigen Stufe gewählt, die um 4 Stufen höher liegt als der zuvor ermittelte Empfindlichkeitsindex, wenn die Keilkonstante 0,15 beträgt. Diese Stufe wird Kontraststufe genannt.

Zur Berechnung des Kontrastindex kann auch die Differenz der Dichtewerte von Kontrastwert und Empfindlichkeitswert verwendet werden. Der an 3 Meßtagen gebildete Durchschnittswert der gemessenen optischen Dichte stellt den Kontrastindex dar (Abb. 10.3).

Die Toleranzbereiche für Kontrast und Empfindlichkeit betragen D = ±0,20. Werden die Toleranzbereiche überschritten, so können Abweichungen eventuell durch Nachstellen der Regenerierung, der Entwicklertemperatur oder durch Neuansatz des Entwicklers korrigiert werden.

Die Abbildungen 10.4 und 10.5 zeigen beispielhaft zwei Karten für die Qualitätskontrolle, wobei die Karte in Abb. 10.4 einen normalen Verlauf darstellt, der eine völlig konstante Verarbeitung zeigt. Die Schwankungen resultieren aus Meßtoleranzen. Die Karte in Abb. 10.5 stellt einen Temperaturabfall dar mit plötzlichem Abfall der Dichtewerte und Überschreitung der Toleranz beim Kontrastindex. Dies deutet auf eine Ursache hin, welche auch in chemischen Veränderungen zu suchen ist (z. B. Fixierbad im Entwickler, zuviel Wasser im Entwickler). Eine solche spontane Änderung im Verhalten des Verarbeitungsbades tritt selten auf. Folgende weitere Ursachen können in Frage kommen: Heizungsausfall im Entwicklerbad, Thermostatstörung, Ausfall der Umpumpung im Entwicklerbad.

# 170   10. Qualitätssicherung

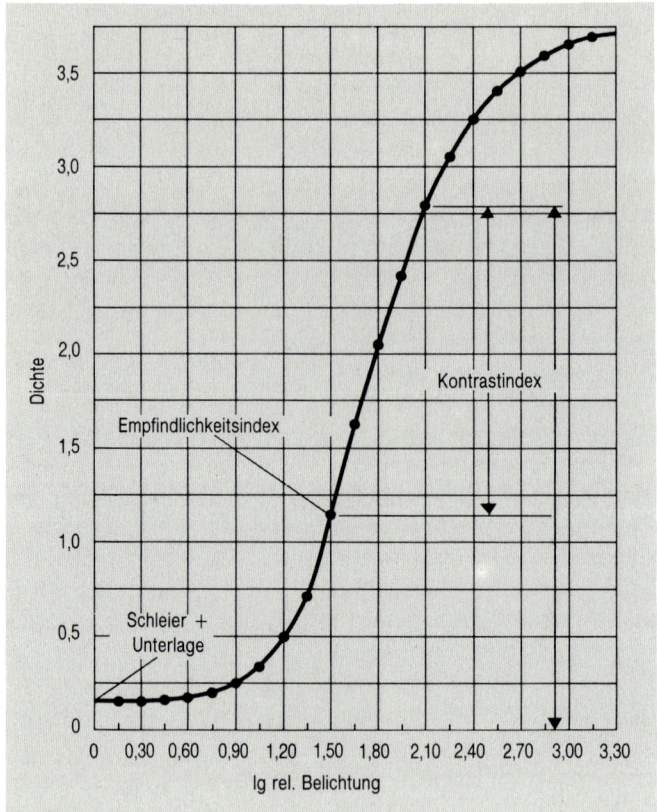

**Abb. 10.3**  Optische Dichtekurve eines Sensitometerstreifens.
Die 21 Punkte sind die Meßwerte der 21 Belichtungsstufen. Die erste Stufe bildet den Wert für den Schleier. Der Empfindlichkeitsindex ist der Punkt, der dem Dichtewert »Schleier + 1,0« am nächsten liegt. Den Kontrastindex findet man, indem man vom Empfindlichkeitsindex vier Punkte weitergeht.

In unserem Beispiel handelt es sich um eine Fehlersimulation durch Ausschalten des Heizstabes.
Bei der Konstanzprüfung der Filmverarbeitung wird schrittweise wie folgt vorgegangen:
● Aufbelichtung des Stufenkeils mit dem Sensitometer:
– Im Dunkelraum wird mit dem Sensitometer eine definierte Schwärzungstreppe von 21 Stufen auf einen 13 × 18-cm-Film aufbelichtet.
– Einstellung des Sensitometers auf die spektrale Empfindlichkeit (blau oder grün) des verwendeten Filmes

● Entwicklung des Filmes:
– Nach Belichtung des Filmes wird dieser in diejenige Entwicklungsmaschine gegeben, deren Konstanz der Verarbeitung überprüft werden soll.
– Dieser belichtete und entwickelte Film heißt nun Sensitometerstreifen.
● Auswertung des Sensitometerstreifens mit dem Densitometer

Die Sensitometerstreifen und die Prüfprotokolle sind 2 Jahre lang aufzubewahren. Mögliche Fehlerursachen bei der Röntgenfilm-Entwicklung zeigt Abb. 10.6.

Konstanzprüfung 171

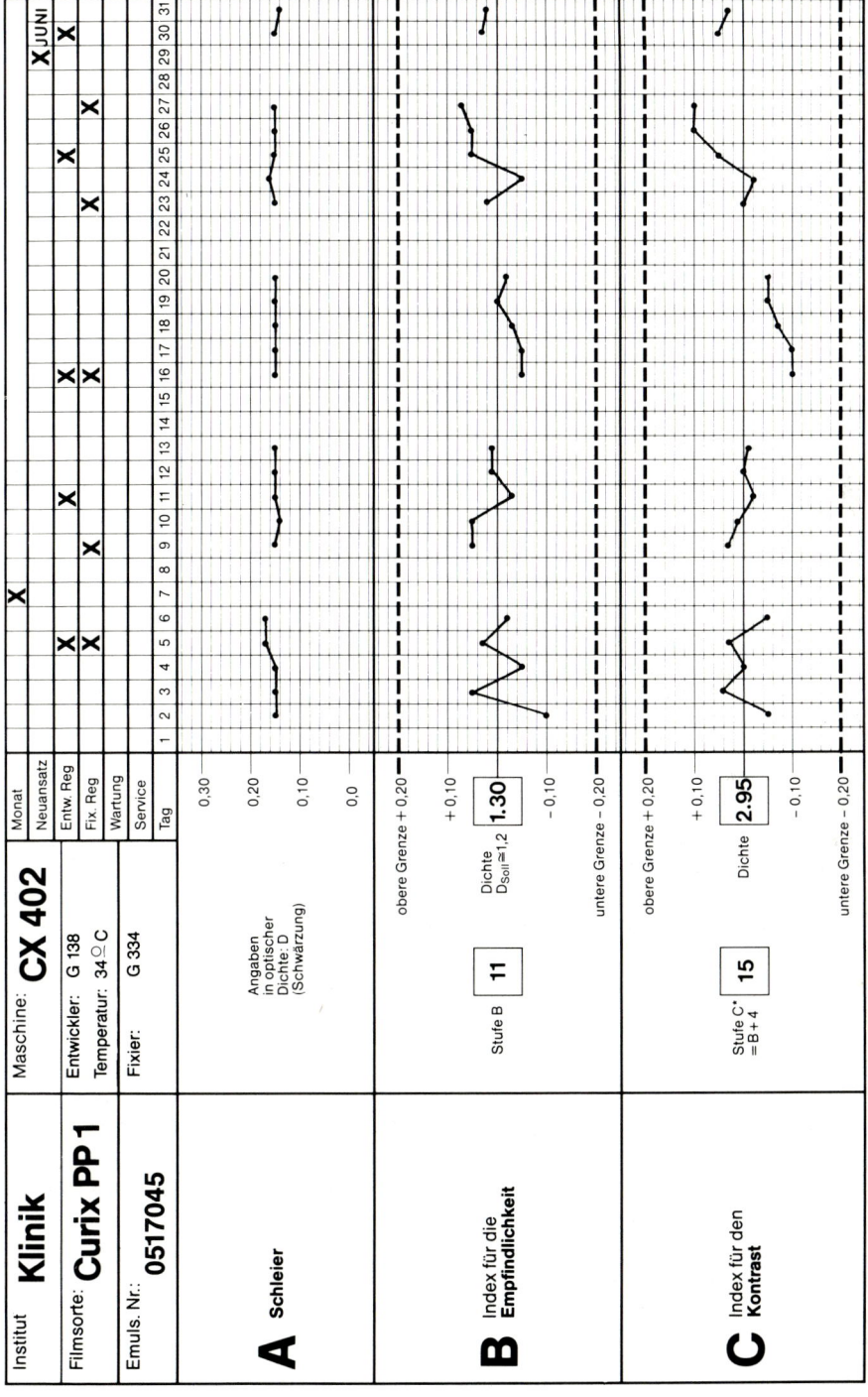

Abb. 10.4 Karte für Qualitätskontrolle, entsprechend DIN 6868, Teil 2. (Mit freundlicher Genehmigung der Firma Agfa, Leverkusen)

## 172   10. Qualitätssicherung

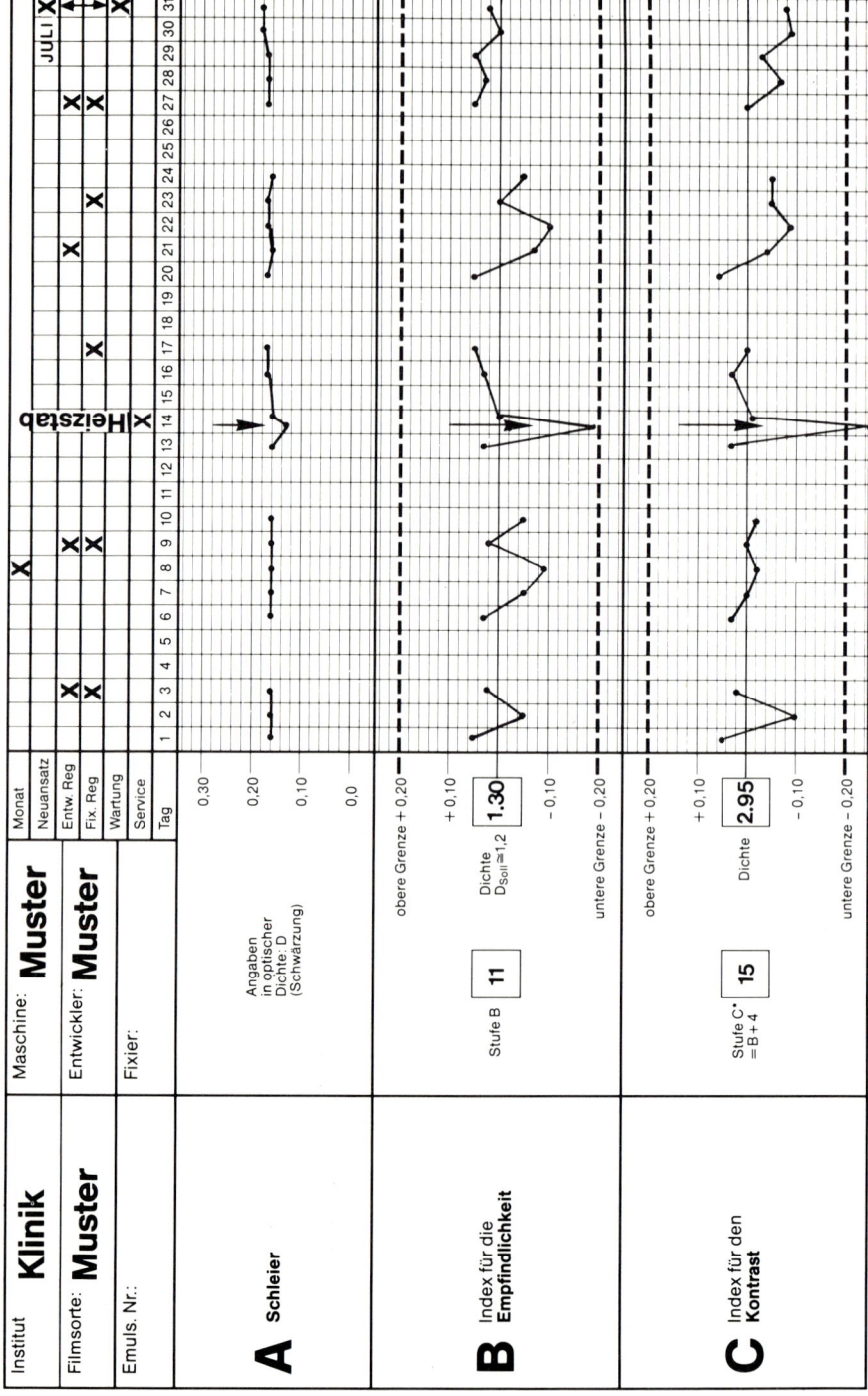

**Abb. 10.5** Karte für Qualitätskontrolle, entsprechend DIN 6868, Teil 2. (Mit freundlicher Genehmigung der Firma Agfa, Leverkusen)

| Nr. | Parameter | Kurven-Tendenz | Allgemeines Aussehen der Röntgenaufnahme | Mögliche Ursachen |
|---|---|---|---|---|
| 1 | Schleier<br>Empfindlichkeitsindex<br>Kontrastindex | ↗ ↗ ↗ | Dichte des Bildes allgemein zu hoch | Temperatur des Entwicklers zu hoch<br>Zu lange Entwicklungszeit<br>Überregenerierung oder fehlender Starter<br>Entwickler-Ansatz falsch oder ungenügend gemischt |
| 2 | Schleier<br>Empfindlichkeitsindex<br>Kontrastindex | ↙ ↙ ↙ | Dichte des Bildes allgemein zu niedrig | Temperatur des Entwicklers zu niedrig<br>Zu kurze Entwicklungszeit<br>Unterregenerierung oder zuviel Starter<br>Entwickler-Ansatz falsch |
| 3 | Schleier<br>Empfindlichkeitsindex<br>Kontrastindex | ↗ ↑ ↗ | Graue, schleierige und kontrastarme Bilder<br>Dichte allgemein normal | Entwickler verunreinigt, z. B. Fixierbad<br>Unterregenerierung des Fixierbades<br>Wassertank leer |
| 4 | Schleier<br>Empfindlichkeitsindex<br>Kontrastindex | ↗ ↗ ↙ | Graue, schleierige und kontrastarme Bilder,<br>Dichte allgemein zu hoch | Überregenerierung d. Entwicklers o. fehlender Starter<br>Unterregenerierung des Fixierbades oder zu hohe Verschleppung von Entwickler<br>Entwickler-Ansatz falsch oder schlecht gemischt |
| 5 | Schleier<br>Empfindlichkeitsindex<br>Kontrastindex | ↗ ↙ ↙ | Kontrastarme, schleierige, zu helle Bilder,<br>bräunlicher Bildton möglich | Entwickler verunreinigt, z. B. Fixierbad<br>Starke Oxidation des Entwicklers |
| 6 | Schleier<br>Empfindlichkeitsindex<br>Kontrastindex | ↑ ↙ | Kontrastarme und etwas zu helle Bilder | Unterregenerierung des Entwicklers<br>Entwickler-Ansatz falsch, zu stark verdünnt |

**Abb. 10.6** Mögliche Fehlerursachen in der Röntgenfilm-Entwicklung; Tendenzanalyse im Kurvenblatt nach DIN 6868. (Mit freundlicher Genehmigung der Firma Agfa, Leverkusen)

## Prüfung der Dunkelkammer-Beleuchtung (nach DIN 6868, Teil 2)

Weder durch die Beleuchtung des Dunkelraumes noch durch Störlicht darf eine zusätzliche Belichtung der Filme erzeugt werden.

Die Dunkelraumbeleuchtung muß in Lichtfarbe (Grünlicht- oder Rotlichtentwicklung) und Helligkeit auf die verwendeten Filme abgestimmt sein. Bei grünempfindlichen Filmen darf nur rotes Dunkelraumlicht, bei blauempfindlichen Filmen nur rotes oder gelbes Dunkelraumlicht Verwendung finden. Grüne Signallampen an der Entwicklungsmaschine sollten abgedeckt oder ausgetauscht werden, wenn grünempfindliche Filme zum Einsatz kommen. Eine ungeeignete Dunkelraumbeleuchtung führt zu einer steigenden Schleierbildung des Films. Weiterhin sinkt zusätzlich der Kontrast der Aufnahmen, und es kommt zu einem Anstieg der Dichte. Die Prüfung der Dunkelraumbeleuchtung soll nach Eingriffen in die Beleuchtungs- und Verdunkelungseinrichtung erfolgen, mindestens jedoch einmal jährlich.

Dazu wird ein 13 × 18- oder 18 × 24-Film stufenweise mit unterschiedlichen Belichtungszeiten der Dunkelkammerbeleuchtung ausgesetzt. Bevor der Test durchgeführt wird, soll der Film auf eine Dichte von D = 0,6–1 vorbelichtet werden. Vorbelichtete Filme reagieren empfindlicher, d. h. mit einem höheren Dichteanstieg, auf eine weitere Belichtung. Diese Dichte kann in etwa dadurch erreicht werden, daß bei einer Film-Folien-Kombination mit der Empfindlichkeit 100 etwa 40 kV und 5 mAs bei einem FFA vom 100 cm verwendet werden. Die genauen Einstellwerte sollten in einem Vorversuch ermittelt werden.

Der vorbelichtete Film wird anschließend in der Dunkelkammer bei vollständiger Dunkelheit der Kassette entnommen und mit Karton vollkommen abgedeckt. Erst danach wird die Dunkelkammerbeleuchtung eingeschaltet und ggf. die Lichtkonstanz abgewartet.

Der Film wird durch Verschieben des Kartons um z. B. 4 cm freigegeben und 2 Minuten belichtet. Danach wird der Karton weiterhin jeweils um 4 cm verschoben mit Belichtungszeiten von jeweils 1 Minute, 30 Sekunden und 2 × 15 Sekunden (Abb. 10.7).

Die Stufe mit dem ersten deutlich erkennbaren Schleier (dies entspricht einer zusätzlichen Dichte von etwa 0,05) wird bestimmt. Die maximale Dauer, die ein Film der vorgegebenen Dunkelraumbeleuchtung durch Laden oder Entladen der Kassette ausgesetzt ist, muß kürzer sein als die Zeit für die oben ermittelte Stufe. Sollte bereits bei Zeiten von 15 Sekunden eine Schwärzungszunahme erfolgen, müssen entsprechende Maßnahmen wie z. B. Reduzierung der Helligkeit, Filteraustausch etc. erfolgen. Kommt es erst bei 4 Minuten zu einer Schwärzungszunahme, so kann dies vernachlässigt werden. Fehler in der Abdeckung (z. B. weißes Licht durch Schlüssellöcher, Türrahmen oder Mauerritzen) erkennt man am besten, wenn man sich 5–10 Minuten im vollständig abgedunkelten Dunkelraum aufhält. Solche lichtdurchlässigen Stellen müssen abgedichtet werden.

## Prüfung des Kassettenandrucks (nach DIN 6832, Teil 2)

Der Kassettenandruck ist jährlich zu überprüfen. Die Überprüfung des Andrucks ist wichtig, da eine ungenügende Anpressung zu einem schlechten Kontakt von Film und Folie führt. Es kommt zu einem Verlust an Schärfe der Röntgenaufnahme.

Durch die Abbildung eines Testgitters (Drahtgitter oder Lochgitter) können Unschärfezonen sichtbar gemacht werden. Das Prüfgitter besteht entweder aus Eisen, Nickel, Kupfer oder Zink und sollte so groß sein, daß es die Fläche des größten Filmformats vollkommen abdeckt (40 × 43 cm). Zur Überprüfung der Kassettenanpressung

Konstanzprüfung 175

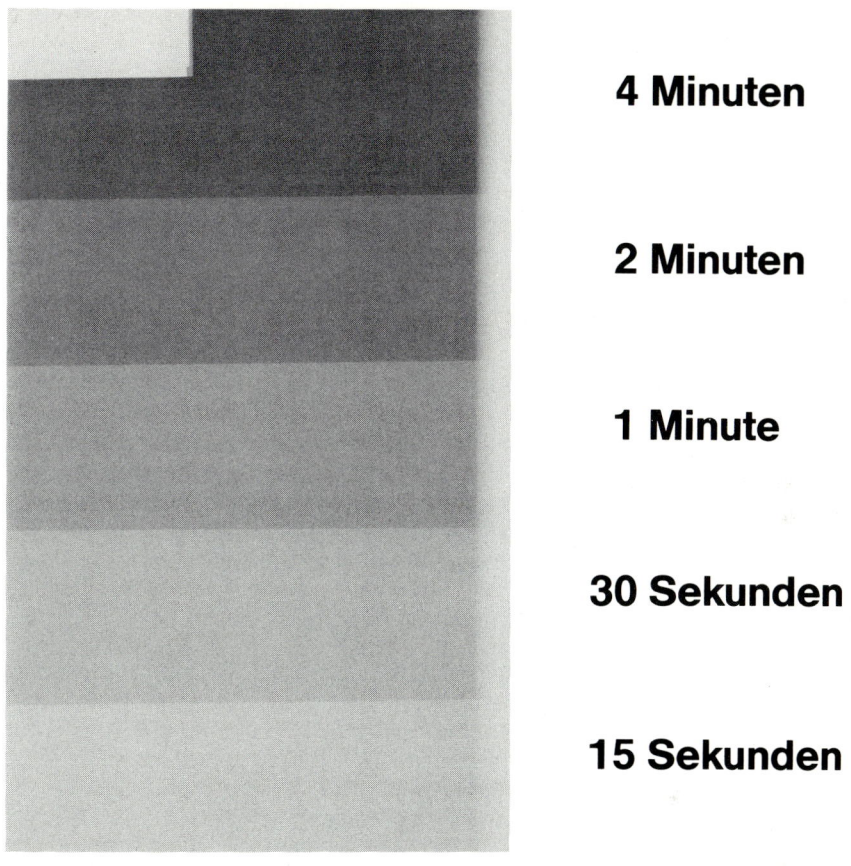

**Abb. 10.7** Überprüfung der Dunkelraumbeleuchtung (entwickelter Prüffilm)

wird das Testgitter parallel zu einer mit einem Film bestückten Kassette gelegt.

Die Röntgenaufnahme wird unter folgenden Aufnahmebedingungen angefertigt: Brennfleck max. 2 mm, FFA 150 cm, Röhrenspannung max. 60 kV, Gesamtfilterung max. 2 mm;

Das mAs-Produkt wird so gewählt, daß der entwickelte Film eine Dichte von ca. 2,5 hat.

Die Röntgenaufnahme wird am Betrachtungsschirm auf das Format eingeblendet und aus einem Abstand von 2–3 m betrachtet. Bei korrektem Andruck erscheint die Dichte des Bildes gleichmäßig über die gesamte Fläche. Dunkle Stellen werden durch ungenügenden Andruck hervorgerufen (Abb. 10.8).

**Konstanzprüfung der Röntgeneinrichtung**

<u>Konstanzprüfung bei Direktradiographie (nach DIN 6868, Teil 3)</u>

In diesem Abschnitt der Konstanzprüfung wird das bilderzeugende System auf Abweichungen gegenüber dem Ausgangszustand überprüft.

Damit jeweils gleiche Ausgangsbedingungen vorliegen, müssen die Voraussetzungen der Konstanzprüfungen unbedingt

## 176 10. Qualitätssicherung

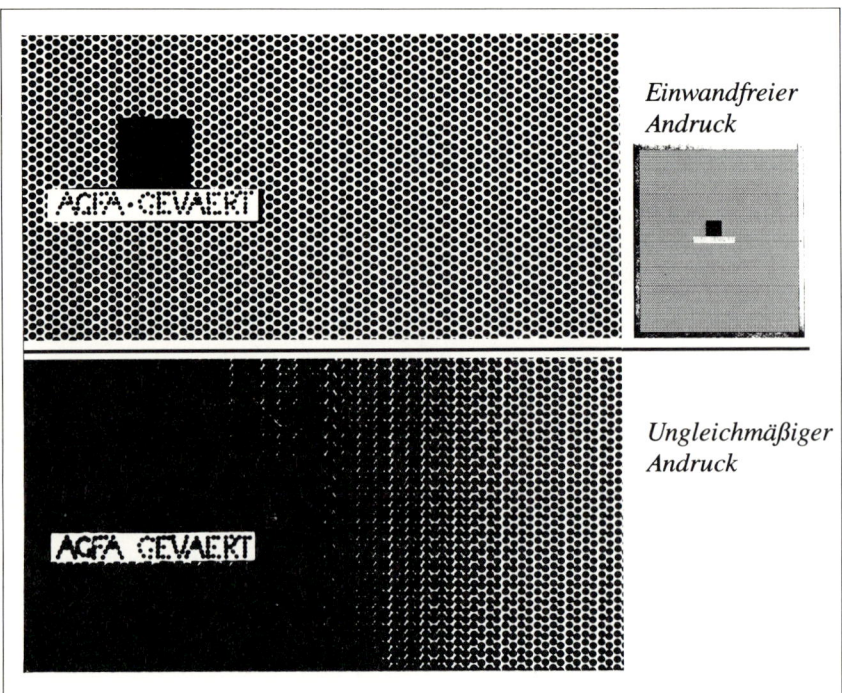

**Abb. 10.8** Andruck mit Testgitter (DIN 6832, Teil 2). (Mit freundlicher Genehmigung der Firma Agfa, Leverkusen)

mit denjenigen der Abnahmeprüfung übereinstimmen. Erstmalig wird eine Konstanzprüfung im Anschluß an die Abnahmeprüfung der Röntgenanlage durchgeführt. Sie hält den Ausgangszustand fest. Bei einer Änderung der Prüfbedingungen sind neue Ausgangswerte festzulegen. Konstanzprüfungen von Röntgeneinrichtungen sind im Abstand von 1 bzw. 3 Monaten durchzuführen.

Der erste Schritt bei der Durchführung der Konstanzprüfung ist die Überprüfung der Filmverarbeitung.

Es ist darauf zu achten, daß bei jeder Konstanzprüfung immer der gleiche Prüfkörper, das gleiche Dosimeter und Densitometer, die gleiche Kassette mit dem gleichen Film-Folien-System und einem Film gleicher Emulsion verwendet werden. Es ist sorgfältig darauf zu achten, daß

- die Einstellungen der Aufnahmeparameter am Schaltpult (kV, mAs, Meßkammer, Schwärzungskorrektur, Organtaste, Brennfleck) exakt erfolgen
- die Kassette und der Prüfkörper bei jeder Prüfung gleich positioniert sind
- alle Aufnahmen immer in der gleichen Entwicklungsmaschine verarbeitet werden

Die Prüfungsunterlagen sind 2 Jahre lang aufzubewahren und der ärztlichen Stelle nach Aufforderung vorzulegen.

Materialien zur Konstanzprüfung bei Direktradiographie:
- Filmkassette (»Prüfkassette«); es soll immer die gleiche Kassette verwendet werden
- Prüfkörper (z. B. NORMI 3, Abb. 10.9)
- Dosimeter (z. B. Stabdosimeter)
- Densitometer

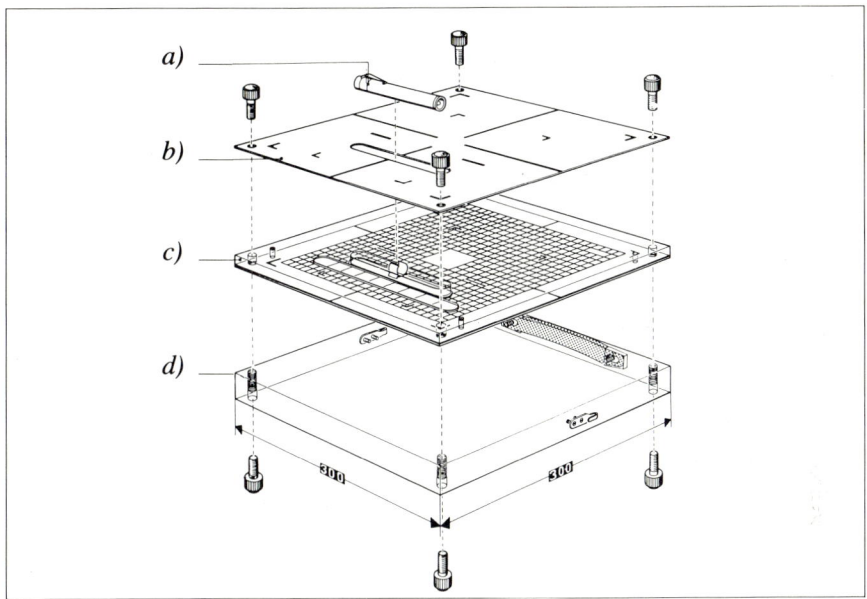

**Abb. 10.9** Aufbau des Prüfkörpers (NORMI 3) für Konstanzprüfungen bei Direktradiographie:
a. Eichfähiges Stabdosimeter zur Überprüfung der Konstanz der Dosis auf der Strahleneintrittsseite des Prüfkörpers
b. Zusätzliche Kupferplatte, 1,3 mm dick, bei Röhrenspannungen um 100 kV
c. Meßplatte für Direktradiographie, 10 mm dick, mit Stufenkeil (Kupfertreppe mit 9 Stufen 0,4–1,6 mm Cu) für Kontrastmessungen bei Röhrenspannungen um 70 kV; mit strahlenabsorbierenden Ecken- und Mittenmarkierungen zur Überprüfung der Abmessungen und Lage des Nutzstrahlenfeldes sowie einem kontrastgebenden Netz, einschließlich Kupferplatte, 1 mm dick
d. Acrylglasplatte, 30 mm dick, als Streukörper, mit Handgriff und mit drei seitlichen Bügeln zum Einhängen von Ketten bei Verwendung am Wandstativ, einschl. acht Schraubfüßen. (Mit freundlicher Genehmigung der Firma Agfa, Leverkusen)

Gegenüber dem Ausgangszustand, d. h. der Abnahmeprüfung darf kein Parameter verändert werden. Alle Einstellwerte und Aufnahmebedingungen sowie Film und Prüfgeräte sind identisch zu wählen. Bevor die Konstanzprüfung vorgenommen wird, sollten die Kassetten und Folien einer Sichtprüfung unterzogen werden, die mindestens einmal jährlich zu erfolgen hat. Hierbei muß besonders auf folgendes geachtet werden:
- mechanische Beschädigung der Folie (Dies kann zu Artefakten auf der Röntgenaufnahme führen.)
- Blasenbildung an der Schutzschicht der Folie (Dies kann zu Artefakten auf der Röntgenaufnahme führen.)
- Reinigung der Folien (Es sollten nur die empfohlenen Reinigungsmittel verwendet werden.)
- Farbveränderung auf der Folienoberfläche (z. B. Vergilbung)
- Prüfung des Kassettenverschlusses

Der Aufbau des Prüfkörpers NORMI 3 für Konstanzprüfung bei Direktradiographie ist in Abb. 10.9 dargestellt.

Alle vier geforderten Kenngrößen können damit auf ihre Konstanz überprüft werden:
- die Dosis bzw. Dosisleistung auf der Strahleneintrittsseite mit einem Stabdosimeter

# 178  10. Qualitätssicherung

- die Übereinstimmung des Nutzstrahlenfeldes mit dem durch die Lichtvisiertiefenblende ausgeleuchteten Lichtfeld anhand der abgebildeten Mitten- und Eckenmarkierungen
- die optische Dichte (früher Schwärzung) des belichteten Filmes als relatives Maß für die Dosis am Bildempfänger
- anhand des Kontrastes der Kupfertreppe die Strahlenqualität, gegeben durch Spannung und Filterung

**Prüfung**

Der Prüfungsumfang soll sich am tatsächlichen Anwendungsspektrum (entsprechend den Arbeitsbedingungen) einer Röntgeneinrichtung orientieren (Abb. 10.10).

Bei der Konstanzprüfung werden üblicherweise vier Röntgenaufnahmen des jeweils zu überprüfenden Arbeitsplatzes angefertigt. Je eine Aufnahme erfolgt bei etwa 70 kV und bei etwa 100 kV sowohl für die freie Belichtung und als auch für den Betrieb mit Belichtungsautomatik. Kommt die Belichtungsautomatik überwiegend im Spannungsbereich bis zu 70 kV zum Einsatz, so muß nur bei dieser Einstellung geprüft werden (Abb. 10.11).

Die Belichtungsdaten sollen so gewählt werden, daß die optische Dichte der Prüfkörperröntgenaufnahme zwischen D = 1,0 und D = 2,0 liegt. Empfehlenswert ist der Bereich zwischen D = 1,1 und 1,5, da dies der aussagekräftigste Dichtebereich für diagnostische Zwecke ist.

Die Vorgehensweise ist schrittweise die folgende:
- FFA und Zentrierung des Strahlers einstellen (Abb. 10.12).
- Positionierung des Prüfkörpers in der Patientenebene und zwar so, daß die Feldränder des Lichtvisiers auf den Ek-

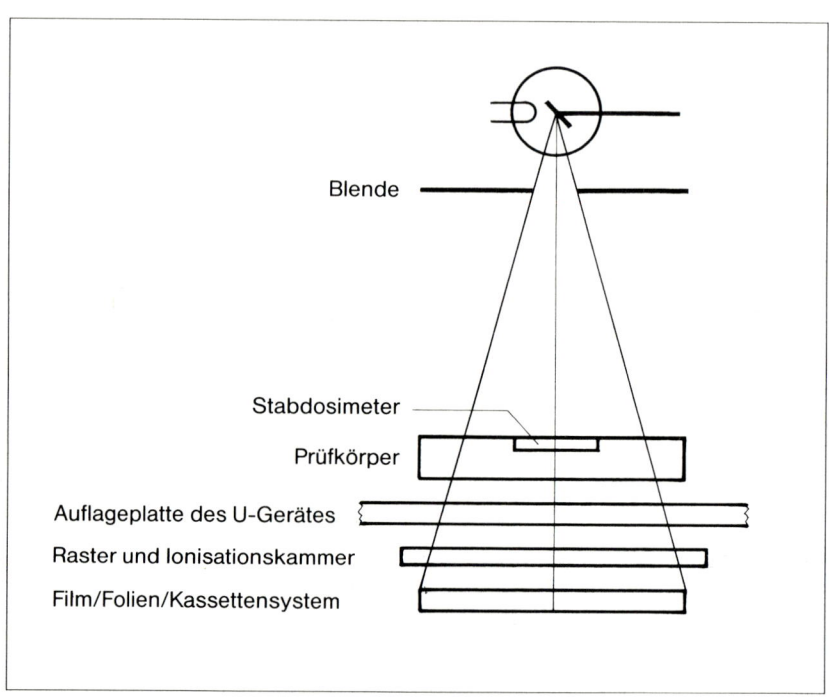

**Abb. 10.10** Schema des Strahlengangs bei Direktradiographie. (Mit freundlicher Genehmigung der Firma Agfa, Leverkusen)

## Konstanzprüfung

**Tab. 10.1.** Konstanzprüfung bei der Direktradiographie

| Kenngröße | Bestimmung | Toleranzgrenzen |
|---|---|---|
| Dosis | Messung mit dem Dosimeter | Belichtungs-Automatik:<br>– ±30% bei 70 kV<br>– ±25% bei 100 kV<br>freie Einstellung:<br>– ±30% bei 70 kV<br>– ±30% bei 100 kV |
| Nutzstrahlenfeld im Vergleich zum Lichtvisierfeld | Strahlenfeldgröße: Messung der Seitenlängen der Prüfkörperabbildung | Lichtfeld zum Strahlenfeld ±2% vom FFA (Grenzen des geschwärzten Feldes dürfen bei 1 m FFA um max. 2 cm vom tatsächlich eingestellten Feld abweichen) |
| | Mittenzentrierung: Ermittlung der Zentrumsabweichung von Mitte der geschwärzten Filmfläche zur Prüfkörpermitte | ±1% des FFA |
| optische Dichte | Messung mit dem Densitometer | Belichtungs-Automatik:<br>ΔD/D ±0,2 (bei 70 kV und 100 kV)<br>freie Einstellung<br>ΔD/D ±0,3 (bei 70 kV und 100 kV) |
| Kontrast | Visueller Vergleich des Stufenkeiles mit dem Ausgangsfilm | Maximal zulässige Abweichung vom Ausgangswert ist nicht festgelegt |

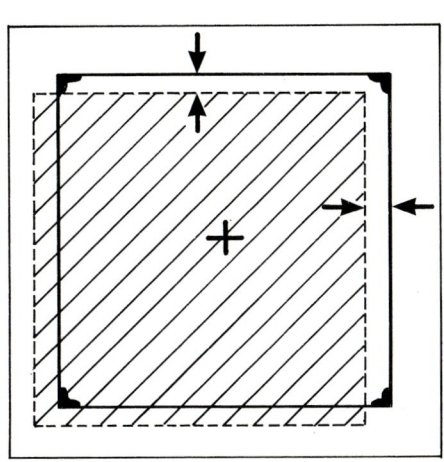

**Abb. 10.11** Abweichung vom Lichtfeld zum Strahlenfeld

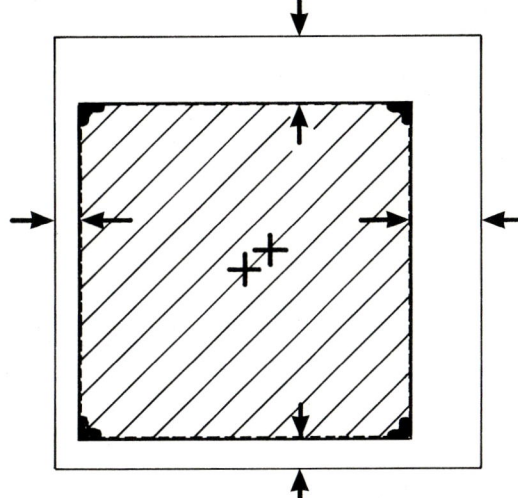

**Abb. 10.12** Abweichung bei schlechter Zentrierung

kenmarkierungen am Prüfkörper zu liegen kommen. Die Eckenmarkierungen auf dem Prüfkörper dienen als Justierhilfe.
- Plazierung des Dosimeters in die vorgesehene Halterung des Prüfkörpers
- Filmkassette in die Rasterlade einschieben. Immer dieselbe markierte Kassette verwenden
- Auslösen der Aufnahme, Film entwickeln. Der entwickelte Film sollte mit dem Namen des Betreibers, dem Datum des Aufnahmetags, der Kennzeichnung des Arbeitsplatzes und den Belichtungsdaten (kV, mAs, Dosis) beschriftet werden.

Konstanzprüfung bei Durchleuchtung (nach DIN 6868, Teil 4)

Im folgenden soll ein weiterer Prüfkörper beschrieben werden, mit dessen Hilfe Konstanzprüfungen bei Durchleuchtung und bei Aufnahmen vom Ausgangsschirm des Röntgenbildverstärkers durchgeführt werden können (Abb. 10.13).

Zusätzlich zu den bereits bekannten vier Kenngrößen für Konstanzprüfungen bei der Direktradiographie wird bei der Durchleuchtung mittels des Prüfkörpers eine weitere Kenngröße überprüft: die Auflösung bei Durchleuchtung und bei Röntgenbildverstärker-Aufnahmen.

Der entsprechende Prüfkörper enthält zusätzlich fünf Ringmarkierungen unterschiedlichen Durchmessers und einen Auflösungstest (Bleistrichraster, 0,6–5,0 Lp/mm; Abb. 10.14).

Bei Untertischröhren muß der Prüfkörper möglichst nahe an den Bildverstärkereingang plaziert werden (Abb. 10.15). Dies wird durch einen Stützständer erreicht, an dessen Unterseite in den Ecken vier Abstandsbolzen angebracht sind (Abb. 10.16).

Bei Übertischröhren wird der Prüfkörper wie beim Rastertisch auf die Tischplatte gelegt.

**Prüfung**

Der Prüfkörper wird zusammengesetzt und mit der Meßplatte für die Durchleuch-

**Tab. 10.2.** Werte-Tendenz verschiedener Bildqualitätsparameter und Fehler-Folgerung bei Belichtungsautomatik (n. Kütterer 1989)
Zeichen:
(=) Wert ist gleich geblieben
(+) Wert hat sich erhöht
(−) Wert hat sich erniedrigt
(s) Abschaltwert des Belichtungsautomaten

| Werte-Tendenz von | | | Fehler-Folgerung |
|---|---|---|---|
| Dichte | Dosis | Kontrast | |
| = | + | + | kV ↘ |
| = | − | − | kV ↗ |
| + | + | = | s ↗ |
| − | − | = | s ↘ |
| − | − | − | kV ↗, s ↘ |
| + | = | − | kV ↗, s ↗ |
| + | + | − | kV ↗, s ↗↗ |
| + | − | − | kV ↗↗, s ↗ |
| + | + | + | kV ↘, s ↗ |
| − | = | + | kV ↘, s ↘ |
| − | − | + | kV ↘, s ↘↘ |
| − | + | + | kV ↘, s ↘ |
| Andere Tendenz – Kombinationen | | | Aufnahme wiederholen |

**Tab. 10.3.** Werte-Tendenz verschiedener Bildqualitätsparameter und Fehler-Folgerung bei freier Einstellung (n. Kütterer 1989)
Zeichen:
(=) Wert ist gleich geblieben
(+) Wert hat sich erhöht
(−) Wert hat sich erniedrigt

| Werte-Tendenz von | | | Fehler-Folgerung |
|---|---|---|---|
| Dichte | Dosis | Kontrast | |
| − | − | + | kV ↘ |
| + | + | − | kV ↗ |
| − | − | = | mAs ↘ |
| + | + | = | mAs ↗ |
| = | = | − | kV ↗, mAs ↘ |
| − | − | − | kV ↗, mAs ↘↘ |
| = | = | + | kV ↘, mAs ↗ |
| + | + | + | kV ↘, mAs ↗↗ |
| Andere Tendenz – Kombinationen | | | Aufnahme wiederholen |

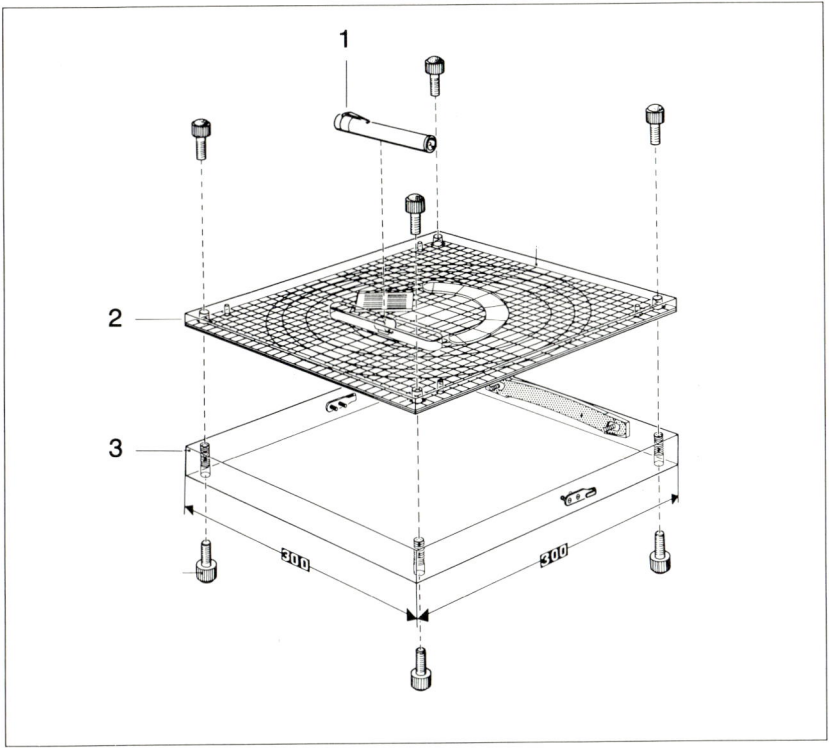

**Abb. 10.13** Aufbau des Prüfkörpers (NORMI 4) für Konstanzprüfungen bei Durchleuchtung
1. Stabdosimeter, eichfähig, zur Überprüfung der Konstanz der Dosis oder Dosisleistung auf der Strahleneintrittsseite des Prüfkörpers
2. Meßplatte für Durchleuchtung (vergl. Abb. 10.14), 10 mm dick, mit Stufenkeil (Kupfertreppe 1,1–1,6 mm Cu Gesamtdicke) mit fünf strahlenabsorbierenden Ringen und kontrastgebendem Maschennetz, sowie einem eingelassenen Bleistrichraster
3. Acrylglasplatte, 30 mm dick, als Streukörper, mit Handgriff und mit zwei seitlichen Bügeln zum Einhängen von Ketten bei Verwendung am Wandstativ, einschl. acht Schraubenfüßen. (Mit freundlicher Genehmigung der Firma Agfa, Leverkusen)

tung fokusseitig, möglichst bildempfängernah an das Bildempfängersystem angebracht. Um dies zu erreichen, können die Abstandsstützen benutzt werden; Abstand Fokus/Bildempfänger einstellen.
- Der Prüfkörper muß sich bei jeder Prüfung immer an der gleichen Stelle mit der gleichen räumlichen Orientierung befinden.
- Zentrierung des Prüfkörpers mit Hilfe des Lichtvisiers oder unter Durchleuchtungskontrolle. Eine seitliche Verschiebung des Prüfkörpers innerhalb des Strahlenfeldes darf gegenüber dem Ausgangszustand nicht größer als ±10 mm sein.
- Die gleiche Feldgröße wie beim Ausgangszustand einstellen. Hilfreich sind die kontrastgebenden konzentrischen Kreise und Netzlinien auf der Meßplatte. Sie dienen der Bestimmung der Feldgröße und des Abbildungsmaßstabes.

▶ **Durchleuchtung mit freier Einstellung:**
Die Prüfung erfolgt bei freier Einstellung der Durchleuchtungswerte (Röhrenspan-

## 182   10. Qualitätssicherung

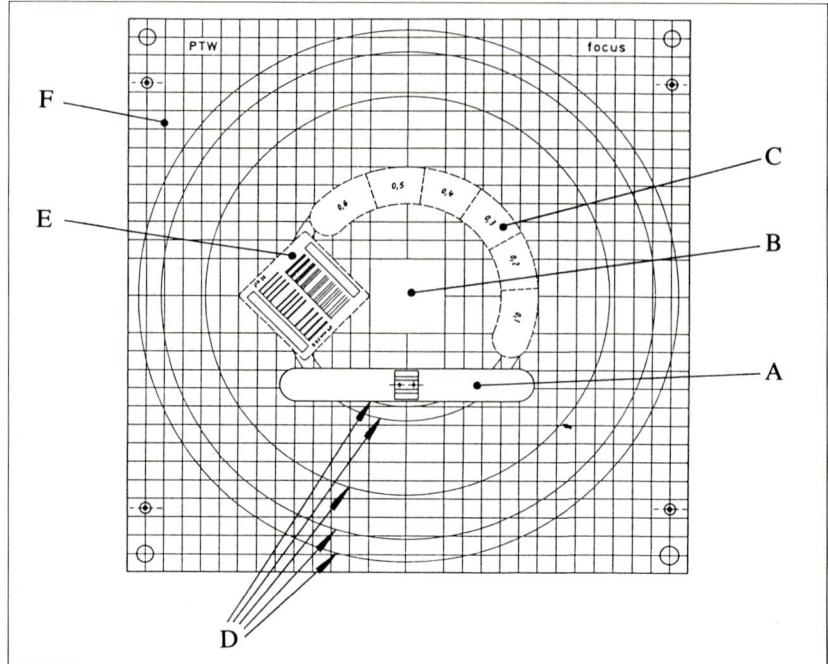

**Abb. 10.14** Schematische Darstellung der Meßplatte (NORMI 4) für die Konstanzprüfung bei Durchleuchtung
A. Meßposition für Stabdosimeter zum Messen der Dosis oder Dosisleistung
B. Freies Feld zum Messen der optischen Dichte
C. Stufenkeil für Kontrastmessungen mit mm-Angabe der Kupfer-Stufenhöhe (Zusätzlich ist der Stufenkeil mit einer Kupferplatte von 1 mm Dicke unterlegt)
D. Fünf strahlenabsorbierende konzentrische Ringe (120, 136, 216, 264, und 288 mm im Durchmesser) zum Erleichtern der Zentrierung des Prüfkörpers zum Röntgenbildverstärker
E. Bleistrichraster zum Messen der Auflösung
F. Kontrastgebendes Netz mit 10 mm Durchmesser
(Mit freundlicher Genehmigung der Firma Agfa, Leverkusen)

nung um 70 kV, Röhrenstrom wie beim Ausgangszustand).

▶ **Durchleuchtung mit automatischer Dosisleistungsregelung:**
Einstellung der Regelstufen wie bei der Festlegung des Ausgangszustandes und, soweit wählbar, die gleiche Steuerungsart (Röntgenröhrenstrom und/oder Röntgenröhrenspannung).

Das Stabdosimeter wird geladen und in den Prüfkörper eingesetzt. Zur Ermittlung der Dosisleistung wird die Dosis durch das Stabdosimeter während einer Einschaltdauer von 20 Sekunden gemessen. Die Zeit muß mindestens 20 Sekunden oder mehr betragen und soll später nicht mehr variiert werden.

Einschalten der Strahlung und Ermittlung folgender Kenngrößen:
- optische Ermittlung Auflösung in Lp/mm am Blei-Strichraster
- optische Beurteilung des Kontrastes mit Hilfe des Stufenkeiles

# Konstanzprüfung 183

**Tab. 10.4.** Konstanzprüfung bei Durchleuchtung mit Röntgenbildverstärker

| Kenngröße | Bestimmung | Toleranzgrenzen |
|---|---|---|
| Dosisleistung | Messung mittels Dosimeter; Durchleuchtungszeit mindestens 20 Sek. | ±30% |
| Auflösungsvermögen | Betrachtung des Auflösungsvermögens am Monitor | −40%; jedoch mindestens 0,8 Lp/mm |
| Nutzstrahlenfeld | Ablesung des Durchmessers des sichtbaren Ausschnittes anhand der Skala | im Vergleich zum Ausgangszustand darf die maximal zulässige Abweichung des Strahlenfeldes ±10 mm betragen |
| Zentralstrahl | Blende 2×2 cm; das Feld muß zentrisch zum Monitorbild liegen | ±1% des FFA |
| Kontrast | Betrachtung des Stufenkeiles am Monitor | alle 6 Stufen des Stufenkeiles haben eine unterschiedliche Leuchtdichte |

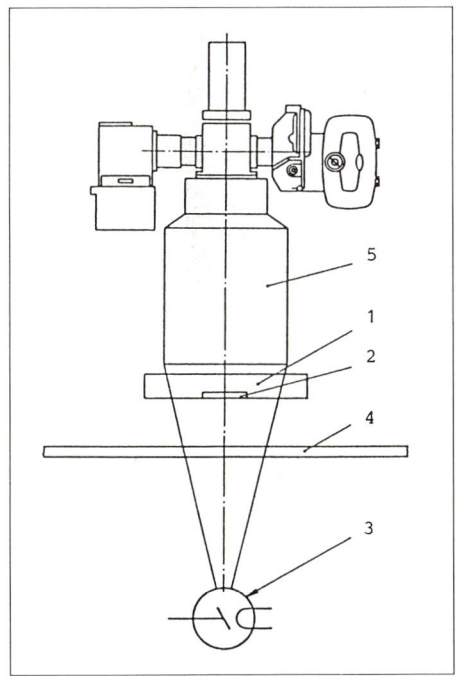

**Abb. 10.15** Schema des Strahlenganges bei der Konstanzprüfung Durchleuchtung
1. Prüfkörper
2. Stabdosimeter
3. Röntgenstrahler
4. Auflageplatte
5. Bildempfänger-System
(Mit freundlicher Genehmigung der Firma Agfa, Leverkusen)

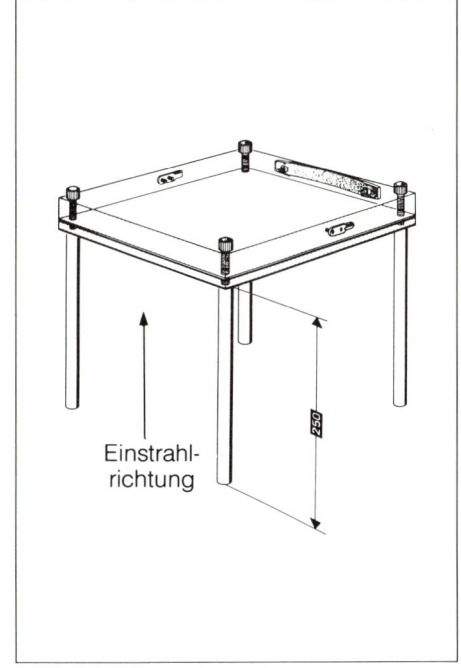

**Abb. 10.16** Testaufbau des Prüfkörpers (NORMI 3) mit Abstandsbolzen zur Konstanzprüfung an Röntgenanlagen mit Untertischröhre
(Mit freundlicher Genehmigung der Firma Agfa, Leverkusen)

- Lageverschieblichkeit und Abmessung des Nutzstrahlenfeldes werden aus der Abweichung der Prüfkörpergeometrie gegenüber dem eingeblendeten Feld ermittelt.

### Konstanzprüfung bei Bildverstärkeraufnahmen

Die Konstanzprüfung bei Aufnahmen vom Ausgangsschirm des Röntgenbildverstärkers erfolgt bei einer Spannung von 70 kV und mit Belichtungsautomatik. Die weitere Vorgehensweise entspricht derjenigen bei Durchleuchtung. Anstelle der Dosisleistung wird bei Bildverstärkeraufnahmen die Dosis pro Bild ermittelt. Die Aufnahmen müssen immer mit demselben Aufzeichnungssystem (gleiche Kamera, gleicher Filmtyp, gleiche Entwicklung) angefertigt werden. Bei der Konstanzprüfung von Bildverstärkeraufnahmen wird zusätzlich zu den Prüfgrößen bei Durchleuchtung noch die optische Dichte gemessen. Ein weiterer Unterschied zur Durchleuchtung besteht darin, daß die Abweichungen in der Aufnahme und nicht am Monitor beurteilt werden.

### Konstanzprüfung bei der Mammographie (nach DIN 6868, Teil 7)

Der Prüfkörper wird so auf die Auflageplatte gelegt, daß dessen Längskante exakt

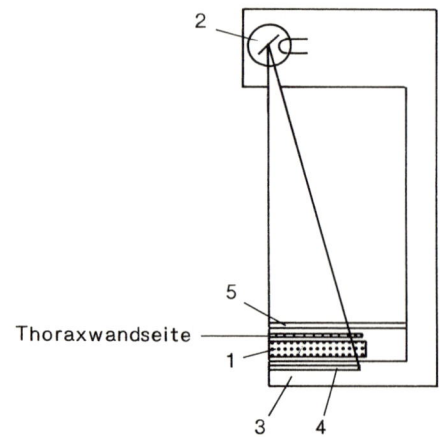

**Abb. 10.17** Schema des Strahlenganges bei der Konstanzprüfung Mammographie nach DIN 6868, Teil 7
1. Prüfkörper
2. Röntgenstrahler
3. Auflageplatte mit Kassettenschacht bei Kontaktaufnahmetechnik
4. Kassettenschacht
5. Kompressionsvorrichtung

mit der Längskante der Auflageplatte zur Thoraxwandseite hin bündig abschließt. Die Mittellinien von Prüfkörper und Lagerungsplatte müssen sich decken. Der Fokus-Film-Abstand darf maximal 1 cm vom Ausgangszustand abweichen (Abb. 10.17).

**Tab. 10.5.** Konstanzprüfung bei Bildverstärkeraufnahmen

| Kenngröße | Bestimmung | Toleranzgrenzen |
|---|---|---|
| Dosis | Messung mit dem Dosimeter | ±30% bei 70 kV |
| Nutzstrahlenfeld | Maximal zulässige Abweichung des Lichtfeldes zum Strahlenfeld | ±2% FFA |
| Zentralstrahl | Mittelpunkt vom Prüfkörper und Mittelpunkt des geschwärzten Feldes müssen übereinstimmen | ± 1% FFA |
| optische Dichte | Messung mit dem Densitometer | $\Delta D \pm 0{,}2$ |
| Auflösungsvermögen | Betrachtung des Bleistrichrasters mit der Lupe | −20%; Mindestanforderung 2 Lp/mm |
| Kontrast | optischer Vergleich des Stufenkeiles mit dem Ausgangsfilm | keine Festlegung |

**Tab. 10.6** Konstanzprüfung bei der Mammographie

| Kenngrößen | Bestimmung | Toleranzgrenzen |
|---|---|---|
| Dosis | Messung mittels Dosimeter | ±25% |
| Auflösungsvermögen | Betrachtung der Metalldrahtnetze | es darf keine veränderte Abbildung sichtbar sein |
| Nutzstrahlenfeld | Ablesung mit Hilfe der Kugelreihen (je 5 Stahlkugeln, 2 mm Durchmesser) | Zahl der Kugeln darf höchstens um eine kleiner sein als im Ausgangszustand |
| bei Lichtvisier | Abweichung des geschwärzten Filmes vom Lichtfeld | ±2% des FFA |
| optische Dichte | optischer oder densitometrischer Vergleich der Dichten hinter den verschiedenen Prüfkörperstufen | ± 0,3 |
| Störstellenfreiheit | Es dürfen keine Strukturen oder Inhomogenitäten vorhanden sein, die zu einer Beeinträchtigung der Diagnostik führen können. | |

Bestandteile des Prüfkörpers sind:
- 40 mm dicke Acrylglasplatte (180 × 240 mm)
- 6 mm dicke Strukturplatte (180 × 240 mm) mit einem Durchbruch für das Dosimeter und mit Strukturelementen (Edelstahlgewebe mit unterschiedlicher Maschenweite) zur Bestimmung der Konstanz der Auflösung
  - mit je zwei Kugelreihen (5 Stahlkugeln, 2 mm Durchmesser) zur Bestimmung der Lage des Nutzstrahlenfeldes.
  - Medial von der Stahlkugelreihe befindet sich auf der einen Seite ein Durchbruch (15 × 20 mm) in der Strukturplatte und auf der anderen Seite eine 3 mm dicke Stufe. Die Stufenbildung

(40 mm, 43 mm, 46 mm) und die daraus resultierende unterschiedliche Dicke des Prüfkörpers dient dem Vergleich der optischen Dichte des Prüfbildes mit dem Ausgangsbild und zur Kontrastabschätzung.

Zur Erkennung von Störstellen (z. B. Folienbeschädigung, Schmutz), die die Röntgenbildqualität beeinflussen können, wird eine Röntgenaufnahme des Acrylglaskörpers ohne die Strukturplatte angefertigt. Kommen Inhomogenitäten vor, so sind diese gut zu erkennen. Diese Störstellen können durch Teile der Röntgeneinrichtung (Tubus, Kassette, Kompressionsplatte, Kassettenhalterung, Streustrahlenraster) hervorgerufen werden.

# 11. Einstelltechnik

B. Mrosek

## Lagerungshilfen

Lagerungshilfen tragen auf wirkungsvolle Weise zu einer bestmöglichen Aufnahme bei. Die optimale Lagerung des Patienten wird durch verschieden geformte Schaumstoffpolster erreicht. Hierzu gehören:

- Schaumstoffkissen mit Kopfmulde: Bei der Anfertigung von Schädelaufnahmen dienen sie zur Fixation und Lagerung von unruhigen oder verletzten Patienten
- Rechteckige Schaumstoffpolster: Sie werden zum Ausgleich von Höhenunterschieden verwendet (z. B. bei Aufnahmen des Ellenbogengelenkes etc.)
- Keilförmige Schaumstoffkissen mit einem Winkel von 15 Grad: zur Unterpolsterung der Stirn bei posterior-anterioren Aufnahmen des Schädels und allgemein zur Kopfunterpolsterung
- Unterschiedlich große Schaumstoffkissen mit einem Winkel von 45 Grad: zur Fixierung bei Extremitätenschrägaufnahmen, Schrägaufnahmen der Wirbelsäule oder Gallenblasenübersichtsaufnahmen

## Fixierhilfen: Babixhülle

Die Babixhülle wird am häufigsten bei der Thoraxaufnahme im Säuglingsalter zur Ruhigstellung verwendet. Weiterhin findet sie Anwendung bei Abdomen-, Wirbelsäulen- und Beckenaufnahmen. Die Aufnahmen können sowohl im Liegen als auch in hängender Position durchgeführt werden. Der Gonadenschutz läßt sich ohne Probleme anlegen, und eine Halteperson ist nicht erforderlich (Abb. 11.1).

Die Babixhülle wird wie folgt gehandhabt:

- Auswahl der passenden Hülle nach Körpergröße des Kindes
- Hineinlegen des Kindes, wobei eine zweite Person die Babixhülle etwas auseinanderdehnen kann
- Befestigung der Arme in den Gummischlaufen am Kopfende; Die Arme liegen dabei jeweils parallel zum Kopf.
- Das Kind wird behutsam in Längsrichtung gezogen, bis Arme und Beine gestreckt sind.
- Über das Becken und die Oberschenkel kommt ein Schaumgummikeil zu liegen.
- Fixation mittels Fixationsgurt
- Fixation des Kopfes mittels Gummiband

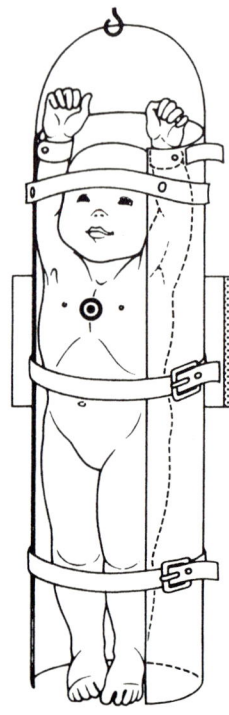

**Abb. 11.1** Thorax a. p. beim Säugling mit Babixhülle

## Kennzeichnung von Röntgenaufnahmen

Damit keine folgenschweren Verwechslungen auftreten, muß immer eine Seitenbezeichnung (R/L) auf den Röntgenbildern erfolgen. Folge einer falschen Seitenbezeichnung könnte es z. B. sein, daß dem Patienten die gesunde Seite operiert wird. Es ist wichtig zu wissen, daß Aufklebestreifen auf der Röntgenaufnahme vor Gericht keine gesetzliche Handhabe haben. Eine Seitenbezeichnung sollte daher immer dokumentenecht erfolgen.

R/L-Bleibuchstaben müssen in Abhängigkeit vom Strahlengang vor der Belichtung auf die Kassette gelegt werden. Die Orientierung erfolgt im a. p. oder p. a. Strahlengang. Das R/L-Zeichen muß a. p. leserlich und im p. a. Strahlengang in Spiegelschrift aufgelegt werden. Bei der Aufnahme in der 1. Ebene sollte die R/L-Bezeichnung in bezug zum Patientenidentifikationsfeld oben oder unten außerhalb des Objektes aufgelegt werden. In der 2. Ebene sollte das R/L-Zeichen unten oder oben vorne (innen) am Objekt aufgelegt werden. Grundsätzlich gilt, daß die Anatomie des darzustellenden Bereiches berücksichtigt werden muß und danach zwischen unten oder oben ausgewählt wird. Liegt die linke Schädel- oder Rumpfseite bei Seitenaufnahmen dem Film an, so wird diese mit L in Spiegelschrift, bei rechtsanliegenden Aufnahmen mit R in Spiegelschrift gekennzeichnet.

Bei Kontrastmitteluntersuchungen der Gallenblase, der ableitenden Gallenwege und der Nieren, muß aus der Beschriftung der Aufnahme hervorgehen, ob es sich um eine »Leeraufnahme« (Aufnahme vor Kontrastmittelgabe) oder um eine Aufnahme nach Kontrastmittelgabe handelt. Um die Aufnahmen, welche nach KM-Injektion angefertigt werden, in der zeitlichen Reihenfolge zu kennzeichnen, wird auf den Film eine kleine Uhr mit Bleizeigern gelegt. Mit Hilfe dieser Uhr kann der jeweilige Zeitpunkt nach Kontrastmittelgabe in Minuten »p. i.« (»post injectionem« = nach Injektion) festgehalten werden.

Bei Spätaufnahmen, die Untersuchungen des Magen-Darm-Traktes (Breipassage) betreffen, werden diese mit »h. p. c.« (»horae post cenam« = Stunden nach der Mahlzeit«) beschriftet.

## Praktische Einstelltechnik

### Schädel

<u>Schädel (posterior-anterior, okzipitofrontal)</u>

▸ **Indikation:** V. a. Fraktur oder Tumor, Fremdkörper

▸ **Vorbereitung des Patienten:** Haarklemmen, Zahnprothese, Ohrringe, Halskette, Brille, Hörgerät etc. vor der Untersuchung entfernen; ein Haarzopf sollte entflochten werden, da er Artefakte hervorrufen kann. Gleiches gilt für blutinkrustierte Haare. Artefakte können zur Wiederholung der Aufnahme bzw. zur Durchleuchtung führen (Strahlenexposition!).

▸ **Patientenposition:** Patient in Bauchlagerung, Stirn und Nase aufliegend, Kinn angezogen, Deutsche Horizontale lotrecht zum Film; streng symmetrische Lage

Alternative: wenn die Gesichtslage unmöglich ist, a. p. Aufnahme gleichsinnig liegend oder sitzend

▸ **Kassettenrand:** oberer: 2–3 Querfinger breit oberhalb des Schädeldaches; lateraler: beidseits symmetrisch zur seitlichen Schädelbegrenzung

▸ **Strahlenschutz:** Bleischürze

▸ **Filmformat:** 24 cm × 30 cm Hochformat, Bleibuchstabe R/L

▸ **Spannungswert:** 75 kV

## 188   11. Einstelltechnik

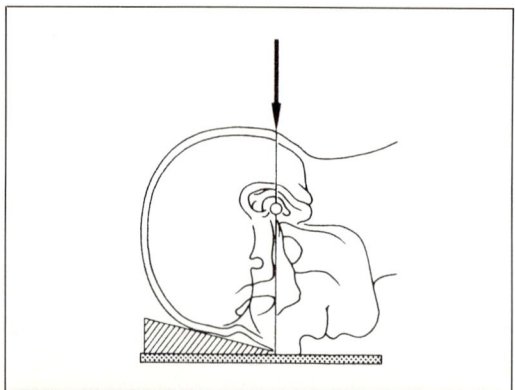

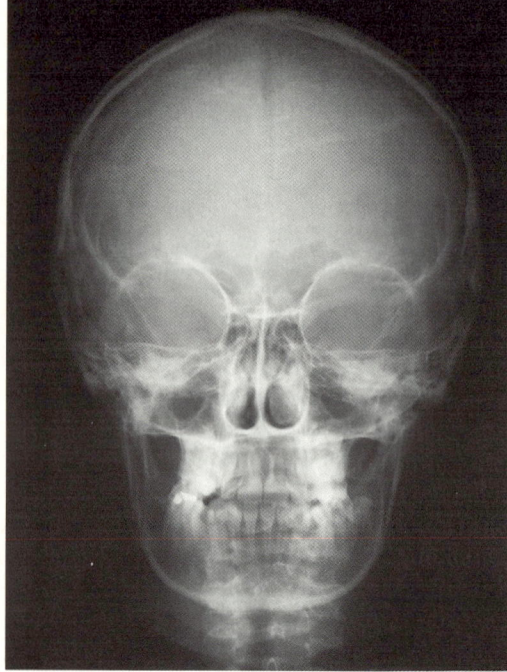

**Abb. 11.2** a. Schädel (posterior-anterior, okzipito-frontal)
b. Röntgenaufnahme

▶ **Zentralstrahl:** in der Medianebene 2 cm kranial und parallel zur Deutschen Horizontalen

▶ **Fokus-Film-Abstand:** 110 cm

▶ **Folie:** Universalfolie

▶ **Streustrahlenraster:** ja

▶ **Kritierien der richtigen Einstellung:** symmetrische Einstellung beider Schädelhälften, d. h. gleicher Abstand zwischen der seitlichen Schädelwand im Schläfengebiet; Nasenwurzel und seitliche Schädelwand müssen beidseits gleiche Strecken aufweisen.

▶ **Einstellfehler:** asymmetrische Einstellung (Abb. 11.2)

### Schädel (seitlich, Profilaufnahme)

▶ **Indikation:** V. a. Fraktur oder Tumor, Fremdkörper

▶ **Vorbereitung des Patienten:** Haarklemmen, Zahnprothese, Ohrringe, Halskette, Brille, Hörgerät etc. vor der Untersuchung entfernen; Ein Haarzopf sollte entflochten werden, da er Artefakte hervorrufen kann. Gleiches gilt für blutinkrustierte Haare. Artefakte können zur Wiederholung der Aufnahme bzw. zur Durchleuchtung führen (Strahlenexposition!).

▶ **Patientenposition:** Patient in Bauchlage, erkrankte Kopfseite filmnah; Medianebene des Schädels streng filmparallel; mit der gesichtseitigen Hand stützt sich der Patient ab.

▶ **Kassettenrand:** oberer: 2–3 Querfinger breit über Scheitel; lateraler: bis zur vorderen und hinteren Schädelbegrenzung

▶ **Strahlenschutz:** Bleischürze

▶ **Filmformat:** 24 cm × 30 cm Quer- oder Hochformat, Bleibuchstabe R/L

▶ **Spannungswert:** 75 kV

▶ **Zentralstrahl:** 2 cm kranial vom äußeren Gehörgang

▶ **Fokus-Film-Abstand:** 110 cm

Praktische Einstelltechnik 189

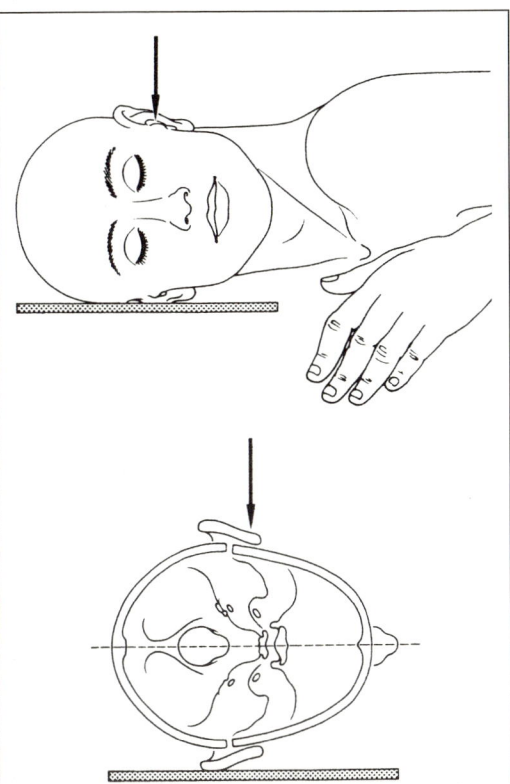

▶ **Folie:** Universalfolie

▶ **Streustrahlenraster: ja**

▶ **Kriterien der richtigen Einstellung:** rein seitliche und vollständige Abbildung des knöchernen Schädels einschließlich Kalotte und Unterkiefer; der Boden, die Vorderwand und die Hinterwand des Türkensattels (Sella turcica) bilden sich strichförmig ab. Die Kieferköpfchen müssen zur Deckung kommen.

▶ **Einstellfehler:** Keine strenge Profilaufnahme, der Schädel wurde seitlich gedreht. (Abb. 11.3)

Nasennebenhöhlen (okzipito-frontal)

▶ **Indikation:** entzündliche Veränderungen der Stirnhöhle und Siebbeinzellen; Frakturen im Frontalbereich des Gesichtsschädels.

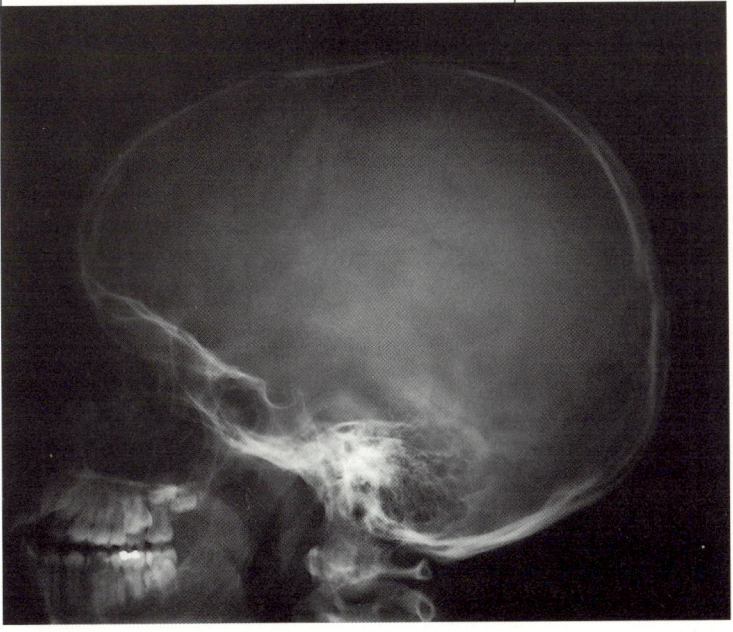

**Abb. 11.3** a. Schädel (seitlich, Profilaufnahme)
b. Röntgenaufnahme

▶ **Vorbereitung des Patienten:** Evtl. vorhandene Haarreifen- oder -spangen, Ohrschmuck, Halsketten, Brille, Zahnprothesen etc. ablegen.

▶ **Patientenposition**: Patient in sitzender Position zum Stativ; die Stirn und die Nase liegen der Kassette an. Die Medianebene steht senkrecht zur Filmebene.

▶ **Kassettenrand:** Oberer: Stirn-Haar-Grenze; lateraler: beidseits symmetrisch

▶ **Strahlenschutz:** Bleischürze

▶ **Filmformat:** 18 cm × 24 cm Hochformat oder 13 cm × 18 cm Hochformat, Bleibuchstabe R/L

▶ **Spannungswert:** 70 kV

▶ **Zentralstrahl:** Röhrenkippung 15 Grad kranio-kaudal; Zentralstrahl ca. 5 cm über dem Occiput durch die Nasenwurzel (Filmmitte)

▶ **Film-Fokus-Abstand:** 100 cm

▶ **Folie:** Universalfolie

▶ **Streustrahlenraster:** ja

▶ **Kriterien der richtigen Einstellung:** gute Abbildung des Siebbeinzellsystems, größengerechte Darstellung der Stirnhöhlen; die Felsenbeine müssen sich im unteren Drittel der Orbita abbilden.

▶ **Einstellfehler:** Die Nasenbeine verdecken das Siebbeinzellsystem. (Abb. 11.4)

### Nasennebenhöhlen (okzipito-nasal)

▶ **Indikation:** Affektionen der Nasennebenhöhlen (Kiefer-, Stirn- und Keilbeinhöhlen); die Ethmoidalzellen werden nicht dargestellt.

▶ **Vorbereitung des Patienten:** Evtl. vorhandene Haarreifen- oder -spangen, Ohrschmuck, Halsketten, Brille, Zahnprothesen etc. ablegen.

▶ **Patientenposition:** Der Patient sitzt mit dem Gesicht vor dem Stativ und öffnet seinen Mund; Neigung des Kopfes nach hinten, bis der äußere Gehörgang und die Mundmitte eine Horizontale bilden; das Kinn liegt in dieser Stellung der Platte fest an, die Nasenspitze liegt ca. einen handbreiten Spalt (1–3 cm) von dieser entfernt.

▶ **Kassettenrand:** Oberer: Stirn-Haar-Grenze; lateraler: beidseits symmetrisch

▶ **Strahlenschutz:** Bleischürze

▶ **Filmformat:** 13 cm × 18 cm oder 18 cm × 24 cm (Hochformat), Bleibuchstabe R/L

▶ **Spannungswert:** 70 kV

▶ **Zentralstrahl:** ca. 5 cm über dem Occiput, senkrecht zum Film und durch die Nasenwurzel/Oberlippe; die Deutsche Horizontale verläuft 45 Grad zur Filmebene.

▶ **Film-Fokus-Abstand:** 100 cm

▶ **Folie:** Universalfolie

▶ **Streustrahlenraster:** ja

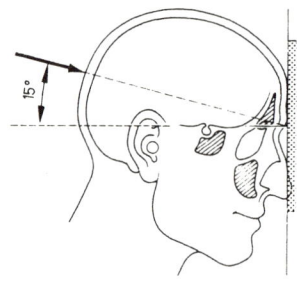

**Abb. 11.4** Nasennebenhöhlen (okzipito-frontal)

▸ **Kriterien der richtigen Einstellung:** Seitengleiche Darstellung, die Kieferhöhlen dürfen nicht von den Augenhöhlen oder den Felsenbeinen überlagert werden. Stirnhöhlen, Kieferhöhlen und Keilbeinhöhlen sind abgebildet. Die Felsenbeinschatten befinden sich etwa in Höhe oder unterhalb der Kieferhöhlen. Die hinteren Abschnitte der Keilbeinhöhlen zeichnen sich an der oberen Zahnreihe ab.

▸ **Einstellfehler:** Mund zu weit oder zu gering geöffnet, Schädel zu stark oder zu gering geneigt, Schädel verkantet (Abb. 11.5)

## Wirbelsäule

### Halswirbelsäule

**Halswirbelsäule (anterior-posterior mit Unterkieferbewegung – sogenannte Langzeitaufnahme)**

▸ **Indikation:** V. a. Fraktur, degenerative Veränderungen

▸ **Vorbereitung des Patienten:** Oberkörper frei machen lassen; evtl. vorhandene Haarreifen- oder -spangen, Ohrschmuck, Halsketten, Brille, Zahnprothesen etc. ablegen.

▸ **Patientenposition:** Patient in Rückenlage, HWS parallel zum Film; das Kinn wird soweit angezogen, daß die Bißebene senkrecht zum Film steht.

Zur besseren Freiprojektion der oberen Halswirbelkörper wird der Mund während der Belichtungsdauer schnell und gleichmäßig geöffnet und geschlossen.

▸ **Kassettenrand:** oberer: 3 Querfinger oberhalb des äußeren Gehörganges, etwa oberer Rand der Ohrmuschel; lateraler: symmetrisch zu den seitlichen Halsgrenzen

▸ **Strahlenschutz:** Bleischürze

▸ **Filmformat:** 18 cm × 24 cm Hochformat, Bleibuchstabe R/L

▸ **Spannungswert:** 60 kV

▸ **Zentralstrahl:** Medianebene und senkrecht auf Halswirbelsäulenmitte (Höhe Zungenbein)

▸ **Fokus-Film-Abstand:** 110 cm

▸ **Folie:** Universalfolie

▸ **Streustrahlenraster:** ja

▸ **Kriterien der richtigen Einstellung:** seitengleiche Einstellung; 1.–7. Halswirbel mit Übergang zum Schädel und zum 1. BWK (Querfortsatz) müssen miterfaßt sein.

▸ **Einstellfehler:** Schädel gekippt, Patient bewegt nicht nur den Unterkiefer. (Abb. 11.6)

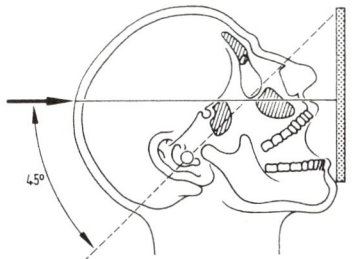

Abb. 11.5 Nasennebenhöhlen (okzipito-nasal)

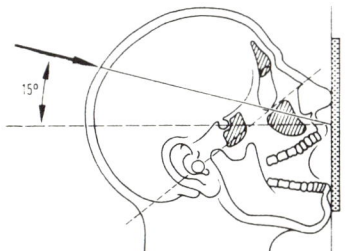

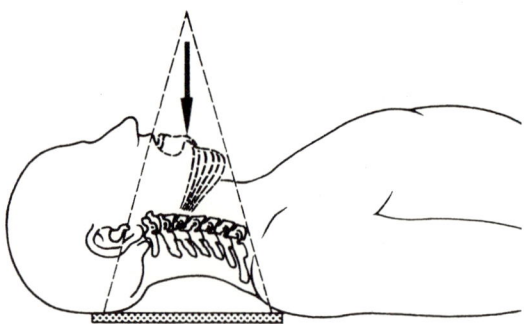

Abb. 11.6 Halswirbelsäule (anterior-posterior mit Unterkieferbewegung – sogenannte Langzeitaufnahme)

▸ **Fokus-Film-Abstand:** 150 cm

▸ **Folie:** Universalfolie

▸ **Streustrahlenraster:** ja

▸ **Kriterien der richtigen Einstellung:** 1.–7. Halswirbel und die Dornfortsatzspitze von C7 müssen rein seitlich abgebildet sein.

▸ **Einstellfehler:** Patient nicht rein seitlich, Kopf nicht exakt ausgerichtet (Abb. 11.7)

**Halswirbelsäule (seitlich)**
▸ **Indikation:** V. a. Fraktur, degenerative Veränderungen

▸ **Vorbereitung des Patienten:** Oberkörper frei machen lassen; evtl. vorhandene Haarreifen- oder -spangen, Ohrschmuck, Halsketten, Brille, Zahnprothesen etc. ablegen.

▸ **Patientenposition:** Patient sitzt genau seitlich in entspannter Haltung mit der linken oder rechten Schulter am Stativ. Die Ebene von Nasenspitze, Kinn und Hinterhauptshöcker steht parallel zur Filmebene. Die Hände halten auf dem Rücken Gewichte (z. B. Sandsack), damit die Schultern maximal nach unten gezogen werden.

▸ **Kassettenrand:** oberer: 3 Querfinger oberhalb des äußeren Gehörganges, etwa oberer Ohrmuschelrand; lateraler: beidseits gleich weit von der Hautgrenze entfernt

▸ **Strahlenschutz:** Bleischürze

▸ **Filmformat:** 18 cm × 24 cm Hochformat, Bleibuchstabe R/L

▸ **Spannungswert:** 60 kV

▸ **Zentralstrahl:** Mitte der seitlichen Halswirbelsäule in Höhe des 3.–4. HWK

**Halswirbelsäule (45 Grad schräg, Foramina intervertebralia)**
▸ **Indikation:** Einengung der Foramina intervertebralia, degenerative Veränderungen; zum Vergleich sind die Wirbellöcher stets beider Seiten aufzunehmen.

▸ **Vorbereitung des Patienten:** Oberkörper frei machen lassen. Evtl. vorhandene Haarreifen- oder -spangen, Ohrschmuck, Halsketten, Brille, Zahnprothesen etc. ablegen.

▸ **Patientenposition:** Patient sitzt oder steht, die Arme hängen seitlich am Körper herab. Der Rücken ist im Winkel von 45 Grad zum Rasterwandgerät gewendet. Die darzustellende Seite ist die röhrennahe. Die Kopfhaltung entspricht der bei der seitlichen HWS-Aufnahme.

▸ **Kassettenrand:** oberer: in Höhe des Ohrmuschelrandes; lateraler: querfingerbreit außerhalb der hinteren Halshautgrenze oder Kehlkopfhautgrenze

▸ **Strahlenschutz:** Bleischürze

▸ **Filmformat:** 18 cm × 24 cm Hochformat, Bleibuchstabe R/L

▸ **Spannungswert:** 60 kV

▸ **Zentralstrahl:** horizontal auf Mitte des schrägen Halsdurchmessers (= Halsmitte)

Praktische Einstelltechnik 193

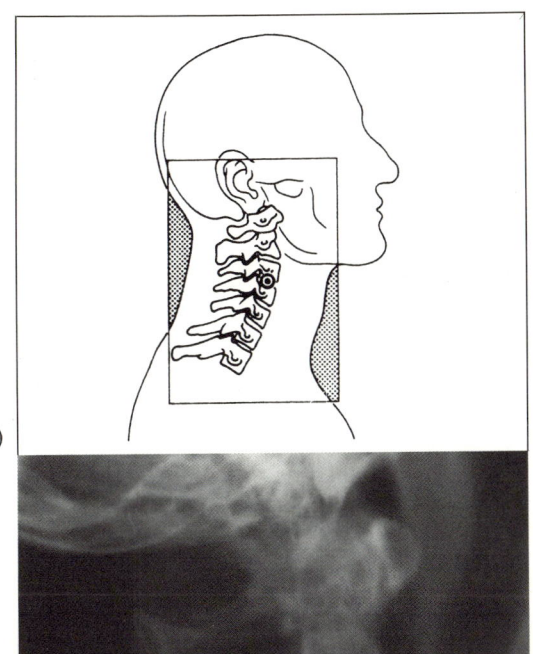

▸ **Fokus-Film-Abstand:** 150 cm

▸ **Folie:** Universalfolie

▸ **Streustrahlenraster:** ja

▸ **Kriterien der richtigen Einstellung:** Die HWS muß insgesamt erfaßt sein; gute Einsehbarkeit und etwa gleich große Darstellung der Wirbellöcher

▸ **Einstellfehler:** Patient nicht um 45 Grad gedreht, Halswirbelsäule in sich verdreht, Kopf nicht exakt ausgerichtet, Kinn zu stark zum Hals angezogen (Abb. 11.8)

**Halswirbelsäule** (Funktionsaufnahme in Anteflexion = Inklination)
▸ **Indikation:** Nachweis einer Gefügelokkerung, fixierte Stufenbildung

▸ **Vorbereitung des Patienten:** Oberkörper frei machen lassen; evtl. vorhandene Haarreifen- oder -spangen, Ohrschmuck, Halsketten, Brille, Zahnprothesen etc. ablegen.

▸ **Patientenposition:** Patient sitzt streng seitlich zum Aufnahmestativ. Schultern maximal nach unten gezogen, evtl. mit Gewichten in den Händen fixiert; Kopf maximal nach vorne beugen lassen (»Kinn auf die Brust«).
 Die Inklination darf nur passiv durchgeführt werden, d. h. vom Patienten. Eine aktive Unterstützung durch eine Hilfsperson ist zu unterlassen.

▸ **Kassettenrand:** oberer: 1 Querfinger breit über dem oberen Ohrmuschelrand; hinterer: 3 Querfinger breit hinter der Hautgrenze vom Übergang Nacken-Rücken

▸ **Strahlenschutz:** Bleischürze

▸ **Filmformat:** 24 cm × 30 cm Querformat, Bleibuchstabe R/L

▸ **Spannungswert:** 60 kV

**Abb. 11.7** a. Halswirbelsäule (seitlich)
b. Röntgenaufnahme

# 194  11. Einstelltechnik

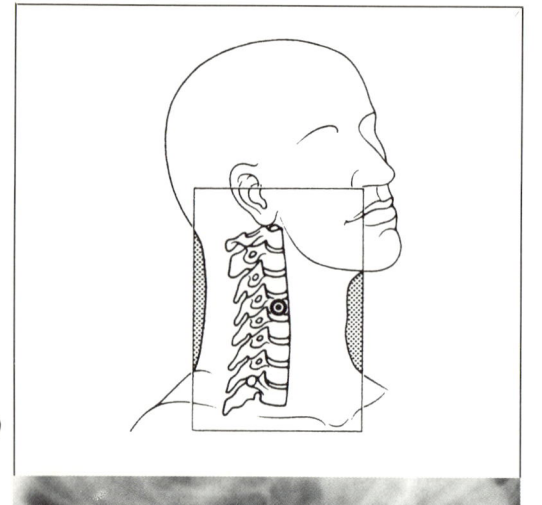

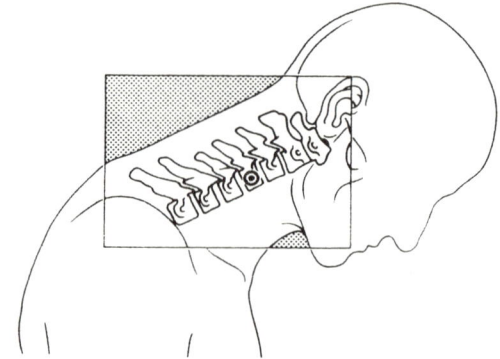

**Abb. 11.9** Halswirbelsäule (Funktionsaufnahme in Anteflexion = Inklination)

▶ **Zentralstrahl:** horizontal und senkrecht zur Median-Sagittalebene, Halsmitte

▶ **Fokus-Film-Abstand:** 150 cm

▶ **Folie:** Universalfolie

▶ **Streustrahlenraster:** ja

▶ **Kriterien der richtigen Einstellung:** Die Anteflexion muß zum Ausdruck kommen, beide Kieferwinkel müssen übereinander projiziert sein, streng seitliche Erfassung des 1.–7. Halswirbel einschließlich der Dornfortsatzspitze von C7.

▶ **Einstellfehler:** Patient steht nicht streng seitlich. Kopf nicht ausreichend geneigt, Kinn nicht weit genug an die Brust herangenommen (Abb. 11.9)

**Halswirbelsäule (Funktionsaufnahme in Retroflexion = Reklination)**
▶ **Indikation:** Nachweis einer Gefügelockerung, fixierte Stufenbildung

▶ **Vorbereitung des Patienten:** Oberkörper frei machen lassen. Evtl. vorhandene Haarreifen- oder -spangen, Ohrschmuck, Halsketten, Brille, Zahnprothesen etc. ablegen.

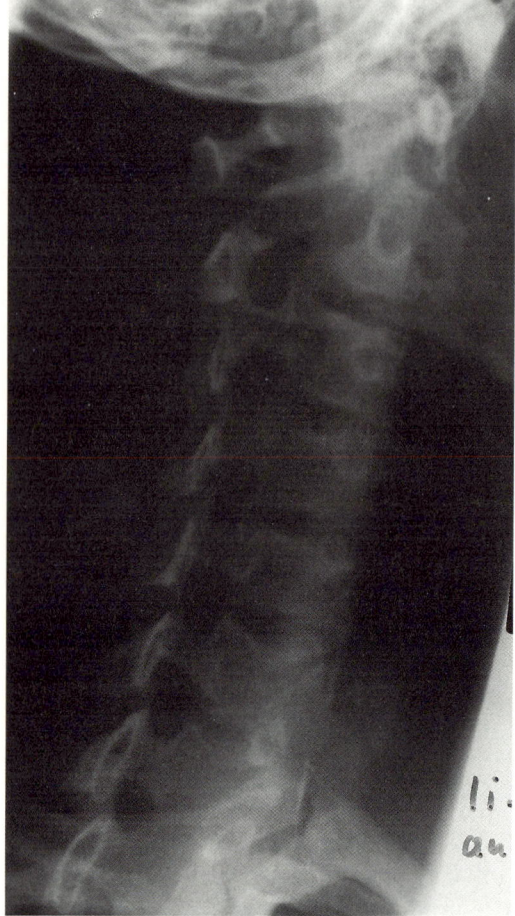

**Abb. 11.8** a. Halswirbelsäule (45 Grad schräg, Foramina intervertebralia)
b. Röntgenaufnahme

▸ **Patientenposition:** Patient sitzt streng seitlich zum Aufnahmestativ. Schultern maximal nach unten gezogen, evtl. mit Gewichten in den Händen fixiert; Kopf maximal nach hinten beugen lassen (»Kopf in den Nacken«).
Die Reklination darf nur passiv durchgeführt werden, d. h. vom Patienten. Eine aktive Unterstützung durch Hilfspersonal ist zu unterlassen.

▸ **Kassettenrand:** oberer: 1 Querfinger breit über dem oberen Ohrmuschelrand; hinterer: 3 Querfinger breit hinter der Hautgrenze vom Übergang Nacken-Rücken

▸ **Strahlenschutz:** Bleischürze

▸ **Filmformat:** 18 cm × 24 cm Hochformat, Bleibuchstabe R/L

▸ **Spannungswert:** 60 kV

▸ **Zentralstrahl:** horizontal und senkrecht zur Median-Sagittalebene, durch die Ohrvertikale verlaufend

▸ **Fokus-Film-Abstand:** 150 cm

▸ **Folie:** Universalfolie

▸ **Streustrahlenraster:** ja

▸ **Kriterien der richtigen Einstellung:**
Kieferwinkel müssen übereinander projiziert sein, die Reklination muß deutlich erkennbar sein, 1.–7. Halswirbel und die Dornfortsatzspitze müssen streng seitlich getroffen sein.

▸ **Einstellfehler:** Patient steht nicht streng seitlich, Kopf nicht ausreichend rekliniert (Abb. 11.10)

## Atlasaufnahme (Dens axis durch den geöffneten Mund)
▸ **Indikation:** V. a. Fraktur, degenerative Veränderungen

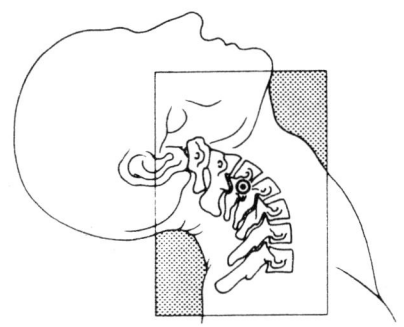

**Abb. 11.10** Halswirbelsäule (Funktionsaufnahme in Retroflexion = Reklination)

▸ **Vorbereitung des Patienten:** Oberkörper frei machen lassen; evtl. vorhandene Haarreifen- oder -spangen, Ohrschmuck, Halsketten, Brille, Zahnprothesen etc. ablegen.

▸ **Patientenposition:** Patient in Rückenlage; Arme liegen seitlich dem Körper an, Mund maximal geöffnet; Patient kann auf einen Korken beißen, um den Mund besser geöffnet zu halten. Der Kopf wird so ausgerichtet, daß die Verbindungslinie Mundwinkel – unterer Ohransatz senkrecht zur Kassette steht. Median-Sagittalebene senkrecht zur Kassette

▸ **Kassettenrand:** Die Mitte des Mundes befindet sich über der Kassettenmitte.

▸ **Strahlenschutz:** Bleischürze

▸ **Filmformat:** 13 cm × 18 cm Querformat, Bleibuchstabe R/L

▸ **Spannungswert:** 60 kV

▸ **Zentralstrahl:** zwischen den beiden oberen Halswirbeln, d. h. etwa 1 cm unter der Bißlinie der oberen Schneidezähne bei maximal geöffnetem Mund

▸ **Fokus-Film-Abstand:** 110 cm

▸ **Folie:** Universalfolie

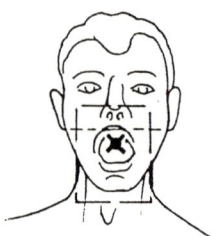

**Abb. 11.11** Atlasaufnahme (Dens axis durch den geöffneten Mund)

▸ **Streustrahlenraster:** ja

▸ **Kriterien der richtigen Einstellung:** seitengleiche Darstellung, freie Projektion des atlanto-okzipitalen und atlanto-axialen Gelenkes

▸ **Einstellfehler:** Mund nicht maximal geöffnet, Schädel verkantet, Kopf zu wenig bzw. zu stark angezogen (Abb. 11.11)

Brustwirbelsäule
**Brustwirbelsäule (anterior-posterior)**
▸ **Indikation:** V. a. Fraktur oder Tumor, degenerative Veränderungen

▸ **Vorbereitung des Patienten:** Oberkörper frei machen lassen; Halsketten entfernen

▸ **Patientenposition:** Patient in Rückenlage, Arme seitlich dem Körper anliegend, Beine gestreckt; Atemstillstand nach Inspiration

▸ **Kassettenrand:** oberer: 2 Querfinger breit oberhalb der Schulter-Hautgrenze; lateraler: beidseits symmetrisch

▸ **Strahlenschutz:** Bleischürze

▸ **Filmformat:** 15 cm × 40 cm oder 20 cm × 40 cm Hochformat, Bleibuchstabe R/L

▸ **Spannungswert:** 70 kV

▸ **Zentralstrahl:** Medianebene auf Sternummitte (Höhe Brustwarzen)

▸ **Fokus-Film-Abstand:** 110 cm

▸ **Folie:** Verlaufsfolien

▸ **Streustrahlenraster:** ja

▸ **Kriterien der richtigen Einstellung:** Die unteren und oberen Anteile der BWS sind gleichmäßig belichtet. Die gesamte Brustwirbelsäule einschließlich der Übergang zur Halswirbelsäule und der Lendenwirbelsäule müssen erfaßt sein. Die Wirbelbogenansätze müssen gut beurteilbar sein, Grund- und Deckplatten müssen strichförmig zur Darstellung kommen.

▸ **Einstellfehler:** Überbelichtung der oberen Brustwirbelsäule und Unterbelichtung der unteren Abschnitte (Abb. 11.12)

**Brustwirbelsäule (seitlich, Profilaufnahme)**
▸ **Indikation:** V. a. Fraktur oder Tumor, degenerative Veränderungen

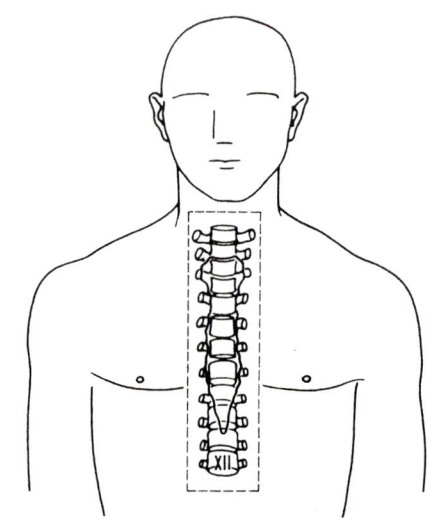

**Abb. 11.12** Brustwirbelsäule (anterior-posterior)

▶ **Vorbereitung des Patienten:** Oberkörper frei machen lassen; Halsketten entfernen

▶ **Patientenposition:** Patient in rechter oder linker Seitenlage, Kissen unter dem Kopf, Knie leicht gebeugt, die Arme liegen vorne, Transversalachse senkrecht zum Film
  Um einen Verwischungseffekt von Rippen- und Lungenschatten zu erhalten, atmet der Patient normal. Längere Belichtungszeit

▶ **Kassettenrand:** oberer: 2 Querfinger breit oberhalb der Dornfortsatzspitze von C7; dorsaler: 2 Querfinger breit hinter der Hautgrenze

▶ **Strahlenschutz:** Bleischürze

▶ **Filmformat:** 20 cm × 40 cm Hochformat, Bleibuchstabe R/L

▶ **Spannungswert:** 70 kV

▶ **Zentralstrahl:** BWS-Mitte (Höhe unterer Schulterblattrand), 10 cm ventral von der hinteren Hautgrenze

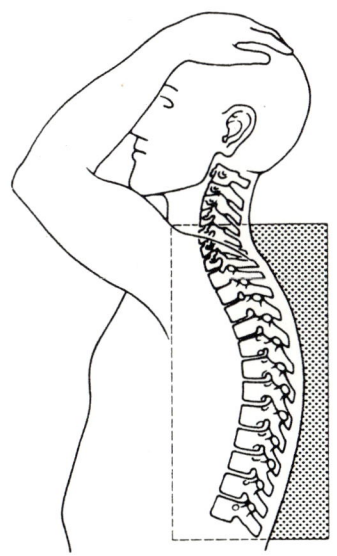

**Abb. 11.13** Brustwirbelsäule (seitlich, Profilaufnahme)

▶ **Fokus-Film-Abstand:** 110 cm

▶ **Folie:** Verlaufsfolien

▶ **Streustrahlenraster:** ja

▶ **Kriterien der richtigen Einstellung:** Die Brustwirbelsäule ist streng seitlich dargestellt, wobei Grund- und Deckplatten der einzelnen Wirbelkörper strichförmig zur Darstellung kommen. Die Wirbellöcher sind frei projiziert und gut einschaubar, freie Einsehbarkeit der Intervertebralräume (Bandscheibenräume).

▶ **Einstellfehler:** Keine reine Seitenlage, Deck- und Grundplatten stellen sich ovalär dar. (Abb. 11.13)

Lendenwirbelsäule

**Lendenwirbelsäule (anterior-posterior)**
▶ **Indikation:** V. a. Fraktur, Tumoren, Entzündungen, Bandscheibenvorfall, degenerative Prozesse

▶ **Vorbereitung des Patienten:** Bis auf Unterhose und BH entkleiden.

▶ **Patientenposition:** Untersuchung in Rückenlage; Die Arme liegen längs des Körpers, der Kopf liegt auf einem Kissen. Zum Ausgleich der Lendenlordose werden die Beine entsprechend angewinkelt, und die Fußspitzen sind geschlossen. Die Aufnahme erfolgt bei Atemstillstand nach Exspiration.

▶ **Kassettenrand:** oberer: in Höhe des Xyphoids; lateraler: beidseits symmetrisch

▶ **Strahlenschutz:** Bleischürze

▶ **Filmformat:** 20 cm × 40 cm Hochformat, Bleibuchstabe R/L

▶ **Spannungswert:** 80 kV

▶ **Zentralstrahl:** etwa 1–2 Querfinger über dem Nabel, etwa in Höhe des 3. LWK

# 198 11. Einstelltechnik

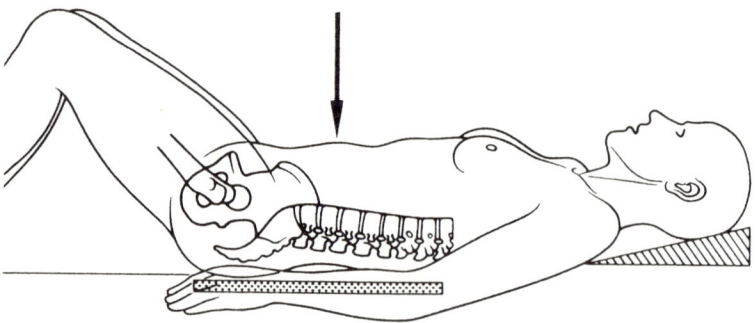

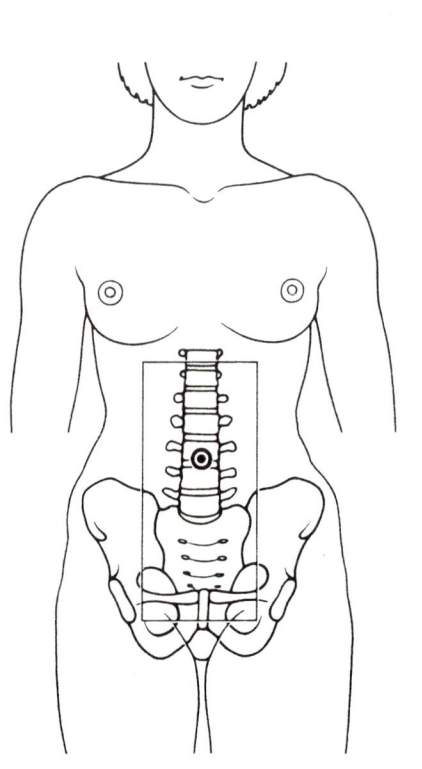

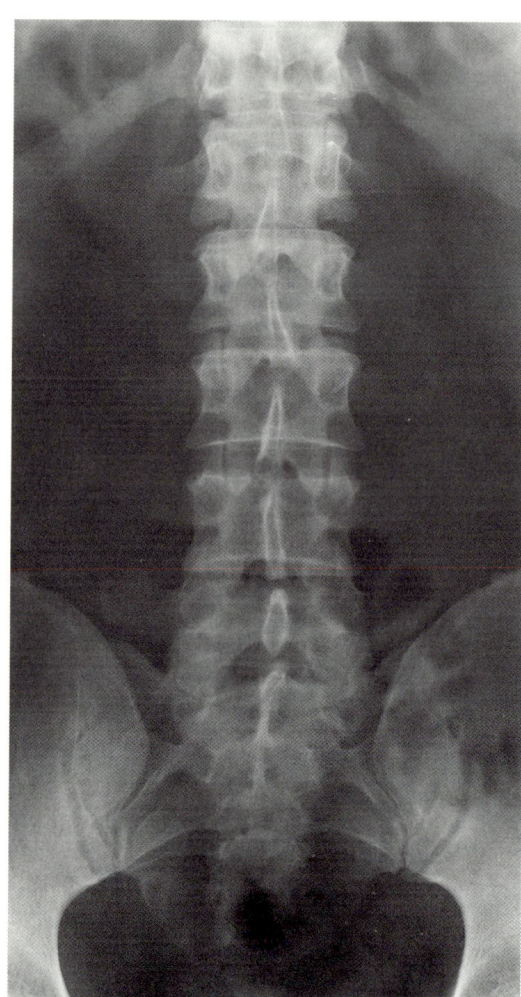

**Abb. 11.14** Lendenwirbelsäule (anterior-posterior)
a. liegend
b. stehend
c. Röntgenaufnahme

Praktische Einstelltechnik 199

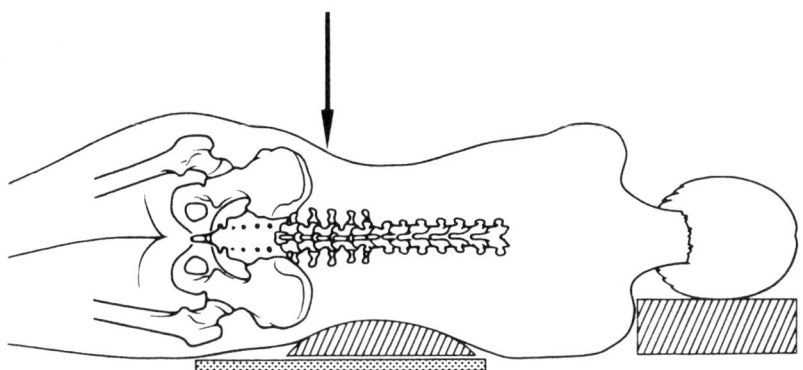

a)

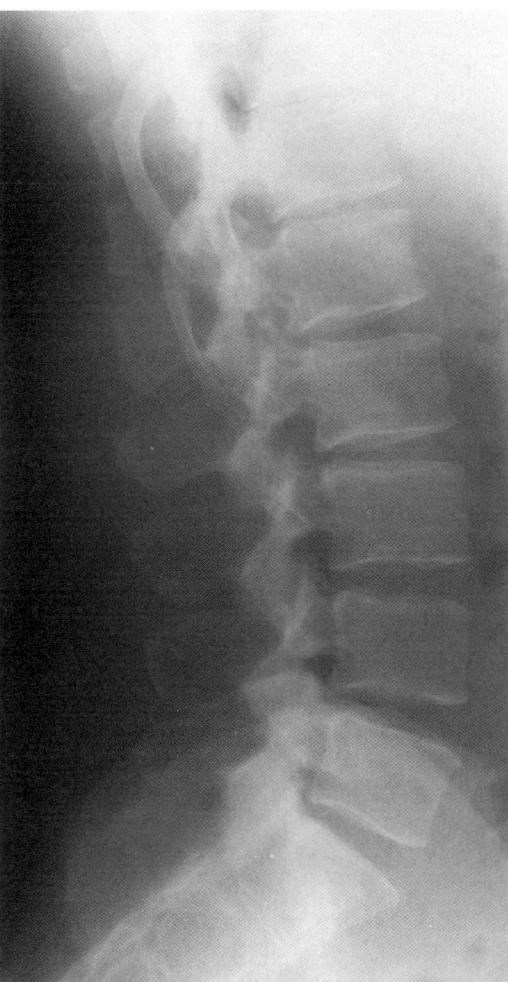

b)

**Abb. 11.15** a. Lendenwirbelsäule (seitlich, Profilaufnahme)
b. Röntgenaufnahme

▶ **Fokus-Film-Abstand:** 110 cm

▶ **Folie:** Universalfolie

▶ **Streustrahlenraster:** ja

▶ **Kriterien der richtigen Einstellung:** Alle fünf Wirbelkörper sowie beide ISG einschließlich der Übergang zur Brustwirbelsäule und zum Kreuzbein müssen erfaßt sein. Die Grund- und Deckplatten der Wirbelkörper sind strichförmig oder schmal oval abgebildet.

▶ **Einstellfehler:** Die Beine sind zum Ausgleich der Lendenlordose nicht genügend angewinkelt. (Abb. 11.14)

**Lendenwirbelsäule (seitlich, Profilaufnahme)**
▶ **Indikation:** V. a. Fraktur, Bandscheibenschaden, degenerative Prozesse, Tumoren, Wirbelverschiebung

▶ **Vorbereitung des Patienten:** Bis auf Unterhose und BH entkleiden.

▶ **Patientenposition:** rechte oder linke Seitenlage; Arme nach vorn oder nach oben gelagert, Kissen unter dem Kopf; falls notwendig, Unterpolsterung der Flanke, damit Kopf und Wirbelsäule eine Gerade bilden;

Zum Ausgleich der Lendenlordose sind die Beine entsprechend stark anzuwinkeln. Die Aufnahme erfolgt bei Atemstillstand nach Exspiration.

▶ **Kassettenrand:** oberer: in Höhe des Xyphoids; dorsaler: 2 Querfinger breit hinter der Hautgrenze

▶ **Strahlenschutz:** Bleischürze

▶ **Filmformat:** 10 cm × 40 cm Hochformat, Bleibuchstabe R/L

▶ **Spannungswert:** 80 kV

▶ **Zentralstrahl:** 2 Querfinger oberhalb des Beckenkammes und ca. handbreit von der Rückenhautgrenze nach ventral

▶ **Fokus-Film-Abstand:** 110 cm

▶ **Folie:** Verlaufsfolien

▶ **Streustrahlenraster:** ja

▶ **Kriterien der richtigen Einstellung:** rein seitliche Erfassung der Lendenwirbelsäule mit den Dornfortsätzen sowie des Übergangs zur Brustwirbelsäule und zum Kreuzbein; Grund- und Deckplatten sind strichförmig dargestellt.

▶ **Einstellfehler:** Die Seitenlage ist nicht exakt seitlich, die Beine sind nicht entsprechend der Lendenlordose angewinkelt. (Abb. 11.15)

**Untere Extremitäten**

Hüftgelenk
**Hüftgelenk (anterior-posterior, liegend)**
▶ **Indikation:** V.a. Fraktur, degenerative Veränderungen, Entzündungen, als Verlaufskontrolle bei Z.n. Operationen (z.B. Prothesenimplantation)

▶ **Vorbereitung des Patienten:** Unterkörper entkleiden bis auf die Unterhose

▶ **Patientenposition:** Patient in Rückenlage, Kissen unter dem Kopf; die Arme werden nach oben genommen. Die Beine sind gestreckt, die Kniescheiben bzw. die Fußspitzen zeigen genau nach oben. Die Fußspitzen berühren sich bei leicht innenrotierten Füßen, die Fersen liegen etwa 10 cm auseinander. Zur Fixierung Sandsäcke auf beide Unterschenkel

▶ **Kassettenrand:** oberer: in Höhe des vorderen oberen Darmbeinstachels (Spina iliaca ant. sup.); lateraler: 2 Querfinger breit neben der lateralen Hautgrenze

▶ **Strahlenschutz:** Hodenkapsel bzw. Ovarialschutz

▶ **Filmformat:** 24 cm × 30 cm hoch, Bleibuchstabe R/L

▶ **Spannungswert:** 65–70 kV

▶ **Zentralstrahl:** Der Fußpunkt des Zentralstrahles zeigt genau senkrecht auf die Leistenmitte (Schenkelhalsmitte).

▶ **Fokus-Film-Abstand:** 100 cm

▶ **Folie:** Universalfolie

▶ **Streustrahlenraster:** ja

▶ **Kriterien der richtigen Einstellung:** Oberschenkelkopf und Hals, sowie die Trochanteren müssen übersichtlich abgebildet sein, der Hüftgelenksspalt muß gut einsehbar sein.

▶ **Einstellfehler:** Bein nicht innenrotiert, Beckenschieflagerung (Abb. 11.16)

**Hüftgelenk (medio-lateral, nach Lauenstein I)**
▶ **Indikation:** Fragestellungen, die den Hüftkopf, die Knorpelfuge und den Schen-

# Praktische Einstelltechnik

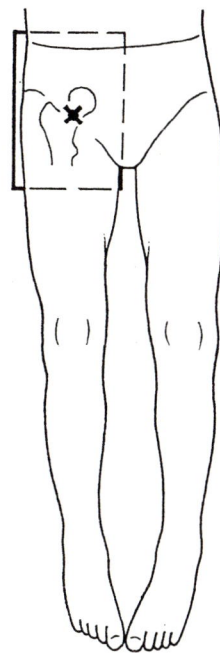

**Abb. 11.16** Hüftgelenk (anterior-posterior, liegend)

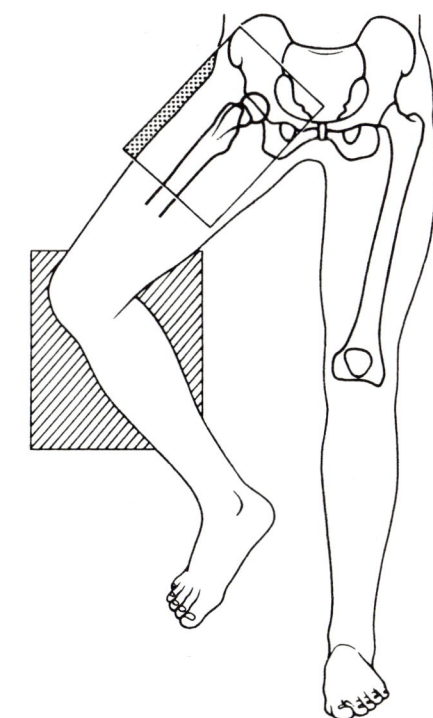

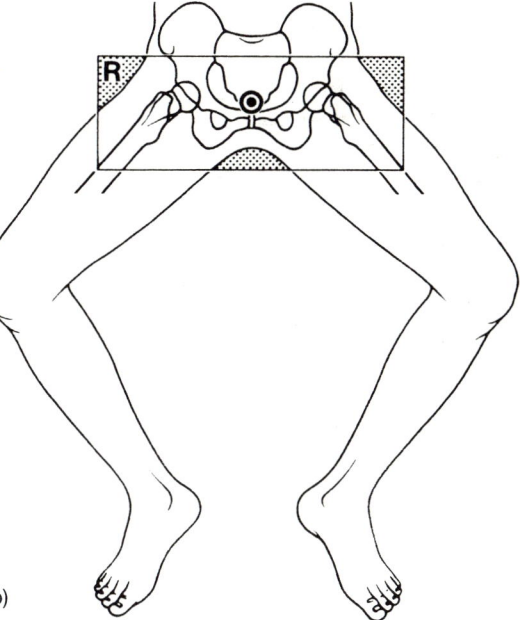

kelhals betreffen, besonders bei M. Perthes oder Frakturen

▶ **Vorbereitung des Patienten:** Unterkörper entkleiden bis auf die Unterhose

▶ **Patientenposition:** Patient in Rückenlage, Kissen unter dem Kopf; die Arme werden nach oben genommen. Das aufzunehmende Bein ist im Hüft- (45 Grad) und Kniegelenk (90 Grad) gebeugt, Abduktion des Hüftgelenkes von etwa 45 Grad. Das aufzunehmende Bein liegt mit der Außenfläche auf, evtl. Unterpolsterung des proximalen Oberschenkels.

Wichtig ist, daß die oben beschriebene Einstellung nicht erzwungen werden darf. Bei Schenkelhalsfrakturen ist die Aufnahme zu unterlassen.

▶ **Kassettenrand:** oberer: in Höhe des Darmbeinkammes; lateraler: parallel zur Oberschenkelachse

**Abb. 11.17** Hüftgelenk (medio-lateral, nach Lauenstein)
a. ein Hüftgelenk
b. beide Hüftgelenke

- **Strahlenschutz:** Hodenkapsel bzw. Ovarialschutz

- **Filmformat:** 24 cm × 30 cm quer, Bleibuchstabe R/L

- **Spannungswert:** 65–70 KV

- **Zentralstrahl:** Der Fußpunkt des Zentralstrahles zeigt senkrecht auf die Leistenmitte (Schenkelhalsmitte).

- **Fokus-Film-Abstand:** 100 cm

- **Folie:** Universalfolie

- **Streustrahlenraster:** ja

- **Kriterien der richtigen Einstellung:** Gut beurteilbar muß besonders der Hüftkopf sein. Möglichst unverkürzte Darstellung des Schenkelhalses

- **Einstellfehler:** Das Bein ist zu wenig nach außen geneigt und zu wenig angezogen. (Abb. 11.17)

Oberschenkel

**Oberschenkel mit Hüftgelenk/Kniegelenk (anterior-posterior)**
- **Indikation:** V. a. Fraktur

- **Vorbereitung des Patienten:** Unterkörper frei machen bis auf Unterhose

- **Patientenposition:** Patient in Rückenlage, Kopfkissen; Bein gestreckt und nach innen rotiert (Patella frontalisiert), so daß der Schenkelhals voll zur Darstellung kommt; zur Fixierung Sandsack über Unterschenkel

- **Kassettenrand:** oberer (mit Hüftgelenk): in Höhe des vorderen oberen Darmbeinstachels; unterer (mit Kniegelenk): 3 Querfinger breit unterhalb des Fibulaköpfchens; lateraler: parallel zur Oberschenkelachse

- **Strahlenschutz:** Hodenkapsel bzw. Ovarialschutz

- **Filmformat:** 20 cm × 40 cm Hochformat, Bleibuchstabe R/L

- **Spannungswert:** bei Einstellung mit Hüftgelenk 65–70 kV, bei Einstellung mit Kniegelenk 60–65 kV

- **Zentralstrahl:** Femurmitte und Kassettenmitte

- **Fokus-Film-Abstand:** 110 cm

- **Folie:** Universalfolie, Ausgleichsfolie

- **Streustrahlenraster:** ja

- **Kriterien der richtigen Einstellung:** Hüftgelenk bzw. Kniegelenk muß erfaßt sein

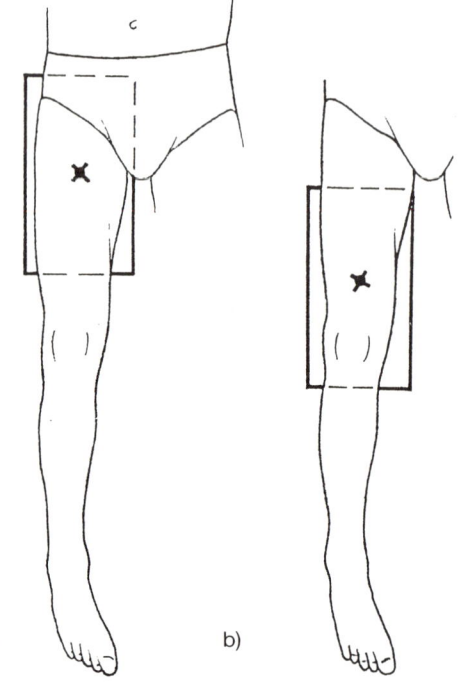

**Abb. 11.18** Oberschenkel (anterior-posterior)
a. mit Hüftgelenk
b. mit Kniegelenk

## Praktische Einstelltechnik

▸ **Einstellfehler:** Hüftgelenk bzw. Kniegelenk nicht erfaßt, Bein bei der Oberschenkelaufnahme mit Hüftgelenk nicht innenrotiert (Abb. 11.18)

**Oberschenkel mit Hüftgelenk/Kniegelenk (seitlich)**
▸ **Indikation:** V. a. Fraktur

▸ **Vorbereitung des Patienten:** Unterkörper frei machen bis auf Unterhose

▸ **Patientenposition:** Patient in Seitenlage, Kissen unter dem Kopf, Rücken evtl. mit Schaumstoffkeil unterstützen; Außenseite des aufzunehmenden Beines liegt der Kassette an. Kniegelenk leicht gebeugt, Sandsack auf den Unterschenkel des aufzunehmenden Beines; nicht aufzunehmendes Bein im Kniegelenk angewinkelt und nach außen abgespreizt, Fuß auf Tischplatte

▸ **Kassettenrand:** oberer (mit Hüftgelenk): in Höhe des vorderen oberen Darmbeinstachels; unterer (mit Kniegelenk): 3 Querfinger breit unterhalb des Fibulaköpfchens; lateraler: parallel zur Oberschenkelachse

▸ **Strahlenschutz:** Hodenkapsel bzw. Ovarialschutz

▸ **Filmformat:** 20 cm × 40 cm Hochformat, Bleibuchstabe R/L

▸ **Spannungswert:** bei Einstellung mit Hüftgelenk 65–70 kV, bei Einstellung mit Kniegelenk 60–65 kV

▸ **Zentralstrahl:** Femurmitte und Kassettenmitte

▸ **Fokus-Film-Abstand:** 110 cm

▸ **Folie:** Universalfolie, Ausgleichsfolie

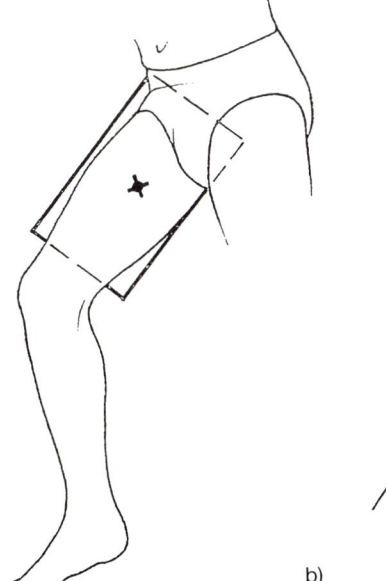 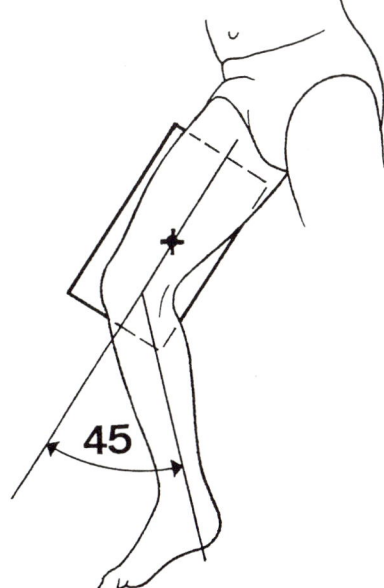

**Abb. 11.19** Oberschenkel (seitlich)
a. mit Hüftgelenk
b. mit Kniegelenk

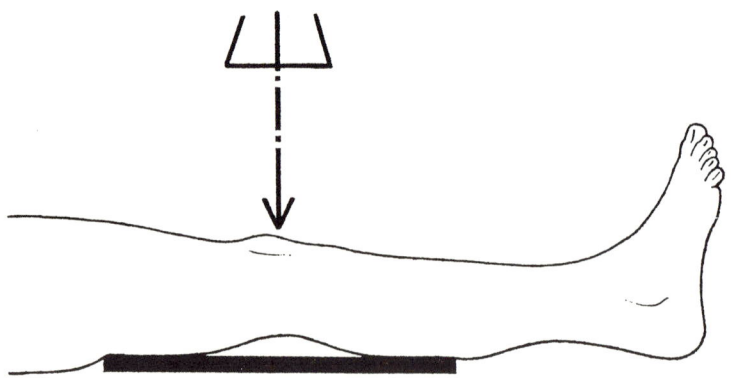

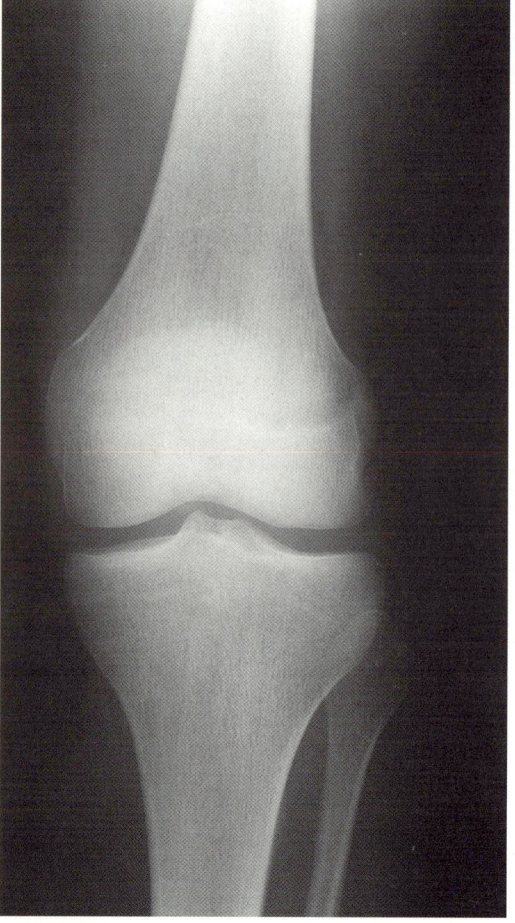

**Abb. 11.20** a. Kniegelenk (anterior-posterior, liegend)
b. Röntgenaufnahme

▶ **Streustrahlenraster:** ja

▶ **Kriterien der richtigen Einstellung:** Hüftgelenk bzw. Kniegelenk muß erfaßt sein

▶ **Einstellfehler:** Bein nicht rein seitlich erfaßt, Hüftgelenk bzw. Kniegelenk nicht erfaßt (Abb. 11.19)

Kniegelenk

**Kniegelenk (anterior-posterior, liegend)**
▶ **Indikation:** Frakturen, freier Gelenkkörper (sog. Gelenkmaus), Ergüsse, Weichteilveränderungen

▶ **Vorbereitung des Patienten:** Bein entkleiden

▶ **Patientenposition:** Patient liegt auf dem Untersuchungstisch, Bein gestreckt, Fuß leicht nach innen gedreht. Die Patella ist filmparallel. Fixation mittels Sandsack über den Unterschenkel

▶ **Kassettenrand:** oberer: 3 Querfinger breit über dem oberen Patellarand; lateraler: beidseits symmetrisch von der Hautgrenze

▶ **Strahlenschutz:** Bleischürze

▶ **Filmformat:** 18 cm × 24 cm Hochformat, Bleibuchstabe R/L

- **Spannungswert:** 55–60 kV

- **Zentralstrahl:** senkrecht auf Kniegelenksspalt (meist tastbar) und Kassettenmitte

- **Fokus-Film-Abstand:** 110 cm

- **Folie:** feinzeichnende Folie

- **Streustrahlenraster:** nein

- **Kriterien der richtigen Einstellung:** Freie Einsicht in den gesamten Kniegelenksspalt, d. h. die Knochen des Oberschenkels sowie des Unterschenkels überdecken sich nicht. Patella in der Mitte zwischen beiden Femurkondylen, Fibula muß von der Tibia nahezu freiprojiziert sein.

- **Einstellfehler:** Bein nicht leicht innenrotiert, Zentralstrahl nicht auf Kniegelenksspalt gerichtet (Abb. 11.20)

**Kniegelenk (seitlich, liegend)**
- **Indikation:** Frakturen, freier Gelenkkörper (sog. Gelenkmaus), Ergüsse, Weichteilveränderungen

- **Vorbereitung des Patienten:** Bein entkleiden

- **Patientenposition:** Untersuchung in Seitenlage; das zu untersuchende Bein liegt mit der Außenseite auf und ist im Kniegelenk sowie in der Hüfte leicht gebeugt (ca. 30 Grad). Das andere Bein ist nach hinten gestreckt, die Innenseite des Fußes liegt dem Tisch auf. Der Unterschenkel dieses Beines wird unterpolstert. Sandsack auf den Unterschenkel des zu untersuchenden Beines

- **Kassettenrand:** oberer: 3 Querfinger breit über dem oberen Patellarand; ventraler: 2 Querfinger breit vor der Tibiakante parallel zur Unterschenkelachse

- **Strahlenschutz:** Bleischürze

- **Filmformat:** 18 cm × 24 cm Hochformat, Bleibuchstabe R/L

- **Spannungswert:** 55–60 kV

- **Zentralstrahl:** senkrecht auf den Kniegelenksspalt (meist tastbar) und Kassettenmitte

- **Fokus-Film-Abstand:** 110 cm

- **Folie:** feinzeichnende Folie

- **Streustrahlenraster:** nein

- **Kriterien der richtigen Einstellung:** Die Femurkondylen sollen sich decken, freier Durchblick durch das Femur-Patellar-Gelenk, der vordere Abschnitt des Fibulaköpfchens projiziert sich in den dorsalen Abschnitt des Tibiakopfes.

- **Einstellfehler:** Zentralstrahl nicht über Kniegelenksspalt gerichtet, nicht streng seitliche Darstellung des Kniegelenkes (Abb. 11.21)

Unterschenkel

**Unterschenkel mit Kniegelenk/Sprunggelenk (anterior-posterior)**
- **Indikation:** V. a. Fraktur oder Tumor

- **Vorbereitung des Patienten:** Bein frei machen lassen

- **Patientenposition:** Untersuchung in Rückenlage; Kissen unter dem Kopf, Arme liegen seitlich dem Körper an. Bein gestreckt und leicht innenrotiert, die Fußspitze zeigt senkrecht nach oben. Der Fuß ist angezogen, und die Sohle wird mittels Sandsack abgestützt.

- **Kassettenrand:** oberer (mit Kniegelenk): 3 Querfinger breit über dem oberen Patellarand; unterer (mit Sprunggelenk): Abschluß mit der Hautgrenze der Ferse; lateraler: beidseits symmetrisch zur Unterschenkelhautgrenze

# 206  11. Einstelltechnik

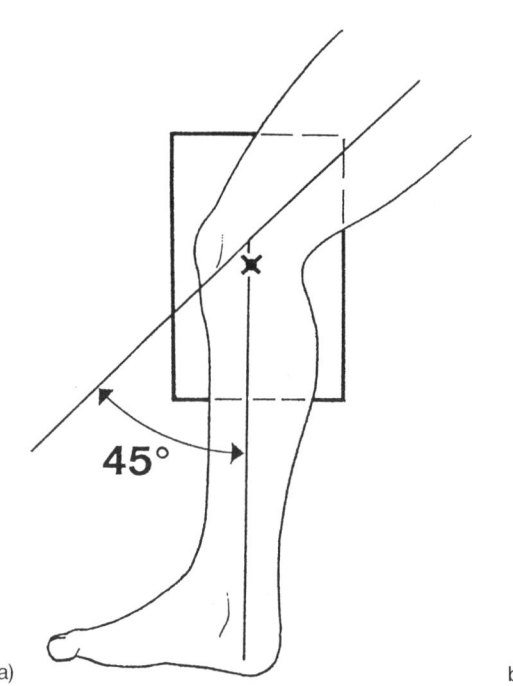
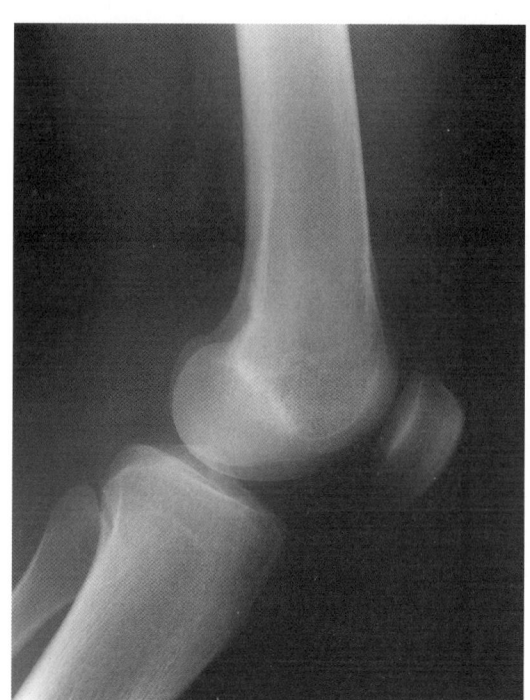

**Abb. 11.21** a. Kniegelenk (seitlich, liegend) b. Röntgenaufnahme

▸ **Strahlenschutz:** Bleischürze

▸ **Filmformat:** 15 cm × 40 cm Hochformat, 30 cm × 40 cm unterteilt Hochformat, Bleibuchstabe R/L

▸ **Spannungswert:** 50 kV

▸ **Zentralstrahl:** Mitte des Unterschenkels

▸ **Fokus-Film-Abstand:** 110 cm

▸ **Folie:** feinzeichnende Folie

▸ **Streustrahlenraster:** nein

▸ **Kriterien der richtigen Einstellung:** Kniegelenk bzw. Sprunggelenk muß miterfaßt sein. Tibia und Fibula müssen getrennt zur Abbildung kommen.

▸ **Einstellfehler:** Kniegelenk bzw. Sprunggelenk nicht vollständig erfaßt, Bein nicht leicht innenrotiert (Abb. 11.22)

**Unterschenkel mit Kniegelenk/ Sprunggelenk (seitlich)**
▸ **Indikation:** V. a. Fraktur oder Tumor

▸ **Vorbereitung des Patienten:** Bein frei machen lassen

▸ **Patientenposition:** Seitenlage; Kissen unter dem Kopf; Knie- und Hüftgelenk leicht gebeugt, Außenseite des aufzunehmenden Unterschenkels liegt dem Film an, Tibia-Achse parallel zum Filmrand. Gesundes Bein liegt vor dem aufzunehmenden Bein.

▸ **Kassettenrand:** oberer (mit Kniegelenk): 3 Querfinger breit über dem oberen Patella-

Praktische Einstelltechnik 207

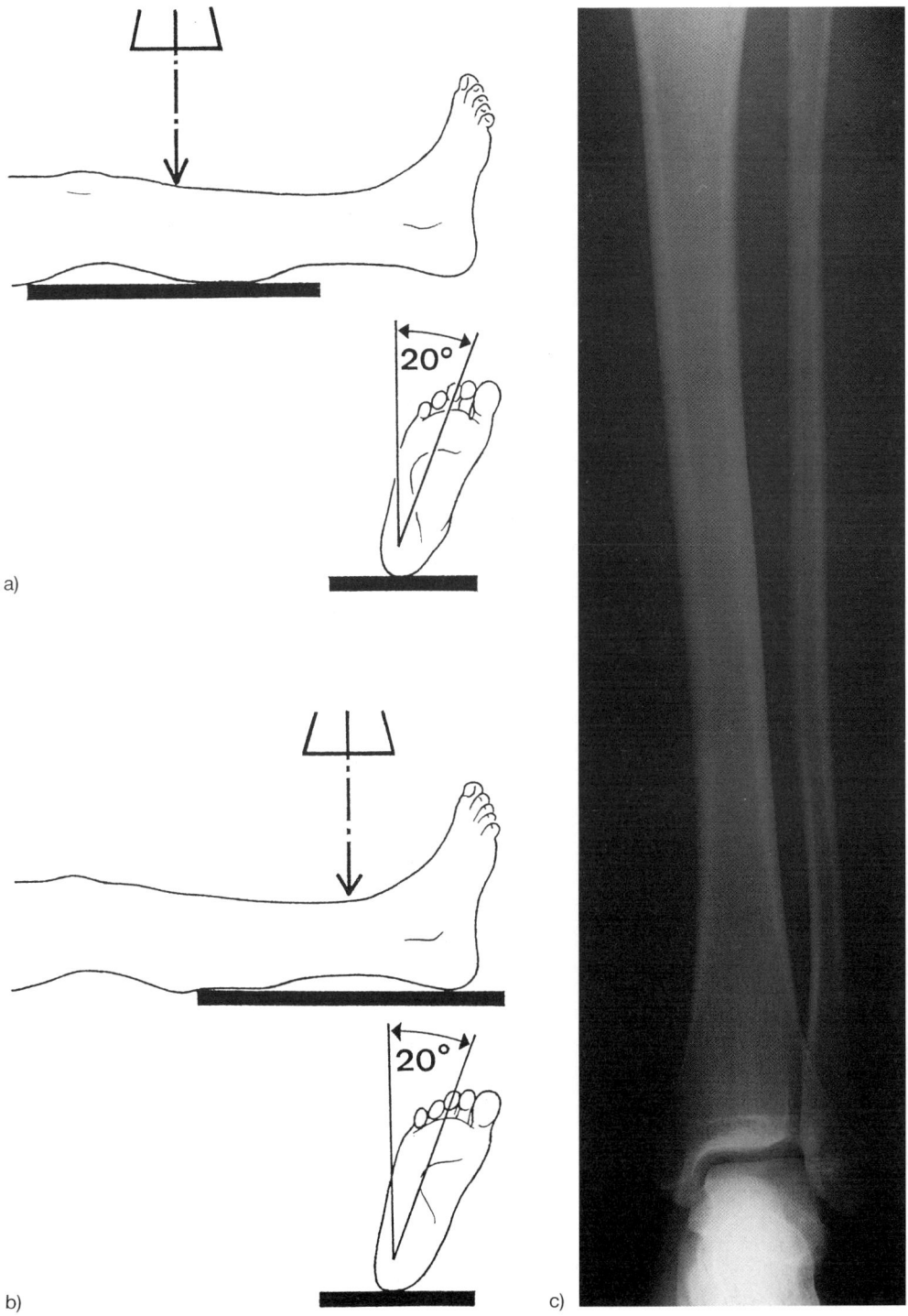

**Abb. 11.22** Unterschenkel (anterior-posterior)
a. mit Kniegelenk    b. mit Sprunggelenk    c. Röntgenaufnahme

# 208   11. Einstelltechnik

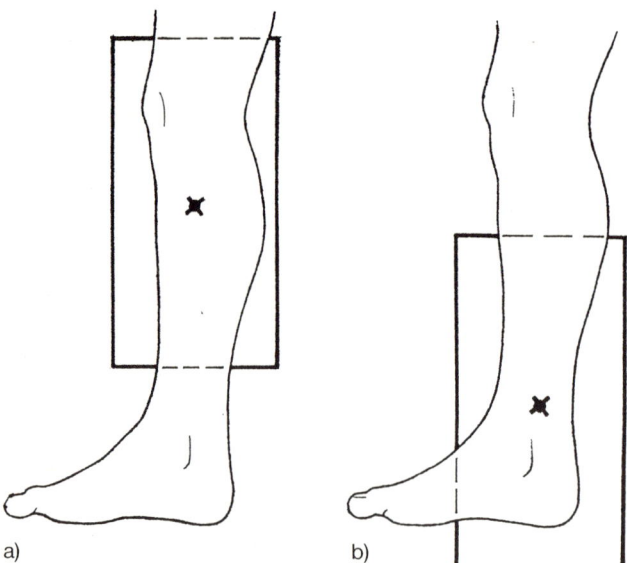

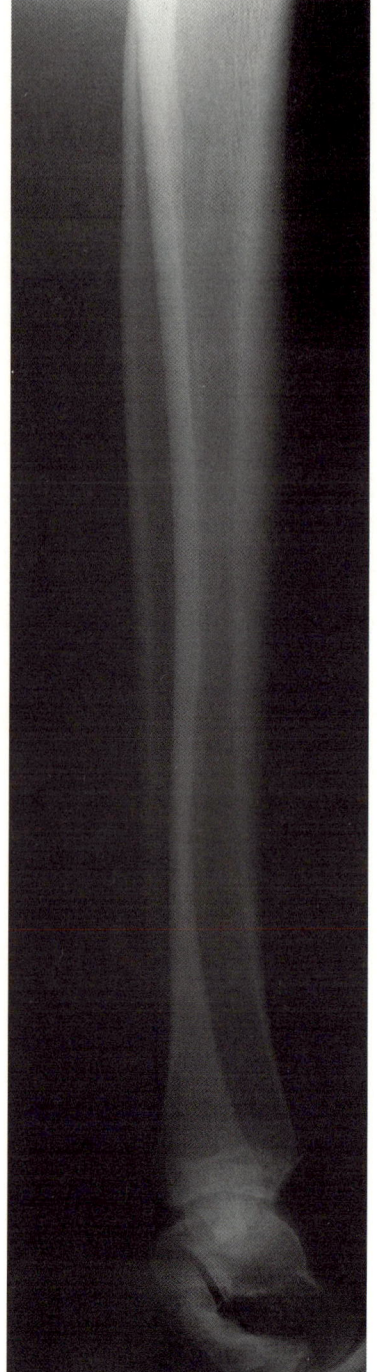

**Abb. 11.23** Unterschenkel (seitlich)
a. mit Kniegelenk
b. mit Sprunggelenk
c. Röntgenaufnahme

rand; unterer (mit Sprunggelenk): Abschluß mit der Hautgrenze der Ferse; lateraler: beidseits symmetrisch zur Unterschenkelhautgrenze

▸ **Strahlenschutz:** Bleischürze

▸ **Filmformat:** 15 cm × 40 cm Hochformat, 30 cm × 40 cm Hochformat unterteilt, Bleibuchstabe R/L

▸ **Spannungswert:** 50 kV

▸ **Zentralstrahl:** auf Unterschenkelmitte und Kassettenmitte

▸ **Fokus-Film-Abstand:** 110 cm

▸ **Folie:** feinzeichnende Folie

▸ **Streustrahlenraster:** nein

▶ **Kriterien der richtigen Einstellung:** Kniegelenk bzw. Sprunggelenk müssen abgebildet sein, getrennte Darstellung von Tibia und Fibula.

▶ **Einstellfehler:** Kniegelenk bzw. Sprunggelenk nicht voll erfaßt, Unterschenkel nicht rein seitlich gelagert (Abb. 11.23)

Oberes Sprunggelenk
**Oberes Sprunggelenk (anterior-posterior, liegend)**
▶ **Indikation:** Frakturen, Entzündungen, Arthrose, postoperative Kontrolle, freie Gelenkkörper (sog. Gelenkmaus)

▶ **Vorbereitung des Patienten:** Fuß frei machen lassen

▶ **Patientenposition:** Patient in Rückenlage, Kissen unter dem Kopf, die Arme liegen längs des Körpers, Bein im Kniegelenk gestreckt. Neutralstellung im Sprunggelenk (Fußsohle und Unterschenkel sind im Winkel von 90 Grad zueinander); Innenrotation des Fußes von etwa 10–20 Grad; Fixation mittels Sandsack über den proximalen Teil des Unterschenkels; Zur weiteren Fixierung Sandsack gegen die Fußsohle legen

▶ **Kassettenrand:** oberer: 3–4 Querfinger breit über dem Außenknöchel; lateraler: beidseits symmetrisch zum Außen- und Innenknöchel

▶ **Strahlenschutz:** Bleischürze

▶ **Filmformat:** 13 cm × 18 cm hoch oder 18 cm × 24 cm hoch oder 18 cm × 24 cm quer, zweigeteilt, Bleibuchstabe R/L

▶ **Spannungswert:** 50 kV

▶ **Zentralstrahl:** senkrecht auf den Sprunggelenkspalt, etwa im Mittelpunkt in Höhe der beiden Malleolen

▶ **Fokus-Film-Abstand:** 110 cm

▶ **Folie:** feinzeichnende Folie

▶ **Streustrahlenraster:** nein

▶ **Kriterien der richtigen Einstellung:** vollständige Abbildung des Sprunggelenkes; Die Gelenkspalten zwischen Talus und Malleolus internus und zwischen Talus und Malleolus externus sind frei einsehbar, möglichst frei einsehbar sollte auch der Gelenkspalt zwischen Tibia und Talus sein.

▶ **Einstellfehler:** Der Zentralstrahl wurde nicht exakt auf den Gelenkspalt gerichtet, der Fuß wurde nicht rechtwinklig angezogen. (Abb. 11.24)

**Oberes Sprunggelenk (seitlich, liegend)**
▶ **Indikation:** Frakturen, Entzündungen, Arthrose, postoperative Kontrolle, freie Gelenkkörper (sog. Gelenkmaus)

▶ **Vorbereitung des Patienten:** Fuß frei machen lassen

▶ **Patientenposition:** Patient in Seitenlage, Kissen unter dem Kopf, die Arme werden nach oben genommen. Das aufzunehmende Bein liegt mit der Außenseite der Kassette auf und ist leicht gebeugt. Unterpolsterung des Kniegelenkes des aufzunehmenden Beines, bis die Fußsohle senkrecht auf der Kassette steht. Das andere Bein wird nach hinten gestreckt oder auch über das darunterliegende Bein nach vorn genommen und liegt mit der Innenseite des Fußes dem Tisch auf. Die Malleolen müssen genau übereinander liegen, damit das Sprunggelenk rein seitlich abgebildet wird. Der Fuß steht in Neutralstellung.

▶ **Kassettenrand:** unterer: Fußsohlenhautgrenze; dorsaler: 1 Querfinger breit hinter dem Fersenhinterrand

▶ **Strahlenschutz:** Bleischürze

# 11. Einstelltechnik

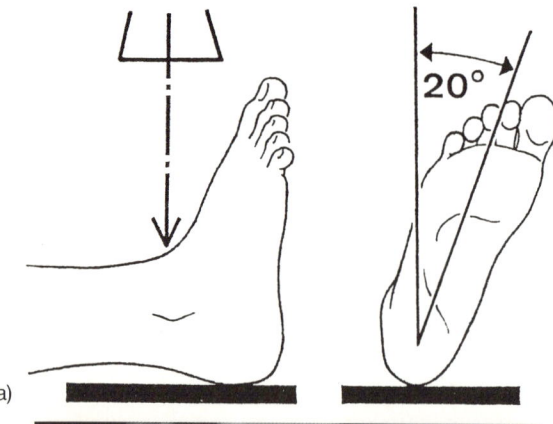

▶ **Filmformat:** 13 cm × 18 cm oder 18 cm × 24 cm hoch oder 18 cm × 24 cm quer, zweigeteilt, Bleibuchstabe R/L

▶ **Spannungswert:** 50 kV

▶ **Zentralstrahl:** Der Zentralstrahl zeigt senkrecht auf den Sprunggelenkspalt etwa in Höhe des Malleolus medialis

▶ **Fokus-Film-Abstand:** 110 cm

▶ **Folie:** feinzeichnende Folie

▶ **Streustrahlenraster:** nein

▶ **Kriterien der richtigen Einstellung:** Der Gelenkspalt des oberen Sprunggelenkes ist vollständig einsehbar, der distale Fibulaschaft steht genau mittig zum Gelenkspalt des oberen Sprunggelenkes.

▶ **Einstellfehler:** Der Fuß steht nicht senkrecht. Kniegelenk nicht ausreichend unterpolstert (Abb. 11.25)

## Fuß

**Fuß (dorso-plantar, sitzend)**

▶ **Indikation:** V. a. Fraktur, Luxationen, Tumorbildungen, degenerative Veränderungen, V. a. Entzündungen, Fremdkörper, Mißbildungen, Fehlbildungen

▶ **Vorbereitung des Patienten:** Schuhe und Strümpfe sind auszuziehen.

▶ **Patientenposition:** Patient sitzend auf dem Röntgentisch, Hüft- und Kniegelenk sind beidseits gebeugt. Der aufzunehmende Fuß steht mit der Fußsohle auf der Kassette.

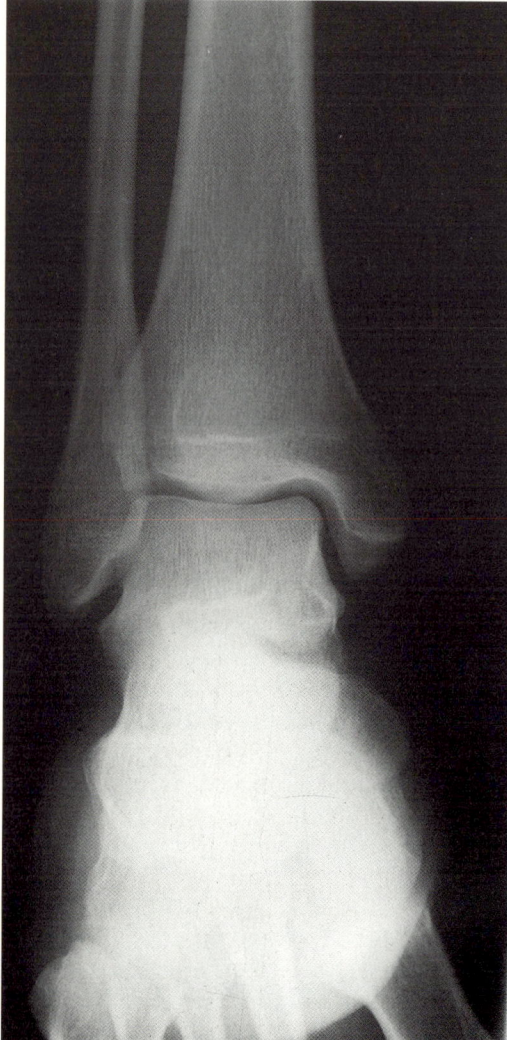

**Abb. 11.24** a. Oberes Sprunggelenk (anterior-posterior, liegend)
b. Röntgenaufnahme

## Praktische Einstelltechnik 211

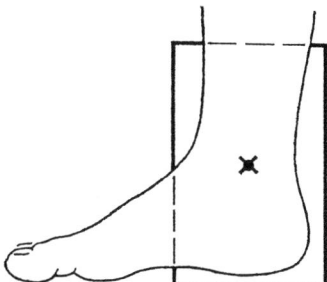

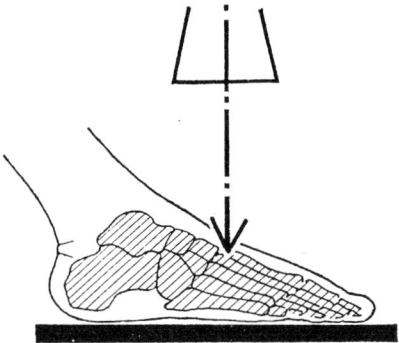

Abb. 11.26 Fuß (dorso-plantar, sitzend)

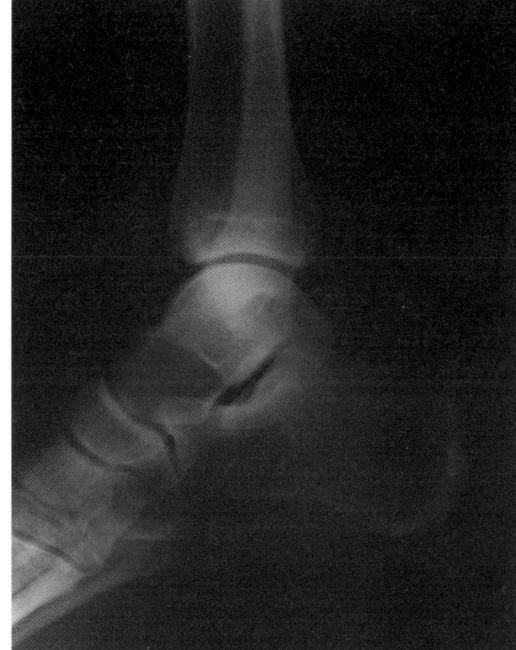

Abb. 11.25 a. Oberes Sprunggelenk (seitlich, liegend)
b. Röntgenaufnahme

▶ **Kassettenrand:** vorderer: 1 Querfinger breit vor der Großzehe; lateraler: beidseits symmetrisch

▶ **Strahlenschutz:** Bleischürze zwischen den Beinen durchhängend

▶ **Filmformat:** 18 cm × 24 cm hoch oder 24 cm × 30 cm hoch zweigeteilt, Bleibuchstabe R/L

▶ **Spannungswert:** 40–45 kV

▶ **Zentralstrahl:** Der Zentralstrahl zeigt mittig auf den 3. Mittelfußknochen.

▶ **Fokus-Film-Abstand:** 100 cm

▶ **Folie:** feinzeichnende Folie

▶ **Streustrahlenraster:** nein

▶ **Kriterien der richtigen Einstellung:** Die Mittelfußknochen müssen getrennt zur Darstellung kommen. Die Zehen und die Mittelfußknochen müssen gleich gut dargestellt bzw. belichtet sein.

▶ **Einstellfehler:** Die Fußsohle lag unvollständig auf der Kassette. (Abb. 11.26)

**Fuß (seitlich, liegend)**
▶ **Indikation:** V. a. Fraktur, Luxationen, Tumorbildungen, degenerative Veränderungen, V. a. Entzündungen, Fremdkörper, Mißbildungen, Fehlbildungen

▶ **Vorbereitung des Patienten:** Schuhe und Strümpfe müssen ausgezogen werden.

▶ **Patientenposition:** Patient in Seitenlage, Kissen unter dem Kopf, die Arme werden nach oben genommen. Das aufzunehmende Bein liegt mit der Außenseite auf der Kassette. Beugung im Kniegelenk sowie Unterpolsterung; Das andere Bein ist nach hinten gestreckt oder wird nach vorne genommen und liegt mit seiner Innenseite dem Tisch auf. Die Fixierung des aufzunehmenden Fußes erfolgt mittels Sandsack über dem Unterschenkel.

▶ **Kassettenrand:** vorderer: 1 Querfinger breit vor der Großzehe; unterer: parallel zur Fußsohle und 2 Querfinger breit entfernt von ihr

▶ **Strahlenschutz:** Bleischürze

▶ **Filmformat:** 13 cm × 18 cm quer oder 18 cm × 24 cm quer, Bleibuchstabe R/L

▶ **Spannungswert:** 40–45 kV

▶ **Zentralstrahl:** Der Zentralstrahl zeigt senkrecht auf die Mitte der Fußwurzelknochen und auf Kassettenmitte.

▶ **Fokus-Film-Abstand:** 100 cm

▶ **Folie:** feinzeichnende Folie

▶ **Streustrahlenraster:** nein

▶ **Kriterien der richtigen Einstellung:** Bei der streng seitlichen Aufnahme müssen sich die Mittelfußknochen ineinander projizieren, die Gelenkspalten zwischen Os naviculare und Os cuneiforme sowie die Tarso-Metatarsal-Gelenke sind einsehbar.

▶ **Einstellfehler:** Der Fuß ist nicht senkrecht gestellt. Ungenügende Unterpolsterung des Kniegelenkes (Abb. 11.27)

**Obere Extremitäten**
Schultergelenk

**Schultergelenk (anterior-posterior, liegend)**
▶ **Indikation:** V. a. Fraktur oder Luxation, degenerative oder entzündliche Erkrankungen

▶ **Vorbereitung des Patienten:** Oberkörper frei machen lassen. Halsketten sind abzulegen.

▶ **Patientenposition:** Patient in Rückenlage, Kissen unter dem Kopf; die nicht zu untersuchende Seite wird mit Schaumstoff unterpolstert, so daß die zu untersuchende Seite fest der Kassette aufliegt (Schulterblattpfanne liegt senkrecht zum Film); der Patient wird dadurch 20–30 Grad zu der untersuchenden Seite gedreht. Der Oberarm der zu untersuchenden Seite wird nicht abgespreizt. Handfläche in Supinationsstellung; Fixierung des Unterarmes mittels Sandsack

▶ **Kassettenrand:** oberer: 3 Querfinger breit oberhalb der Schulter; lateraler: 2 Querfinger breit von der Hautgrenze

▶ **Strahlenschutz:** Bleischürze

▶ **Filmformat:** 18 cm × 24 cm quer, Bleibuchstabe R/L

▶ **Spannungswert:** 60–65 kV

▶ **Zentralstrahl:** Der Zentralstrahl fällt schräg mit einem Einfallswinkel von

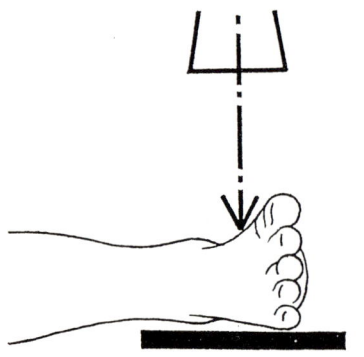

Abb. 11.27 Fuß (seitlich, liegend)

15–20 Grad kranio-kaudal auf den Oberarmkopf und Kassettenmitte.

▶ **Fokus-Film-Abstand:** 100 cm

▶ **Folie:** feinzeichnende Folie

▶ **Streustrahlenraster:** ja

▶ **Kriterien der richtigen Einstellung:** fast strichförmige bis flach-ovale Abbildung der Schulterblattpfanne; der Gelenkspalt ist frei einsehbar. Vollständige Überlagerung von Klavikula und Akromion

▶ **Einstellfehler:** Der Patient wurde nicht genügend gedreht, so daß die Schulterblattpfanne breit oval zur Darstellung kommt und den Humeruskopf überdeckt. (Abb. 11.28)

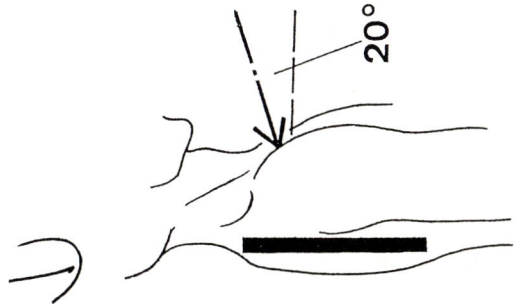

Abb. 11.28 Schultergelenk (anterior-posterior, liegend)

**Schultergelenk (axial, liegend)**
▶ **Indikation:** V. a. Fraktur oder Luxation, degenerative oder entzündliche Erkrankungen

▶ **Vorbereitung des Patienten:** Oberkörper frei machen lassen; Halsketten sind abzulegen.

▶ **Patientenposition:** Patient in Rückenlage, Kissen unter dem Kopf; mit der aufzunehmenden Seite liegt der Patient nahe der Tischkante, das Gesicht ist zur gesunden Seite gedreht. Der zu untersuchende Arm wird rechtwinklig abgespreizt und möglichst auf eine dem Untersuchungstisch gleich hohe Unterlage gelegt (d. h., der Unterarm liegt tischparallel auf). Der Arm ist außenrotiert, so daß der Handrücken dem Tisch aufliegt. Die Kassette wird gegen die Schulter senkrecht auf den Tisch gestellt und möglichst nah an den Hals herangeschoben. Abstützung der Kassette mittels Sandsack

▶ **Kassettenrand:** s. u. Patientenposition

▶ **Strahlenschutz:** Bleischürze

▶ **Filmformat:** 13 cm × 18 cm oder 18 cm × 24 cm quer, Bleibuchstabe R/L

▶ **Spannungswert:** 50 kV

▶ **Zentralstrahl:** Der horizontal verlaufende Zentralstrahl richtet sich auf die Achselhöhle bzw. Kassettenmitte. Der Winkel zur Thoraxwand beträgt etwa 30–45 Grad (Winkelhalbierende zwischen Oberarm und lateraler Thoraxwand auf das Gelenk zielend).

▶ **Fokus-Film-Abstand:** 100 cm

▶ **Folie:** feinzeichnende Folie

▶ **Streustrahlenraster:** nein

▶ **Kriterien der richtigen Einstellung:** Proximaler Oberarmabschnitt und Schultergelenk müssen gut dargestellt sein, das Akromioklavikulargelenk projiziert sich zentral in den Oberarmkopf, das Humeroglenoidalgelenk ist frei einsehbar.

▶ **Einstellfehler:** Die Kassette wurde nicht bis an den Hals herangeführt, Hand nicht supiniert, der Zentralstrahl verläuft nicht über den Oberarmkopf senkrecht auf die Kassette. (Abb. 11.29)

## 11. Einstelltechnik

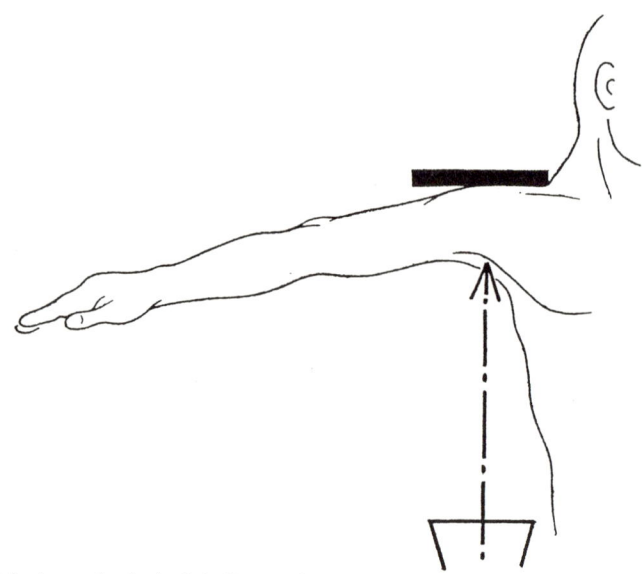

**Abb. 11.29** Schultergelenk (axial, liegend)

### Oberarm

**Oberarm (anterior-posterior, stehend oder liegend)**

▸ **Indikation:** V. a. Fraktur, Tumoren

▸ **Vorbereitung des Patienten:** Oberkörper frei machen lassen

▸ **Patientenposition:** Patient in Rückenlage, Kissen unter dem Kopf; der aufzunehmende Oberarm wird seitlich etwas abgespreizt, gestreckt und nach außen rotiert (Supination). Zur Fixierung Sandsack auf den Unterarm; der Oberarm befindet sich auf der Mittellinie der Kassette. Der obere Kassettenrand befindet sich 2 Querfinger oberhalb der Schulter. Einblendung bis zu den seitlichen Hautgrenzen des Oberarmes; bei Röhrenknochen muß mindestens ein Nachbargelenk (hier Schultergelenk, Ellenbogengelenk) mitdargestellt sein, das zur Orientierung über die dargestellte Ebene dient.

▸ **Kassettenrand:** oberer: 2 Querfinger breit oberhalb der Schulter; lateraler: beidseits symmetrisch

▸ **Strahlenschutz:** Bleischürze

▸ **Filmformat:** 20 cm × 40 cm hoch, Bleibuchstabe R/L

▸ **Spannungswert:** 55–60 kV

▸ **Zentralstrahl:** Der Zentralstrahl richtet sich senkrecht auf die Oberarmmitte und Kassettenmitte.

▸ **Fokus-Film-Abstand:** 110 cm

▸ **Folie:** feinzeichnende Folie

▸ **Streustrahlenraster:** nein

▸ **Kriterien der richtigen Einstellung:** vollständige Erfassung des Oberarmes mit Abbildung des Schultergelenkes oder des Ellenbogengelenkes

## Praktische Einstelltechnik 215

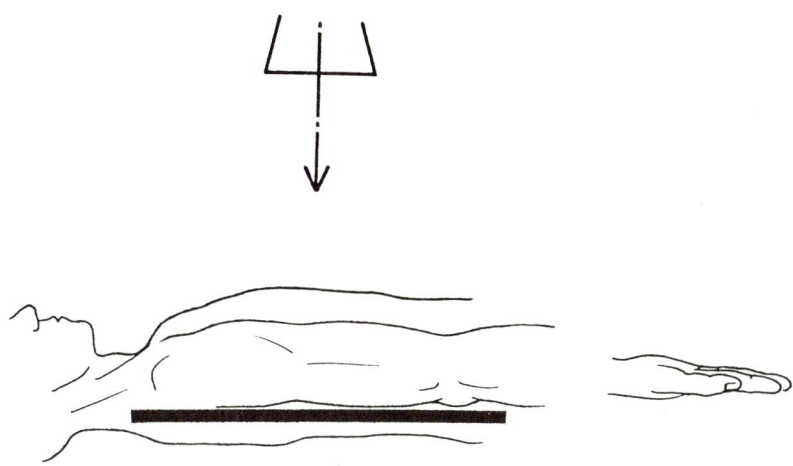

**Abb. 11.30** Oberarm (anterior-posterior, liegend)

▸ **Einstellfehler:** Oberarm nicht vollständig erfaßt (Abb. 11.30)

**Oberarm (seitlich, liegend oder sitzend)**
▸ **Indikation:** V. a. Fraktur, Tumoren

▸ **Vorbereitung des Patienten:** Oberkörper frei machen lassen

▸ **Patientenposition:** 1. Patient in Rückenlage, Kissen unter dem Kopf; der zu untersuchende Oberarm ist rechtwinklig im Schultergelenk abgespreizt und außenrotiert (Supination). Unterpolsterung im Ellenbogengelenk, bis der Oberarm parallel zum Tisch verläuft; die Kassette wird an die Außenfläche des Oberarmes senkrecht auf den Tisch gestellt und bis an die Halsweichteile herangeschoben. Abstützung der Kassette mittels Sandsäcken. 2. Patient seitlich zum Tischrand sitzend, Oberarm 90 Grad abduziert, wobei dieser auf der Kassette zu liegen kommt und der Unterarm ulnarseitig aufliegt; Ellbogengelenk 90 Grad flektiert und auch auf der Kassette aufliegend

▸ **Kassettenrand:** s. u. Patientenposition

▸ **Strahlenschutz:** Bleischürze

▸ **Filmformat:** 20 cm × 40 cm hoch, Bleibuchstabe R/L

▸ **Spannungswert:** 55–60 kV

▸ **Zentralstrahl:** horizontal verlaufender Zentralstrahl senkrecht auf Oberarmmitte sowie Kassettenmitte

▸ **Fokus-Film-Abstand:** 110 cm

▸ **Folie:** feinzeichnende Folie

▸ **Streustrahlenraster:** nein

▸ **Kriterien der richtigen Einstellung:** Der gesamte Oberarm muß erfaßt sein.

▸ **Einstellfehler:** unvollständige Abbildung des Oberarmes (Abb. 11.31)

Ellenbogengelenk
**Ellenbogengelenk (anterior-posterior)**
▸ **Indikation:** V. a. Fraktur, degenerative Veränderungen

▸ **Vorbereitung des Patienten:** Arm frei machen lassen

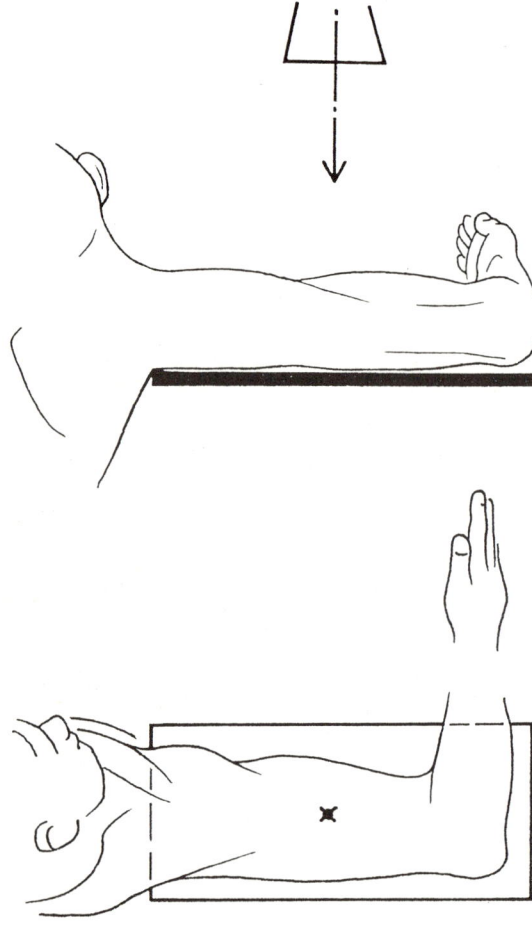

Abb. 11.31 Oberarm (seitlich, liegend)

▶ **Patientenposition:** sitzender Patient; wichtig ist, daß Schulter-, Ellenbogen- und Handgelenk auf gleicher Höhe zu liegen kommen. Der gestreckte Arm liegt waagerecht auf einer Unterlage mit der Handfläche nach oben (Supination). Die Außenrotation sollte soweit erfolgen, daß der Daumen mit der Außenfläche die Tischplatte berührt. Zur Fixierung Sandsack auf den Unterarm

▶ **Kassettenrand:** oberer: 4 Querfinger breit über Ellenbeuge; lateraler: beidseits symmetrisch

▶ **Strahlenschutz:** Bleischürze

▶ **Filmformat:** 13 cm × 18 cm hoch oder 18 cm × 24 cm quergeteilt, Bleibuchstabe R/L

▶ **Spannungswert:** 50 kV

▶ **Zentralstrahl:** auf das Ellenbogengelenk und auf die Mitte der Kassette

▶ **Fokus-Film-Abstand:** 110 cm

▶ **Folie:** feinzeichnende Folie

▶ **Streustrahlenraster:** nein

▶ **Kriterien der richtigen Einstellung:** Das Ellenbogengelenk muß gut einsehbar sein. Achse von Ulna und Radius verlaufen parallel. Die Gelenkfläche des Radiusköpfchens zeichnet sich als schmales Oval ab.

▶ **Einstellfehler:** Ober- und Unterarm liegen nicht gestreckt auf dem Untersuchungstisch, der Arm ist nicht genügend stark nach außen rotiert. (Abb. 11.32)

**Ellenbogengelenk (seitlich)**
▶ **Indikation:** V. a. Fraktur, degenerative Veränderungen

▶ **Vorbereitung des Patienten:** Arm frei machen lassen

▶ **Patientenposition:** sitzender Patient; wichtig ist, daß Schulter-, Ellenbogen- und Handgelenk auf gleicher Höhe zu liegen kommen. Das Ellenbogengelenk ist 90 Grad gebeugt, der Arm liegt waagerecht und möglichst parallel zur Tischplatte (evtl. auf einer Unterlage auf). Der Daumen ist nach oben gerichtet.

▶ **Kassettenrand:** oberer: 2–3 Querfinger breit oberhalb des Olekranons; lateraler: beidseits symmetrisch zur Unterarmhautgrenze

Praktische Einstelltechnik 217

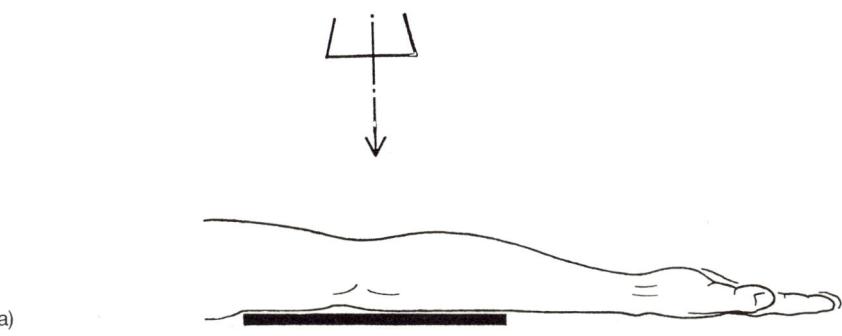

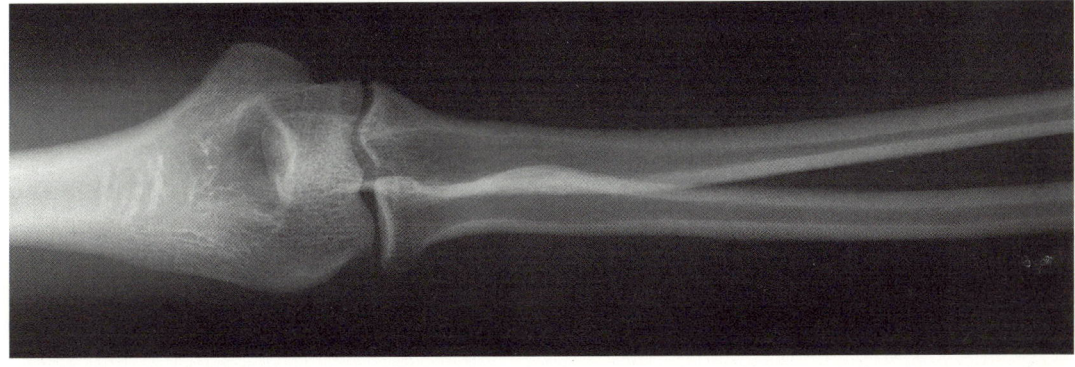

**Abb. 11.32**  a. Ellenbogengelenk (anterior-posterior)
b. Röntgenaufnahme

▸ **Strahlenschutz:** Bleischürze

▸ **Filmformat:** 13 cm × 18 cm hoch oder 18 cm × 24 cm quergeteilt, Bleibuchstabe R/L

▸ **Spannungswert:** 50 kV

▸ **Zentralstrahl:** senkrecht auf das Ellenbogengelenk und zur Kassettenmitte

▸ **Fokus-Film-Abstand:** 110 cm

▸ **Folie:** feinzeichnende Folie

▸ **Streustrahlenraster:** nein

▸ **Kriterien der richtigen Einstellung:** Das Gelenk muß gut einsehbar sein. Die beiden Gelenkrollen des Oberarmes müssen sich überdecken. Radius und Ulna müssen getrennt zur Darstellung kommen.

▸ **Einstellfehler:** Der 90 Grad gebeugte Unterarm ist nicht waagerecht gelagert, die Hand steht nicht senkrecht. (Abb. 11.33)

Unterarm

**Unterarm (volo-dorsal)**
▸ **Indikation:** V. a. Fraktur

▸ **Vorbereitung des Patienten:** Der Arm muß frei gemacht werden. Gegenstände (Uhr, Armreif) werden abgenommen.

▸ **Patientenposition:** Patient seitlich zum Rastertisch; der ausgestreckte Arm liegt außenrotiert der Kassette auf. Die Außenrotation erfolgt soweit, bis der Daumen mit seiner Außenfläche auf der Tischplatte/Kas-

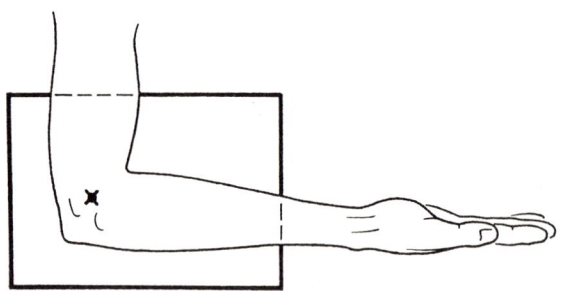

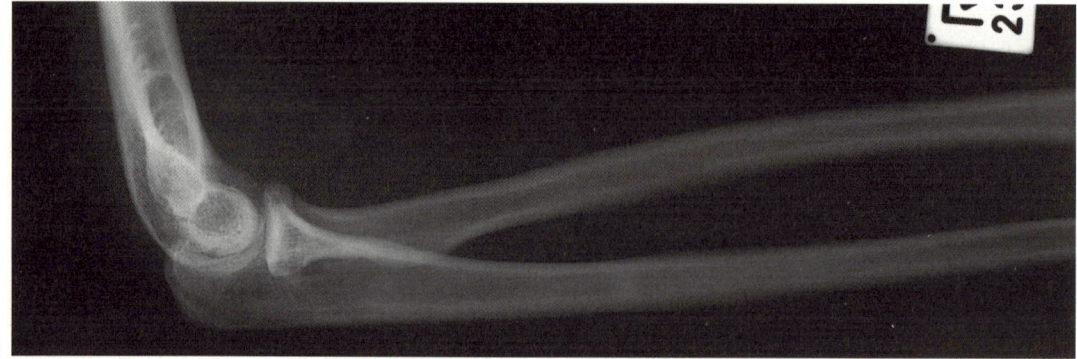

**Abb. 11.33** a. Ellenbogengelenk (seitlich)
b. Röntgenaufnahme

sette liegt. Durch diese überdrehte Außenrotation wird erreicht, daß sich Ulna und Radius nicht überlagern. Fixation mittels Sandsack über die Hand

▶ **Kassettenrand:** unterer (mit Handgelenk): 3 Querfinger breit unterhalb des Ulnaköpfchens; oberer (mit Ellbogengelenk): 2 Querfinger breit über dem Epicondylus medialis; lateraler: beidseits symmetrisch zur Unterarmhautgrenze

▶ **Strahlenschutz:** Bleischürze

▶ **Filmformat:** 24 cm × 30 cm oder 15 cm × 40 cm Hochformat, zweigeteilt, Bleibuchstabe R/L

▶ **Spannungswert:** 45–50 kV

▶ **Zentralstrahl:** senkrecht auf den Unterarm und auf Kassettenmitte

▶ **Fokus-Film-Abstand:** 110 cm

▶ **Folie:** feinzeichnende Folie

▶ **Streustrahlenraster:** nein

▶ **Kriterien der richtigen Einstellung:** Beide Unterarmknochen müssen vollständig abgebildet sein. Radius und Ulna müssen voneinander getrennt zur Darstellung kommen, und es sollte mindestens ein Nachbargelenk mitabgebildet sein.

▶ **Einstellfehler:** Arm nicht exakt waagerecht gehalten, Arm unzureichend nach außen gedreht (Abb. 11.34)

Praktische Einstelltechnik 219

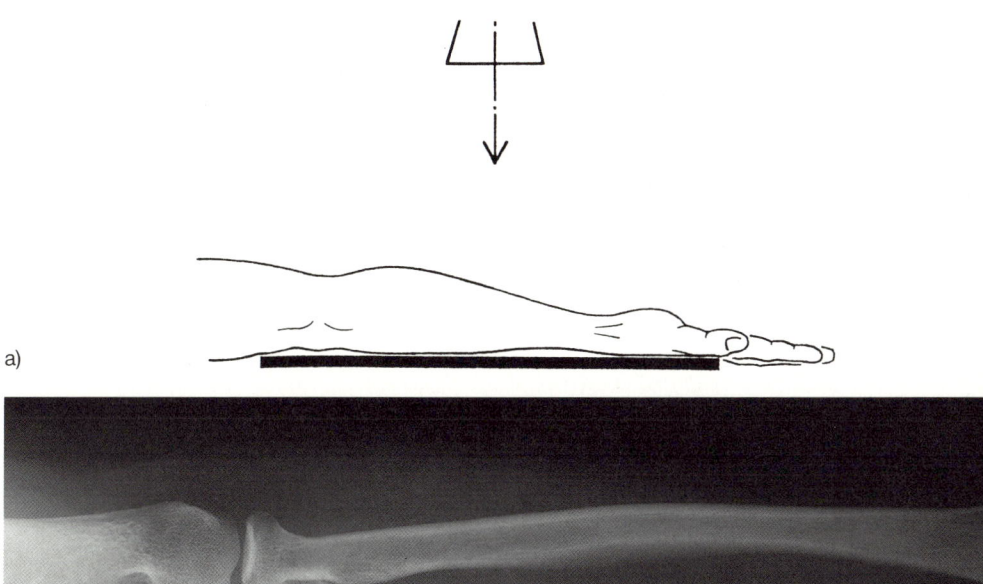

**Abb. 11.34** a. Unterarm (volo-dorsal)
b. Röntgenaufnahme

**Unterarm (seitlich)**
▶ **Indikation:** V. a. Fraktur

▶ **Vorbereitung des Patienten:** Der Arm wird vollständig frei gemacht. Gegenstände (Uhr, Armreif) werden abgenommen.

▶ **Patientenposition:** Patient sitzt seitlich zum Rastertisch. Der Unterarm liegt bei rechtwinkliger Beugung des Armes im Ellenbogengelenk streng ulnar seitlich der Kassette auf. Die ausgestreckte Hand steht senkrecht auf der Kassette/Tischplatte. Fixierung des Oberarmes mittels Sandsack

▶ **Kassettenrand:** unterer (mit Handgelenk): 3 Querfinger breit unterhalb des Ulnaköpfchens; oberer (mit Ellbogengelenk): 2 Querfinger breit über Ellenbeuge; lateraler: beidseits symmetrisch zur Unterarmhautgrenze

▶ **Strahlenschutz:** Bleischürze

▶ **Filmformat:** 24 cm × 30 cm oder 15 cm × 40 cm Hochformat, zweigeteilt, Bleibuchstabe R/L

▶ **Spannungswert:** 45–50 kV

▶ **Zentralstrahl:** senkrecht auf den Unterarm und auf Kassettenmitte

▶ **Fokus-Film-Abstand:** 110 cm

▶ **Folie:** feinzeichnende Folie

▶ **Streustrahlenraster:** nein

220   11. Einstelltechnik

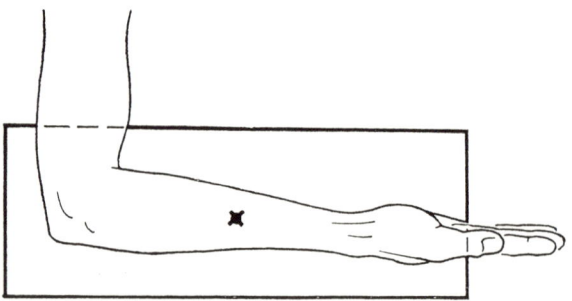

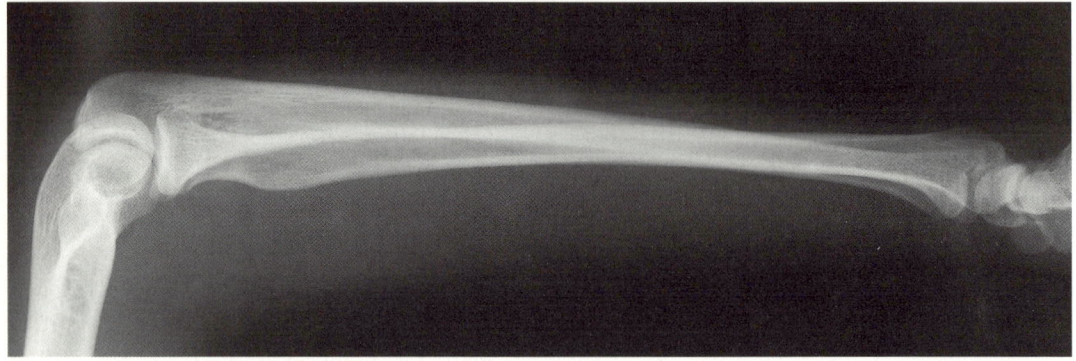

**Abb. 11.35**   a. Unterarm (seitlich)
b. Röntgenaufnahme

▶ **Kriterien der richtigen Einstellung:** Beide Unterarmknochen müssen vollständig abgebildet sein. Ulna und Radius müssen sich weitgehend überlagern. Die mitdargestellten Nachbargelenke sollten rein seitlich getroffen sein.

▶ **Einstellfehler:** Arm nicht exakt waagerecht gelagert, Arm nicht exakt senkrecht gestellt (Abb. 11.35).

Hand
**Hand (dorso-volar)**
▶ **Indikation:** V. a. Fraktur, Fremdkörper, Altersbestimmung (nach Konvention nur linke Hand)

▶ **Vorbereitung des Patienten:** Ringe, Uhren, Handketten etc. sind abzulegen.

▶ **Patientenposition:** Patient sitzt seitlich zur Tischplatte. Ellbogengelenk gebeugt, Hand und Unterarm liegen auf der Tischplatte, der Handrücken zeigt nach oben, Finger leicht gespreizt (Mittelstellung). Zur Fixierung Sandsack auf den Unterarm

▶ **Kassettenrand:** oberer: 1 Querfinger breit vor der Mittelfingerspitze; lateraler: beidseits symmetrisch

▶ **Strahlenschutz:** Bleischürze

▶ **Filmformat:** 18 cm × 24 cm Hochformat, Bleibuchstabe R/L

▶ **Spannungswert:** 40–45 kV

▶ **Zentralstrahl:** auf Mittelfingergrundgelenk gerichtet

Praktische Einstelltechnik 221

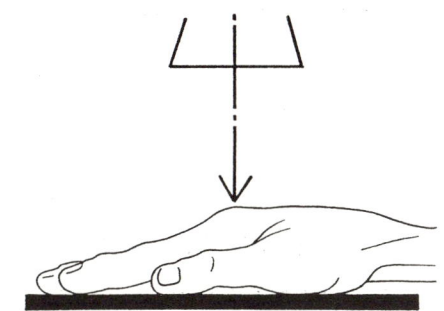

Abb. 11.36   Hand (dorso-volar)

▶ **Patientenposition:** Patient sitzt seitlich zur Tischplatte. Hand und Unterarm liegen auf dem Tisch, Ellbogengelenk gebeugt, Hand in sog. »Zitherspielerstellung«, etwa 40 Grad schräg im Bereich des Daumens angehoben, Kleinfingerseite liegt dem Film an, Finger sind gespreizt. Zur Fixierung Sandsack auf den Unterarm

▶ **Kassettenrand:** oberer: 1 Querfinger breit vor der Mittelfingerspitze; lateraler: beidseits symmetrisch

▶ **Strahlenschutz:** Bleischürze

▶ **Filmformat:** 18 cm × 24 cm Hochformat, Bleibuchstabe R/L

▶ **Spannungswert:** 40–45 kV

▶ **Zentralstrahl:** auf Mittelfingergrundgelenk gerichtet

▶ **Fokus-Film-Abstand:** 110 cm

▶ **Folie:** feinzeichnende Folie

▶ **Streustrahlenraster:** nein

▶ **Fokus-Film-Abstand:** 110 cm

▶ **Folie:** feinzeichnende Folie

▶ **Streustrahlenraster:** nein

▶ **Kriterien der richtigen Einstellung:** Hand und Handgelenk müssen vollständig abgebildet werden.

▶ **Einstellfehler:** Der Arm liegt nicht waagerecht. (Abb. 11.36)

**Hand (dorso-volar, schräg)**
▶ **Indikation:** V. a. Frakturen, Fremdkörper

▶ **Vorbereitung des Patienten:** Uhr, Ringe, Handketten etc. sind abzunehmen.

▶ **Kriterien der richtigen Einstellung:** Hand und Mittelhand müssen abgebildet sein; Finger müssen getrennt liegen; Mittelhandknochen sollten möglichst getrennt zur Abbildung kommen.

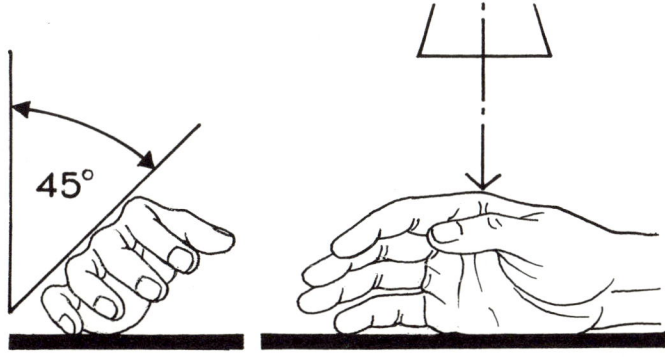

Abb. 11.37   Hand (dorso-volar, schräg)

# 222   11. Einstelltechnik

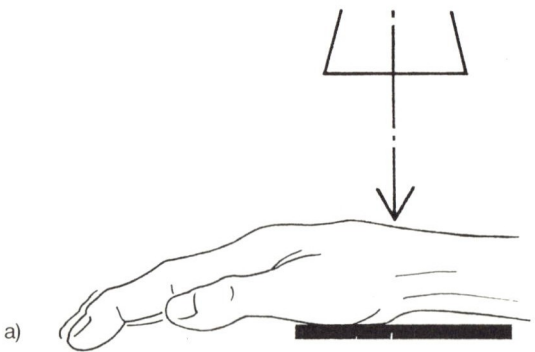

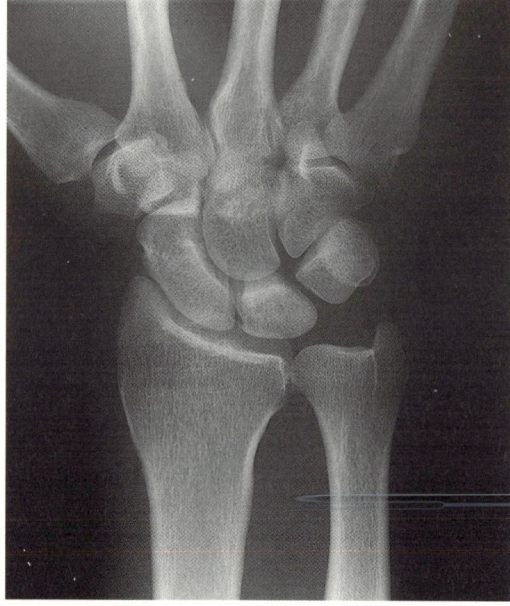

Abb. 11.38  a. Handwurzel (dorso-volar)
b. Röntgenaufnahme

▸ **Einstellfehler:** Hand zu flach gelagert (Abb. 11.37)

**Handwurzel (dorso-volar)**
▸ **Indikation:** V. a. Fraktur oder Luxation

▸ **Vorbereitung des Patienten:** Uhr, Ringe, Handketten etc. ablegen.

▸ **Patientenposition:** Der Patient sitzt seitlich zum Tisch, die Handwurzel liegt volarseitig auf der Kassettenmitte, der Unterarm liegt flach auf dem Tisch. Zur Fixierung Sandsack etwa in Höhe des Ellenbogengelenks

▸ **Kassettenrand:** oberer: in Höhe der Fingergrundgelenke; lateraler: beidseits symmetrisch

▸ **Strahlenschutz:** Bleischürze

▸ **Filmformat:** 13 cm × 18 cm Hochformat, Bleibuchstabe R/L

▸ **Spannungswert:** 45 kV

▸ **Zentralstrahl:** senkrecht auf Handwurzelmitte

▸ **Fokus-Film-Abstand:** 110 cm

▸ **Folie:** feinzeichnende Folie

▸ **Streustrahlenraster:** nein

▸ **Kriterien der richtigen Einstellung:** Radius und Ulna müssen getrennt zur Darstellung kommen. Das Handgelenk muß einsehbar sein. Alle Handwurzelknochen müssen abgebildet sein. Die Gelenkfläche des Radius überdeckt den proximalsten Anteil des Os scaphoideum und des Os lunatum nur wenig.

▸ **Einstellfehler:** Der Radius überdeckt Kahnbein und Mondbein großflächig. (Abb. 11.38)

**Handwurzel (seitlich)**
▸ **Indikation:** V. a. Fraktur oder Luxation

▸ **Vorbereitung des Patienten:** Uhr, Ringe, Handketten etc. ablegen

▸ **Patientenposition:** Patient sitzt seitlich zum Tisch, Hand und Unterarm liegen genau seitlich. Der Handrücken steht senkrecht zum Film, das Handgelenk liegt mit der gestreckten ulnaren Seite dem Film an. Ulnaköpfchen in Filmmitte; Fixierung mittels Sandsack über Unterarm und Finger

▶ **Kassettenrand:** oberer: in Höhe der Fingergrundgelenke; lateraler: beidseits symmetrisch

▶ **Strahlenschutz:** Bleischürze

▶ **Filmformat:** 13 cm × 18 cm Hochformat, Bleibuchstabe R/L

▶ **Spannungswert:** 45 kV

▶ **Zentralstrahl:** senkrecht auf Mitte Handgelenk und Kassettenmitte

▶ **Fokus-Film-Abstand:** 110 cm

▶ **Folie:** feinzeichnende Folie

▶ **Streustrahlenraster:** nein

▶ **Kriterien der richtigen Einstellung:** Deckung von Radius und Ulna

▶ **Einstellfehler:** Die Hand steht nicht senkrecht auf der Kassette. (Abb. 11.39)

**Daumen (volo-dorsal)**
▶ **Indikation:** V. a. Fraktur, Fremdkörper

▶ **Vorbereitung des Patienten:** Handketten, Uhr, Ringe etc. sind abzulegen.

▶ **Patientenposition:** Patient sitzt quer vor dem Aufnahmetisch. Arm innenrotiert; die Dorsalseite des Daumens liegt dem Film an. Die gestreckte Hand wird senkrecht gestellt und der Daumen etwas abgespreizt. Fixierung des Unterarmes mittels Sandsack

▶ **Kassettenrand:** oberer: 2–3 Querfinger breit über der Daumenspitze; lateraler: beidseits symmetrisch

▶ **Strahlenschutz:** Bleischürze

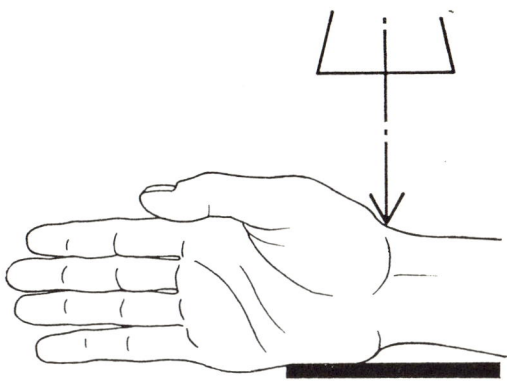

**Abb. 11.39** Handwurzel (seitlich)

▶ **Filmformat:** 13 cm × 18 cm Hochformat unterteilt, 9 cm × 12 cm Hochformat, Bleibuchstabe R/L

▶ **Spannungswert:** 40–45 kV

▶ **Zentralstrahl:** auf das Daumengrundgelenk

▶ **Fokus-Film-Abstand:** 110 cm

▶ **Folie:** feinzeichnende Folie

▶ **Streustrahlenraster:** nein

▶ **Kriterien der richtigen Einstellung:** Der Daumen darf nicht gedreht zur Abbildung kommen. Das Karpometakarpalgelenk muß miterfaßt und einsehbar sein.

▶ **Einstellfehler:** Daumen zu wenig abgespreizt; Hand zu stark überdreht (Abb. 11.40)

**Daumen (seitlich)**
▶ **Indikation:** V. a. Fraktur, Fremdkörper

▶ **Vorbereitung des Patienten:** Uhr, Ringe, Handketten etc. sind abzulegen.

▶ **Patientenposition:** Patient seitlich zum Tisch, Hand und Unterarm liegen auf dem

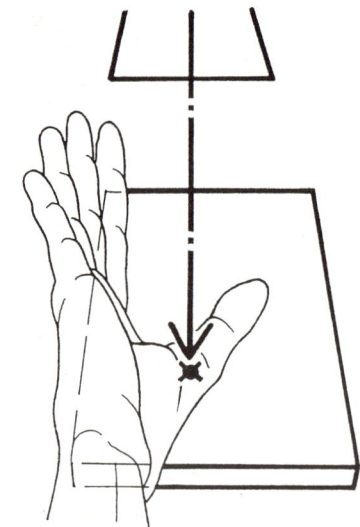

Abb. 11.40  a. Daumen (volo-dorsal)
b. Röntgenaufnahme

Tisch. Flache Hand liegt volarseitig auf der Kassette. Daumen abgespreizt; Fixierung mittels Sandsack über den Unterarm

▶ **Kassettenrand:** oberer: 2–3 Querfinger breit über der Daumenspitze; lateraler: beidseits symmetrisch

▶ **Strahlenschutz:** Bleischürze

▶ **Filmformat:** 13 cm × 18 cm Hochformat unterteilt, 9 cm × 12 cm Hochformat, Bleibuchstabe R/L

▶ **Spannungswert:** 40–45 kV

▶ **Zentralstrahl:** auf das Daumengrundgelenk

▶ **Fokus-Film-Abstand:** 110 cm

▶ **Folie:** feinzeichnende Folie

▶ **Streustrahlenraster:** nein

▶ **Kriterien der richtigen Einstellung:** Daumen und 1. Mittelhandknochen müssen

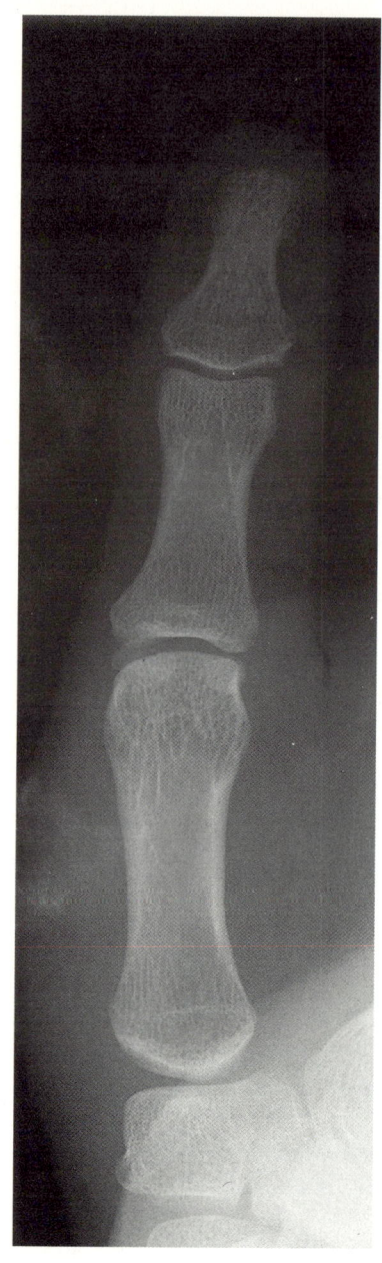

exakt seitlich zur Abbildung kommen. Das Karpometakarpalgelenk muß miterfaßt und einsehbar sein.

▶ **Einstellfehler:** Daumen nicht rein seitlich gelagert und abgespreizt (Abb. 11.41)

# Praktische Einstelltechnik

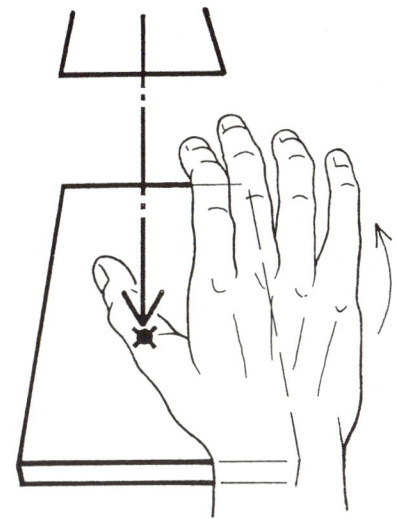

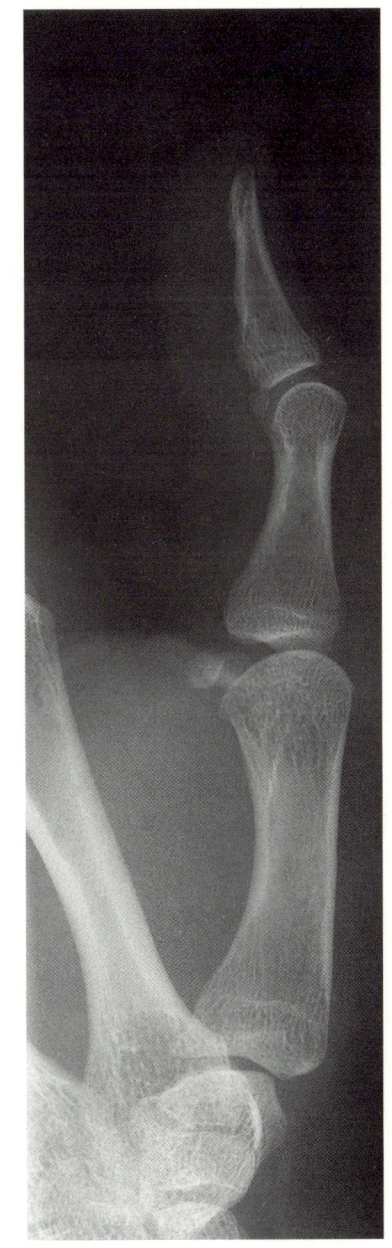

**Abb. 11.41** a. Daumen (seitlich)
b. Röntgenaufnahme

## Brustkorb und Schultergürtel

### Klavikula (posterior-anterior, stehend)

▸ **Indikation:** V. a. Fraktur

▸ **Vorbereitung des Patienten:** Der Oberkörper ist vollständig zu entkleiden. Halsketten sind zu entfernen.

▸ **Patientenposition:** Patient steht mit dem Oberkörper zum Stativ. Das aufzunehmende Schlüsselbein wird eng an das Stativ angelehnt. Das Gesicht wird zur gesunden Seite gedreht. Die Arme hängen längs zur Körperachse, der Arm der aufzunehmenden Seite ist einwärtsgedreht (Handrücken zum Stativ).

▸ **Kassettenrand:** oberer: 2 Querfinger breit oberhalb der Schulter; lateraler: beidseits symmetrisch

▸ **Strahlenschutz:** Bleischürze

▸ **Filmformat:** 18 cm × 24 cm quer, Bleibuchstabe R/L

▸ **Spannungswert:** 55–60 kV

▸ **Zentralstrahl:** direkt auf Schlüsselbeinmitte und Kassettenmitte; evtl. vorherige Markierung des Projektionspunktes auf dem Rücken

▶ **Fokus-Film-Abstand:** 110 cm

▶ **Folie:** Universalfolie

▶ **Streustrahlenraster:** nein

▶ **Kriterien der richtigen Einstellung:** vollständige Abbildung des Schlüsselbeines

▶ **Einstellfehler:** akromiales Ende der Klavikula nicht erfaßt (Abb. 11.42)

Hemithorax (stehend, p.a., a.p., schräg)
▶ **Indikation:** V.a. einseitige Rippenfrakturen

▶ **Vorbereitung des Patienten:** Oberkörper des Patienten frei machen lassen. Halsketten sind abzulegen.

▶ **Patientenposition:** stehend p.a., a.p.: Bei V.a. ventral gelegener Rippenfraktur steht der Patient eng mit der Brust vor dem Wandstativ. Das Gesicht ist zur gesunden Seite gewendet. Der Handrücken wird an die Hüfte angelegt.
Bei V.a. dorsal gelegenen Rippenfrakturen erfolgt die entsprechende Einstellung mit dem Rücken zum Stativ. Aufnahmen im Liegen werden dementsprechend bei nicht stehfähigen Patienten durchgeführt.
Hemithorax schräg: Patient steht seitlich mit der aufzunehmenden Seite vor dem Wandstativ. Die Arme werden über den Kopf genommen. Je nach dem aufzunehmenden Rippenabschnitt wird der Patient schräg nach vorn oder schräg nach hinten gedreht, so daß die Rippenrundung nahe der vorderen bzw. hinteren Axillarlinie dem Stativ anliegt.
Bei eindeutiger Schmerzlokalisation können auch Aufnahmen (z.B. vordere/hintere, obere/untere Rippen p.a./p.a./schräg mit dem Filmformat 24 cm × 30 cm Hochformat angefertigt werden. Die Aufnahme wird in tiefer Inspiration bei Atemstillstand durchgeführt.

▶ **Kassettenrand:** oberer: 2 Querfinger breit über der Schulter; lateraler: 3 Querfinger breit neben der Thoraxwand

▶ **Strahlenschutz:** Bleischürze

▶ **Filmformat:** 20 cm × 40 cm Hochformat, Bleibuchstabe R/L

▶ **Spannungswert:** 60–70 kV

▶ **Zentralstrahl:** auf Kassettenmitte, d.h. in die Mitte zwischen Brustwirbelsäule und äußerer Thoraxwand, etwa in Höhe des 7. BWK (bei Filmformat 20 cm × 40 cm Hochformat); bei dem Filmformat 24/30 hoch Zentralstrahl in Höhe des Hauptschmerzpunktes

▶ **Fokus-Film-Abstand:** 100–110 cm.

▶ **Folie:** Universalfolie

▶ **Streustrahlenraster:** ja

▶ **Kriterien der richtigen Einstellung:** Darstellung der gesamtem Rippen einer Seite; Sind die Rippen im oberen oder unteren

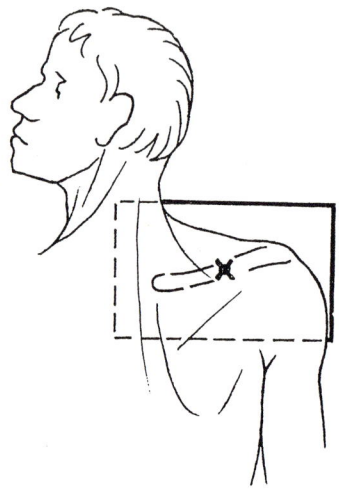

Abb. 11.42 Klavikula (posterior-anterior, stehend)

Abschnitt unvollständig abgebildet, so sind bei gegebener Klinik diese Bereiche mit Zielaufnahmen zu ergänzen. Die Rippen sind nicht vom Schulterblatt überlagert. Die Rippenansätze an der Wirbelsäule müssen abgebildet sein.

▶ **Einstellfehler:** dorsale Rippenansätze nicht abgebildet, Rippen unvollständig erfaßt (Abb. 11.43)

**Innere Organe**

Thorax (posterior-anterior, anterior-posterior)

▶ **Indikation:** routinemäßig präoperativ, nach Traumata (z. B. Frakturen, Kontusion, Perforation), V. a. Erkrankungen der Lungen, der Pleura und des Mediastinums; Tuberkulose, Brustfellentzündung (Pleuritis), Herzerkrankungen (angeboren, erworben)

▶ **Vorbereitung des Patienten:** Oberkörper frei machen lassen, Halsketten ablegen, Haarzöpfe müssen nach oben gesteckt werden, damit keine Artefakte entstehen.

▶ **Patientenposition:** stehend, sitzend, liegend; bei allen Positionen oberer Kassettenrand in Höhe des 7. Halswirbelkörpers
- stehend: Die Brust ist an das Rasterwandgerät angelegt. Die Schulterblätter müssen herausgedreht werden. Dies wird dadurch erreicht, daß der Patient die Handrücken in die Hüfte stützt und die Ellbogen soweit wie möglich nach vorne dreht. Das Kinn liegt nach vorn und ist nach oben gestreckt. Geschwächte Patienten können die Arme auch um das Wandstativ legen.
- sitzend: Patient im a. p. Strahlengang; die Schulterblätter werden durch Innenrotation der Arme herausgedreht.
- liegend: Aufnahme in Rückenlage; auch hier werden die Schulterblätter durch Innenrotation der Arme herausgedreht. Die Aufnahme wird ausgelöst in Atemstillstand nach tiefer Inspiration.

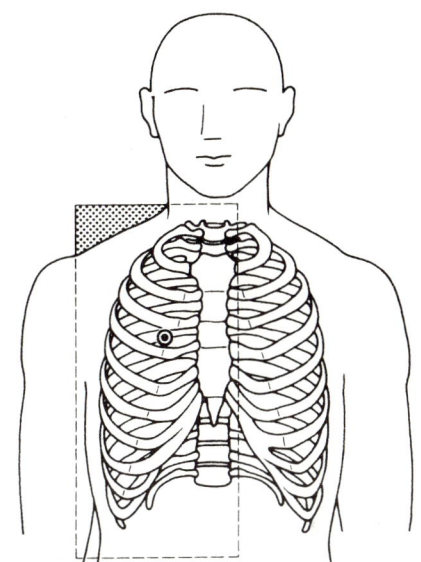

Abb. 11.43 Hemithorax (stehend, p. a., a. p., schräg)

▶ **Kassettenrand:** oberer: 2–3 Querfinger breit oberhalb der Schultern, etwa in Höhe des Überganges Hals-Schulter; lateraler: beidseits symmetrisch

▶ **Strahlenschutz:** Bleischürze

▶ **Filmformat:** 35 cm × 35 cm, 35 cm × 43 cm, 40 cm × 40 cm, Bleibuchstabe R/L

▶ **Spannungswert:** 120 kV

▶ **Zentralstrahl:** horizontal, in der Median-Sagittalebene in Höhe des 7. Brustwirbelkörpers

▶ **Fokus-Film-Abstand:** 150 cm, bei der Herzfernaufnahme 200 cm

▶ **Folie:** Universalfolie

▶ **Streustrahlenraster:** ja

▶ **Kriterien der richtigen Einstellung:** Die Schulterblätter müssen herausgedreht wer-

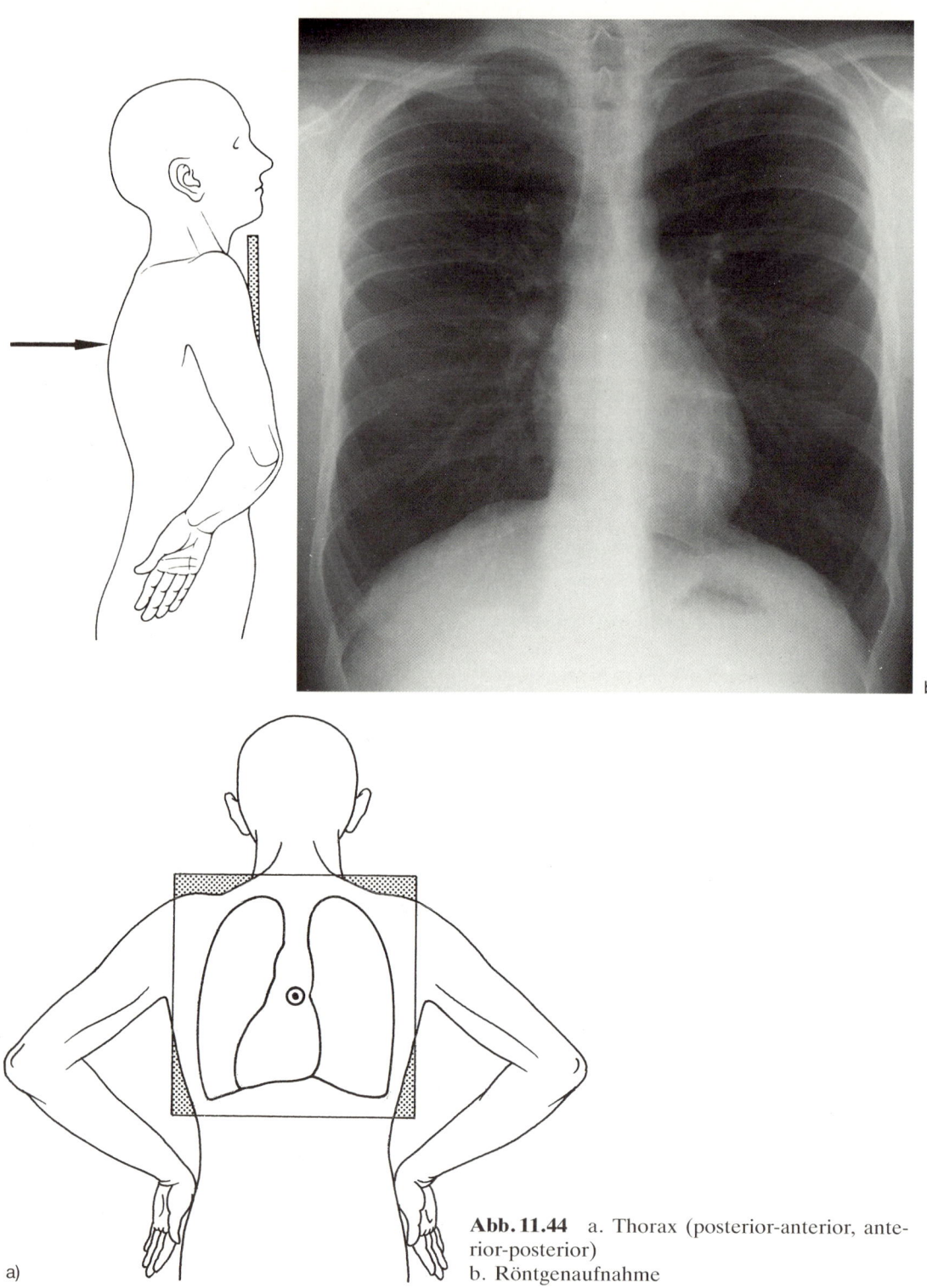

**Abb. 11.44** a. Thorax (posterior-anterior, anterior-posterior)
b. Röntgenaufnahme

den. Vollständige Erfassung der Lunge, d. h. die Zwerchfell-Rippen-Winkel und die Halsorgane sind abgebildet. Tiefe Inspiration ist gegeben, wenn die Zwerchfellkuppe sich kaudal vom dorsalen Anteil der 9. Rippe darstellt. Die Aufnahme ist ohne Drehfehler, wenn sich der Processus spinosus des 3. BWK in die Mitte der Sternoklavikulargelenke projiziert.

▸ **Einstellfehler:** Lungenspitzen nicht erfaßt, Zwerchfellrippenwinkel nicht abgebildet. Die Schulterblätter projizieren sich in den Thorax. (Abb. 11.44)

Thorax (seitlich)

▸ **Indikation:** routinemäßig präoperativ, nach Traumata (z. B. Frakturen, Kontusion, Perforation), V. a. Erkrankungen der Lunge, der Pleura und des Mediastinums; Tuberkulose, Brustfellentzündung, Herzerkrankungen (angeboren, erworben)

▸ **Vorbereitung des Patienten:** Der Oberkörper ist freizumachen, Halsketten ablegen, Haarzöpfe müssen nach oben gesteckt werden, damit keine Artefakte entstehen.

▸ **Patientenposition:** stehend, sitzend, liegend;
- stehend: Der Patient steht streng seitlich, mit der aufzunehmenden Seite am Wandbucky gelehnt. Die Arme werden über den Kopf geschlagen und die Ellenbogen mit den Händen umfaßt.
- sitzend/liegend: Schwache Patienten können auch im Sitzen oder im Liegen geröntgt werden. Bei liegender Seitenlage wird der Kopf abgestützt, die Arme zeigen nach oben und vorn. Zur besseren Fixation werden die Beine angewinkelt. Die Aufnahme wird ausgelöst in Atemstillstand nach tiefer Inspiration.

▸ **Kassettenrand:** oberer: 2–3 Querfinger breit oberhalb der Schultern, etwa in Höhe des Überganges Hals-Schulter; lateraler: beidseits symmetrisch

▸ **Strahlenschutz:** Bleischürze

▸ **Filmformat:** 35 cm × 35 cm, 35 cm × 43 cm, 40 cm × 40 cm, Bleibuchstabe R/L

▸ **Spannungswert:** 120 kV

▸ **Zentralstrahl:** in Höhe des 7. Brustwirbels auf die Mitte des Thorax

▸ **Fokus-Film-Abstand:** 150 cm, bei der Herzfernaufnahme 200 cm

▸ **Folie:** Universalfolie

▸ **Streustrahlenraster:** ja

▸ **Kriterien der richtigen Einstellung:** tiefe Inspiration; reine Seiteneinstellung; alle Lungenabschnitte sind dargestellt. Die Arme projizieren sich nicht auf die Lunge.

▸ **Einstellfehler:** Die Arme wurden nicht exakt nach oben genommen. Nicht exakt seitliche Aufnahme (Abb. 11.45)

Abdomenübersicht
(posterior-anterior, stehend)

▸ **Indikation:** Diagnostik akuter abdomineller Erkrankungen (z. B. massive Blutungen aus dem Magen-Darm-Trakt, Perforation, Ileus, Folge eines abdominellen Traumas);
Übersichtsaufnahmen des Abdomens ohne Anwendung eines KM werden als Nativ- oder Leeraufnahmen bezeichnet.

▸ **Vorbereitung des Patienten:** Bis auf die Unterhose frei machen lassen.

▸ **Patientenposition:** Patient steht mit Bauch und Brust vor dem Rasterwandgerät. Dies hat den Vorteil, daß der Patient sich mit beiden Armen an das Stativ pressen kann und somit das Abdomen etwas komprimiert wird.
Die Aufnahme wird nach Exspiration in Atemstillstand durchgeführt.

# 230 11. Einstelltechnik

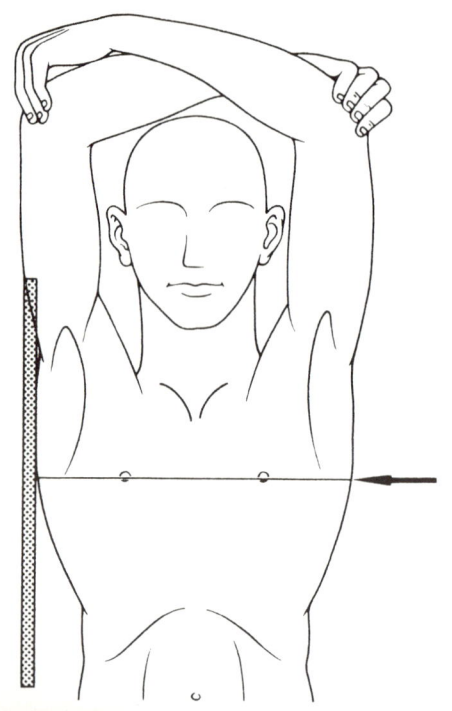

Falls der Patient nicht stehen kann, sollte eine Aufnahme in linker Seitenlage und horizontalem Strahlengang erfolgen.

▶ **Kassettenrand:** unterer: 2 Querfinger breit unterhalb des oberen Symphysenrandes; lateraler: beidseits symmetrisch

▶ **Strahlenschutz:** Hodenkapsel bzw. Ovarialschutz; durch den Ovarialschutz können allerdings pathologische Veränderungen im kleinen Becken verdeckt werden.

▶ **Filmformat:** 30 cm × 40 cm, 35 cm × 43 cm, »Aufnahme im Stehen« oder »stehend« und Bleibuchstabe R/L

▶ **Spannungswert:** 60–90 kV

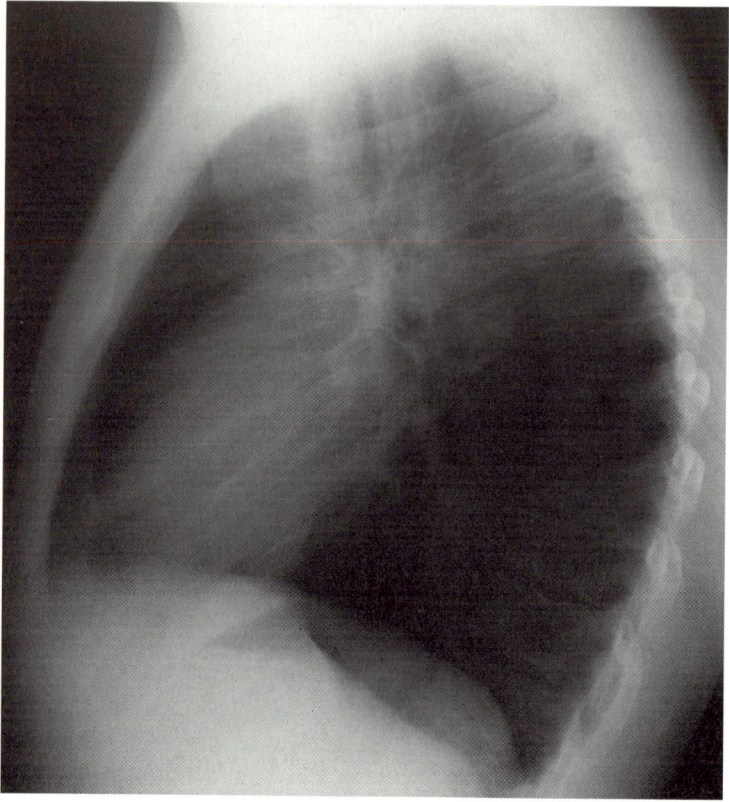

**Abb. 11.45**  a. Thorax (seitlich)
b. Röntgenaufnahme

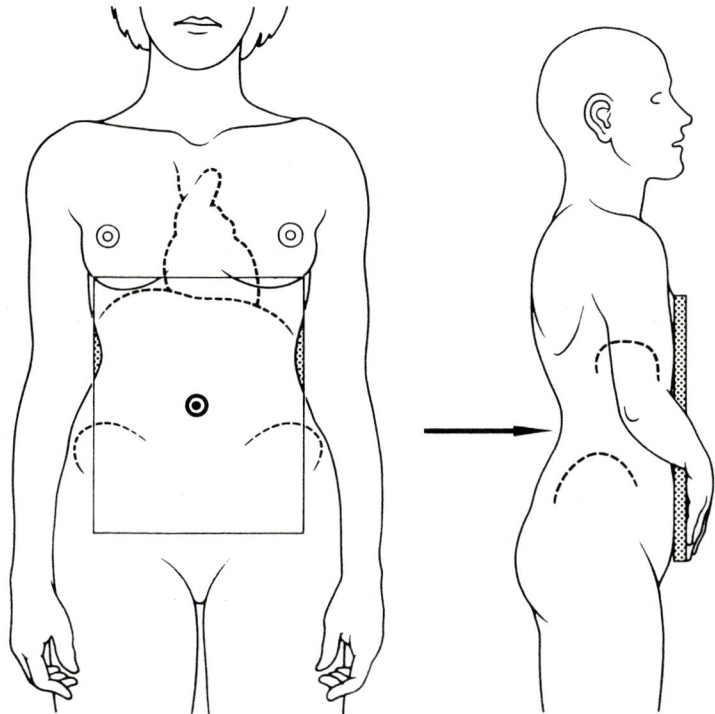

**Abb. 11.46** Abdomenübersicht (posterior-anterior, stehend)

▶ **Zentralstrahl:** horizontal, in der Median-Sagittalebene ca. 2 Querfinger über den Darmbeinkämmen und senkrecht auf Kassettenmitte

▶ **Fokus-Film-Abstand:** 100–150 cm

▶ **Folie:** Universalfolie

▶ **Streustrahlenraster:** ja

▶ **Kriterien der richtigen Einstellung:** symmetrische Einstellung, Symphysenrand und Zwerchfellkuppen sind abgebildet.

▶ **Einstellfehler:** Zu hoch eingestellt, d. h., die Symphyse ist nicht mehr abgebildet. (Abb. 11.46)

Abdomenübersicht – »Nierenleeraufnahme« (anterior-posterior, liegend)

▶ **Indikation:** Diagnostik akuter abdomineller Erkrankungen (z. B. massive Blutungen aus dem Magen-Darm-Trakt, Perforation, Ileus, Folge eines abdominellen Traumas); die sog. Nierenleeraufnahme erfolgt vor der Ausscheidungsurographie.

▶ **Vorbereitung des Patienten:** Bis auf die Unterhose frei machen lassen.

▶ **Patientenposition:** Patient in Rückenlage, Kissen unter dem Kopf; die Arme liegen seitlich des Körpers und die Kniegelenke werden unterpolstert.
Die Aufnahme wird nach Exspiration in Atemstillstand durchgeführt.
Bei sehr adipösen Patienten evtl. Kompressorium anwenden, damit die Streustrahlung vermindert wird.

## 11. Einstelltechnik

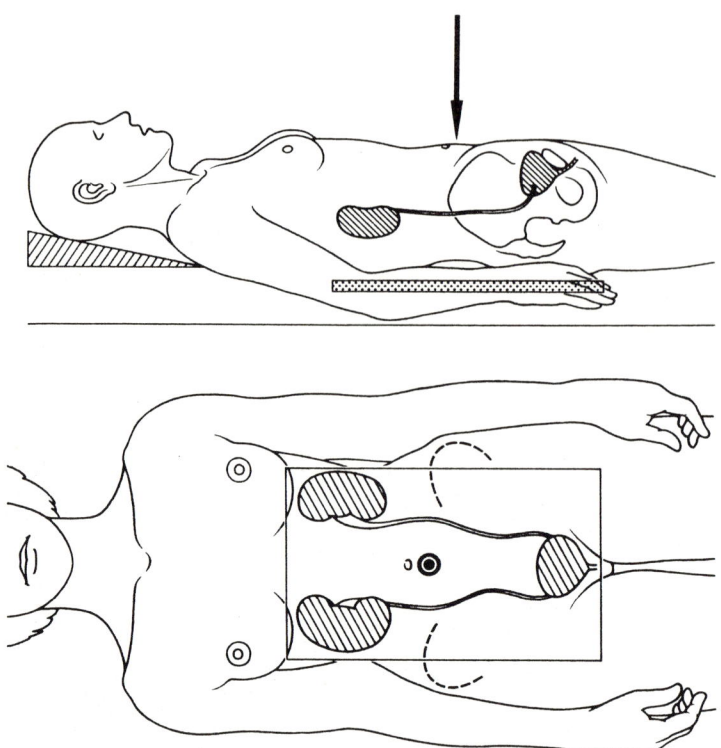

**Abb. 11.47** Abdomenübersicht, »Nierenleeraufnahme« (anterior-posterior, liegend)

▶ **Kassettenrand:** unterer: 2 Querfinger breit unterhalb des oberen Symphysenrandes; lateraler: beidseits symmetrisch

▶ **Strahlenschutz:** Hodenkapsel bzw. Ovarialschutz; durch den Ovarialschutz können allerdings pathologische Veränderungen im kleinen Becken verdeckt werden.

▶ **Filmformat:** 30 cm × 40 cm, 35 cm × 43 cm, »liegend im Bett« oder »liegend«, Bleibuchstabe R/L

▶ **Spannungswert:** 60–90 kV.

▶ **Zentralstrahl:** in der Median-Sagittal-Ebene, etwa in Höhe des Beckenkammes

▶ **Fokus-Film-Abstand:** 100–150 cm

▶ **Folie:** Universalfolie

▶ **Streustrahlenraster:** ja

▶ **Kriterien der richtigen Einstellung:** Der Symphysenrand muß abgebildet sein. Bei akutem Abdomen sollten die Zwerchfellkuppen mit abgebildet sein. Die Nieren und die Harnblase müssen vollständig abgebildet sein.

▶ **Einstellfehler:** Die Symphyse ist nicht abgebildet. (Abb. 11.47)

Beckenübersicht
(anterior-posterior, liegend)

▶ **Indikation:** V. a. Fraktur oder Tumor, degenerative Veränderungen

Praktische Einstelltechnik 233

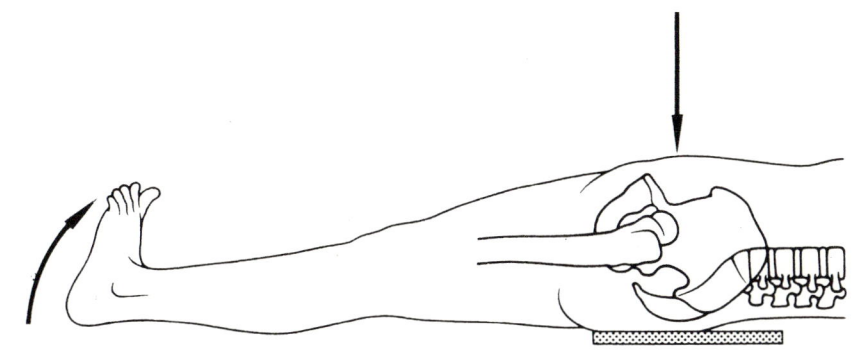

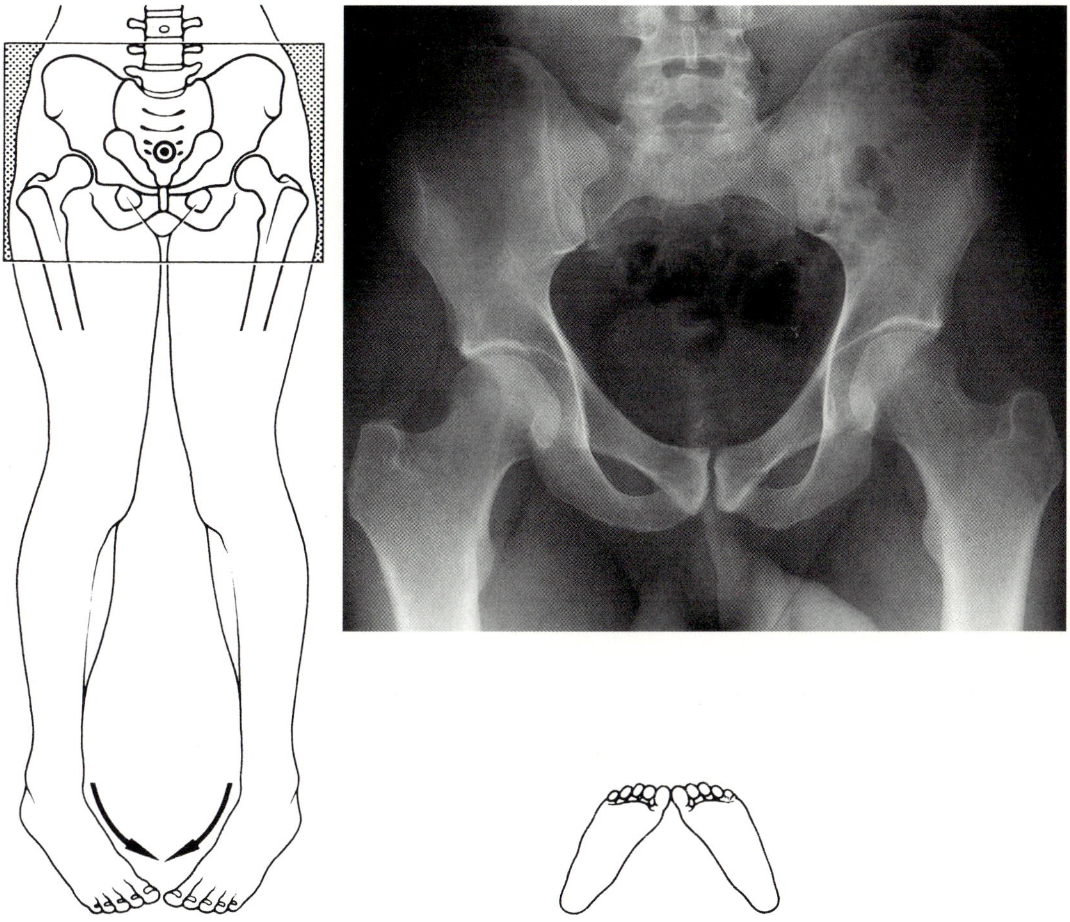

**Abb. 11.48** a. Beckenübersicht (anterior-posterior, liegend)
b. Röntgenaufnahme

▶ **Vorbereitung des Patienten:** Unterkörper bis auf Unterhose entkleiden.

▶ **Patientenposition:** Patient in Rückenlage, Kissen unter dem Kopf, leichte Innenrotation der Beine, wobei sich beide Großzehen berühren sollten; Fixierung mittels Sandsäcken über den Unterschenkeln

▶ **Kassettenrand:** oberer: 2 Querfinger breit über der Darmbeinkammhöhe; lateraler: beidseits symmetrisch

▶ **Strahlenschutz:** Hodenkapsel bzw. Ovarialschutz

▶ **Filmformat:** 30 cm × 40 cm, Querformat, Bleibuchstabe R/L

▶ **Spannungswert:** 65–70 kV

▶ **Zentralstrahl:** Medianebene, Mitte zwischen Beckenkammhöhe und unterem Symphysenrand

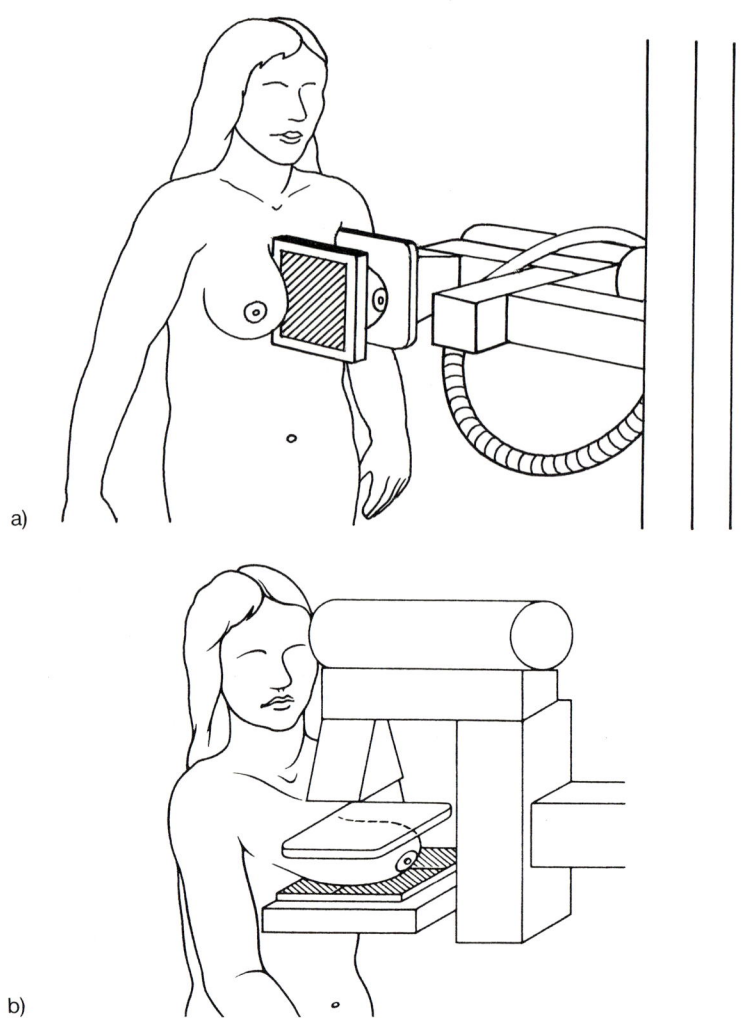

**Abb. 11.49** Mammographie. a. medio-lateral, b. kranio-kaudal

▸ **Fokus-Film-Abstand:** 100 cm

▸ **Folie:** Universalfolien

▸ **Streustrahlenraster:** ja

▸ **Kriterium der richtigen Einstellung:** vollständige Abbildung des Beckens; der proximale Femurteil (Schenkelhals und Trochanteren) ist vollständig abgebildet, symmetrische Darstellung beider Hüften.

▸ **Einstellfehler:** Die Beckenkämme sind nicht vollständig abgebildet, Füße nicht seitengleich innenrotiert. (Abb. 11.48)

## Mammographie (medio-lateral/kranio-kaudal)

▸ **Indikation:** als Screening erste Mammographie bei klinisch unauffälligen Frauen um das 40. Lebensjahr (Basisdiagnostik); weitere Mammographien sollten vorgenommen werden ab dem 40.–50. Lebensjahr in einjährigen Intervallen, über das 50. Lebensjahr hinaus in 2jährigen Intervallen; unabhängig vom Lebensalter bei klinischen Befunden (krankhafte Sekretion, Einziehung der Mamille oder der Kutis, umschriebene Resistenzen und Schmerzen, tastbare Knoten, vergrößerte regionale Lymphknoten)

▸ **Vorbereitung des Patienten:** Oberkörper frei machen

▸ **Patientenposition:** Patientin sitzt oder steht etwas schräg vor dem Untersuchungsgerät. Die zu untersuchende Brust kommt auf den bis zur Brustwand reichenden Film zu liegen. Faltenbildungen sind zu vermeiden. Mamille parallel zum Film; individuelle Kompression der Brust: sie sollte auf keinen Fall schmerzhaft sein.

▸ **Kassettenrand:** beidseits symmetrisch zum Hautrand

▸ **Strahlenschutz:** Bleischürze

▸ **Filmformat:** 18 cm × 24 cm, Bleibuchstabe R/L und med-lat/kran-kaud

▸ **Spannungswert:** 25–35 kV, je nach Organgröße

▸ **Zentralstrahl:** senkrecht auf Film

▸ **Fokus-Film-Abstand:** 40–50 cm

▸ **Folie:** Mammographie-Spezialfilm

▸ **Streustrahlenraster:** ja/nein; beim Arbeiten mit Raster ist die Anodenspannung höher einzustellen (30–35 kV) als beim Arbeiten ohne Raster (25–30 kV).

▸ **Kriterien der richtigen Einstellung:** Erfassung des gesamten Brustkörpers, die Hautgrenze sollte möglichst erkennbar sein, Mamille muß tangential zur Abbildung kommen.

▸ **Einstellfehler:** Mamille nicht exakt ausgerichtet, Patientin zu wenig oder zu stark gedreht (Abb. 11.49)

# 12. Verordnung über den Schutz vor Schäden durch Röntgenstrahlen (Röntgenverordnung – RöV, Auszüge)

Vom 8. Januar 1987 (BGBl I S. 114), geändert durch Verordnung vom 18. Mai 1989 (BGBl I S. 943)

## § 1 Anwendungsbereich

(1) Diese Verordnung gilt für Röntgeneinrichtungen und Störstrahler, in denen Röntgenstrahlen mit einer Grenzenergie von mindestens fünf Kiloelektronenvolt durch beschleunigte Elektronen erzeugt werden können und bei denen die Beschleunigung der Elektronen auf eine Energie von drei Megaelektronenvolt begrenzt ist.

(2) Diese Verordnung gilt nicht für Störstrahler, die zur Erzeugung ionisierender Teilchenstrahlung betrieben werden und der Strahlenschutzordnung unterliegen.

## § 13 Strahlenschutzverantwortliche und Strahlenschutzbeauftragte

(1) Strahlenschutzverantwortlicher ist, wer eine Röntgeneinrichtung oder einen Störstrahler, dessen Betrieb der Genehmigung nach § 5 Abs. 1 bedarf (Störstrahler nach § 5 Abs. 1), betreibt.

(2) Der Strahlenschutzverantwortliche hat, soweit dies für den sicheren Betrieb notwendig ist, für die Leitung oder Beaufsichtigung dieses Betriebes die erforderliche Anzahl von Strahlenschutzbeauftragten schriftlich zu bestellen. Dem Strahlenschutzbeauftragten dürfen nur solche Aufgaben übertragen werden, die er infolge seiner Stellung im Betrieb und der ihm übertragenen Befugnisse erfüllen kann. Bei der Bestellung des Strahlenschutzbeauftragten ist dessen innerbetrieblicher Entscheidungsbereich schriftlich festzulegen. Die Pflichten des Strahlenschutzverantwortlichen nach § 15 Abs. 1 bleiben in vollem Umfang bestehen, auch wenn Strahlenschutzbeauftragte bestellt sind.

(3) Die Bestellung des Strahlenschutzbeauftragten mit Angabe des innerbetrieblichen Entscheidungsbereiches, die Änderung des innerbetrieblichen Entscheidungsbereiches sowie das Ausscheiden des Strahlenschutzbeauftragten aus seiner Funktion sind von dem Strahlenschutzverantwortlichen der zuständigen Behörde unverzüglich schriftlich anzuzeigen. Bei der Anzeige der Bestellung ist der Nachweis der für den Strahlenschutz erforderlichen Fachkunde zu erbringen; § 3 Abs. 3 Nr. 2 gilt entsprechend. Dem Strahlenschutzbeauftragten und dem Betriebsrat oder dem Personalrat ist eine Abschrift der Anzeige auszuhändigen.

(4) Zu Strahlenschutzbeauftragten dürfen nur Personen bestellt werden, gegen die keine Tatsachen vorliegen, aus denen sich gegen ihre Zuverlässigkeit Bedenken ergeben, und die die für den Strahlenschutz erforderliche Fachkunde besitzen.

(5) Beim Betrieb von Röntgeneinrichtungen im Zusammenhang mit dem Unterricht in Schulen dürfen zu Strahlenschutzbeauftragten nur Lehrer bestellt werden. Der Strahlenschutzverantwortliche hat dafür zu sorgen, daß hierbei
1. nur Lehrer tätig werden, die nach Absatz 2 zu Strahlenschutzbeauftragten bestellt sind, und
2. Schüler nur in Anwesenheit und unter Aufsicht eines Strahlenschutzbeauftragten mitwirken.

## § 14 Stellung des Strahlenschutzverantwortlichen und des Strahlenschutzbeauftragten

(1) Dem Strahlenschutzbeauftragten obliegen die ihm durch diese Verordnung auferlegten Pflichten nur im Rahmen seines innerbetrieblichen Entscheidungsbereiches. Er hat dem Strahlenschutzverantwortlichen unverzüglich alle Mängel mitzuteilen, die den Strahlenschutz beeinträchtigen. Kann sich der Strahlenschutzbeauftragte über eine von ihm vorgeschlagene Strahlenschutzmaßnahme oder Strahlenschutzeinrichtung mit dem Strahlenschutzverantwortlichen nicht einigen, so hat dieser dem Strahlenschutzbeauftragten die Ablehnung des Vorschlages schriftlich mitzuteilen und zu begründen und dem Betriebsrat oder Personalrat und der zuständigen Behörde je eine Abschrift zu übersenden.

(2) Der Strahlenschutzverantwortliche hat den Strahlenschutzbeauftragten über alle Verwaltungsakte und Maßnahmen, die Aufgaben oder Befugnisse des Strahlenschutzbeauftragten betreffen, unverzüglich zu unterrichten.

(3) Der Strahlenschutzverantwortliche und der Strahlenschutzbeauftragte haben bei der Erfüllung ihrer Aufgaben mit dem Betriebsrat oder dem Personalrat und den Fachkräften für Arbeitssicherheit zusammenzuarbeiten und sie über wichtige Angelegenheiten des Strahlenschutzes zu unterrichten. Der Strahlenschutzbeauftragte hat den Betriebsrat oder Personalrat auf dessen Verlangen in Angelegenheiten des Strahlenschutzes zu beraten.

(4) Der Strahlenschutzbeauftragte darf bei der Erfüllung seiner Pflichten nicht behindert und wegen seiner Tätigkeit benachteiligt werden.

(5) Ergibt sich, daß der Strahlenschutzbeauftragte infolge eines unzureichenden innerbetrieblichen Entscheidungsbereichs oder aus anderen Gründen seine Aufgaben nur unzureichend erfüllen kann, so kann die zuständige Behörde feststellen, daß er nicht als Strahlenschutzbeauftragter im Sinne dieser Verordnung anzusehen ist.

## § 16 Qualitätssicherung bei Röntgeneinrichtungen zur Untersuchung von Menschen

(1) Bei Röntgeneinrichtungen zur Untersuchung von Menschen ist vor der Inbetriebnahme und nach jeder Änderung des Betriebs, welche die Bildqualität beeinflußt, eine Abnahmeprüfung durch den Hersteller oder Lieferanten durchzuführen. Das Ergebnis der Abnahmeprüfung ist aufzuzeichnen; zu den Aufzeichnungen gehören auch die Aufnahmen der Prüfkörper. Die Abnahmeprüfung ersetzt nicht eine Genehmigung nach § 3 Abs. 1 und 4 oder eine Anzeige nach § 4 Abs. 1 und 5.

(2) In regelmäßigen Zeitabständen, mindestens jedoch monatlich, ist durch eine Konstanzprüfung festzustellen, ob die Bildqualität den Angaben in der letzten Aufzeichnung nach Absatz 1 noch entspricht. Das Ergebnis der Konstanzprüfung ist aufzuzeichnen; zu den Aufzeichnungen gehören auch die Aufnahmen des Prüfkörpers. Ist die erforderliche Bildqualität nicht mehr gegeben, ist unverzüglich die Ursache zu ermitteln und zu beseitigen. Die zuständige Behörde kann Abweichungen von Satz 1 festlegen.

(3) Die Röntgenaufnahmen von Menschen sowie die Aufzeichnungen nach Absatz 1 Satz 2 und Absatz 2 Satz 2 sind einer von der zuständigen Behörde bestimmten ärztlichen oder zahnärztlichen Stelle zugänglich zu machen. Diese Stelle hat die Aufgabe, dem Strahlenschutzverantwortlichen und dem anwendenden Arzt Vorschläge zur Verringerung der Strahlenexposition zu machen.

(4) Die Aufzeichnungen nach Absatz 1 Satz 2 sind 10 Jahre, die Aufzeichnungen nach Absatz 2 Satz 2 zwei Jahre aufzubewahren und der zuständigen Behörde auf Verlangen vorzulegen. Bei Beendigung des Betriebs der Röntgeneinrichtung sind sie bei der von der zuständigen Behörde bestimmten Stelle zu hinterlegen.

## § 19 Kontrollbereich und betrieblicher Überwachungsbereich

(1) Bereiche, in denen Personen im Kalenderjahr höhere Körperdosen aus Ganzkörperexposition als 15 mSv erhalten können (Kontrollbereiche), sind abzugrenzen. Sie müssen während der Einschaltzeit gekennzeichnet sein. Die Kennzeichnung muß deutlich sichtbar mindestens die Worte »Kein Zutritt – Röntgen« erhalten; sie muß auch während der Betriebsbereitschaft vorhanden sein.

(2) Nicht zum Kontrollbereich gehörende betriebliche Bereiche, in denen Personen im Kalenderjahr höhere Körperdosen aus Ganzkörperexpositionen als 5 mSv erhalten können (betriebliche Überwachungsbereiche), sind festzulegen.

(3) Aus anderen Strahlenquellen herrührende Ortsdosen sind bei der Festlegung der Grenzen des Kontrollbereichs und des betrieblichen Überwachungsbereichs einzubeziehen.

(4) Die zuständige Behörde kann anordnen, daß weitere Bereiche als Kontrollbereiche oder als betriebliche Überwachungsbereiche zu behandeln sind, wenn dies zum Schutz einzelner oder der Allgemeinheit erforderlich ist.

(5) Die Bereiche nach den Absätzen 1, 2 und 4 gelten als Kontrollbereich oder betrieblicher Überwachungsbereich nur während der Einschaltzeit.

## Aus § 20 – Röntgenräume

(1) Eine Röntgeneinrichtung darf nur in dem in der Genehmigung oder in der Bescheinigung des Sachverständigen bezeichneten allseitig umschlossenen Raum (Röntgenraum) betrieben werden.

(2) Abweichend von Absatz 1 darf eine Röntgeneinrichtung zur Untersuchung außerhalb des Röntgenraumes betrieben werden, wenn der Zustand der zu untersuchenden Person oder des zu untersuchenden Tieres oder dessen Größe dies zwingend erfordert. Die Röntgenuntersuchung ist so vorzunehmen, daß das Nutzstrahlenbündel keine andere als die zu untersuchende Person oder nur das zu untersuchende Tier treffen kann.

## § 21 Besondere Vorschriften für den Kontrollbereich

(1) Der Schutz beruflich strahlenexponierter Personen vor Strahlen ist an allen Stellen, an denen es der betriebsmäßige Ablauf erlaubt, durch Dauereinrichtungen, insbesondere durch Abschirmung oder Abstandhaltung, sicherzustellen. Dauereinrichtungen müssen unter Berücksichtigung der Aufenthaltszeit so ausgelegt sein, daß sie von einer Person während des normalen betriebsmäßigen Ablaufs erhaltenen Körperdosen ein fünftel der Werte der Anlage IV Tab. 1 Spalte 2 nicht überschreiten können. Alle Personen haben im Kontrollbereich eine ausreichende Schutzkleidung zu tragen, soweit nicht durch eine Dauereinrichtung ein ausreichender Schutz gewährleistet ist; dies gilt nicht für die zu untersuchenden oder zu behandelnden Personen.

(2) Im Kontrollbereich von Röntgeneinrichtungen, die in Röntgenräumen betrieben werden, dürfen Arbeitsplätze, Verkehrswege oder Umkleidekabinen nur liegen, wenn sichergestellt ist, daß sich dort während der Einschaltzeit Personen nicht

aufhalten. Dies gilt nicht für Arbeitsplätze, die aus Gründen einer ordnungsgemäßen Anwendung der Röntgenstrahlen nicht außerhalb des Kontrollbereichs liegen können.

### § 22 Zutritt zum Kontroll- und betrieblichen Überwachungsbereich

(1) Personen darf der Zutritt zum Kontrollbereich nur erlaubt werden, wenn
1. sie zur Durchführung oder Aufrechterhaltung der darin vorgesehenen Betriebsvorgänge tätig werden müssen,
2. ihre Ausbildung einen Aufenthalt in diesem Bereich erfordert oder
3. ihr Aufenthalt in diesem Bereich als Patient, Tierhalter oder Begleitperson nach Auffassung einer zur Ausübung des ärztlichen, zahnärztlichen oder tierärztlichen Berufs berechtigten fachkundigen Person zur Untersuchung oder Behandlung erforderlich ist.

Die zuständige Behörde kann gestatten, daß der fachkundige Strahlenschutzverantwortliche oder der zuständige Strahlenschutzbeauftragte auch anderen Personen den Zutritt zum Kontrollbereich erlaubt.

(2) Schwangeren Frauen und Personen unter 18 Jahren darf der Zutritt zum Kontrollbereich nur erlaubt werden, wenn sie untersucht oder behandelt werden. Die zuständige Behörde kann gestatten, daß sich Personen im Alter zwischen 16 und 18 Jahren unter ständiger Aufsicht und Anleitung eines Fachkundigen im Kontrollbereich zum Zwecke der Ausbildung aufhalten, wenn dies zur Erreichung ihres Ausbildungszieles notwendig ist; dies gilt nicht für schwangere Frauen.

(3) Der Zutritt zum betrieblichen Überwachungsbereich darf nur
1. Personen, die darin eine dem Betrieb dienende Tätigkeit ausüben,
2. Auszubildenden, soweit ihr Aufenthalt im betrieblichen Überwachungsbereich zur Erreichung ihres Ausbildungszieles erforderlich ist, und
3. Besuchern

erlaubt werden. Absatz 1 Satz 2 gilt entsprechend.

### § 23 Zur Anwendung berechtigte Personen

Auf Menschen dürfen nur folgende Personen in Ausübung ihres Berufs Röntgenstrahlen anwenden:
1. Personen, die zur Ausübung des ärztlichen oder zahnärztlichen Berufs berechtigt sind, wenn sie über einen Nachweis nach § 3 Abs. 3 Nr. 2 verfügen,
2. Personen, die zur Ausübung des ärztlichen oder zahnärztlichen Berufs berechtigt sind, ohne über einen Nachweis nach § 3 Abs. 3 Nr. 2 zu verfügen, wenn sie über die erforderlichen Kenntnisse im Strahlenschutz verfügen und unter ständiger Aufsicht und Verantwortung einer der in Nummer 1 genannten Personen tätig sind,
3. Personen, die zur Führung der Berufsbezeichnung »medizinisch-technischer Radiologieassistent«, »medizinisch-technische Radiologieassistentin«, »medizinisch-technischer Assistent« oder »medizinisch-technische Assistentin« berechtigt sind,
4. Hilfskräfte, die unter ständiger Aufsicht und Verantwortung einer der in Nummer 1 bezeichneten Personen tätig sind und für diese Tätigkeit über die erforderlichen Kenntnisse im Strahlenschutz verfügen, nach dem Ablauf von drei Jahren seit dem Inkrafttreten dieser Verordnung (1.1.1991) jedoch nur, wenn die nach Landesrecht zuständige Stelle ihnen den Besitz der erforderlichen Kenntnisse bescheinigt hat, und
5. andere als die in Nummer 1 und 2 bezeichneten Personen, wenn sie zur Aus-

übung der Heilkunde oder Zahnheilkunde berechtigt sind, dazu auch schon vor Inkrafttreten dieser Verordnung berechtigt waren und die für den Strahlenschutz erforderliche Fachkunde durch eine von der zuständigen Behörde festgelegte Prüfung vor dem Inkrafttreten dieser Verordnung nachgewiesen haben.

## § 25 Anwendungsgrundsätze

(1) In Ausübung der Heilkunde oder Zahnheilkunde dürfen Röntgenstrahlen auf Menschen nur angewendet werden, wenn dies aus ärztlicher Indikation geboten ist. Die durch eine Röntgenuntersuchung bedingte Strahlenexposition ist soweit einzuschränken, wie dies mit den Erfordernissen der medizinischen Wissenschaft zu vereinbaren ist. Bei der Behandlung mit Röntgenstrahlen muß Dosis und Dosisverteilung den Erfordernissen der medizinischen Wissenschaft entsprechen. Körperbereiche, die bei der vorgesehenen Anwendung nicht von der Nutzstrahlung getroffen werden müssen, sind vor einer Strahlenexposition so weit wie möglich zu schützen. Bei bestehender Schwangerschaft sind alle Möglichkeiten einer Herabsetzung der Strahlenexposition der Leibesfrucht auszuschöpfen.

(2) Die Vorschriften über die Dosisgrenzwerte gelten nicht für Personen, auf die in Ausübung der Heilkunde oder Zahnheilkunde Röntgenstrahlen angewendet werden.

(3) Die Absätze 1 und 2 gelten entsprechend für die sonstigen durch Gesetz vorgesehenen oder zugelassenen Fälle der Anwendung von Röntgenstrahlen auf Menschen.

## § 26 Röntgendurchleuchtung

Bei der Röntgendurchleuchtung von Menschen ist eine Einrichtung zur elektronischen Bildverstärkung mit Fernsehkette und automatischer Dosisleistungsregelung oder eine andere, mindestens gleichwertige Einrichtung zu verwenden. Der Röntgenstrahler darf nur während der Durchleuchtung oder zum Anfertigen einer Aufnahme eingeschaltet sein.

## § 27 Röntgenbehandlung

(1) Bei der Röntgenbehandlung von Menschen muß der Bestrahlungsplan einschließlich der Bestrahlungsbedingungen vor der Behandlung schriftlich festgelegt und von einer Person, welche die Voraussetzung des § 23 Nr. 1 erfüllt, kontrolliert werden. Aus dem Bestrahlungsplan müssen alle erforderlichen Daten der Röntgenbehandlung zu ersehen sein, insbesondere die Bestimmung der Dosisleistung, die Dauer und Zeitfolge der Bestrahlungen, die Oberflächen- und Herddosis, die Lokalisation und die Abgrenzung des Bestrahlungsfeldes, die Wahl des Filters, der Röhrenstromstärke, der Röhrenspannung und des Brennfleck-Haut-Abstandes sowie die Festlegung des Schutzes gegen Streustrahlung.

(2) Die Einstellung des Bestrahlungsfeldes sowie die Einhaltung der übrigen in Absatz 1 genannten Bedingungen sind vor Beginn jeder einzelnen Bestrahlung von einer Person zu überprüfen, welche die Voraussetzungen des § 23 Nr. 1 oder 2 erfüllt.

## § 28 Aufzeichnungen

(1) Vor der Anwendung von Röntgenstrahlen in Ausübung der Heilkunde oder Zahnheilkunde sind aufzuzeichnen:
1. frühere Anwendungen von ionisierenden Strahlen, soweit sie für die vorgesehene Anwendung von Röntgenstrahlen von Bedeutung sind, und
2. bei weiblichen Personen im gebärfähigen Alter Angaben über das Bestehen einer Schwangerschaft.

Für die Aufzeichnung über frühere Anwendungen von Röntgenstrahlen muß nach dem Röntgennachweisheft gefragt werden.

(2) Über jede Anwendung von Röntgenstrahlen sind Aufzeichnungen anzufertigen. Aus ihnen müssen der Zeitpunkt, die Art der Anwendung, die untersuchte oder behandelte Körperregion sowie die Angaben hervorgehen, die zur Ermittlung der Körperdosen erforderlich sind. Die Aufzeichnungen sind auf Verlangen der zuständigen Behörde vorzulegen.

(3) Der untersuchten oder behandelten Person ist auf deren Wunsch eine Abschrift oder Ablichtung der Aufzeichnungen nach Absatz 2 Satz 1 auszuhändigen. Wird ein Röntgennachweisheft vorgelegt, sind darin vorgesehene Eintragungen vorzunehmen.

(4) Wer eine Röntgeneinrichtung in Ausübung der Heilkunde oder Zahnheilkunde betreibt, hat
1. die Aufzeichnungen über Röntgenbehandlungen 30 Jahre nach der letzten Behandlung,
2. Röntgenaufnahmen und sonstige Aufzeichnungen nach Absatz 1, 2 Satz 1 und 2 über Röntgenuntersuchungen zehn Jahre nach der letzten Untersuchung aufzubewahren. Die zuständige Behörde kann verlangen, daß er im Falle der Praxisaufgabe die Aufzeichnungen und Aufnahmen an einer von ihr bestimmten, der ärztlichen Schweigepflicht unterliegenden Stelle hinterlegt. Diese Stelle hat auch die sich aus Absatz 6 Satz 1 ergebenden Pflichten zu erfüllen.

(5) Die Aufzeichnungen über die Anwendung von Röntgenstrahlen nach Absatz 4 Satz 1 können als Wiedergabe auf einem Bildträger oder auf anderen Datenträgern aufbewahrt werden, wenn sichergestellt ist, daß die Wiedergaben oder die Daten
1. mit den Aufzeichnungen bildlich oder inhaltlich übereinstimmen, wenn sie lesbar gemacht werden, und
2. während der Dauer der Aufbewahrungsfrist verfügbar sind und jederzeit innerhalb angemessener Zeit lesbar gemacht werden können.

Satz 1 gilt für Röntgenaufnahmen der Direktradiographie mit der Maßgabe, daß die Aufbewahrung als Wiedergabe auf einem Bildträger oder auf anderen Datenträgern erst nach Ablauf von drei Jahren zulässig ist.

(6) Wer eine Person mit Röntgenstrahlen untersucht oder behandelt, hat einem diese Person später untersuchenden Arzt oder Zahnarzt auf dessen Verlangen Auskünfte über die Aufzeichnungen nach Absatz 1 oder 2 Satz 1 zu erteilen und ihm Aufzeichnungen, einschließlich der Röntgenaufnahmen, vorübergehend zu überlassen. Auch ohne dieses Verlangen sind Röntgenaufnahmen dem Patienten, in besonderen Fällen im verschlossenen Umschlag oder in anderer zur Wahrung der ärztlichen Schweigepflicht geeigneter Weise auch einem Dritten, zur Weiterleitung an einen später untersuchenden oder behandelnden Arzt oder Zahnarzt zu übergeben, wenn dadurch voraussichtlich eine Doppeluntersuchung vermieden werden kann.

## § 31 Dosisgrenzwerte für beruflich strahlenexponierte und besonders schutzbedürftige Personen

(1) Die Körperdosen dürfen für beruflich strahlenexponierte Personen die Werte der Anlage IV Tab. 1 Spalte 2 oder 3 im Kalenderjahr nicht überschreiten. In drei aufeinander folgenden Monaten dürfen die Körperdosen höchstens die Hälfte der Jahreswerte betragen. Die Summe der in allen Kalenderjahren ermittelten effektiven Dosen beruflich strahlenexponierter Personen darf 400 Millisievert nicht überschreiten.

(2) Die jährlichen Körperdosen dürfen für Personen unter 18 Jahren, die sich nach § 22 Abs. 2 Satz 2 im Kontrollbereich aufhalten, ein Zehntel der Grenzwerte nach

Anlage IV Tab. 1 Spalte 2 nicht überschreiten.

(3) Bei gebärfähigen Frauen darf die über einen Monat kumulierte Körperdosis an der Gebärmutter 5 mSv nicht überschreiten.

(4) Wird ein Grenzwert nach Anlage IV Tab. 1 Spalte 2 überschritten, so sind die folgenden Expositionen so zu begrenzen, daß jeweils für den Zeitraum eines Kalendervierteljahres die Körperdosen kleiner als ein Zehntel dieser Jahreswerte sind. Diese Begrenzung ist so lange durchzuführen, bis die Summe der Körperdosen für den Zeitraum des Jahres der Überschreitung und der folgenden Jahre kleiner ist als das Produkt aus den Grenzwerten nach Anlage IV Tab. 1 Spalte 2 und der Anzahl der Jahre seit Beginn des Jahres der Überschreitung.

(5) Bei der Ermittlung der Körperdosen ist die anderweitige Strahlenexposition durch ionisierende Strahlen im Beruf einzubeziehen; die natürliche Strahlenexposition, die Strahlenexposition des Patienten durch ärztliche oder zahnärztliche Untersuchungen oder Behandlungen sowie andere, außerhalb des beruflichen Tätigkeitsbereiches liegende Strahlenexposition sind nicht zu berücksichtigen.

## § 32 Dosisgrenzwerte für andere Personen

(1) Die Körperdosen für nicht beruflich strahlenexponierte Personen im Kontrollbereich oder betrieblichen Überwachungsbereich dürfen jährlich ein Zehntel der Grenzwerte der Anlage IV Tab. 1 Spalte 2 nicht überschreiten. § 31 Abs. 5 ist entsprechend anzuwenden.

(2) Die Körperdosis infolge Ganzkörperexposition darf außerhalb der in Absatz 1 genannten Bereiche im Kalenderjahr 1,5 mSv nicht überschreiten. Die zuständige Behörde kann den Dosisgrenzwert in Einzelfällen auf bis zu 5 mSv pro Jahr erhöhen.

## Aus § 35 – Ermittlung der Körperdosis

(1) An Personen, die sich aus anderen Gründen als zu ihrer ärztlichen oder zahnärztlichen Untersuchung oder Behandlung im Kontrollbereich aufhalten, sind die Körperdosen zu ermitteln. Ist bei dem Aufenthalt einer Person im Kontrollbereich sichergestellt, daß keine höheren Körperdosen als ein Zehntel der Grenzwerte nach Anlage IV Tab. 1 Spalte 2 erreicht werden, so kann die zuständige Behörde Ausnahmen von Satz 1 zulassen. Die in Satz 1 genannten Personen haben die erforderlichen Messungen zu dulden.

(2) Die Körperdosis ist durch Messung der Personendosis mit einem von der nach Landesrecht zuständigen Meßstelle bereitgestellten Dosimeter zu ermitteln. Die Anzeige des Dosimeters gilt als Maß für die Körperdosis. Wenn auf Grund der Messung der Personendosis oder sonstiger Tatsachen der Verdacht einer Überschreitung der Grenzwerte nach Anlage IV Tabelle 1 Spalte 2 besteht, sind die Körperdosen unter Berücksichtigung der Expositionsbedingungen zu ermitteln.

## § 36 Belehrung

(1) Personen, denen der Zutritt zum Kontrollbereich nach § 22 Abs. 1 Satz 1 Nr. 1 oder 2 erlaubt ist, und Personen, die Röntgenstrahlen anwenden, sind vorher über die Arbeitsmethoden, die möglichen Gefahren, die anzuwendenden Schutzmaßnahmen, den für ihre Tätigkeit wesentlichen Inhalt dieser Verordnung und erteilte Genehmigungen zu belehren. Die Belehrung ist halbjährlich, auf Anordnung der zuständigen Behörde in kürzeren Zeiträumen, zu wiederholen.

(2) Personen, denen nach § 22 Abs. 1 Satz 2 der Aufenthalt im Kontrollbereich erlaubt ist, sind vorher über die möglichen

Gefahren und ihre Verhütung zu belehren, falls sie nicht von einer fachkundigen Person begleitet werden.

(3) Über den Inhalt und den Zeitpunkt der Belehrung sind Aufzeichnungen zu führen, die von der belehrten Person zu unterzeichnen sind. Die Aufzeichnungen sind fünf Jahre aufzubewahren und der zuständigen Behörde auf Verlangen vorzulegen.

## § 37 Erfordernis

(1) Eine beruflich strahlenexponierte Person der Kategorie A darf im Kontrollbereich nur beschäftigt werden, wenn sie innerhalb eines Jahres vor Beginn der Beschäftigung von einem nach § 41 ermächtigten Arzt untersucht worden ist und dem Strahlenschutzverantwortlichen eine von diesem Arzt ausgestellte Bescheinigung vorliegt, nach der der Tätigkeit keine gesundheitliche Bedenken entgegenstehen.

(2) Eine beruflich strahlenexponierte Person der Kategorie A darf nach Ablauf eines Jahres seit der letzten Beurteilung oder Untersuchung im Kontrollbereich nur weiterbeschäftigt werden, wenn sie von einem ermächtigten Arzt erneut beurteilt oder untersucht worden ist und dem Strahlenschutzverantwortlichen eine von diesem Arzt ausgestellte Bescheinigung vorliegt, daß gegen eine Weiterbeschäftigung keine gesundheitlichen Bedenken bestehen.

(3) Die zuständige Behörde kann auf Vorschlag des ermächtigten Arztes die in Absatz 2 genannte Frist abkürzen, wenn die Arbeitsbedingungen oder der Gesundheitszustand der ärztlich zu überwachenden Person dies erfordert.

(4) Die zuständige Behörde kann anordnen, der Strahlenschutzverantwortliche kann bestimmen, daß beruflich Strahlenexponierte der Kategorie B ihre Tätigkeit im Kontrollbereich nur fortsetzen dürfen, wenn durch einen ermächtigten Arzt festgestellt und bescheinigt wird, daß gegen die Weiterbeschäftigung im Kontrollbereich keine gesundheitliche Bedenken bestehen.

(5) Die zuständige Behörde kann anordnen, daß die in § 22 Abs. 2 Satz 2 Halbsatz 1 genannten nicht beruflich strahlenexponierten Personen sich von einem ermächtigten Arzt untersuchen lassen.

(6) Personen, die nach den Absätzen 1 bis 5 der ärztlichen Überwachung unterliegen, haben die erforderlichen ärztlichen Untersuchungen zu dulden.

(7) Soweit es für die ärztliche Bescheinigung erforderlich ist, hat der ermächtigte Arzt die bei der ärztlichen Überwachung nach Absatz 1, 2, 4 oder 5 von anderen ermächtigten Ärzten angelegten Gesundheitsakten, die bisher erteilten ärztlichen Bescheinigungen sowie die behördlichen Entscheidungen nach § 39 und die diesen Entscheidungen zu Grunde liegenden Gutachten anzufordern. Die ärztliche Bescheinigung ist auf dem Formularblatt nach Anlage V zu erteilen.

(8) Dem ermächtigten Arzt sind
1. die Art der Tätigkeit der ärztlich zu überwachenden Person und die mit dieser Tätigkeit verbundenen Arbeitsbedingungen,
2. jeder Wechsel der Art der Tätigkeit und der mit ihr verbundenen Arbeitsbedingungen,
3. die Ergebnisse der Körperdosisermittlungen und
4. der Inhalt der letzten ärztlichen Bescheinigung, soweit sie nicht von ihm ausgestellt wurde,

schriftlich mitzuteilen. Die ärztlich zu überwachende Person kann vom Strahlenschutzverantwortlichen eine Abschrift der Mitteilung nach Satz 1 verlangen.

## § 40 Sofortmaßnahmen bei Bestrahlung mit einer erhöhten Einzeldosis

(1) Ist zu besorgen, daß eine Person mehr als das Zweifache der in Anlage IV Tab. 1 Spalte 2 genannten Körperdosen erhalten hat, so ist dafür zu sorgen, daß sie einem ermächtigten Arzt unverzüglich vorgestellt und der zuständigen Behörde der Sachverhalt unverzüglich angezeigt wird.

(2) Ist nach dem Ergebnis der ärztlichen Überwachung nach Absatz 1 zu besorgen, daß die zu überwachende Person an ihrer Gesundheit gefährdet wird, wenn sie eine berufliche Tätigkeit ausübt oder fortsetzt, bei der sie nach § 37 zu überwachen ist, so kann die zuständige Behörde anordnen, daß sie mit dieser Tätigkeit nicht, nicht mehr oder nur unter Beschränkungen beschäftigt werden darf.

(3) Nach Beendigung einer Tätigkeit nach Absatz 2 ist dafür zu sorgen, daß die ärztliche Überwachung so lange fortgesetzt wird, wie es der ermächtigte Arzt zum Schutze der Gesundheit der zu überwachenden Person für erforderlich erachtet.

(4) Personen, die der ärztlichen Überwachung nach Absatz 1 oder 3 unterliegen, haben die erforderlichen ärztlichen Untersuchungen zu dulden.

(5) Für die Ergebnisse der ärztlichen Überwachung nach Absatz 3 gilt § 39 entsprechend.

## Anlage IV
(zu § 21 Abs. 1 Satz 2, §§ 31, 32 Abs. 1, § 35 Abs. 2 und 3, § 40 Abs. 1)

**Tab. 1.** Werte der Körperdosen für beruflich strahlenexponierte Personen

| Körperdosis | Werte der Körperdosen für beruflich Strahlenexponierte Personen im Kalenderjahr der | |
|---|---|---|
| | Kategorie A | Kategorie B |
| 1 | 2 | 3 |
| Effektive Dosis | 50 mSv | 15 mSv |
| 1. Teilkörperdosis: Keimdrüsen, Gebärmutter, rotes Knochenmark | 50 mSv | 15 mSv |
| 2. Teilkörperdosis: alle Organe und Gewebe, soweit nicht unter 1., 3. und 4. genannt | 150 mSv | 45 mSv |
| 3. Teilkörperdosis: Schilddrüse, Knochenoberfläche, Haut, soweit nicht unter 4. genannt | 300 mSv | 90 mSv |
| 4. Teilkörperdosis: Hände, Unterarme, Füße, Unterschenkel, Knöchel, einschl. der dazugehörigen Haut | 500 mSv | 150 mSv |

**Tab. 2** Zur Berechnung der effektiven Dosis bei einer Ganz- oder Teilkörperexposition werden die Äquivalenzdosen der in Tab. 2 genannten Organe und Gewebe mit den Wichtungsfaktoren der Tab. 2 multipliziert und die so erhaltenen Produkte addiert. Zur Bestimmung des Beitrags der anderen Organe und Gewebe bei der Berechnung der effektiven Dosis ist die Teilkörperdosis für jedes der fünf am stärksten strahlenexponierten anderen Organe oder Gewebe zu ermitteln. Die Strahlenexposition aller übrigen Organe und Gewebe bleibt bei der Berechnung der effektiven Dosis unberücksichtigt.

| Organe und Gewebe | Wichtungsfaktoren |
|---|---|
| 1. Keimdrüsen | 0,25 |
| 2. Brust | 0,15 |
| 3. Rotes Knochenmark | 0,12 |
| 4. Lunge | 0,12 |
| 5. Schilddrüse | 0,03 |
| 6. Knochenoberfläche | 0,03 |
| 7. andere Organe und Gewebe: Blase, oberer Dickdarm, unterer Dickdarm, Dünndarm, Gehirn, Leber, Magen, Milz, Nebenniere, Niere, Bauchspeicheldrüse, Thymus, Gebärmutter | je 0,06 |

# 13. Prüfungsfragen

## Physikalische Grundlagen der Röntgenstrahlerzeugung

1. Welche Gesetzmäßigkeit beschreibt den Zusammenhang zwischen Strom, Spannung und Widerstand?
   a) Die Kirchhoffschen Regeln
   b) Die Gaußsche Verteilung
   c) Das Ohmsche Gesetz
   d) Die Wechselstrom-Regeln

2. Welcher Generatortyp liefert die schlechteste Ausbeute an Strahlenqualität und Dosis?
   a) Einpulsgenerator
   b) Zweipulsgenerator
   c) Sechspulsgenerator
   d) Zwölfpulsgenerator
   e) Hochfrequenzgenerator
   f) Gleichspannungsgenerator

3. Welche Antwort ist richtig?
   Die Halbwertschichtdicke
   a) sinkt mit steigender Ordnungszahl
   b) steigt mit der Ordnungszahl
   c) sinkt mit der Wellenlänge
   d) steigt mit der mAs

4. Für Atome gilt:
   1) Sie sind die Grundbausteine der Materie.
   2) Sie sind unteilbar.
   3) Sie bestehen aus Elementarteilchen (Protonen, Neutronen und Elektronen).
   4) Sie sind aus dem Atomkern und der ihn umgebenden Atomhülle aufgebaut.
   5) Der Atomkern besitzt einen Durchmesser von etwa 1 mm.

   a) Nur 1 ist richtig.
   b) Nur 1 und 2 sind richtig.
   c) Nur 2 und 4 sind richtig.
   d) Nur 1, 3 und 4 sind richtig.
   e) Alle Antworten sind richtig.

5. Für den Aufbau der Atome gilt:
   1) Der Atomkern enthält Protonen, Neutronen und Elektronen.
   2) Der Durchmesser der Atomhülle ist etwa 10mal größer als der des Atomkerns.
   3) Die Atomhülle enthält zahlreiche positiv geladene Teilchen.
   4) Die Atomhülle ist nur aus Elektronen aufgebaut.
   5) Die Elektronen bewegen sich auf vorgeschriebenen Umlaufbahnen um den Atomkern (Bohrsches Atommodell).

   a) Nur 1 und 4 sind richtig.
   b) Nur 4 und 5 sind richtig.
   c) Nur 1, 2 und 3 sind richtig.
   d) Nur 1, 4 und 5 sind richtig.
   e) Alle Antworten sind richtig.

6. Welche der folgenden Aussagen sind richtig?
   1) Atome sind normalerweise nach außen hin elektrisch neutral.
   2) Protonen tragen eine negative Ladung.
   3) Die meisten chemischen Elemente sind aus mehreren verschiedenen Atomen aufgebaut.
   4) Atome enthalten viel materiefreien Raum.
   5) Wasserstoff enthält nur ein Proton in seinem Atomkern und ist damit das am einfachsten aufgebaute chemische Element.

   a) Nur 1 und 5 sind richtig.
   b) Nur 1, 4 und 5 sind richtig.
   c) Nur 2, 3 und 4 sind richtig.
   d) Nur 3, 4 und 5 sind richtig.
   e) Alle Antworten sind richtig.

7. Welche der folgenden Aussagen sind richtig?
   1) Die verschiedenen chemischen Elemente unterscheiden sich in der Zahl ihrer Protonen im Atomkern.
   2) Jedem Element wird im Periodensystem eine bestimmte Ordnungszahl zugeteilt.
   3) Wasserstoff, Natrium und Blei sind Beispiele für chemische Elemente.
   4) Isotope unterscheiden sich in der Zahl der Neutronen im Atomkern.
   5) Instabile Isotope können unter Abgabe radioaktiver Strahlung spontan zerfallen, ohne dazu einen besonderen Impuls von außen zu benötigen.

   a) Nur 3 ist richtig.
   b) Nur 2 und 3 sind richtig.
   c) Nur 1 und 4 sind richtig.
   d) Nur 1, 2, 3 und 4 sind richtig.
   e) Alle Antworten sind richtig.

8. Welche der folgenden Aussagen sind richtig?
   1) Ionen sind bestimmte Erscheinungsformen der Elemente, die sich in der Zahl der Neutronen im Atomkern unterscheiden.
   2) Die meisten Ionen sind nach außen hin elektrisch neutral.
   3) Ionen senden in der Regel radioaktive Strahlung aus.
   4) Positiv geladene Ionen heißen Anionen.
   5) Bei Entfernung eines Elektrons aus der Atomhülle entsteht ein positiv geladenes Teilchen.

   a) Nur 5 ist richtig.
   b) Nur 1 und 3 sind richtig.
   c) Nur 1, 2 und 5 sind richtig.
   d) Nur 3, 4 und 5 sind richtig.
   e) Alle Antworten sind richtig.

9. Für den physikalischen Begriff der »Energie« gilt:
   1) »Energie« ist ungefähr das gleiche wie »Leistung«.
   2) »Energie« läßt sich als »gespeicherte Arbeit« umschreiben.
   3) Das Gesetz von der Energieerhaltung besagt, daß jeder Körper die ihm eingegebene Energie behält.
   4) Energie kann insgesamt weder neu geschaffen noch vernichtet werden.
   5) Beispiele für die verschiedenen Energieformen sind die Lageenergie und die Bewegungsenergie.

   a) Nur 1 ist richtig.
   b) Nur 3 und 5 sind richtig.
   c) Nur 2, 3 und 5 sind richtig.
   d) Nur 1, 4 und 5 sind richtig.
   e) Nur 2, 4 und 5 sind richtig.

10. Für den elektrischen Strom gilt:
    1) Die Ursache für das Fließen von elektrischem Strom ist die Anziehungskraft zwischen verschiedenartigen (positiven und negativen) Ladungen.
    2) Fließen von elektrischem Strom bedeutet die Bewegung von Elektronen.
    3) Die elektrische Stromstärke wird in der Einheit »Volt« gemessen.
    4) Die Einheit der elektrischen Spannung heißt »Ampere«.
    5) Das Ohmsche Gesetz beschreibt den Zusammenhang zwischen Stromstärke, Spannung und elektrischer Leistung.

    a) Keine Antwort ist richtig.
    b) Nur 2 ist richtig.
    c) Nur 1 und 2 sind richtig.
    d) Nur 1, 2 und 5 sind richtig.
    e) Alle Antworten sind richtig.

11. Für den elektrischen Strom gilt:
    1) Beim Fließen von elektrischem Strom entsteht ein Magnetfeld, das den elektrischen Leiter (z. B. den stromführenden Draht) umgibt.
    2) Durch ein sich änderndes Magnetfeld kann das Fließen von elektrischem Strom hervorgerufen werden.

3) Gleichstrom fließt immer in die gleiche Richtung.
4) Wechselstrom ändert ständig seine Flußrichtung.
5) Wechselstrom wird durch eine Wechselspannung erzeugt.

a) Nur 1 ist richtig.
b) Nur 1, 3 und 4 sind richtig.
c) Nur 1, 2 und 5 sind richtig.
d) Nur 3, 4 und 5 sind richtig.
e) Alle Antworten sind richtig.

12. Für den Begriff der »Strahlung« gilt:
1) Strahlung ist als die räumliche Ausbreitung von Licht definiert.
2) Unter Strahlung wird allgemein die räumliche und zeitliche Ausbreitung von Energie verstanden.
3) Träger der elektromagnetischen Strahlung sind die Elektronen.
4) Elektromagnetische Strahlung ist eine Form der Korpuskularstrahlung.
5) Elektromagnetische Strahlung breitet sich mit Schallgeschwindigkeit im Raum aus.

a) Nur 1 ist richtig.
b) Nur 2 ist richtig.
c) Nur 3 ist richtig.
d) Nur 3 und 4 sind richtig.
e) Nur 2 und 5 sind richtig.

13. Für den Begriff der »Strahlung« gilt:
1) Elektromagnetische Strahlung breitet sich im Gegensatz zur Korpuskularstrahlung masselos im Raum aus.
2) Röntgenstrahlung zählt zur elektromagnetischen Strahlung.
3) Sichtbares Licht zählt zur elektromagnetischen Strahlung.
4) Die verschiedenen Arten elektromagnetischer Strahlung unterscheiden sich in ihrer Wellenlänge.
5) Langwellige Strahlung ist energiereicher als kurzwellige Strahlung.

a) Nur 5 ist richtig.
b) Nur 1 und 4 sind richtig.
c) Nur 2, 3 und 4 sind richtig.
d) Nur 1, 2, 3 und 4 sind richtig.
e) Alle Antworten sind richtig.

14. Für den Begriff der »Strahlung« gilt:
1) Elektromagnetische Strahlung ist immer auch ionisierende Strahlung.
2) Ionisierende Strahlung ist besonders energiereiche Strahlung.
3) Ionisierende Strahlung kann biologische Materie schädigen.
4) Röntgenstrahlung ist ionisierende Strahlung.
5) Strahlung wird beim Durchtritt durch Materie geschwächt.

a) Nur 1 und 3 sind richtig.
b) Nur 1, 3 und 4 sind richtig.
c) Nur 2, 4 und 5 sind richtig.
d) Nur 2, 3, 4 und 5 sind richtig.
e) Alle Antworten sind richtig.

15. Für die Wechselwirkung zwischen ionisierender Strahlung und Materie gilt:
1) Strahlung kann Materie durchdringen, ohne mit ihr in Wechselwirkung zu treten.
2) Die Intensität der Strahlung wird beim Durchgang durch Materie geschwächt.
3) Die Abgabe der Strahlungsenergie an die Materie wird als Absorption bezeichnet.
4) Photoeffekt, Compton-Effekt und Paarbildung sind mögliche Formen der Wechselwirkung zwischen elektromagnetischer Strahlung und Materie.
5) Beim Compton-Effekt wird aus der Atomhülle ein Elektron ausgeschlagen und die verbleibende Restenergie in Form von elektromagnetischer Strahlung freigesetzt.

a) Nur 1 und 2 sind richtig.
b) Nur 3 und 4 sind richtig.
c) Nur 2, 3 und 4 sind richtig.
d) Nur 2, 3, 4 und 5 sind richtig.
e) Alle Antworten sind richtig.

16. Für die Röntgenstrahlung gilt:
   1) Röntgenstrahlung ist eine Form der elektromagnetischen Strahlung.
   2) Röntgenstrahlung wird in der Röntgenröhre an der Glühkathode freigesetzt.
   3) In der medizinischen Diagnostik kommt der charakteristischen Röntgenstrahlung in der Regel eine größere Bedeutung zu als der Röntgenbremsstrahlung.
   4) Weiche Röntgenstrahlung ist verhältnismäßig energiearm und besitzt eine Strahlungsenergie zwischen 20 und 60 keV.
   5) Röntgenstrahlung breitet sich mit Lichtgeschwindigkeit im Raum aus.

   a) Keine Antwort ist richtig.
   b) Nur 1 und 4 sind richtig.
   c) Nur 1, 2 und 5 sind richtig.
   d) Nur 1, 4 und 5 sind richtig.
   e) Alle Antworten sind richtig.

17. Für den technischen Aufbau der Röntgeneinrichtung gilt:
   1) Der Röntgengenerator erzeugt (»generiert«) die Röntgenstrahlung.
   2) Aus der Glühkathode werden Elektronen freigesetzt.
   3) Bei einer Erhöhung der Heizstromstärke steigt die Energie der freigesetzten Röntgenstrahlung.
   4) Drehanoden werden heute kaum noch verwendet, weil sie sich zu sehr aufheizen.
   5) Moderne Anodenteller bestehen ausschließlich aus Molybdän.

   a) Nur 2 ist richtig.
   b) Nur 1 und 3 sind richtig.
   c) Nur 1, 2 und 3 sind richtig.
   d) Nur 2, 4 und 5 sind richtig.
   e) Alle Antworten sind richtig.

18. Folgende Aussagen sind richtig:
   1) Zur Erzielung einer optimalen Abbildungsqualität sollte der Brennfleck an der Anode der Röntgenröhre möglichst klein und die Dosisleistung möglichst groß sein.
   2) Der Röntgengenerator dient der Umwandlung des Netzstromes in einen Gleichstrom von hoher Spannung.
   3) 12-Puls-Generatoren erzeugen einen gleichmäßigeren Spannungsverlauf als 1-Puls-Generatoren.
   4) Das Abstandsquadratgesetz hat eine große Bedeutung für den Strahlenschutz.
   5) Das Abstandquadratgesetz besagt, daß sich die Strahlenbelastung mit der Verdopplung des Abstandes von der Strahlenquelle halbiert.

   a) Nur 3 ist richtig.
   b) Nur 4 ist richtig.
   c) Nur 1, 2 und 3 sind richtig.
   d) Nur 1, 2, 3 und 4 sind richtig.
   e) Alle Antworten sind richtig.

# Röntgenbilderzeugung

1. Verstärkungsfolien
   1) verbessern die Bildqualität
   2) sparen Dosis und sind damit ein wichtiger Beitrag zum Strahlenschutz
   3) enthalten fluoreszierende Stoffe

   a) Keine Aussage ist richtig.
   b) Nur 1 ist richtig.
   c) Nur 2 ist richtig.
   d) 2 und 3 sind richtig.
   e) Alle Aussagen sind richtig.

2. Verstärkungsfolien
   1) bewirken eine Zunahme der Unschärfe des Röntgenbildes
   2) müssen für eine optimale Bildqualität dem Röntgenfilm eng anliegen
   3) vermindern die Strahlenbelastung des Patienten

   a) Keine Aussage ist richtig.
   b) Nur 1 ist richtig.

c) Nur 3 ist richtig.
d) 2 und 3 sind richtig.
e) Alle Aussagen sind richtig.

3. Die Schwärzungskurve
   1) gibt Auskunft über wichtige Eigenschaften des Röntgenfilms, wie Empfindlichkeit und ausnutzbarer Schwärzungsumfang
   2) hat meistens einen S-förmigen (»sigmoidalen«) Verlauf
   3) enthält einen als »Schulter« bezeichneten Anteil

   a) Keine Aussage ist richtig.
   b) Nur 1 ist richtig.
   c) Nur 3 ist richtig.
   d) 2 und 3 sind richtig.
   e) Alle Aussagen sind richtig.

4. Die Schwärzungskurve
   1) beginnt nicht am Nullpunkt, weil auch der unbelichtete Film eine gewisse Grundschwärzung (»Schleier«) aufweist
   2) ist in ihrem gesamten Verlauf immer geradlinig (linear)
   3) enthält einen als »Gipfel« bezeichneten Anteil

   a) Keine Aussage ist richtig.
   b) Nur 1 ist richtig.
   c) Nur 2 ist richtig.
   d) 2 und 3 sind richtig.
   e) Alle Aussagen sind richtig.

5. Welche der folgenden Aussagen ist nicht richtig?
   Die Unschärfe einer Röntgenaufnahme wird hervorgerufen durch
   a) Bewegungen des Objektes
   b) Bewegungen des Aufnahmesystems
   c) Spannungsschwankungen
   d) Film- und Folienunschärfen
   e) die Größe des Brennflecks

6. Wie hoch ist die nutzbare Röntgenstrahlenausbeute prozentual zur eingebrachten elektrischen Energie einer Röntgenanlage?
   a) 1%
   b) 15%
   c) 27%
   d) 45%
   e) 70%

**Röntgenbildqualität**

1. Prüfen Sie bitte folgende Aussagen zur Röntgenbildqualität:
   1) Bei hoher Röhrenspannung vermindert sich der Kontrast.
   2) Durch eine hohe Röhrenspannung kann die Belichtungszeit verkürzt werden.
   3) Durch Einblendung läßt sich die Röhrenbildqualität verbessern.

   a) Keine Aussage ist richtig.
   b) Nur 2 ist richtig.
   c) 1 und 2 sind richtig.
   d) 2 und 3 sind richtig.
   e) Alle Aussagen sind richtig.

2. Prüfen Sie bitte folgende Aussagen zur Röntgenbildqualität:
   1) Durch Fehler bei der Filmverarbeitung (Entwicklung) kann ein Röntgenbild unbrauchbar werden.
   2) Mit zunehmendem Abstand des Patienten vom Film nimmt die geometrische Unschärfe zu.
   3) Streustrahlung verbessert die Bildqualität.

   a) Keine Aussage ist richtig.
   b) Nur 3 ist richtig.
   c) 1 und 2 sind richtig.
   d) 1 und 3 sind richtig.
   e) Alle Aussagen sind richtig.

3. Das Streustrahlenraster
   1) besteht aus Bleilamellen, die im Patienten entstandene Streustrahlung absorbieren

2) ist ein Beitrag zum Strahlenschutz
3) bewirkt eine bessere Bildqualität

a) Keine Aussage ist richtig.
b) Nur 1 ist richtig.
c) Nur 2 ist richtig.
d) 1 und 3 sind richtig.
e) Alle Aussagen sind richtig.

## Röntgenanatomie

1. Nennen Sie die gegenteilige Bewegungsrichtung bzw. gegenteilige Richtung im Raum!
   a) kranial –
   b) lateral –
   c) anterior –
   d) Flexion –
   e) Abduktion –

2. Anteversion bedeutet:
   a) Auswärts-Drehung
   b) Beugung
   c) das Nach-vorne-Heben des Armes
   d) Streckung
   e) zum Körper hin

3. Zu den Röhrenknochen zählen folgende Knochen:
   a) Radius
   b) Humerus
   c) Ulna
   d) Tibia
   e) Os ilium

4. Welche Aussagen sind falsch?
   a) Das Schultergelenk ist ein muskelgesichertes Gelenk.
   b) Das Hüftgelenk ist ein bandgesichertes Gelenk.
   c) Das größte Gelenk des Menschen ist das Schultergelenk.
   d) Das größte Gelenk des Menschen ist das Kniegelenk.
   e) Das Schultergelenk besitzt keine Gelenkkapsel.

5. Welche anatomischen Strukturen sind am Aufbau des Kniegelenkes beteiligt?
   a) Schleimbeutel
   b) Patella
   c) Diskus
   d) Kreuzbänder
   e) Meniskus

6. Welche Aussage ist falsch?
   a) Die Halswirbelsäule besitzt fünf Wirbelkörper.
   b) Die Wirbelsäule besteht aus 33–34 Wirbeln.
   c) Die Kreuzwirbel verschmelzen zum Os sacrum.
   d) Der 1. Halswirbel besitzt keinen Körper.
   e) Der 2. Halswirbel besitzt einen zahnartigen Fortsatz (Dens axis).

7. Welche Aussage ist falsch?
   a) Die Lendenwirbelsäule ist unbeweglich.
   b) Das Schlüsselbein ist S-förmig gebogen.
   c) Das Rückenmark wird durch die Wirbelbögen geschützt.
   d) Die Wirbelsäule des Erwachsenen zeigt zwei Lordosen.
   e) Die Wirbelkörper nehmen von kranial nach kaudal an Dicke zu.

8. Folgende Knochen gehören zum Hirnschädel (Neurocranium):
   a) Os occipitale (Hinterhauptbein)
   b) Os parietale (Scheitelbein)
   c) Maxilla (Oberkiefer)
   d) Os temporale (Schläfenbein)
   e) Os frontale (Stirnbein)

9. Welche Knochen gehören zu den pneumatisierten (lufthaltigen) Knochen?
   a) Os parietale
   b) Sinus sphenoidalis
   c) Os temporale
   d) Sinus ethmoidalis
   e) Sinus frontalis

10. Wo befindet sich die Pulmonalisklappe?
    a) zwischen rechtem Vorhof und rechtem Ventrikel
    b) zwischen Pulmonalarterie und Aorta
    c) zwischen Aorta und linkem Ventrikel
    d) zwischen rechtem Ventrikel und Pulmonalarterie
    e) zwischen linker Kammer und linkem Vorhof

11. Welche Aussagen sind richtig?
    a) Epiphyse = Knochenschaft
    b) Die Metaphyse liegt zwischen Epi- und Diaphyse.
    c) Die Wachstumsfuge heißt Diaphyse.
    d) Die Kompakta ist schwammartig aufgebaut.
    e) Das Periost liegt der Spongiosa auf.

12. Wie heißen die drei arteriellen Abgänge aus dem Aortenbogen?

13. Wo befinden sich die drei physiologischen Engen der Speiseröhre?

14. Wie heißen die drei Abschnitte des Dünndarms?

15. Welche der folgenden Aussagen sind richtig?
    a) Die Bauchspeicheldrüse ist eine Verdauungsdrüse.
    b) Die Bauchspeicheldrüse hat die Form eines quergestellten Keils.
    c) Die Bauchspeicheldrüse liegt etwa in Höhe des 2. Lendenwirbelkörpers.
    d) Die Bauchspeicheldrüse wird eingeteilt in Kopf, Körper und Schwanz.
    e) Die Öffnung des Ausführungsganges der Bauchspeicheldrüse liegt im Schwanz.

16. Welche Aussagen sind falsch?
    a) Venen sind Gefäße, die das Blut zum Herzen transportieren.
    b) Venen besitzen Klappen, die eine Ventilfunktion haben.
    c) Arterien besitzen weniger Klappen als Venen.
    d) Arterien sind Blutgefäße, die das Blut vom Herzen wegführen.
    e) Arterien sind bei gleicher Gefäßlokalisation muskelstärker als Venen.
    f) Lymphgefäße besitzen keine Klappen.

17. Welche der folgenden Aussagen sind falsch?
    a) Fremdkörper gelangen häufiger in den rechten Hauptbronchus als in den linken, weil dieser steiler verläuft.
    b) Die rechte Lunge besitzt drei Lappen, die linke Lunge besitzt zwei Lappen.
    c) In den Alveolen findet der Gasaustausch statt.
    d) Bei der Inspiration verkleinert sich die Lunge, bei der Exspiration vergrößert sich die Lunge.
    e) Im Pleuraraum herrscht ein Überdruck.

18. Welche der folgenden Aussagen ist falsch?
    a) Die Aorta übt eine Windkesselfunktion aus.
    b) Während der Systole wird in den Windkesselgefäßen Blut »gespeichert«.
    c) Während der Diastole wird das »gespeicherte« Blut wieder abgegeben.
    d) Die Dehnbarkeit der Windkesselgefäße nimmt während der Wachstumsphase zu, im höheren Alter jedoch ab.
    e) Auch große Venen haben eine Windkesselfunktion.

19. Welche Aussage über die Milz ist falsch?
    a) Milzrupturen sind lebensbedrohend, da eine akute Verblutungsgefahr besteht.
    b) Die Milz wiegt etwa 150–200 g.
    c) Die Milz hat die Form einer Kaffeebohne.
    d) Der Mensch kann ohne Milz nicht leben.

e) Eine Funktion der Milz besteht darin, überalterte Erythrozyten abzubauen.

20. Welche der folgenden Aussagen über das Duodenum (Zwölffingerdarm) ist falsch?
    a) Das Duodenum hat etwa eine Länge von 25–30 cm und die Form eines nach links offenen »c«.
    b) Das Duodenum liegt größtenteils links der Leber.
    c) Die Gallengänge und der Pankreasgang münden in das Duodenum.
    d) Das Duodenum liegt zwischen dem Magen und dem Ileum.
    e) Das Duodenum liegt zwischen Magen und Jejunum.

21. Welche Aussage ist falsch?
    a) Die Pfortader führt nährstoffreiches Blut zur Leber.
    b) Das Lungenvolumen kann mit Hilfe des Spirometers gemessen werden.
    c) Eine Funktion der Venen im Kreislauf ist ihre Sammelfunktion.
    d) Der Ductus thoracicus führt die Lymphe zum sog. Venenwinkel.
    e) Die Pfortader (V. portae) führt nährstoffreiches Blut direkt zur unteren Hohlvene (V. cava inferior).

22. Der Milchbrustgang (Ductus thoracicus) mündet in:
    a) den rechten Vorhof
    b) den linken Vorhof
    c) in den rechten Venenwinkel (Angulus venosus dexter)
    d) in den linken Venenwinkel (Angulus venosus sinister)
    e) in den linken Ventrikel

23. Zuordnung von Begriffen:
    1) Metaphyse
    2) Epiphyse
    3) Diaphyse

    a) End-(Gelenk-)Stück der langen Röhrenknochen
    b) Wachstumsfuge des Röhrenknochens
    c) Röhrenförmiger Schaft des Röhrenknochens

24. Welche Aussagen sind richtig?
    Die Arterien befördern
    a) nur sauerstoffreiches Blut
    b) das Blut vom Herzen in die Körperperipherie
    c) das Blut von der Peripherie zum Herzen
    d) nur nährstoffreiches Blut zur Leber
    e) nur sauerstoffarmes Blut

25. Nennen Sie fünf Handwurzelknochen!

26. Zum Becken gehören folgende Knochen:
    a) Darmbein (Os ilium)
    b) Schambein (Os pubis)
    c) Kahnbein (Os scaphoideum)
    d) Kreuzbein (Os sacrum)
    e) Sitzbein (Os ischii)

# Biologische Wirkungen ionisierender Strahlen

1. Für den Aufbau biologischer Materie gilt:
   1) Die einfachsten Lebewesen bestehen nur aus einer einzigen Zelle.
   2) Jedes Körpergewebe besteht aus einer Vielzahl von Zellen.
   3) Ein Organismus besitzt eine Vielzahl verschiedener Gewebe.
   4) Der Zellkern enthält die Erbsubstanz.
   5) Die Grundsubstanz der Zelle heißt Zytoplasma.

   a) Nur 1 ist richtig.
   b) Nur 1, 2 und 3 sind richtig.
   c) Nur 1, 2, 3 und 4 sind richtig.
   d) Nur 2, 3, 4 und 5 sind richtig.
   e) Alle Antworten sind richtig.

2. Für die biologische Zelle gilt:
   1) Sie kann sich nur durch Teilung vermehren.
   2) Sie besteht aus einem Zellkern, dem Zytoplasma mit den Zellorganellen und der umgebenden Zellmembran.
   3) Sie ist die kleinste selbständige Funktionseinheit des Lebens.
   4) Sie besteht hauptsächlich aus Eiweiß.
   5) Sie besteht hauptsächlich aus Wasser.

   a) Nur 3 ist richtig.
   b) Nur 1 und 3 sind richtig.
   c) Nur 1, 2, 3 und 4 sind richtig.
   d) Nur 1, 2 und 5 sind richtig.
   e) Nur 1, 2, 3 und 5 sind richtig.

3. Der Wechsel zwischen Ruhe-, Wachstums- und Teilungsphase im Leben einer Zelle wird Zellzyklus genannt.
   Es werden folgende Phasen des Zellzyklus mit entsprechender Bedeutung unterschieden:
   1) D-Phase = DNS-Synthesephase
   2) $G_0$-Phase = Ruhephase
   3) $G_1$-Phase = Zwischenphase
   4) $G_1$-Phase = Wachstumsphase
   5) M-Phase = Zellteilungsphase

   a) Nur 1 ist richtig.
   b) Nur 1 und 2 sind richtig.
   c) Nur 2 und 3 sind richtig.
   d) Nur 2, 4 und 5 sind richtig.
   e) Nur 1, 2, 3 und 5 sind richtig.

4. Für den Zellkern gilt:
   1) Die Zelle ist ohne den Zellkern nicht lebensfähig.
   2) Der Zellkern enthält die Chromosomen.
   3) Eine menschliche Körperzelle enthält durchschnittlich 23 Chromosomen.
   4) In den Chromosomen befindet sich die DNS.
   5) Die DNS ist der Träger der Erbinformation.

   a) Nur 2 ist richtig.
   b) Nur 2, 4 und 5 sind richtig.
   c) Nur 2, 3, 4 und 5 sind richtig.
   d) Nur 1, 3, 4 und 5 sind richtig.
   e) Nur 1, 2, 4 und 5 sind richtig.

5. Für die Wechselwirkung ionisierender Strahlung mit biologischer Materie gilt:
   1) Die Vorgänge bei der Wechselwirkung sind meistens von Nachteil für die biologische Materie.
   2) Bei gleicher Dosis führen die verschiedenen Strahlenarten (z. B. Korpuskularstrahlung oder Röntgenstrahlung) zu gleich schweren Schäden an der biologischen Materie.
   3) Röntgenstrahlung besitzt einen hohen Linearen Energietransfer (LET). Sie zählt daher zu den dicht ionisierenden Strahlenarten.
   4) Der Bewertungsfaktor q gibt an, wie sinnvoll der Einsatz einer bestimmten Strahlenart für diagnostische Zwecke ist.
   5) Der absorbierte Strahlenanteil ist entscheidend für die biologische Wirkung ionisierender Strahlung.

   a) Nur 1 und 5 sind richtig.
   b) Nur 1, 2 und 5 sind richtig.
   c) Nur 2 und 5 sind richtig.
   d) Nur 1, 3 und 4 sind richtig.
   e) Alle Antworten sind richtig.

6. Für Strahlenschäden gilt:
   1) Ab einer bestimmten Schwellendosis wird durch ionisierende Strahlung mit Sicherheit Krebs ausgelöst.
   2) Durch sehr hohe Strahlenbelastungen entstehen in der Regel besonders bösartige Tumoren.
   3) Das Strahlenerythem (strahlenbedingte Hautrötung) zählt zu den stochastischen Strahlenschäden.
   4) Durch ionisierende Strahlung kann bereits das ungeborene Leben geschädigt werden.
   5) Durch ionisierende Strahlen entstehen typische Mutationen, die ohne

äußere Einwirkung sonst nicht beobachtet werden.
a) Nur 2 ist richtig.
b) Nur 4 ist richtig.
c) Nur 1 und 4 sind richtig.
d) Nur 1, 2 und 4 sind richtig.
e) Nur 2, 3, 4 und 5 sind richtig.

7. Für Strahlenschäden gilt:
1) Ungeborene Kinder sind besonders gefährdet, so daß schwangere Frauen unbedingt vor ionisierenden Strahlen geschützt werden müssen.
2) Die Tumorverdopplungsdosis liegt für den Menschen bei etwa 0,4 Gy.
3) Durch ionisierende Strahlen können Mutationen hervorgerufen werden.
4) Die Entstehung von Krebs und Leukämie wird durch ionisierende Strahlung begünstigt.
5) Das Rückenmark ist ein besonders strahlenempfindliches Gewebe.

a) Nur 1 und 4 sind richtig.
b) Nur 1, 3 und 4 sind richtig.
c) Nur 2, 3, 4 und 5 sind richtig.
d) Nur 1, 2, 3 und 5 sind richtig.
e) Alle Antworten sind richtig.

8. Für Strahlenkrankheiten gilt:
1) Sie werden nach Ganzkörperbestrahlungen beobachtet, wie sie bei den Atombombenopfern von Hiroshima und Nagasaki auftraten.
2) Sie treten unabhängig von der Dosis auf.
3) Die neurale Strahlenkrankheit führt nach wenigen Tagen zum Tode.
4) Bei der knochenmarksbedingten Strahlenkrankheit kommt es zu Abwehrschwäche und gefährlichen Blutungen.
5) Übelkeit und Erbrechen können bereits bei relativ niedrigen Ganzkörperdosen (ab 0,5 Gy) auftreten.

a) Nur 1 ist richtig.
b) Nur 1 und 5 sind richtig.
c) Nur 2, 3 und 5 sind richtig.
d) Nur 1, 3, 4 und 5 sind richtig.
e) Alle sind richtig.

9. Genetische Strahlenschäden treten ein
a) sofort
b) nach 1 Woche
c) nach 14 Tagen
d) nach 1 Jahr
e) erst in der nächsten Generation

10. Welches Organ bzw. Gewebe wird beim akuten Strahlensyndrom primär besonders geschädigt?
a) Leber
b) Blut
c) Knochenmark
d) Muskulatur
e) Herz

## Dosimetrie

1. Was versteht man unter einer Ionisationskammer?
a) Einen Verbrennungsraum für Ionen bei Anwendung der Kalorimetrie
b) Ein in einer Kammer mit zwei plattenförmigen Elektroden befindliches Luftvolumen, welches durch Einwirkung von Röntgenstrahlung ionisiert und dadurch elektrisch leitfähig wird
c) Einen Laborraum, in welchem Elektrizität erzeugt wird

2. Ein Füllhalter-Dosimeter ist
a) ein Meßgerät zur Bestimmung der austretenden Ionen aus einem Füllhalter während des Schreibvorganges
b) ein Meßgerät zur Dosisleistungsmessung während der Durchleuchtung
c) eine stabförmige Meßkammer, welche sich nach vorheriger Aufladung durch Einfall von ionisierender Strahlung langsam entlädt. Die Restladung wird angezeigt.

3. Welche Aussage ist falsch?
   Eine Filmplakette zur Personendosimetrie müssen tragen:
   a) Jugendliche unter 16 Jahren, die im Kontrollbereich eine betriebliche Tätigkeit ausüben
   b) Beruflich strahlenexponierte Personen der Kategorie A, die im Kontrollbereich tätig sind
   c) Beruflich strahlenexponierte Personen, die im Kontrollbereich arbeiten
   d) Techniker und Ingenieure, die innerhalb des Kontrollbereiches die Anlagen überprüfen

4. Welche Aussage ist richtig?
   In der Filmplakette befinden sich Kupferfilter, weil
   a) die Plakette dadurch stabiler wird
   b) Kupfer vor Erdstrahlung schützt
   c) man dadurch eine Aussage über die Strahlenqualität erhält
   d) man damit die Strahlung vom Film abhält

5. Welche Aussage ist falsch?
   a) Das Prinzip der Ionisationsdosimetrie wird bei der Belichtungsautomatik und dem Stabdosimeter angewandt.
   b) In der Ionisationskammer befinden sich zwei isolierte Elektroden und ein Gas.
   c) Mit dem Ionisationsdosimeter wird die Ionendosis oder die Dosisleistung gemessen.
   d) Mit dem Ionisationsdosimeter wird die Äqivalentdosis gemessen.
   e) Das Gas in der Ionisationskammer wird durch Röntgenstrahlung ionisiert.

6. Bei der biologischen Dosimetrie
   1) wird die reduzierte Lebensdauer von Erythrozyten gemessen
   2) können auch noch Jahre zurückliegende Strahlenexpositionen festgestellt werden
   3) werden bestimmte Chromosomenaberrationen gemessen
   4) wird gleichzeitig auch die Äquivalenzdosis gemessen
   5) ist der Mensch sein »eigenes Dosimeter«

   a) 1 und 2 sind falsch.
   b) 1 und 4 sind falsch.
   c) 2, 3 und 4 sind richtig.
   d) 2, 3, 4 und 5 sind richtig.
   e) Alle Antworten sind richtig.

7. Welche Aussage ist falsch?
   a) Filmplaketten sollten über der Strahlenschutzkleidung getragen werden.
   b) Die Dosiswerte der Filmdosimeter müssen 30 Jahre lang aufbewahrt werden.
   c) Filmplaketten sollten unter der Strahlenschutzkleidung getragen werden.
   d) Im Stabdosimeter befindet sich eine Ionisationskammer.
   e) Das Stabdosimeter ist anfällig gegenüber Stößen.

8. Welche Aussage ist falsch?
   a) Fingerring- oder Armbanddosimeter arbeiten nach dem Prinzip der Thermolumineszenzdosimetrie.
   b) Das Prinzip der Ionisationskammer wird bei der Belichtungsautomatik und dem Stabdosimeter angewendet.
   c) Die Einheit für die Äquivalentdosis ist das Sievert.
   d) Fett zeigt ein höheres Absorptionsvermögen als Knochen.
   e) Knochen zeigt ein höheres Absorptionsvermögen als Weichteile.

## Grundlagen des Strahlenschutzes

1. Welche Aussagen sind falsch?
   a) Es gibt keine jahreszeitliche Schwankung der Radonkonzentration in Häusern.

b) Die Radonkonzentration nimmt in Häusern von unten nach oben zu.
c) Die Radonkonzentration in der BRD zeigt geologisch keine örtlichen Unterschiede.
d) Radonquellen in Häusern sind der Boden und die Wände.
e) Radon ist ein natürliches Gas.

2. Welche Aussagen sind falsch?
   a) Die Strahlenschutzbelehrung muß halbjährlich erfolgen.
   b) Die Strahlenschutzbelehrung muß jährlich erfolgen.
   c) Über den Inhalt und den Zeitpunkt der Strahlenschutzbelehrung sind Aufzeichnungen zu führen.
   d) Der Strahlenschutzbeauftragte führt in der Regel die Belehrung durch.
   e) Neu eingestellte Personen können auch nach dem Dienstantritt belehrt werden.

3. Welche der Aussagen zum Strahlenschutz ist falsch?
   a) Eine Bleischürze ist zur Abschirmung der Hoden besser geeignet als eine Hodenkapsel.
   b) Röntgenaufnahmen sind Durchleuchtungsaufnahmen vorzuziehen.
   c) Mammographien bei Frauen unter 20 Jahren sollten vermieden werden.
   d) Vergleichsaufnahmen von unverletzten Extemitäten sollten unterbleiben.
   e) Bleigummi-Taschen sind Hodenschutzkapseln vorzuziehen.

4. Wie hoch ist der Mindestbleigleichwert für Strahlenschutzschürzen?
   a) 0,1 mm Blei
   b) 0,35 mm Blei
   c) 0,8 mm Blei
   d) 2,0 mm Blei
   e) 4,0 mm Blei

5. Welche der folgenden Personengruppen muß gemäß den Bestimmungen der RöV mindestens einmal jährlich untersucht werden?
   a) Personen, die sich gelegentlich in einem Kontrollbereich aufhalten, ohne beruflich strahlenexponierte Personen zu sein
   b) Personen, die sich aufgrund ihrer Tätigkeit gewöhnlich im Kontrollbereich aufhalten (beruflich strahlenexponierte Personen)
   c) Personen, die sich dauernd in Überwachungsbereichen aufhalten
   d) Personen nach therapeutischer Anwendung ionisierender Strahlen bzw. radioaktiver Stoffe
   e) Einzelpersonen der Bevölkerung, die in der Nähe starker Strahlenquellen, z. B. Kernkraftwerken, wohnen

6. Röntgenfilme
   a) werden dem Patienten zur Aufbewahrung mitgegeben
   b) müssen mindestens 10 Jahre lang aufbewahrt werden
   c) dürfen keinesfalls herausgegeben werden
   d) werden 1 Jahr lang aufbewahrt und dann vernichtet
   e) müssen mindestens 15 Jahre lang aufbewahrt werden

7. Welche Aussage ist richtig?
   a) Strahlenschutzschürzen müssen einen Bleigleichwert von 0,35 mm haben.
   b) Strahlenschutzschürzen müssen mindestens 1,4 mm dick sein.
   c) Strahlenschutzschürzen zu tragen ist nur eine Empfehlung.
   d) Strahlenschutzschürzen dürfen nur aus Blei sein.
   e) Strahlenschutzschürzen sollten oberhalb der Kniegelenke enden, damit sie eine größere Beinfreiheit erlauben.

8. Die höchste zugelassene Strahlendosis von 50 mSv/Jahr für eine Ganzkörperbestrahlung gilt

1) für beruflich strahlenexponierte Personen in medizinischen Einrichtungen
2) für Patienten
3) für beruflich strahlenexponierte Personen in Kernkraftwerken

   a) Nur 1 ist richtig.
   b) Nur 3 ist richtig.
   c) 1 und 2 sind richtig.
   d) 1 und 3 sind richtig.
   e) 1 bis 3 sind richtig.

## Untersuchungsgeräte

1. Aus welchen Bestandteilen setzt sich eine vollständige Röntgeneinrichtung zusammen?
   1) Röntgenröhre
   2) Verstärkungsfolien
   3) Röntgengerät
   4) Gantry
   5) Röntgengenerator

      a) Nur 1 ist richtig.
      b) 1, 3 und 5 sind richtig.
      c) 1, 2, 3 und 5 sind richtig.
      d) 1, 3, 4 und 5 sind richtig.
      e) Alle Antworten sind richtig.

2. Die Belichtungsautomatik
   1) verwendet Ionisationskammern als Dosismeßgeräte
   2) hat den Vorteil, daß sich Fehlbelichtungen weitgehend vermeiden lassen
   3) kann mit beliebigen Film-Folien-Kombinationen eingesetzt werden, ohne daß sie vorher entsprechend eingestellt wird
   4) sorgt unabhängig vom Körpervolumen des Patienten für eine korrekte Belichtung
   5) ist ein Beitrag zum Strahlenschutz, weil Wiederholungsaufnahmen wegen Fehlbelichtung entfallen

      a) Nur 3 ist richtig.
      b) Nur 1, 2 und 5 sind richtig.
      c) Nur 2, 3 und 4 sind richtig.
      d) Nur 1, 2, 4 und 5 sind richtig.
      e) Alle Antworten sind richtig.

3. Das Röntgendurchleuchtungsgerät besteht aus
   1) Schallkopf
   2) Zielgerät
   3) Patientenlagerungstisch
   4) Röntgenröhre
   5) Leuchtfolie

      a) Nur 4 ist richtig.
      b) Nur 3 und 4 sind richtig.
      c) Nur 2, 3 und 4 sind richtig.
      d) Nur 2, 3 und 5 sind richtig.
      e) Alle Antworten sind richtig.

4. Die Röntgen-Tomographie
   1) wird heute, im Zeitalter der Computer-Tomographie, nicht mehr verwendet
   2) ist eine Schichtbilduntersuchung
   3) erlaubt die überlagerungsfreie Darstellung von beliebigen Schichten des menschlichen Körpers
   4) wird bei Verwendung besonders großer Schichtwinkel als Zonographie bezeichnet
   5) wird auch ohne besondere Fragestellung bei jeder Routine-Untersuchung sicherheitshalber mit durchgeführt

      a) Nur 2 ist richtig.
      b) Nur 1 und 2 sind richtig.
      c) Nur 2 und 3 sind richtig.
      d) Nur 2, 3 und 4 sind richtig.
      e) Alle Antworten sind richtig.

5. Die Mammographie ist eine problematische Untersuchungsmethode, weil
   1) das Brustdrüsengewebe besonders viele Röntgenstrahlen absorbiert
   2) nur geringe Absorptionsunterschiede zwischen dem darzustellenden Haut-, Fett- und Drüsengewebe bestehen
   3) die Gewebedichte der weiblichen Brust im Zyklusverlauf unterschiedlich ist

4) das Nutzen-Risiko-Verhältnis so ungünstig ist, daß die Mammographie als Krebsvorsorgeuntersuchung wegen der hohen Strahlenexposition besser unterbleiben sollte
5) die weibliche Brust von ihrem Ansatz an der Brustwand bis zur Mamille eine unterschiedliche Stärke besitzt

a) Nur 1 ist richtig.
b) Nur 1 und 4 sind richtig.
c) Nur 2, 3 und 5 sind richtig.
d) Nur 2, 3, 4 und 5 sind richtig.
e) Alle Antworten sind richtig.

6. Für die Digitale Radiographie (DR) gilt:
1) Computertomographie (CT), Magnetresonanztomographie (MRT) und Digitale Subtraktionsangiographie (DSA) zählen zu den digitalen bildgebenden Verfahren.
2) Die Bilddaten liegen zunächst in Form analoger Signale vor und müssen zur Weiterbearbeitung erst von einem AD-Konverter digitalisiert werden.
3) Die Matrix dient der Bildwiedergabe und besteht aus Zeilen und Spalten.
4) Als Speichertiefe wird die Anzahl der Zahlenwerte bezeichnet, die für jeden einzelnen Bildpunkt verfügbar sind.
5) Ein Vorteil der DR ist die Möglichkeit zur je nach Fragestellung gezielten Veränderung der bildlichen Darstellung.

a) Keine Antwort ist richtig.
b) Nur 1 ist richtig.
c) Nur 1, 4 und 5 sind richtig.
d) Nur 1, 3, 4 und 5 sind richtig.
e) Alle Antworten sind richtig.

7. Für die Angiographie gilt:
1) Als Angiographie wird allgemein die Röntgendarstellung der Gefäße bezeichnet.
2) Bei der Angiographie muß immer ein Kontrastmittel gespritzt werden.
3) Mit Hilfe der Angiographie können sowohl krankhafte Verengungen als auch Verschlüsse der Gefäße erkannt werden.
4) Bei der Digitalen Subtraktions-Angiographie wird zunächst ein Leerbild (Maske) ohne Kontrastmittel hergestellt.
5) Die Digitale Subtraktions-Angiographie ermöglicht auch bei venöser Kontrastmittelinjektion die Darstellung der Arterien.

a) Nur 1 ist richtig.
b) Nur 1 und 3 sind richtig.
c) Nur 1, 2, 3, und 4 sind richtig.
d) Nur 1, 2, 3, und 5 sind richtig.
e) Alle Antworten sind richtig.

8. Für die Sonographie gilt:
1) Sie ist eine Untersuchungsmethode mit geringer Röntgenstrahlenexposition.
2) Die Sonographie darf bei schwangeren Frauen nach dem 3. Schwangerschaftsmonat nicht mehr durchgeführt werden.
3) Die Sonographie eignet sich besonders zur Untersuchung der Lungen (Tumorfrüherkennung).
4) Die Patienten sollten zur Untersuchung nüchtern sein.
5) Die Sonographie des Herzens wird Echokardiographie genannt.

a) Keine Antwort ist richtig.
b) Nur 1 ist richtig.
c) Nur 1 und 2 sind richtig.
d) Nur 2 und 3 sind richtig.
e) Nur 4 und 5 sind richtig.

9. Die Magnetresonanztomographie
1) ist ein Schnittbildverfahren
2) führt zu einer erheblichen Strahlenbelastung des Patienten

3) besitzt eine besondere Bedeutung bei der Diagnose von Erkrankungen des Gehirns und des Rückenmarks
4) arbeitet mit einem starken Magnetfeld
5) nutzt den Eigendrehimpuls (Spin) des Atomkernes aus

a) Nur 1 und 4 sind richtig.
b) Nur 1, 4 und 5 sind richtig.
c) Nur 2, 3 und 4 sind richtig.
d) Nur 1, 3, 4 und 5 sind richtig.
e) Alle Antworten sind richtig.

10. Bei welchem Schichtwinkel im Rahmen der Tomographie spricht man von einer »Zonographie«?
a) 4–8 Grad
b) 10–15 Grad
c) 20–30 Grad
d) 35 Grad
e) 40 Grad

11. Die Computertomographie ist eine Untersuchungsmethode,
a) die ohne Röntgenstrahlen arbeitet
b) die in der Regel sagittale Schichten des Körpers erstellt
c) die nicht mehr Informationen ergibt als eine normale Röntgenaufnahme
d) mit der man einen lumbalen Bandscheibenvorfall diagnostizieren kann
e) die in der Regel transversale Schichten des Körpers erstellt

## Untersuchungsmethoden

1. Welches als Kontrastmittelnebenwirkung nach i.v. Injektionen auftretende Symptom ist falsch?
a) Halbseitenlähmung
b) Hitzegefühl
c) Erbrechen
d) Hautjucken
e) Übelkeit

2. Welche Aussage ist richtig?
Kontrastmittel
a) sind ungefährlich
b) werden i.v. nur vom Arzt appliziert
c) wirken nur unmittelbar während der Untersuchung
d) besitzen eine ionisierende Wirkung
e) sind bei korrekter Lagerung unbegrenzt haltbar

3. Welche Antworten sind richtig
Mit bariumsulfathaltigen Kontrastmitteln werden geröntgt:
a) der Magen
b) die Leber
c) das Kolon
d) die Gallenwege
e) die Lymphbahnen

4. Welche Aussagen sind falsch?
a) Kontrastmittel werden in positive und negative Kontrastmittel eingeteilt.
b) Bariumsulfat ist ein positives Kontrastmittel.
c) Methylzellulose ist ein positives Kontrastmittel und wird deshalb in der Angiographie eingesetzt.
d) Negative Kontrastmittel werden in wasserlösliche und wasserunlösliche Kontrastmittel eingeteilt.
e) Bei der Doppelkontrastmethode werden positive und negative Kontrastmittel kombiniert eingesetzt.

5. Welche Aussage ist richtig?
a) Bariumsulfat ist in Wasser löslich.
b) Bariumsulfat wird gut von der Magenschleimhaut resorbiert und gibt so einen guten Wandbeschlag.
c) Bei Schluckstörungen sollte Bariumsulfat verwendet werden.
d) Liegt eine Ösophagusperforation vor, sollte ein wasserlösliches jodhaltiges Kontrastmittel eingesetzt werden.
e) Große Mengen von Bariumsulfat können zur Bariumeindickung im Duodenum führen.

6. Welche der Aussagen über Untersuchungsmethoden ist falsch?
   a) Die Dünndarmdarstellung im Doppelkontrast wird auch als Methode nach Sellink bezeichnet.
   b) Vor einer röntgenologischen Darstellung der Gallenblase sollte eine Leeraufnahme erfolgen.
   c) Die Leer- oder Nativaufnahme sollte aufgrund der erhöhten Strahlenexposition bei der i. v. Urographie unterbleiben.
   d) Die Sialographie wird heute nicht mehr durchgeführt, da sie durch die CT (Computertomographie) ersetzt wird.
   e) Die Darstellung der Milchgänge nennt man Galaktographie.

7. Welche der Aussagen über Kontrastmittelzwischenfälle sind falsch?
   a) Jodhaltige Kontrastmittel können zu Unverträglichkeitsreaktionen führen.
   b) Während einer i. v. Urographie sollte die Arzthelferin in der Nähe des Patienten sein.
   c) 5–10 Minuten nach der i. v. Gabe von jodhaltigen Kontrastmitteln treten selten Kontrastmittelnebenwirkungen auf.
   d) Während der i. v. Gabe von Gadolinium können keine Kontrastmittelnebenwirkungen auftreten.
   e) Lichtgeschützte jodhaltige wäßrige Kontrastmittel sind unbegrenzt haltbar.

## Qualitätssicherung

1. Welche Aussage trifft zu?
   Die Abnahmeprüfung der Röntgenanlage
   a) erfolgt durch den Hersteller oder Lieferanten
   b) wird durch den Strahlenschutzverantwortlichen durchgeführt
   c) wird durch den Strahlenschutzbeauftragten durchgeführt
   d) kann nach Inbetriebnahme durchgeführt werden
   e) wird vor jeder Änderung an der Röntgenanlage, welche die Bildqualität beeinflußt, vorgenommen.

2. Welche Aussage ist falsch?
   Die Konstanzprüfung
   a) sollte vom Betreiber selbst vorgenommen werden
   b) der MRT (Magnetresonanztomographie) wird mit dem Prüfkörper für die Direktradiographie durchgeführt
   c) hat die Aufgabe festzustellen, inwieweit die Ausgangswerte zur Zeit der Abnahmeprüfung von den vorliegenden Meßwerten der Konstanzprüfung abweichen
   d) kann vom Arzt durchgeführt werden
   e) ist nur dann durchzuführen, wenn die Bildqualität dem Strahlenschutzverantwortlichen nicht mehr ausreichend erscheint

3. Welche Aussage ist falsch?
   Die Konstanzprüfung der Filmverarbeitung
   a) soll einmal wöchentlich durchgeführt werden
   b) soll 1–2 Stunden nach Arbeitsbeginn erfolgen
   c) wird alle 14 Tage durchgeführt
   d) soll auch nach Neuansatz der Chemikalien durchgeführt werden

4. Welche Aussagen zur Filmverarbeitung sind falsch?
   a) Die Messung der optischen Dichte an drei definierten Stellen wird auch als Dreipunkteverfahren bezeichnet.
   b) Als Richtwert für den Grundschleier gilt 0,16–0,25.
   c) Der Grundschleier wird möglichst nah zum Belichtungsfeld gemessen.

d) Nach der Röntgenstrahlenexposition nimmt die Empfindlichkeit des Films mit der Zeit ab.
e) Nach der Röntgenstrahlenexposition nimmt die Empfindlichkeit des Films mit der Zeit zu.

5. Welche Aussage zur Konstanzprüfung der Filmverarbeitung ist falsch?
   a) Ein ungenügender Andruck von Film und Folie kann zu einem Schärfeverlust der Röntgenaufnahmen führen.
   b) Ungeeignete Dunkelraumbeleuchtung führt zur steigenden Schleierbildung, und der Kontrast des Films sinkt.
   c) Die Prüfung des Kassettenandrucks ist alle 2 Jahre durchzuführen.
   d) Lichtdurchlässige Stellen (z. B. Schlüssellöcher) müssen bei der Überprüfung der Dunkelraumbeleuchtung abgedichtet werden.

6. Welche Aussage zur Konstanzprüfung der Röntgeneinrichtung ist falsch?
   a) Es müssen gleiche Ausgangsbedingungen wie bei der Abnahmeprüfung vorliegen.
   b) Die Abnahmeprüfung hält den Ausgangszustand fest.
   c) Bei der Konstanzprüfung können unterschiedliche Dosimeter verwendet werden, da sie geeicht sind.
   d) Die Aufnahmen sind immer in der gleichen Entwicklungsmaschine zu verarbeiten.
   e) Die Einstellwerte und Meßergebnisse der Konstanzprüfung sind 2 Jahre lang aufzubewahren.

7. Welches Kriterium muß bei der Filmverarbeitung nicht erfüllt werden?
   a) Messung der Entwicklertemperatur
   b) Bestimmung des Grundschleiers des Testfilmes
   c) Messung des mittleren Gradienten
   d) Messung des Empfindlichkeitsindex
   e) Messung des Kontrastindex

8. Welcher Grundschleierwert sollte nicht überschritten werden?
   a) $D = 0,05$
   b) $D = 0,1$
   c) $D = 0,15$
   d) $D = 0,2$
   e) $D = 0,25$

9. Welche Aussage ist richtig?
   Eine Konstanzprüfung für Röntgeneinrichtungen ist erforderlich
   a) nur dann, wenn dem Strahlenschutzverantwortlichen die Bildqualität nicht mehr ausreichend ist
   b) nur dann, wenn dem Strahlenschutzbeauftragten die Bildqualität nicht mehr ausreichend ist
   c) wenn die zuständige ärztliche Stelle Aufnahmen vom Prüfkörper anfordert
   d) nachdem die Abnahmeprüfung durchgeführt wurde, in mindestens monatlichen Abständen

10. Bei der Konstanzprüfung der Röntgenanlage ist jeweils
    a) die gleiche Einstellung vorzunehmen
    b) die gleiche und gekennzeichnete Kassette zu verwenden
    c) ein beliebiges Filmformat und ein beliebiger Filmtyp zu verwenden
    d) das gleiche Meßgerät zu verwenden

11. Die Konstanzprüfung der Filmverarbeitung hat zu erfolgen:
    a) täglich
    b) wöchentlich
    c) monatlich
    d) halbjährlich
    e) jährlich

# Einstelltechnik

1. Welche Aussagen zur Thorax-Einstelltechnik sind richtig?
   1) Bei der Thoraxaufnahme sollten die Arme nach außen rotiert sein.

2) Bei fraglichem Pleuraerguß kann eine zusätzliche Aufnahme in Seitenlage und horizontalem Strahlengang erfolgen.
3) Bei pathologischem Thoraxbefund sollte immer die Seite filmnah liegen, an der der pathologische Befund vorliegt.
4) Standardaufnahmen des Thorax sind Thorax p. a. und links-seitlich.
5) Bei der Thoraxaufnahme sollten die Arme nach innen rotiert werden.

a) Nur 1 ist richtig.
b) Nur 1, 2 und 3 sind richtig.
c) Nur 2, 3, 4 und 5 sind richtig.
d) Nur 2, 3 und 4 sind richtig.
e) Alle Aussagen sind richtig.

2. Welche Aussagen sind richtig?
1) Skelettaufnahmen sollten möglichst in zwei Ebenen erfolgen, die senkrecht zueinander stehen.
2) Beckenaufnahmen erfolgen generell in 2 Ebenen.
3) Die Belichtungswerte brauchen bei Aufnahmen in Gips nicht geändert zu werden.
4) Bei Schädelaufnahmen sollte der Patient möglichst stehend geröntgt werden.
5) Der Gelenkknorpel ist bei der Kniegelenksaufnahme in 2 Ebenen gut abgrenzbar.

a) Nur 1 ist richtig.
b) Nur 1 und 3 sind richtig.
c) Nur 3 und 4 sind richtig.
d) Nur 1, 2, 3 und 4 sind richtig.
e) Alle Aussagen sind richtig.

3. Welche Aussagen sind richtig?
1) Die Babixhülle kann sowohl im Liegen als auch hängend zur Ruhigstellung verwendet werden.
2) Die Babixhülle findet besonders Anwendung bei Extremitätenaufnahmen.
3) Eine Seitenbezeichnung (R/L) ist bei Schädelaufnahmen nicht erforderlich.
4) Die zeitliche Reihenfolge von Röntgenaufnahmen kann durch eine Uhr mit Bleizeigern, die auf den Film gelegt wird, angegeben werden.
5) Tangentialaufnahmen können beim Schädel erforderlich sein.

a) Nur 1 und 4 sind richtig.
b) Nur 4 und 5 sind richtig.
c) Nur 1, 4 und 5 sind richtig.
d) Alle Aussagen sind falsch.
e) Alle Aussagen sind richtig.

4. Welche Aussagen zur Mammographie sind richtig?
1) Die Röhrenspannung liegt bei 40–45 kV.
2) Der beste Zeitpunkt der Mammographie ist der 8. bis 12. Tag im Zyklus.
3) Standardaufnahmen sind im kraniokaudalen und medio-lateralen Strahlengang.
4) Brustwandnahe Anteile der Mamma brauchen nicht dargestellt zu werden, da sie schlecht für den Arzt zu beurteilen sind.
5) Schrägaufnahmen und Axillaaufnahmen können erforderlich werden.

a) Nur 1 und 2 sind richtig.
b) Nur 1, 2 und 3 sind richtig.
c) Nur 1, 2, und 5 sind richtig.
d) Nur 2, 3 und 5 sind richtig.
e) Alle Antworten sind richtig.

5. Welche Aussagen sind richtig?
1) Bei Funktionsaufnahmen (Re- und Inklination) darf der Schädel des Patienten auch aktiv durch die Arzthelferin gebeugt werden.
2) Bei Kniegelenksaufnahmen mit Unterschenkel sollten beide Beine leicht innenrotiert werden.
3) Bei der Thoraxaufnahme sollten die Schulterblätter »herausgedreht« werden.

4) Ein Atemkommando bei Abdomenaufnahmen kann bei gesunden Patienten unterbleiben.
5) Bei akutem Abdomen sollten auf der Abdomenübersichtsaufnahme die Zwerchfellkuppen abgebildet sein.

a) Nur 2 ist richtig.
b) Nur 1 und 2 sind richtig.
c) Nur 2, 3 und 4 sind richtig.
d) Nur 1, 2 und 4 sind richtig.
e) Nur 2, 3 und 5 sind richtig.

# 14. Glossar

**A**

**Abdomen:** Bauch
**abdominal:** zum Bauch gehörend
**Abduktion:** Abziehen, Wegführen von der Medianebene des Körpers
**aberrant:** (lat.) abweichend (von der normalen Form), z. B. Pflanzen, Lichtstrahlen
**Abnahmeprüfung:** Prüfung der Röntgeneinrichtung und des Abbildungssystems zur Feststellung, ob bei vorgesehenem Betrieb die geforderte Bildqualität mit der geringstmöglichen Strahlenexposition erreicht wird
**Absorption:** allgemein die Intensitätsabnahme einer Strahlung beim Durchgang durch Materie; es kommt zur Energieabgabe an die Materie.
**Abstandsquadratgesetz:** besagt, daß die Strahlendosis pro Flächeneinheit mit dem Quadrat der Entfernung zur Strahlenquelle abnimmt
**Abtastung:** (CT) Summe aller mechanischen Bewegungen für alle Transmissionsmessungen, die für mindestens eine Bildrekonstruktion notwendig sind
**Abtastzeit:** Zeitraum zwischen dem Ein- und Ausschalten der Röntgenstrahlung, in dem genügend Transmissionsmessungen für mindestens eine Bildrekonstruktion entstehen
**Adduktion:** Heranziehen an den Körper
**ALARA:** (engl. as low as resonably achievable) Grundprinzip beim Strahlenschutz, nach dem die Strahlendosen so niedrig zu halten sind wie vernünftigerweise erreichbar
**Alphastrahlung:** besitzt wie die Betastrahlung nur eine relativ kurze Reichweite (Millimeter bzw. Zentimeter) und ist die am wenigsten durchdringende Strahlung der drei Strahlungsarten (Alpha-, Beta-, Gamma-Strahlung); Alphastrahlung wird bereits schon durch ein Blatt Papier absorbiert. Für Lebewesen wird sie gefährlich, wenn die Alphastrahlen aussendende Substanz entweder durch Inhalation, Ingestion oder durch offene Wunden in den Körper gelangt.
**Alveole:** Lungenbläschen
**Ampere:** Einheit A, SI-Einheit der elektrischen Stromstärke
**analog-digital-converter:** (engl.) syn. Analog-Digital-Umsetzer, A-D-Wandler. Beim Analog-Digital-Umsetzer werden analoge Eingangssignale in digitale Werte zerlegt, z. B. allgemein sich stetig ändernde vorliegende Größen (elektrische Spannung, Strom) in eine sich stufenweise ändernde, aber gleichwertige digitale Ausgangsgröße.
**Anastomose:** Verbindung zwischen zwei Hohlorganen, entweder natürlich angelegt (z. B. Gefäße) oder durch Unfall bzw. Operation zustande gekommen
**Anatomie:** anatomia f., die Zergliederungskunst; allgemein: die Lehre vom Bau der Organismen
**Angiographie:** Röntgendarstellung von Blutgefäßen.
**Angiokardiographie:** röntgenologisches Verfahren zur Darstellung der Herzinnenräume und der herznahen großen Gefäße; mittels eines von einem Arm- oder Beingefäß vorgeschobenen Katheters wird ein positives Kontrastmittel in eine der Herzhöhlen injiziert (s. u. Dextrographie, Lävographie)
**Angulus venosus:** Venenwinkel
**Anion:** negativ geladenes Ion
**Anode:** derjenige Teil der Röntgenröhre, auf den die beschleunigten Elektronen aufprallen; von hier gehen die Röntgenstrahlen aus.
**Antrum:** Höhle
**Anzeige, analoge:** kontinuierliche Anzeige von Spannungswerten etc., z. B. durch

den Zeigerausschlag eines Meßinstrumentes

**Anzeige, digitale:** Daten und Ziffern werden in Ziffern, d.h. in Schritten dargestellt; Ggs. zu analog, stufenlos, stetig

**Aorta:** Hauptschlagader, größte Arterie des menschlichen Körpers

**Aorta abdominalis:** Bauchaorta

**Aorta thoracalis:** Brustaorta

**Aortenbulbus:** Erweiterung der Aortenwurzel am Ursprung aus der linken Herzkammer

**Apertura:** Öffnung

**Apertura thoracis inferior:** untere Thoraxapertur

**Appendix vermiformis:** Wurmfortsatz des Blinddarmes

**Arcus:** Bogen

**Arcus aortae:** Aortenbogen

**Arcus zygomaticus:** Jochbogen

**a.p.:** anterior-posterior

**Arteria axillaris:** Achselschlagader

**Arterie:** Schlagader

**Arteriographie:** röntgenologische Darstellung der Schlagadern durch Kontrastmittel

**Atlas:** erster Halswirbel

**Arthrographie:** röntgenologische Technik zur Abbildung der Gelenkspalten, der Knorpelschicht und der Gelenkzwischenscheiben

**Atom:** (griech. atomos unteilbar) kleinste, mit chemischen Mitteln nicht weiter zerlegbare Einheit eines chemischen Elements

**Aspiration:** Einatmung von gasförmigen, flüssigen oder festen Stoffen in Trachea, Bronchien und Lunge

**Atrium:** Vorhof, Vorkammer eines Hohlorganes

**Aufhärtung:** Die energiearmen Strahlungsanteile einer heterogenen Strahlung werden absorbiert, wobei anteilig mehr energiereiche Strahlungsanteile übrig bleiben.

**Auflösungsvermögen:** Maß, welches die Zahl der im Bild noch erkennbaren Details in Linienpaare pro Millimeter angibt

**Aufzeichnungspflicht:** Verpflichtung, vor Anwendung von Röntgenstrahlen nach früheren Anwendungen von Röntgenstrahlen zu fragen, bei weiblichen Personen nach einer bestehenden Schwangerschaft zu fragen und die Angaben schriftlich festzuhalten. Über jede Anwendung von Röntgenstrahlen sind Aufzeichnungen zu führen. Die Aufnahmedaten sind auf Wunsch des Patienten in das Röntgennachweisheft einzutragen.

**Ausgleichsfolien:** (auch »+«/»−« Folien genannt); haben eine örtlich unterschiedliche Verteilung des Verstärkungsfaktors bzw. Auflösungsvermögens; die unterschiedlichen Bereiche sind den topographischen Gegebenheiten des Aufnahmeobjektes angepaßt und werden mit »+« (stärkere Verstärkung) und »−« (geringe Verstärkung) bezeichnet.

**axial:** in Achsenrichtung, auf die Achse bezogen

**Axilla:** Achselhöhle

**axillar:** unter der Achsel

**Axis:** Dreher, 2. Halswirbel

B

**Bauhinsche Klappe:** Schleimhautfalte an der Einmündung des Dünndarmes in den Dickdarm

**Becquerel:** Kurzzeichen Bq; SI-Einheit der Aktivität einer radioaktiven Substanz; 1 Bq = 1 Zerfall pro Sekunde

**Belichtungsautomatik:** Einrichtung zur automatischen Belichtungsregelung; die Röhre wird abgeschaltet, wenn die gewünschte Filmschwärzung erreicht worden ist.

**Belichtungsdaten:** setzen sich zusammen aus Beschleunigungsspannung in kV (Kilovolt), Heizstromstärke in mA (Milliampere) und der Einschaltzeit in s (Sekunden)

**Betastrahlung:** Emission von Elektronen, die bei radioaktivem Zerfall auftritt; die Betastrahlen werden bereits durch gerin-

ge Schichtdicken (z. B. 1 cm Aluminium oder 1–2 cm Kunststoff) absorbiert.
**Bewegungsunschärfe:** kann durch Bewegung des Patienten bzw. der Organe (z. B. des Herzens), der Röhre oder des Gerätes auftreten; Vermeidung bzw. Verminderung der Bewegungsunschärfe durch: Fixation des Patienten durch Haltevorrichtungen, Sandsäcke, Mullbinden und kurze Belichtungszeiten
**Bifurcatio aortae:** Gabelung der Bauchaorta
**Bifurcatio tracheae:** Gabelung der Luftröhre
**Bifurkation:** Gabelung in zwei Äste (z. B. bei der Trachea die Aufgabelung in zwei Hauptbronchien)
**Bleigleichwert:** gibt an, wie dick eine Schicht aus einem beliebigen Stoff sein muß, damit sie die gleiche Strahlenenergie absorbiert wie eine Bleischicht von bestimmter Dicke
**Blende:** dient zur Begrenzung des Nutzstrahlenbündels, um unnötige Strahlenbelastungen zu vermeiden; sie besteht aus absorbierenden Materialien mit definierten Öffnungen.
**Bradykardie:** langsame Schlagfolge des Herzens; der Pulsschlag beträgt weniger als 60/min.
**Bremsstrahlung:** Strahlung, die durch das Abbremsen von Elektronen im elektrischen Feld der Atomkerne des Anodenmaterials entsteht
**Brennfleck:** Ort der Strahlenerzeugung in der Röhre; diejenige Stelle der Anode einer Röntgenröhre, auf die das von der Kathode ausgehende Elektronenstrahlbündel auftrifft
**Bronchographie:** Röntgendarstellung des Bronchialbaumes durch Einbringen von Kontrastmitteln über einen Katheter in den Tracheobronchialbaum
**Bronchus:** Ast der Luftröhre
**bucca:** Wange, Backe
**buccalis:** zur Wange gehörend
**Bucky-Tisch:** Rasteraufnahmetisch; die sogenannte schwimmende Tischplatte kann in zwei Ebenen verschoben werden. Die Röntgenkassetten werden direkt auf den Tisch oder in einem Kassettenhalter unter dem Lagerungstisch eingelegt.
**Bursa:** Schleimbeutel
**Bursitis:** Schleimbeutelentzündung

## C

**Caecum:** = Coecum; Blinddarm
**Calcaneus:** Fersenbein
**Calciumwolframat:** ($CaWO_4$) häufigster Leuchtstoff in Röntgenverstärkerfolien, früher mit Gelatine, heute meist mit Kunststoffen als Bindemittel verwendet
**Canalis:** Kanal, Rinne, Röhre
**Capsula:** Kapsel, Umhüllung
**Caput:** Kopf, Gelenkkopf
**Cavum:** Höhle, Hohlraum
**Cavum oris:** Mundhöhle
**Cavum uteri:** Gebärmutterhöhle
**Cella:** Kammer, Zelle
**Cellula:** kleine Zelle
**Cellulae mastoideae:** Warzenfortsatzzellen
**Centrum tendineum:** zentrale Sehne des Zwerchfells
**Charriere:** frz. Maßeinheit (⅓ mm), engl. »F« (= french), international gebräuchliche Angabe von äußeren Katheterdurchmessern (z. B. 9 Charr. = 3 mm = 9 F)
**Cholangiographie:** Röntgendarstellung der Gallenwege mit Kontrastmitteln
**Choledochus:** Hauptgallengang, Ausführungsgang der Leber
**Cholelithiasis:** Gallensteinleiden
**Cholezystocholangiographie:** Röntgendarstellung von Gallenblase und Gallengängen mit Kontrastmitteln
**Chromosom:** gr. eigentlich »Farbkörper«, weil Chromosomen durch Färbung sichtbar gemacht werden können; fadenförmige Gebilde im Zellkern jeder Zelle; linear in Funktionsabschnitte, die Gene (Erbanlagen), gegliedert und hauptsächlich aus DNS bestehend; sie besitzen die Fähigkeit, sich identisch zu verdoppeln.
**Chromosomenaberration:** Abweichungen von der normalen Chromosomenzahl;

der normale menschliche Chromosomensatz zeigt 46 Chromosomen (44 Autosomen und 2 Geschlechtschromosomen).

**Clavicula:** Schlüsselbein

**Clitoris:** Kitzler

**Colon:** = Kolon; Grimmdarm (Hauptteil des Dickdarmes)

**Colon ascendens:** aufsteigender Teil des Dickdarmes

**Colon descendens:** absteigender Teil des Dickdarmes

**Colon sigmoideum:** S-förmig verlaufender Teil des Dickdarmes

**Colon transversum:** querverlaufender Teil des Dickdarmes

**Compton-Effekt:** Hierbei werden Elektronen aus der Atomhülle herausgeschlagen. Die Röntgenstrahlen werden jedoch nicht vollständig absorbiert, sondern breiten sich mit geringerer Energie als vorher in einer anderen Richtung aus; sie werden gestreut. Diese Streustrahlung tritt als Compton-Streustrahlung in Erscheinung. Der Compton-Effekt tritt etwa bei 0,1–5 MeV auf.

**Compton-Elektron:** durch den Compton-Effekt freigesetztes Elektron (Sekundärelektron)

**Computertomographie:** röntgenologisches Verfahren zur Herstellung von Querschnittsbildern des Körpers; der Patient wird bildhaft in »Scheiben« geschnitten.

**Cor:** Herz

**Corpus:** Körper

**Corpus ventriculi:** Magenkörper, mittlerer Teil des Magens

**Corpus vertebrae:** Wirbelkörper

**Costa:** Rippe

**Coxa:** Hüfte

**Cranium:** Schädel

**Curie:** Marie Curie entdeckte das erste natürliche Radionuklid 1898. Ihr zu Ehren bekam die Radioaktivität die Maßeinheit Curie (Ci). 1 Ci = $3,7 \times 10^{10}$ Zerfälle/s; seit 1985 erfolgt die Angabe der Radioaktivität in Becquerel.

**D**

**Dacryozystographie:** Darstellung des Tränenganges zwischen dem inneren Augenwinkel und der Nasenhöhle. Die zwei Öffnungen, jeweils am inneren Winkel des Oberlides sowie des Unterlides werden mittels Knopfkanüle sondiert. Danach wird ein positives Kontrastmittel injiziert.

**Defokussierung:** Die Fokussierung weist einen gewissen Toleranzbereich (70 bis 150 cm) des Abstandes zwischen Fokus und Raster auf. Optimal kommt er in der Mitte zu liegen. Liegt der Fokus außerhalb dieses Toleranzbereiches, wird von Defokussierung gesprochen.

**Dehydratation:** Abnahme des Körperwassers

**Deletion:** Stückverluste innerhalb eines Chromosoms bei chromosomaler Mutation; es kommt zu einer Mengenveränderung genetischen Materials.

**Dens:** Zahn

**Dens axis:** Zahn des Drehers, zapfenförmiger Fortsatz des Wirbelkörpers des 2. Halswirbels

**Densitometer:** (Filmschwärzungsmeßgerät) Gerät zur Messung der Filmschwärzung im diffusen Licht (optische Dichte)

**Densitometrie:** Messung der Lichtdurchlässigkeit entwickelter Filme (Röntgenfilme)

**descendens:** absteigend

**Detektor:** (CT) Einrichtung zur Messung von Strahlungsintensitäten; in CT-Geräten werden Festkörperdetektoren und Edelgasdetektoren verwendet.

**Deutsche Horizontale:** Verbindungslinie vom oberen äußeren Gehörgang (Meatus acusticus externus) zum unteren Orbitarand

**dexter:** rechter; rechts

**Dextrographie:** röntgenologische Methode zur Darstellung der Herzinnenräume durch Injektion eines positiven Kontrastmittels; die Katheterspitze liegt dabei in der rechten Herzhälfte (Vorhof oder Kammer).

**Dextrokardiographie:** s. Dextrographie

**Dezentrierung:** seitliche Verschiebung des Fokus aus der Fokuslinie; sowohl Dezentrierung als auch Defokussierung eines Streustrahlenrasters führen zur Bildverschlechterung bzw. zu einer erhöhten Strahlenbelastung des Patienten.

**Diaphragma:** Scheidewand, Zwerchfell im engeren Sinne

**Diarrhö:** Durchfall

**Diaphyse:** Schaft (Mittelstück) des Röhrenknochens

**Diastole:** Erschlaffungsphase der Herztätigkeit

**digital-analog-converter:** (engl.), syn. Digital-Analog-Umsetzer; digitale Werte (Eingangssignale) werden in analoge Ausgangssignale (z. B. Spannung, Strom) umgewandelt; s. a. analog-digital-converter

**Digitale Anzeige:** Darstellung von Daten und Meßwerten in Ziffern, d. h. in Schritten; Gegensatz zu analog, stufenlos, stetig

**Digitale Radiographie:** Erzeugung von Röntgenbildern unter Einsatz rechentechnischer Hilfsmittel (digitale Bildverarbeitung, digitale Subtraktionsangiographie, Computertomographie)

**Digitale Subtraktionsangiographie (DSA):** röntgendiagnostisches Verfahren zur Darstellung von Gefäßen (Venen, Arterien); mittels Anwendung von Rechenoperationen werden auf digital aufgezeichneten Bildern überflüssige Informationen (z. B. Knochenstrukturen) beseitigt. Das Subtraktionsbild zeigt nur noch die im Gefäßbild enthaltenen Informationen.

**dimer:** zweiteilig, zweigliedrig

**Dimerisierung:** Syn. Dimerisation; Zusammenlagerung zweier gleichartiger Moleküle

**Discus intervertebralis:** Zwischenwirbelscheibe, Bandscheibe

**distal:** körperfern, weiter von der Körpermitte entfernt liegend

**Distorsion:** Verstauchung, Zerrung der Gelenkbänder

**divergieren:** auseinanderstreben, abweichen

**Divertikel:** sackartige Ausstülpung eines Eingeweideorgans im Verdauungstrakt oder Harntrakt

**DNS:** Abk. für Desoxyribonukleinsäure; (DNA, engl. deoxyribonucleic acid); in allen Lebewesen vorkommender Träger der genetischen Information mit der Fähigkeit zur identischen Verdopplung

**Doppelkontrastverfahren:** gleichzeitige Anwendung eines positiven und negativen Kontrastmittels; Beispiel: Der Wandbeschlag eines Hohlorganes erfolgt mit Bariumsulfat (pos. KM). Anschließend wird das Lumen mit Gas (neg. KM) aufgefüllt.

**dorsal:** zum Rücken, am Rücken, an der Rückenseite gelegen

**dorso-plantar:** in Richtung Fußrücken-Fußsohle

**dorso-volar:** in Richtung Handrücken-Hohlhand

**Dorsum:** Rücken

**Dosimeter:** Gerät zur Messung ionisierender Strahlung (Ionendosis, Energiedosis); besteht aus einem Detektor und einem Anzeigesystem

**Dosis:** (Strahlendosis) Maß für die einem Körper zugeführte Strahlungsmenge

**Ductus:** Gang

**Ductus choledochus:** galleableitender Gang nach Vereinigung des Ductus cysticus und hepaticus; Hauptgallengang

**Ductus lactiferi:** Milchgänge der Brustdrüse

**Ductus pancreaticus:** Ausführungsgang der Bauchspeicheldrüse

**Ductus parotideus:** Ausführungsgang der Ohrspeicheldrüse

**Ductus submandibularis:** Ausführungsgang der Unterkieferspeicheldrüse

**Ductus thoracicus:** Milchbrustgang. Lymphgefäß, welches die Lymphe aus der unteren Körperhälfte sammelt

**Dunkelkammer:** abgedunkelter Raum, in dem belichtete Filme weiterverarbeitet oder Filme in Kassetten eingelegt werden; die Raumbeleuchtung erfolgt durch spezielle Dunkelkammerleuchten
**Dunkelkammerleuchte:** leuchtet die Dunkelkammer mit farbigem Licht indirekt aus; während der Filmverarbeitung darf der Film hierdurch nicht geschwärzt werden.
**Duodenum:** Zwölffingerdarm
**Duplikation:** Verdoppelung von Chromosomenabschnitten; es kommt zu einer Mengenveränderung genetischen Materials.
**Durchleuchtung:** direkte, unter Sicht durchgeführte Röntgenuntersuchung eines Patienten, die mit einer Bildverstärker-Fernsehkette durchgeführt wird

E

**Elektron:** negativ geladenes Teilchen
**Element:** chemischer Grundstoff, dessen Atome alle die gleiche positive Kernladung aufweisen.
**Elementarteilchen:** kleinste Bausteine der Materie; die wichtigsten Elementarteilchen sind das Proton, das Neutron und das Elektron.
**Emulsion:** lichtempfindliche Schicht des Röntgenfilmes
**Endokard:** Herzinnenhaut
**Endoskopie:** Untersuchung von Körperinnenräumen (z. B. Magen, Harnblase, Dickdarm) mittels eines Spiegelinstrumentes
**Energie, kinetische:** (Bewegungsenergie) diejenige mechanische Energie, die ein Körper aufgrund seiner Bewegung besitzt; sie ist um so größer, je mehr Masse der Körper besitzt und je rascher er sich bewegt.
**Energiedosis:** Energiemenge, die von ionisierender Strahlung auf einen Körper übertragen wird

**Enzyme:** hochmolekulare Eiweißverbindungen, die biochemische Vorgänge beschleunigen oder erst ermöglichen
**Epikard:** Herzaußenhaut, liegt dem Herzen unmittelbar auf
**Epiphyse:** 1. Gelenkende des Röhrenknochens;
2. Zirbeldrüse (Hirnanhangsdrüse)
**Epistropheus:** der Umdreher; Bezeichnung für den 2. Halswirbel
**ERC:** Abk. Endoskopisch retrograde Cholangiographie; Röntgenkontrastdarstellung der Gallenblase und/oder der Gallenwege, bei der das Kontrastmittel unter Röntgenkontrolle retrograd über ein Endoskop in die ableitenden Gallenwege eingebracht wird
**ERCP:** Abk. Endoskopisch retrograde Cholangiopankreatographie; röntgenologisches Verfahren zur Darstellung der Gallenblase und/oder Gallengänge sowie der Pankreasgänge; dabei wird das Kontrastmittel unter Röntgenkontrolle retrograd über ein Endoskop eingebracht. Kombination von ERC und ERP
**ERP:** Abk. Endoskopisch retrograde Pankreatographie; Röntgenkontrastdarstellung des Pankreasgangsystems; hierbei wird das Kontrastmittel unter Röntgenkontrolle retrograd über ein Endoskop in den Pankreashauptausführungsgang eingeführt.
**Erythem:** flächenhaft auftretende Hautrötung durch äußere (z. B. Röntgenstrahlen) und innere Einflüsse
**Erythrozyt:** rotes Blutkörperchen
**eV:** Elektronenvolt; kinetische Energie, die ein Elektron beim Durchlaufen einer Spannung von einem Volt erfährt
**Exspiration:** Ausatmung
**Extremität:** Gliedmaße (Arme, Beine)

**F**

**Fascia:** = Faszie; dünne, bindegewebige Haut, welche Muskeln und einzelne Organe umkleidet

**Femoralisangiographie:** röntgenologische Darstellung der Blutgefäße des Beines durch Injektion eines positiven Kontrastmittels in die A. femoralis (Oberschenkelarterie)

**Femur:** Oberschenkelknochen

**FFA:** Fokus-Film-Abstand

**FHA:** Fokus-Haut-Abstand

**Fibula:** Wadenbein

**Filter:** Durch ihn wird der Anteil der weniger durchdringungsfähigen Strahlen absorbiert und dadurch die auf die Haut einfallende Dosis vermindert. Dieser Vorgang wird auch als Aufhärtung der Strahlung bezeichnet.

**Fistel:** angeborener oder erworbener röhrenförmiger Verbindungsgang zwischen Körperinnerem und Oberfläche oder zwischen Körperhöhlen (z. B. Ösophagus-Lunge, Magen-Gallenblase)

**Fistulographie:** röntgenologische Darstellung von Fisteln mittels eines positiven Kontrastmittels

**Flexion:** Beugung

**Flexur:** Biegung

**Fluoreszenz:** Ein Stoff zeigt Fluoreszenz, wenn die Emission des Lichts nach Absorption von Strahlung bzw. Teilchen sofort erfolgt.

**Fokus:** (Brennfleck) allgemein die Stelle der Anode einer Röntgenröhre, auf die das von der Kathode ausgehende Elektronenstrahlenbündel auftrifft (elektronischer Brennfleck)

**Fokus-Film-Abstand:** (FFA) Entfernung vom Brennfleck der Röntgenröhre zum Film

**Fontanelle:** kindliche Schädellücke an den Nahtstellen des Knochens

**Foramen:** Loch, Öffnung

**Foramen magnum:** großes Hinterhauptloch

**Fossa:** Graben, Grube, Vertiefung

**Fossa cranii anterior:** vordere Schädelgrube

**Fossa cranii media:** mittlere Schädelgrube

**Fossa cranii posterior:** hintere Schädelgrube

**Fundus ventriculi:** Magengrund

**Fraktur:** Knochenbruch

**Frequenz:** beschreibt die Häufigkeit eines Vorganges in einer bestimmten Zeiteinheit

**frontal:** stirnwärts

**frontalis:** zur Stirn gehörend, z. B. Sinus frontalis (Stirnhöhle)

**Fundus:** Grund, Boden eines Hohlorgans

**G**

**Galaktographie:** Röntgenaufnahmeverfahren zur Sichtbarmachung des Milchgangausführungssystems nach Kontrastmittelfüllung der Milchgänge

**Gammastrahlung:** hochenergetische, kurzwellige elektromagnetische Strahlung, die von einem Atomkern ausgestrahlt wird; sehr durchdringend, läßt sich am besten durch Materialien hoher Dichte (z. B. Blei) schwächen

**Gantry:** Aufnahmeapparaturen (Röntgenröhre mit Detektorarray) des CT. Die sog. Gantryöffnung beträgt etwa 70 cm. Die Gantry ist kippbar, um die gewünschten Schichten problemlos aufnehmen zu können. Es wird hier auch von der Gantryneigung gesprochen, z. B. Gantryneigung ± 25°.

**Ganzkörperexposition:** Strahleneinwirkung auf eine Person, die von außen oder innen den ganzen Körper betrifft

**Gaster:** = Ventriculus; Magen

**Gegenstromangiographie:** röntgenologische Darstellung von Blutgefäßen, die stromaufwärts vom Injektionsort liegen; das positive Röntgenkontrastmittel fließt dabei entgegen der Strömungsrichtung. Dies wird dadurch erreicht, daß der Injektionsdruck den Blutdruck in dem darzustellenden Gefäß übersteigt.

**Gen:** syn. Erbfaktor, Erbeinheit, Erbanlage. Die Gene, als einzelne Funktionsabschnitte, sind in den Chromosomen

linear aufeinandergereiht. Ein Gen bestimmt (mit den Umwelteinflüssen) die Ausbildung eines bestimmten Merkmals.
**Generator:** Maschine, in der mit Hilfe der elektromagnetischen Induktion mechanische Energie in elektrische Energie umgewandelt wird
**Genetik:** Vererbungslehre
**Genu:** Knie
**Genu valgum:** X-Bein
**Genu varum:** O-Bein
**Glandula:** Drüse
**Gleichrichter:** Gerät mit Ventilwirkung (z. B. Diode), das den elektrischen Strom nur in eine Richtung durchläßt
**Gleichstrom:** Strom mit stets gleicher Elektronenrichtung
**Gonaden:** Geschlechtsdrüsen
**Gonadendosis:** (Keimdrüsendosis) im Bereich der Fortpflanzungsorgane absorbierte Energie; die G. in der Röntgendiagnostik stammt zum größten Teil aus Untersuchungen des Bauchraumes, bei Becken- und Hüftgelenksaufnahmen.
**Gradation:** Steigung (hier Neigung gegenüber der x-Achse auf der Schwärzungskurve)
**Gradationskurve:** (Schwärzungskurve) auf ihr ist die Schwärzung gegen den jeweils zugehörigen Logarithmus der Belichtung aufgetragen. Es werden drei Kurvenbereiche unterschieden (Durchhang, linearer Teil, Schulter). Der lineare Teil umfaßt den praktisch ausnutzbaren Schwärzungsumfang der Kurve. Aus der Schwärzungskurve können alle wichtigen Filmeigenschaften wie Empfindlichkeit, Kontrast, Dichteumfang und Belichtungsspielraum ermittelt werden.
**Gray:** (Gy) SI-Einheit für die Energiedosis; es gilt die Beziehung: 1 Gy = 1 J/kg = 1 Ws/kg.
**Grotthus-Drapersches Gesetz:** Von einer auf ein biologisches Objekt treffenden ionisierenden Strahlung wird nur der absorbierte Anteil wirksam.

**H**

**Halbwertschichtdicke:** (HWS) gibt an, wie dick eine Schicht aus einem bestimmten Material sein muß, um die Strahlendosis um die Hälfte zu reduzieren; charakterisiert die Durchdringungsfähigkeit der betreffenden Strahlung
**Hartstrahlaufnahme:** Röntgenaufnahme, die mit einer Röntgenspannung oberhalb von 100 kV aufgenommen wird; zeichnet sich durch geringe Weichteil-Knochen-Kontraste aus und erfordert relativ kurze Belichtungszeit
**Heel-Effekt:** (engl. heel = Ferse, Kante), durch Eigenabsorption der Röntgenstrahlung in tieferen Schichten der Anode kommt es zu unterschiedlich langen Wegen der Röntgenstrahlung aus der Anode. Je länger der Weg aus der Anode ist, um so stärker wird die Strahlung geschwächt. Die unterschiedliche Ausbeute und Aufhärtung der Strahlung wird als »Heel-Effekt« bezeichnet.
**Hepar:** Leber
**hepaticus:** zur Leber gehörend
**Hiatus:** Öffnung, Spalte
**Hilus:** kleine Einbuchtung oder Vertiefung an einem Organ als Ein- und/oder Austrittsstelle für Gefäße, Nerven
**Hilus renalis:** Nierenpforte
**Hodenkapsel:** Bleigummi- oder Bleikapsel zur Reduzierung der Gonadendosis bei Untersuchungen im Oberschenkel- (z. B. Phlebographie) und Beckenbereich (z. B. Sellink)
**Holzknechtscher Raum:** röntgenologisch der Raum zwischen Herzhinterwand und Wirbelsäule
**horizontal:** waagerecht
**Hounsfield-Einheit:** Skala computertomographischer Dichtewerte, benannt nach dem Engländer G. N. Hounsfield; Bezugswerte sind Wasser (0 HE) und Luft (−1000 HE).
**Humerus:** Oberarmknochen

**hyalin:** glasig, glasartig, durchsichtig; bezieht sich häufig auf organische Substanzen wie z. B. Knorpel oder Kristalle

**Hystero-Salpingographie:** röntgenologische Darstellung von Uteruskanal, Uterushöhle und Eileitern

## I

**ICRP:** International Commission on Radiological Protection (Internationale Kommission für den Strahlenschutz); gibt Empfehlungen heraus, die als Grundlage für die nationale Gesetzgebung der Mitgliedsstaaten dienen

**Induktion:** Spannungserzeugung mit Hilfe des Magnetismus; wird ein Leiter (z. B. Kupferstange) in einem Magnetfeld (zwischen den Polen eines Hufeisenmagneten) bewegt, so wird in ihm während der Bewegung eine Spannung induziert. Diese kann an den Enden der Kupferstange mit einem Spannungsmesser abgegriffen werden.

**inferior:** weiter unten gelegen; der untere

**Injektion:** Einspritzung von Flüssigkeiten, von Lösungen in den Körper

**Innenrotation:** Einwärtsdrehung von Gliedmaßen

**Inspiration:** Einatmung

**Insuffizienz:** Schwäche, ungenügende Leistung eines Organes oder Organsystemes (z. B. Herzinsuffizienz, Niereninsuffizienz)

**intra:** innerhalb, innen

**Inversion:** Umkehrung eines Teilstücks vom Chromosom um 180 Grad; die Gesamtmenge der Erbanlagen bleibt gleich, es verändert sich lediglich ihre Anordnung.

**Ion:** Atom, welches ein oder mehrere negative (bei Elektronenüberschuß) oder positive (bei Elektronenmangel) elektrische Elementarladungen besitzt; positive Ionen werden Kationen, negative Anionen genannt.

**Ionendosis:** diejenige Dosis, die von einer Strahlung unter bestimmten Bedingungen in einem definierten Luftvolumen ausgelöst wird; die auf diese Luftmenge bezogene Ladung der erzeugten Ionen heißt Ionendosis. Einheit der Ionendosis: das Coulomb/Kilogramm (C/kg), früher das Röntgen (R)

**Ionisation:** Abgabe oder Aufnahme von Elektronen durch Atome oder Moleküle unter Bildung positiv oder negativ geladener Ionen

**Isodosen:** Flächen im Raum, welche dadurch gebildet werden, daß Punkte gleicher Dosis bzw. Dosisleistung miteinander verbunden werden. Die Darstellung von Isodosen in einer Ebene ergibt Linien gleicher Dosis oder Dosisleistung.

**Isotope:** Atomarten, deren Kerne gleich viele Protonen, aber unterschiedlich viele Neutronen besitzen und damit verschiedene Massen haben. Infolge der gleichen Protonenzahl haben Isotope gleiche Kernladungszahlen (gleiche Ordnungszahlen) und gehören so zum gleichen chemischen Element.

**Isthmus:** Engpaß

**Isthmus uteri:** Gebärmutterenge zwischen Gebärmutterkörper und -Hals

## J

**Jejunum:** Leerdarm, Teil des Dünndarmes

## K

**Kalotte:** Schädeldach (ohne Schädelbasis)

**Kapillare:** Haargefäß

**Kardia:** Mageneingang, Einmündungsstelle der Speiseröhre

**kardial:** das Herz betreffend

**Karotisangiographie:** röntgenologische Darstellung der Blutgefäße einer Hirnhälfte durch Injektion eines positiven Kontrastmittels in eine Halsschlagader

**Kathode:** negativer Pol der Röntgenröhre, der aus einem Heizdraht besteht; hier werden die Elektronen freigesetzt.

**Kation:** positiv geladenes Ion
**kaudal:** zum unteren Körperende hin gelegen, nach dem unteren Ende eines Organs zu gelegen
**Kavographie:** röntgenologische Methode zur Sichtbarmachung der unteren oder oberen Hohlvene (V. cava inf., V. cava sup.) mit einem positiven Kontrastmittel; die Injektion erfolgt gleichzeitig über beide Ellenbogenvenen oder beide Oberschenkelvenen.
**Kerckringsche Falten:** = Plicae circulares; zirkulär verlaufende Schleimhautfalten im Zwölffingerdarm und Leerdarm
**KeV:** Kilo-Elektronen-Volt = 1000 eV
**kollateral:** auf der gleichen Körperseite
**Kollimator:** Blendensystem zur Einengung eines Strahlenbündels oder zur Verminderung der Streustrahlung
**Kolon:** Dickdarm
**Kolon-Kontrasteinlauf:** röntgenologische Darstellung des Dickdarmes durch Applikation eines positiven Kontrastmittels in das Rektum über ein liegendes Darmrohr; die Untersuchung wird häufig in Form einer Doppelkontrastdarstellung durchgeführt (s. d.).
**Kompakta:** äußerer, dichter strukturierter Bezirk des Knochens
**Kompression:** Zusammenpressung, Zusammendrückung
**Kompressorium:** Vorrichtung zur Drosselung großer Gefäße oder der Harnleiter
**Kondensator:** elektrisches Bauteil zum Speichern elektrischer Ladung bzw. Energie; die einfachste Kondensatorform stellt der Plattenkondensator dar.
**Kondylus** = Condylus; Gelenkfortsatz; Gelenkknorren
**Konkrement:** festes Gebilde, Stein
**Konstanzprüfung:** Überprüfung der Röntgeneinrichtung einschließlich des Abbildungssystems, ob eine bestimmte Bildqualität erhalten geblieben ist
**Kontrast:** Unterschieden werden subjektiver und objektiver Kontrast. Der subjektive Kontrast ist vom Auge des Betrachters abhängig. Das Kontrastsehvermögen ist unterschiedlich. Der objektive Kontrast ist der Schwärzungsunterschied bzw. der Unterschied zwischen schwarz und weiß. Dieser Schwärzungsunterschied kann durch Instrumente (Fotometer) gemessen werden.
**Kontrastmittel:** Stoffe, die aufgrund ihrer Atommasse und ihrer Dichte Röntgenstrahlen im Vergleich zum umgebenden Körpergewebe stärker oder geringer schwächen
**Kontrollbereich:** Bereich in der Umgebung eines Strahlers, in dem Personen eine höhere Körperdosis aus Ganzkörperexposition als 15 mSv (1,5 rem) im Jahr erhalten können; Der Kontrollbereich wird durch die Worte »kein Zutritt – Röntgen« gekennzeichnet.
**koronar:** kranzartig
**Koronarangiographie:** Methode zur röntgenologischen Darstellung der Herzkranzgefäße durch Injektion eines positiven Kontrastmittels; der über die Aorta vorgeschobene Katheter liegt dabei mit der Spitze im Aortenbulbus.
**Koronararterie:** Herzkranzschlagader
**Korpuskularstrahlung:** Teilchenstrahlung
**kortikal:** zur Rinde gehörig
**kostal:** zur Rippe gehörend
**kranial:** zum Kopf hin gelegen, zum Kopf gehörend
**kranio-kaudal:** kopf-fußwärts
**kV:** In Kilovolt gemessene Spannung, die zur Erzeugung von Röntgenstrahlung an die Röhre angelegt wird
**Kyphose:** Verkrümmung der Wirbelsäule nach hinten
**Kyphoskoliose:** Verkrümmung der Wirbelsäule nach hinten und seitlich

## L

**Lambdanaht:** Lambda-förmige Naht zwischen Hinterhauptbein und Scheitelbein (Os parietale)
**Larmorfrequenz:** Frequenz, bei der die magnetische Resonanz in einem Kern ange-

regt werden kann; variiert mit der Magnetfeldstärke und liegt normalerweise im HF-Bereich

**lateral:** seitlich gelegen

**Lävographie:** Syn. Lävokardiographie; röntgenologisches Verfahren zur Darstellung der Herzinnenräume des linken Herzens (Vorhof, Kammer); der Katheter wird in der Regel über die A. femoralis und Aorta vorgeschoben.

**LET:** Abk. für Linearer Energietransfer (engl. linear energy transfer); das lineare Energieübertragungsvermögen einer Strahlung beschreibt den Grad der Energieabgabe längs der Bahn eines ionisierenden Teilchens, die Ionisationsdichte. Es kann vorkommen, daß das primäre Teilchen sekundäre Elektronen mit so hoher Energie aus dem Atomverband herausschleudert, daß sie auf einer von der Hauptbahn abgezweigten Spur ionisieren. Unterschieden werden eine locker ionisierende (mit niedriger LET) und eine dicht ionisierende Strahlung (mit hohem LET). Bei der locker ionisierenden Strahlung liegen die einzelnen Ionisationsvorgänge in größeren Abständen voneinander entfernt, bei der dicht ionisierenden folgen sie in dichtem Abstand aufeinander. Locker ionisierende Strahlung: Röntgenstrahlung ab ca. 100 kV, Gamma-Strahlen und Elektronenstrahlen entsprechender Energie. Dicht ionisierende Strahlung: Protonen, Alpha-Teilchen und schwere Ionen. Das LET wird in keV/µm angegeben und charakterisiert die biologische Wirkung einer Strahlung.

**Letaldosis:** Abk. LD; die zum Tode führende Dosis; LD-50: Dosis, bei der 50% der Zellen/Lebewesen letal geschädigt werden; LD-50/30: Strahlendosis, bei der 50% der Lebewesen im Beobachtungszeitraum von 30 Tagen sterben werden

**letal:** tödlich

**Letalität:** Maß für die Tödlichkeit einer bestimmten Krankheit

**Leuchtschirm:** funktionell wichtigster Bestandteil des Durchleuchtungsgerätes; das Röntgenstrahlenbild wird bei der Durchleuchtung ähnlich wie bei Verstärkerfolien in ein Fluoreszenzlichtbild umgewandelt. Zur Umwandlung des Strahlenbildes werden Leuchtschirme eingesetzt, deren Aufbau (Trägerschicht, Reflexionsschicht, Leuchtschicht, Schutzschicht) dem der Verstärkungsfolien ähnelt.

**Lien:** Milz

**Lig. inguinale:** Leistenband

**Liquor cerebrospinalis:** Hirn- und Rückenmarksflüssigkeit

**Lobulus:** Läppchen

**Lobus:** Lappen eines Organs

**longitudinal:** in Längsrichtung verlaufend, längsgerichtet

**Lordose:** nach vorne ausladende Krümmung

**lumbal:** zur Lende gehörend

**Lumbalisation:** ausgebliebene Verschmelzung des 1. Kreuzbeinwirbels mit den übrigen Kreuzbeinwirbeln

**Lumineszenz:** (Leuchtanregung) Sammelbegriff für alle Leuchterscheinungen, welche nicht auf hoher Temperatur der leuchtenden Substanz beruhen; Oberbegriff für Fluoreszenz und Phosphoreszenz; unter beiden Begriffen wird die Lichtemission von Materie ohne Wärmestrahlung als Folge vorheriger Bestrahlung verstanden. In der Radiologie hat die Lumineszenz bei Verstärkungsfolien, Leuchtschirmen und Szintillationszählern Bedeutung. Weiterhin wird sie bei verschiedenen Dosimetern ausgenutzt (Szintillations-, Thermolumineszenz- und Photolumineszenzdosimeter).

**Luxation:** Verrenkung, Verschiebung zweier Knochen im verbindenden Gelenk

**Lymphadenographie:** röntgenologische Darstellung von Lymphknoten durch Kontrastmittel

**Lymphe:** interstitielle Flüssigkeit, aus den Blutgefäßen ausgetretene, eiweißhaltige Zwischenzellflüssigkeit

**Lymphozyten:** weiße Blutkörperchen

## M

**major:** größer, der Größere
**Malleolus:** der Knöchel, das Hämmerchen
**Malleolus lateralis:** äußerer Knöchel
**Malleolus medialis:** innerer Knöchel
**Mamma:** weibliche Brust
**Mammographie:** röntgenologische Darstellung der weiblichen, selten auch der krankhaft veränderten männlichen Brustdrüse ohne Kontrastmittel mit sehr niedriger Röntgenröhrenspannung (25 bis 35 kV)
**Mandibula:** Unterkiefer, Unterkieferknochen
**Manubrium sterni:** oberster Teil des Brustbeines, Brustbeinhandgriff
**Margo:** Rand
**Margo lateralis scapulae:** äußerer Schulterblattrand
**Margo medialis scapulae:** innerer Schulterblattrand
**Margo superior scapulae:** oberer Schulterblattrand
**mAs-Produkt:** Produkt von Röhrenstrom (mA) und Belichtungszeit (s); ist das mAs-Produkt zu hoch (zu hohe Röntgenstrahlenmenge), kommt es zur Überbelichtung; bei zu niedrigem mAs-Produkt kommt es zur Unterbelichtung. Das mAs-Produkt ist ein wichtiger Faktor für den Kontrastreichtum und den Schwärzungsumfang einer Röntgenaufnahme.
**Matrix:** Syn. Bildraster, Bildmatrix; Beim computertomographischen Bild handelt es sich um eine Matrix, in der die einzelnen Bildpunkte (Pixel s. d.) je nach Gerätetyp (512 × 512 oder 1024 × 1024) zu einem Grauwertstufenbild angeordnet sind. Die Bildmatrix stellt das meist quadratisch angeordnete schachbrettartige Schema der Bildpunkte dar.
**Maxilla:** Oberkiefer, Oberkieferknochen
**medial:** in der Mitte gelegen, einwärts, nach der Körpermitte gelegen
**Mediastinitis:** Entzündung des Mittelfells
**Mediastinum:** Mittelfell; Mittelteil des Thoraxinnenraumes, der zwischen den Pleurasäcken liegt, und Herz, große Gefäße, Luftröhre und Speiseröhre enthält
**Medulla:** Mark
**Medulla oblongata:** verlängertes Mark
**Membran:** dünne Haut, Häutchen
**Meniscus:** halbmondförmiger Faserknorpel des Kniegelenkes
**Mesenterikographie:** Methode zur Darstellung der oberen oder unteren Darmschlagader (A. mesenterica superior oder inferior) durch Injektion eines positiven Kontrastmittels; der Katheter wird dabei über die A. femoralis und Aorta bis zur betreffenden Arterie vorgeschoben.
**Metaphyse:** zwischen Mittelstück (Diaphyse) und Endstück (Epiphyse) eines Röhrenknochens gelegener Teil
**Metatarsus:** Mittelfuß
**MeV:** Mega-Elektronen-Volt = 1 000 000 eV
**Mikrozephalie:** krankhafte Verkleinerung von Umfang und Inhalt des Schädels im Vergleich zu den altersentsprechenden Größenverhältnissen übriger Körperteile
**Miktionszystourethrographie:** röntgenologische Methode zur Darstellung der morphologischen Verhältnisse und funktionellen Vorgänge im Bereich der ableitenden Harnwege
**Milzruptur:** Zerreißung der Milz, meist durch Unfall, aber auch spontan z. B. bei Leukose
**minor:** kleiner, der Kleinere
**Mitralis:** zweizipflige Segelklappe zwischen linkem Vorhof und linker Kammer
**Morbus Perthes:** aseptische Knochennekrose (spontane Knochennekrose) der Femurkopfepiphyse
**multipel:** vielfach
**musculus:** Muskel
**Mutation:** Veränderungen des genetischen Materials; durch spontane, chemische oder physikalische Einflüsse
**Myelographie:** Verfahren zur Darstellung des Spinalkanals
**Myokard:** Herzmuskel
**Myokardinfarkt:** Herzinfarkt durch Verschluß einer Koronararterie

## N

**nasal:** zur Nase gehörig
**navicularis:** kahnförmig
**Nekrose:** örtlich begrenzter Gewebstod
**Neurokranium:** Hirnschädel
**Neutron:** neutrales bzw. ungeladenes Teilchen
**Nodus lymphaticus:** Lymphknoten
**Nutzstrahlung:** innerhalb des Nutzstrahlenbündels verlaufende Röntgenstrahlung. Als ungeschwächte Nutzstrahlung wird sie vor dem Patienten, als geschwächte Nutzstrahlung wird sie hinter dem Patienten bezeichnet.

## O

**Occiput:** Hinterhaupt
**Ödem:** Flüssigkeitsvermehrung im Zwischenzellgewebe
**Ösophagographie:** syn. Ösophagogramm, Ösophaguspassage; Darstellung der Speiseröhre durch Trinkenlassen eines positiven Kontrastmittels
**Ösophagus:** Speiseröhre
**Olecranon:** Ellenbogen
**Orbita:** knöcherne Augenhöhle
**orthograd:** in der Achse des Zentralstrahles gelegen
**Orthopantomogramm:** Abk. OPG, Röntgentechnik zur Erstellung von gebogenen Schichtaufnahmen. Anwendung als Panoramaübersichtaufnahme der Schädelkalotte oder Darstellung von Zähnen des Ober- und Unterkiefers
**Ortsdosis:** Äquivalentdosis für Weichteilgewebe, gemessen an einem bestimmten Ort
**Os capitatum:** Kopfbein (Handwurzelknochen)
**Os coccygis:** Steißbein
**Os cuboideum:** Würfelbein (Fußwurzelknochen)
**Os frontale:** Stirnbein
**Os hamatum:** Hakenbein (Handwurzelknochen)
**Os hyoideum:** Zungenbein
**Os ilium:** Darmbein
**Os ischii:** Sitzbein
**Os lunatum:** Mondbein (Handwurzelknochen)
**Os metacarpale:** Mittelhandknochen
**Os metatarsale:** Mittelfußknochen
**Os nasale:** Nasenbein
**Os naviculare:** Kahnbein (Fußwurzelknochen)
**Os occipitale:** Hinterhauptbein
**Os, oris:** Mund, des Mundes
**Os, ossis:** Knochen, des Knochens
**Os parietale:** Scheitelbein
**Os pisiforme:** Erbsenbein (Handwurzelknochen)
**Os pubis:** Schambein
**Os sacrum:** Kreuzbein
**Os scaphoideum:** Kahnbein (Handwurzelknochen)
**Os temporale:** Schläfenbein
**Os trapezium:** großes Vieleckbein (Handwurzelknochen)
**Os trapezoideum:** kleines Vieleckbein (Handwurzelknochen)
**Os triquetrum:** Dreiecksbein (Handwurzelknochen)
**Os zygomaticum:** Jochbein
**Osmolalität:** Menge gelöster Teilchen pro 1 kg Wasser
**Ostium:** Öffnung, Mündung, Eingang, z. B. am Herzen
**Ovarium:** Eierstock

## P

**Paarbildungseffekt:** Die Energie der Strahlungsquanten führt zur Bildung eines Elektron-Positron-Paares; tritt bei Quantenenergien von mehr als 1,02 MeV auf
**Palpation:** Abtastung
**Pankreas:** Bauchspeicheldrüse
**Papilla:** warzenförmige Erhebung
**Papilla duodeni major (Vateri):** Erhöhung in der Zwölffingerdarmschleimhaut im Mündungsbereich des Hauptgallenganges

und des Hauptausführungsganges der Bauchspeicheldrüsen
**Papilla mammae:** Brustwarze
**Parallelprojektion:** Arbeit mit parallel angeordneten Strahlen; die Bildgröße entspricht immer der Projektgröße und stellt den Idealfall für die originalgetreue optische Abbildung dar.
**Parenchym:** funktionstragende Zellen eines Gewebes
**parenteral:** unter Umgehung des Magen-Darm-Kanals; d. h. durch i. m. oder i. v. Injektion
**parietal:** seitlich, wandständig
**Parotis:** Ohrspeicheldrüse
**partial:** = partiell; teilweise
**Patella:** Kniescheibe
**Pathologie:** die Lehre von den Krankheiten und ihren Ursachen
**pathologisch:** krankhaft
**Pelvis:** Becken
**Penis:** männliches Glied
**Perforation:** Durchbohrung, Durchbruch
**Perikard:** Herzbeutel
**Periodensystem:** systematische Anordnung aller chemischen Elemente nach ihrer Ordnungszahl
**Periost:** Knochenhaut
**peripher:** am Rande, an der Außenfläche liegend
**Peristaltik:** wellenförmige fortschreitende Kontraktion an Hohlorganen (z. B. Magen, Darm, Harnleiter)
**peritoneal:** das Bauchfell betreffend
**Peritoneum:** Bauchfell
**Peritonitis:** Bauchfellentzündung
**perkutan:** durch die Haut hindurch
**per os:** durch den Mund; Ggs. zu parenteral
**Pfortader:** Vena portae; führt nährstoffreiches Blut aus den Verdauungsorganen zur Leber
**Pharynx:** Rachen, Schlund
**Phosphoreszenz:** langes, oft stundenlanges Nachleuchten eine Stoffes nach Absorption der einfallenden Strahlung bzw. Teilchen
**Photo-Effekt:** Beim Auftreffen von Röntgenstrahlen auf Materie können Hüllenelektronen aus dem Atom herausgeschlagen werden. Diese Röntgenstrahlen verlieren dabei ihre gesamte Energie, d. h. sie werden vollständig absorbiert. Die an die Elektronen abgegebene Energie wird in kinetische Energie der Elektronen umgesetzt sowie für die Ablösearbeit (Energie um ein Elektron aus der Atomhülle zu lösen) der Elektronen aus der Atomhülle aufgewendet.
**Photonen:** (Lichtquanten, Strahlungsquanten) Quanten der elektromagnetischen Strahlung, in denen sich die korpuskularen Eigenschaften einer elektromagnetischen Welle äußern; dieser Ausdruck wird besonders dann gewählt, wenn deren Teilchencharakter betont werden soll. Die korpuskularen Eigenschaften der Lichtquanten lassen sich beim Photoeffekt und beim Compton-Effekt nachweisen.
**Phlebographie:** syn. Venographie; röntgenologisches Verfahren zur Darstellung der Venen (z. B. der unteren Extremität bei V. a. Thrombose)
**Piezo-Effekt:** syn. Piezoelektrizität, piezoelektrischer Effekt; Auftreten von elektrischen Ladungen an den Grenzflächen bestimmter Kristallen (z. B. Quarz), wenn diese auf Druck oder Zug beansprucht werden. Als umgekehrter Piezo-Effekt wird der Vorgang bezeichnet, wenn sich bei Anlegen einer Spannung die Quarze deformieren. Beide Effekte werden beim Ultraschall ausgenutzt.
**Pixel:** syn. picture element, Bildpunkt, Bildelement; einzelne Bildpunkte (Pixel) auf einem computertomographischen Bild, welche je nach Gerätetyp (z. B. 256 × 256 oder 512 × 512) zu einem Grauwertstufenbild angeordnet sind; kleinste Bildzelle eines CT-Bildes
**plantar:** fußsohlenseitig
**Pleura:** Brustfell; Pleura parietalis und Pleura visceralis werden unter der Bezeichnung Brustfell zusammengefaßt.
**Pleura parietalis:** überzieht die Innenfläche der Brusthöhle; im Bereich der Rippen

wird sie auch als Rippenfell (Pleura costalis) bezeichnet.
**Pleura visceralis:** syn. Pleura pulmonalis; überzieht die Lungenoberfläche
**Pneumonie:** Lungenentzündung (Entzündung der Alveolenwand)
**Pneumothorax:** Ansammlung von Luft in einem Brustfellraum (z. B. durch Verletzung von außen)
**Pneumozystographie:** dient zur Beurteilung der Zystenwand; nach Punktion der Zyste wird diese entleert und anschließend mit Gas aufgefüllt. Danach erfolgt die Röntgenaufnahme.
**posterior:** hinterer, der hintere
**Präzession:** Form der Kreiselbewegung, bei der die Figurenachse des Kreisels eine durch äußere Kräfte aufgezwungene Drehbewegung ausführt (z. B. beim Kinderkreisel)
**Primärstrahlung:** Nutzstrahlung vor dem Patienten, die ausschließlich aus der Röntgenröhre stammt
**Processus:** Fortsatz
**Processus coracoideus:** Rabenschnabelfortsatz
**Processus mastoideus:** Warzenfortsatz
**Processus xiphoideus:** Schwertfortsatz
**Pronation:** Einwärtsdrehung (des Fußes, des Unterarmes)
**Prostata:** Vorsteherdrüse
**Protein:** Eiweiß
**Proton:** positiv geladenes Teilchen
**Protonendichte:** Anzahl angeregter Wasserstoffatome pro Volumeneinheit (MRT)
**proximal:** zur Körpermitte hin, näher zum Rumpf gelegen
**Prüfkörper:** Vorrichtung, die in einem Röntgenstrahlenbündel angeordnet wird, um ein Bild für Meß- und Prüfzwecke zu erzeugen
**PTC:** Abk. Perkutane transhepatische Cholangiographie; Röntgenkontrastdarstellung der Gallengänge und der Gallenblase; die Kontrastmitteldarstellung erfolgt durch einen in Lokalanästhesie perkutan durch die Leber in das Gallengangsystem eingeführten dünnen Katheter.

**Pulmo:** Lunge
**Pulmonalisangiographie:** Darstellung der Lungengefäße durch Injektion eines positiven Kontrastmittels in einen Lungenarterienast. Der Katheter wird über eine Arm- oder Beinvene durch die rechte Herzhälfte bis in die Lungenarterie vorgeschoben.
**Pyknose:** Zellkernschrumpfung, Zellkernverdichtung auf natürliche Weise, durch chemische und physikalische Einflüsse (z. B. Röntgenstrahlen) hervorgerufen
**Pylorus:** Schließmuskel am Magenausgang, Pförtner

## R

**radialis:** zur Speiche gehörig
**Radioaktivität:** spontaner, d. h. ohne äußeren Einfluß erfolgender Zerfall instabiler Atomkerne gewisser Nuklide (Radionuklide) bzw. gewisser Isotope (Radioisotope) bestimmter chemischer Elemente.
**Radiographie, digitale:** (Digitale Lumineszenz-Radiographie, DLR) neues Röntgen-Projektionsverfahren wobei anstelle von Film-Folien-Kombinationen sogenannte Speicherfolien verwendet werden; Vorteile der DLR sind die Einbindung in herkömmliche Röntgeneinrichtungen, digitale Bildverarbeitung und somit optimale Bilddarstellungen, mögliche Dosisreduktion, Einbindung in digitale Kommunikationssysteme (PACS-Picture archiving and communication systems), Bildspeicherung auf Massenspeichern sowie die Anwendung aller Folienformate.
**Radiologie:** Strahlenkunde
**Radius:** Speiche
**Raster:** s. Streustrahlenraster
**Rauschen:** Beschreibung für eine bestimmte Gruppe von Störsignalen in Optik, Akustik, Photographie und Elektronik, welche zeitlich und örtlich begrenzt sind bzw. ständig wechseln und ihre Ursache in statistischen Erscheinungen haben (Kör-

nigkeit von photographischen Emulsionen, Verstärkerfolien, Leuchtschirmen, Ungleichmäßigkeiten bei der Elektronenemission in Elektronenröhren)
**Refluxzystographie:** röntgenologische Darstellung der Harnblase mit einem positiven Kontrastmittel über einen durch die Harnröhre vorgeschobenen Katheter zur Prüfung eines Kontrastmittelrückflusses in die Harnleiter
**rektal:** den Mastdarm betreffend
**Relative biologische Wirksamkeit (RBW):** Dieselbe Energiedosis kann bei unterschiedlichen Strahlenarten unterschiedliche biologische Wirkungen haben. Die RBW einer Strahlenart wird durch den Vergleich mit der Wirkung von Röntgenstrahlen ermittelt. Der RBW-Faktor gibt an, wieviel mal eine Strahlungsart wirksamer oder weniger wirksam als Röntgenstrahlung ist.
**REM (rem):** früher verwandte Maßeinheit, um die Äquivalentdosis (roentgen equivalent man) anzugeben
**Ren:** Niere
**renal:** die Nieren betreffend, zu den Nieren gehörend
**Resonanz:** Mitschwingen eines schwingungsfähigen Systems bei Einwirkung von periodisch veränderlichen Kräften, deren Frequenz gleich der Eigenfrequenz des Systems ist; diese Frequenz wird als Resonanzfrequenz bezeichnet.
**Resorption:** Aufnahme, z.B. von Nahrungsstoffen im Darm
**Respiration:** Atmung
**retrograd:** rückläufig, zeitlich oder örtlich zurückliegend, von hinten her (z.B. Koloskopie, ERCP)
**retroperitoneal:** hinter dem Bauchfell liegend
**Röntgenbildverstärker:** besteht aus einem hochevakuierten Glaskolben von etwa 20–40 cm Durchmesser. An der Eingangsseite (= Eintrittspforte für Röntgenstrahlen), d.h. der dem Patienten zugekehrten Seite, liegt der Eingangsleuchtschirm (Fluoreszenzmaterial: Caesiumjodid). Aus der hinter dem Eingangsleuchtschirm liegenden Photokathode werden durch das erzeugte Fluoreszenzlicht Elektronen freigesetzt. Diese werden mit einer Hochspannung von etwa 25 kV beschleunigt und treffen nach »elektronenoptischer« Fokussierung auf einen zweiten, sehr viel kleineren Leuchtschirm, den Ausgangsleuchtschirm. Das auf dem Ausgangsleuchtschirm erzeugte Fluoreszenzlichtbild zeigt im Vergleich zum Eingangsbildschirm ein viel helleres Leuchtdichtebild.
**Röntgeneinrichtung:** Einrichtung, die zum Zwecke der Erzeugung von Röntgenstrahlen betrieben wird, und die aus Röntgenstrahlen und Röntgengenerator besteht. Zur Röntgeneinrichtung gehören auch Anwendungsgeräte, Zusatzgeräte und Zubehör.
**Röntgenfilm:** für Röntgenstrahlung empfindlicher Film, welcher üblicherweise aus 7 Schichten besteht. 3 Schichten kommen jeweils doppelt vor, so daß 4 Schichten (von innen nach außen: Trägerschicht, Haftschicht, Emulsionsschicht, Schutzschicht) unterschieden werden können.
**Röntgengenerator:** Bezeichnung für die Gesamtheit aller elektrischen Teile, welche für den Betrieb einer Röntgenröhre sowie für die Regelung und Steuerung ihrer Energieversorgung nötig sind
**Röntgenpaß (Röntgennachweisheft):** freiwillig vom Patienten geführte Unterlage zur Eintragung des Datums und der untersuchten Körperregion
**Röntgenröhre:** Gerät zur technischen Erzeugung von Röntgenstrahlung
**Röntgenstrahlen:** syn. X-Strahlen; nach W. C. Röntgen benannte, extrem kurzwellige, energiereiche elektromagnetische Strahlen; ihre Wellenlänge liegt etwa zwischen $10^{-8}$ m und $10^{-12}$ m. Das entspricht einem Frequenzbereich von $3 \times 10^{16}$ Hz bis $3 \times 10^{20}$ Hz. Die Energie der Röntgenstrahlung liegt zwischen 100 eV und 1 Mill. eV. Je nach der Art

der Entstehung werden (Röntgen-) Bremstrahlen und charakteristische Röntgenstrahlen unterschieden.
**Röntgenuntersuchung:** Röntgendurchleuchtung, Röntgenaufnahme oder sonstige Untersuchungsverfahren unter Anwendung von Röntgenstrahlen, um Beschaffenheit, Zustand oder Funktion eines menschlichen oder tierischen Körpers, einer Sache oder deren Teile sichtbar zu machen
**Röntgenverordnung:** (RöV), Verordnung der Bundesregierung über den Schutz vor Schäden durch Röntgenstrahlen
**Rotation:** Drehung um die Längsachse, Umdrehung
**Ruptur:** Zerreißung von Organen oder Gewebe

# S

**sagittal:** von vorn nach hinten
**Sakralisation:** angeborene Vereinigung des 5. Lendenwirbels mit dem 1. Kreuzbeinwirbel
**Schachtverhältnis:** Die Wirksamkeit eines Rasters ist unter anderem durch das Schachtverhältnis (Konstruktionsverhältnis) gekennzeichnet, das definiert ist als das Verhältnis von Lamellenhöhe zu Lamellenabstand. In der Praxis liegt das Maximum des Schachtverhältnisses bei 12.
**Schichtaufnahme:** s. Tomographie
**Schwächung:** Verminderung der Photonenflußdichte (Intensität der Strahlung) durch Wechselwirkung der Photonen mit der Materie durch Photoeffekt, Compton-Effekt und Paarbildung; die Schwächung des Primärstrahls setzt sich zusammen aus Absorption und Streuung: Schwächung = Absorption + Streuung
**Schwärzungskurve:** syn. Dichtekurve, Gradationskurve, s. d.
**Screening-Verfahren:** (engl. to screen sieben) syn. Suchtest, Siebtest; Untersuchungsmethode zur Erfassung eines klinisch symptomlosen Krankheitsstadiums. Typische Beispiele: Reihenuntersuchung auf Tuberkulose, Diabetes mellitus
**Scribor:** Papierstreifen zur Aufbelichtung von Patientendaten und Identifikationsnummern auf die Röntgenfilme
**Sekundärelektronen:** an den Oberflächen oder durchstrahlten Stoffen durch Photo-, Compton- oder Paarbildungseffekt von Photonen oder von primären Teilchen freigesetzte Elektronen
**Seldinger-Technik:** von Seldinger 1953 eingeführtes Verfahren, bei dem Katheter perkutan in Blutgefäße, in Gallenwege oder Hohlräume zu diagnostischen oder therapeutischen Zwecken eingeführt werden
**Sella turcica:** Türkensattel; stellt eine Vertiefung der Schädelbasis dar, in der die Hypophyse liegt
**Sellink:** Dünndarmeinlauf oder Enteroklysma nach J. Sellink; standardisiertes Verfahren der Dünndarmuntersuchung mittels Instillation von Kontrastmittel über eine Sonde
**Seltene Erden (SE):** Metalle der seltenen Erden; zusammenfassende Bezeichnung für die in der III. Nebengruppe des Periodensystems stehenden Elemente Scandium Sc, Yttrium Y und Lanthan, sowie die auf das Lanthan folgenden Lanthanide mit den Ordnungszahlen 58–71
**Sensitometer:** Gerät zur exakten reproduzierbaren Belichtung von Filmmaterial
**Sensitometrie:** im ursprünglichen Sinn: »Messung der Empfindlichkeit«; heute auch Methoden, die Filmeigenschaften beschreiben und rechnerisch erfassen
**Septum:** Scheidewand
**Sialographie:** röntgenologische Darstellung der Ausführungsgänge der Ohrspeicheldrüsen, der Unterzungendrüsen und der Unterkieferdrüsen durch retrograde Injektion eines Kontrastmittels
**Sigma:** = Colon sigmoideum; S-förmiger gekrümmter Teil des Dickdarmes
**Sievert:** SI-Einheit für die Äquivalentdosis
**sinister:** linker, links

**Sinus:** Ausbuchtung, Hohlraum, z. B. lufthaltige Hohlräume in den Schädelknochen
**Sinus ethmoidalis:** Siebbeinhöhle
**Sinus frontalis:** Stirnhöhle
**Sinus lactiferi:** Milchsäckchen
**Sinus maxillaris:** Kieferhöhle
**Sinus sphenoidalis:** Keilbeinhöhle
**Skapula:** Schulterblatt
**Sklerose:** Verhärtung (meist durch Kalkeinlagerung)
**Skoliose:** seitliche Verkrümmung der Wirbelsäule
**somatisch:** körperlich
**Spannung:** Einheit Volt (V), Formelbuchstabe U; bei unterschiedlicher elektrischer Ladung zwischen zwei Punkten meßbare elektrische Potentialdifferenz
**Speicherfolie:** Aufzeichnungsmedium eines neuen Verfahrens der Röntgenbildverarbeitung der Digitalen-Lumineszenz-Radiographie (DLR). Statt des herkömmlichen Film-Folien-Systems werden spezielle Speicherfolien verwendet, die nach Exposition mit Röntgenstrahlen durch einen Laserabtaster ausgelesen und so in ein digitales Röntgenbild umgesetzt werden.
**Spin:** (engl. spin »schnelle Drehung«) im allgemeinen der Eigendrehimpuls, d. h. Drehimpuls eines um eine körpereigene Achse rotierenden Körpers
**Spina scapulae:** Schulterblattgräte
**Spin-Gitter-Relaxationszeit:** syn. Längsrelaxationszeit T1; Maß für die Zeit, welche die Kernspins benötigen, um sich wieder parallel zum externen Magnetfeld auszurichten
**Spin-Spin-Relaxationszeit:** Zeitkonstante T2, welche die Geschwindigkeit bestimmt, mit der Kerne das Gleichgewicht erreichen oder zueinander phasenverschoben werden
**Spirometer:** Meßgerät zur Bestimmung von Atemvolumen, Reserveluft, Vitalkapazität, Komplementärluft
**Splen:** Milz

**Spongiosa:** schwammartig aufgelockerte Anteile des Knochens
**Spule:** besteht aus einzelnen, voneinander isolierten Drahtwindungen, welche häufig einen Kern aus magnetisierbarem Material umschließen (Bauelement in der Elektrotechnik und Elektronik); fließt durch diese Spule ein elektrischer Strom, so entsteht in ihr ein Magnetfeld.
**Star, grauer:** syn. Katarakt; Trübung der Augenlinse aus unterschiedlicher Ursache
**Stenose:** Engstelle
**Sternum:** Brustbein
**stochastisch:** vom Zufall abhängig
**Störstrahler:** Geräte, bei deren Betrieb Röntgenstrahlung als unerwünschtes Nebenprodukt auftritt (z. B. Fernsehgerät)
**Strahlenkater:** nach therapeutischer Röntgen- oder Radiumbestrahlung oder Unfällen auftretende Störungen, welche sich in Funktionsstörungen des Magen-Darm-Traktes, Müdigkeit, Erbrechen und Kopfschmerzen äußern
**Strahlenreaktion:** reversible Veränderungen nach Bestrahlung mit Röntgenstrahlen oder anderen energiereichen Strahlen; die Veränderungen werden besonders an der Haut beobachtet (z. B. Röntgenerythem, als Extremfall Nekrosen).
**Strahlenrelief:** Gesamtheit der aus dem Körper austretenden Strahlungsintensitätsunterschiede oder Dosisleistungsunterschiede; die Absorptionsunterschiede entstehen durch die Organe mit unterschiedlicher Dicke, Dichte und Ordnungszahl.
**Strahlenschäden:** Strahlenschädigung; Summe krankhafter Reaktionen und bleibender Veränderungen nach Strahleneinwirkung (ionisierende Strahlen), vorzugsweise Röntgen- und Gammastrahlung
**Strahlensyndrom:** Je nach eingestrahlter Dosis auf Teilbereiche oder auf den ganzen Körper können verschiedene Arten von Syndromen unterschieden werden. Es werden zerebrale, gastrointestinale

und hämatopoetische Syndrome unterschieden.

**Strahlenwirkung, genetische:** molekularbiologische Strahlenwirkungen am Erbgut von Organismen, bei deren Nachkommen als somatische Veränderungen auftretend oder die Lebensfähigkeit der Nachkommen schon in frühen Entwicklungsstadien ausschließend

**Strahlenwirkung, somatische:** Durch sie kommt es zu einer Änderung der Struktur und Funktion des bestrahlten Organismus. Es wird zwischen Frühschäden (kurze Zeit nach Strahlenexposition) und Spätschäden (nach Jahren oder Jahrzehnten) unterschieden.

**Strahlenwirkung, nichtstochastische:** Die Schwere der Erkrankung hängt von der Dosis ab, hingegen nicht die Wahrscheinlichkeit für ihr Auftreten. Für diese Art der Strahlung gibt es eine untere Dosis, es existiert ein Grenzdosiswert (Schwellenwert). Der Schaden wird um so schwerwiegender, je höher die verursachende Dosis war. Hierzu zählen Hautverbrennungen, Schädigung der Keimzellen die zu Sterilität führt, Linsentrübung des Auges und das akute Strahlensyndrom.

**Strahlenwirkung, stochastische:** nachteilige Wirkungen von Strahlung, bei denen die Wahrscheinlichkeit für ihr Eintreten mit der Dosis steigt, nicht jedoch die Schwere. Für diese Straheneffekte kann keine untere Grenze angenommen werden. Eine Grenzdosis (Schwellenwert) existiert nicht. Die wichtigste stochastische Wirkung ist die Krebsentstehung.

**Strahlung:** allgemein: räumliche Ausbreitung von Energie; hier: elektromagnetische Strahlung

**Streustrahlenraster:** aus dünnen Lamellen und aus einem die Strahlung stark schwächenden Stoff (Blei- oder Wolframblech) bestehende Vorrichtung, die die aus dem Patienten kommende Streustrahlung selektiv und so vollständig wie möglich absorbieren soll. Damit das Raster nicht auf dem Röntgenbild abgebildet wird, wird es während der Aufnahme bewegt.

**Streustrahlung:** Röntgenstrahlung, welche im Objekt (Patient oder allgemein Materie) durch die von einer Röntgenröhre herrührende primäre Strahlung erzeugt wird. Durch Wechselwirkung der Strahlung mit dem Objekt kommt es zu einer Ablenkung eines Teiles der Röntgenstrahlen in der atomaren Struktur des Objektes. Dieser Anteil geht dem Aufbau des Strahlenbildes verloren, wenn sie außerhalb des Nutzstrahlenkegels verläuft bzw. sich bei der Ablenkung aus der Richtung des Primärstrahles an falscher Stelle am Aufbau des Strahlenbildes beteiligt.

**Streuung:** Prozeß, bei dem die Röntgenstrahlung keinerlei Energie verliert; die Röntgenstrahlen werden nur aus ihrer ursprünglichen Richtung abgelenkt.

**Summationsbild:** In der Verlaufsrichtung des Röntgenstrahls werden hintereinander liegende Strukturen ineinander projiziert.

**superior:** weiter oben gelegen, der obere

**Superposition:** Überlagerung von Schattengebilden im Röntgenbild

**Supination:** Auswärtsdrehung des Unterarms, Heben des inneren Fußrandes

**Sutur:** Schädelnaht, Knochennaht

**Sutura coronalis:** Kranznaht; Knochennaht zwischen Stirnschuppe und beiden Scheitelbeinen

**Sutura frontomaxillaris:** Knochennaht zwischen dem Oberkieferknochen und dem Stirnbein

**Sutura intermaxillaris:** Knochennaht zwischen den beiden Oberkieferbeinen

**Sutura lambdoidea:** Lambdanaht; Knochennaht zwischen den Scheitelbeinen und dem Hinterhauptbein

**Sutura sagittalis:** Pfeilnaht; Knochennaht zwischen den beiden Scheitelbeinen; nach vorne bildet die Kronennaht und nach hinten die Lambdanaht die Begrenzung

**Sutura squamosa:** Schuppennaht; verbindet die Schläfen- und Scheitelbeine miteinander
**Symphyse:** = Symphysis pubica; Verbindung der beiden Schambeine
**Synovia:** Gelenkschmiere
**Synovialis:** Innenschicht der Gelenkkapsel
**Systole:** Kontraktionsphase der Herztätigkeit

## T

**Tabula:** Tafel, Brett
**Tabula externa:** äußere knöcherne Schicht des Schädeldaches
**Tabula interna:** innere knöcherne Schicht des Schädeldaches
**Talus:** Sprungbein
**Teilkörperexposition:** Strahlenwirkung auf eine Person, die von außen oder innen bestimmte Gewebe oder Körperteile betrifft
**temporal:** zur Schläfe gehörig
**teratogen:** zu Mißbildungen führend, Mißbildungen erzeugend
**Teratogenität:** Eigenschaft bestimmter chemischer Substanzen (z. B. Medikamente) oder Strahlen, in der Embryonalzeit Mißbildungen hervorzurufen
**testis:** Hoden
**thorakal:** zum Brustkorb gehörig
**Thorax:** Brustkorb
**Thrombose:** Blutpfropfbildung; Gerinnung von Blut innerhalb der Gefäße mit Behinderung oder Aufhebung der Strömung in der Blutbahn
**Thrombus:** Pfropf aus Blutgerinnsel
**Tibia:** Schienbein
**Tomographie:** Röntgentechnik zur Anfertigung von Schichtaufnahmen; verschiedene Schichten innerhalb eines Objektes werden scharf dargestellt, alle darüber- und darunterliegenden Schichten werden verwischt.
**Trachea:** Luftröhre
**Transformator:** (Trafo, Umspanner) Gerät zur Erhöhung oder Herabsetzung der elektrischen Spannung von Wechselströmen
**Translokation:** Verlagerungen von Teilstücken an andere Chromosomen; die Gesamtmenge der Erbanlagen bleibt gleich, es verändert sich lediglich ihre Anordnung.
**transversal:** querliegend, querverlaufend
**Trikuspidalis:** dreizipflige Segelklappe, liegt zwischen rechtem Vorhof und Herzkammer
**Trochanter:** Rollhügel, Rollhöcker (des Oberschenkelbeins)
**Trochanter major:** großer Rollhügel des Oberschenkelknochens
**Trochanter minor:** kleiner Rollhügel des Oberschenkelknochens
**Truncus:** Stamm
**tuba uterina:** Eileiter
**Tubus:** feste, nicht verstellbare Blende zur Erzeugung einer vorgegebenen Feldgröße
**Tumor:** Geschwulst; lokal umschriebene Zunahme des Gewebevolumens

## U

**Überbelichtung:** Das Bild ist insgesamt zu dunkel.
**Ulna:** Elle
**ulnaris:** zur Elle gehörig
**Ultraschall:** für den Menschen nicht hörbarer Schall mit Frequenzen oberhalb 20000 Hz; in der medizinischen Diagnostik finden die Frequenzbereiche zwischen 1–15 MHz Anwendung. Die Erzeugung von Ultraschall für diagnostische Zwecke beruht auf dem piezoelektrischen Effekt.
**Unschärfe:** Syn. Bildunschärfe, Abbildungsunschärfe; mehr oder weniger deutlich ausgeprägte Verwischung der Konturen im Bild; setzt sich zusammen aus geometrischer, Bewegungs-, Absorptions- und Materialunschärfe
**Unterbelichtung:** Das Bild ist insgesamt zu hell.

**Ureter:** Harnleiter
**Urethra:** Harnröhre
**Urographie:** intravenöse Ausscheidungsurographie; Röntgendarstellung des Nierengewebes, des Nierenhohlsystems, der Harnleiter und der Harnblase nach intravenöser Injektion von Kontrastmitteln
**Uterus:** Gebärmutter

**V**

**Vagina:** Scheide
**vaginal:** zur Scheide gehörig
**Valva:** Klappe
**Valvula Bauhin:** = Ostium ileocaecale; Klappe (Schleimhautfalte) an der Einmündung des Dünndarmes in den Dickdarm
**Valvula semilunares:** halbmondförmige Klappen (Taschenklappen) im Anfangsteil der Aorta und der Lungenschlagader (Arteria pulmonalis)
**Valva bicuspidalis:** zweizipflige Segelklappe, zwischen linkem Vorhof und linker Herzkammer gelegen
**Valva tricuspidalis:** dreizipflige Segelklappe, zwischen rechtem Vorhof und rechtem Ventrikel gelegen
**Varikose:** Krampfaderleiden
**Varix:** Venenerweiterung, Venenknoten, Krampfader
**Varizen:** Krampfadern
**Vas:** Gefäß
**Vasographie:** röntgenologische Darstellung von Gefäßen mit Kontrastmitteln
**Vene:** Blutader
**Vena cava inferior:** untere Hohlvene
**Vena cava superior:** obere Hohlvene
**Vena portae:** Pfortader
**ventral:** bauchwärts, nach vorn gelegen
**Ventrikel:** Kammer
**Ventriculus:** = Gaster; Magen
**Verbundanode:** Anodenteller aus verschiedenen Materialien; es kommt zu einer Verbesserung der Wärmeverteilung und damit zu einer erhöhten Leistungsfähigkeit der Röhre.

**Verdoppelungsdosis:** Maß für die genetische Strahlenempfindlichkeit; sie bewirkt eine Verdoppelung der spontanen Mutationshäufigkeit.
**Verlaufsfolie:** Syn. Ausgleichsfolie; wird angewandt, wenn bei Aufnahmen von Körperorganen größere Absorptionsunterschiede zu erwarten sind
**Verstärkungsfolie:** besteht aus fluoreszierenden Substanzen (z. B. Kalziumwolframatkristalle, seltene Erden); charakteristische Eigenschaften sind die Unschärfe und der Verstärkungsfaktor.
**Verstärkungsfaktor:** gibt die Wirksamkeit von Verstärkungsfolien an; kein exakter Wert, gibt nur einen ungefähren Anhalt für die Folienverstärkung; der Verstärkungsfaktor der Universalfolie wird aus praktischen Gründen gleich 1 gesetzt. Die Bezugsgröße zur Bestimmung des Verstärkungsfaktors ist der Dosiswert, welcher eine bestimmte Schwärzung des Röntgenfilms durch die Verwendung der Universalfolie bewirkt.
**Vertebra:** Wirbelknochen
**Vertebra prominens:** 7. Halswirbel
**Vertebrae cervicales:** Halswirbel
**Vertebrae coccygeae:** Steißwirbel
**Vertebrae lumbales:** Lendenwirbel
**Vertebrae thoracicae:** Brustwirbel
**vertebral:** zur Wirbelsäule gehörig
**vertikal:** senkrecht, lotrecht
**Vesica:** die Blase
**Vesica fellea:** Gallenblase
**Vesica urinaria:** Harnblase
**Viskosität:** Syn. Zähigkeit, innere Reibung; eine durch molekulare Wechselwirkung hervorgerufene Eigenschaft von Stoffen bes. von Flüssigkeiten und Gasen
**viszeral:** zu den Eingeweiden gehörig
**Vitalkapazität:** Luftmenge, die bei stärkster Inspiration und Exspiration gewechselt werden kann
**volar:** zur Hohlhand gehörig
**Voxel:** Syn. Volumeneinheit; Bezeichnung für die jedem Pixel (Bildpunkt) zugehörigen Volumenelemente in einer Schicht
**Vulva:** äußere weibliche Geschlechtsteile

## W

**Wechselstrom:** Der Strom der Elektronen wechselt ständig seine Richtung.

**Weichstrahltechnik:** Es werden Röhrenspannungen von 25–35 kV verwendet. Relativ geringe Durchdringungsfähigkeit von Gewebe; es entstehen aber kontrastreiche Bilder. Hohe somatische Volumendosis, niedrige Gonadendosis wegen geringer Streustrahlung; Anwendung: Mamma, Weichteile der Extremitäten

**Wellenlänge:** kürzeste Distanz zweier gleichphasiger Zustände von Wellen; die Wellenlänge ist um so kleiner, je höher die Frequenz der Welle ist. Neben Frequenz und Amplitude ein wesentliches Charakteristikum der Welle

**Wirkungsgrad:** Syn. Nutzeffekt; gibt an, wie groß das Verhältnis von nutzbar abgegebener Energie bzw. Leistung zur aufgewandten ist; stets kleiner als 1 (bzw. als 100%)

**Wolfram:** Metall; chem. Zeichen W; relative Atommasse 183,9; Ordnungszahl 74; Dichte 19,3 g/cm hoch 3; Schmelzpunkt 3350 Grad Celsius; Verwendung: wegen des hohen Schmelzpunktes als Anodenmaterial in Röntgenröhren und als Heizdrähte bei Glühlampen und Glühkathoden. Weiterhin findet W. Anwendung im Leuchtstoff in Röntgenverstärkerfolien als Kalziumwolframat ($CaWO_4$) aufgrund seines hohen Massenschwächungskoeffizienten.

## X

**Xeroradiographie:** syn. Elektroradiographie; dieses Verfahren beruht im Gegensatz zum konventionellen Film-Röntgenverfahren nicht auf einem photochemischen, sondern auf einem elektrophysikalischen Vorgang. Die Röntgenstrahlung trifft dabei nicht auf einen konventionellen Röntgenfilm, sondern auf eine selenbeschichtete Aluminiumplatte, welche vor der Belichtung elektrostatisch aufgeladen wird.

## Z

**Zökum:** Blinddarm, Anfangsteil des Dickdarmes

**Zelltod:** Der Zelltod nach Bestrahlung kann sofort, oder auch viel später, nachdem noch einige Teilungen vollzogen wurden, erfolgen. Weiterhin können Zellen mit veränderter Struktur über längere Zeit am Leben bleiben, ohne sich zu vermehren, um später jedoch einzugehen. Als Kriterium für den Zelltod gelten z. B.: Auftreten von Pyknosen, Abnahme von Zellen in Organen, keine Koloniebildung nach Bestrahlung von Zellkulturen

**Zielaufnahmen:** Röntgenaufnahmen, die unter Durchleuchtung mit einem Zielaufnahmegerät oder einer Bildverstärkerkamera angefertigt werden

**Zentralprojektion:** Die abbildenden Strahlen gehen von einem im Idealfall punktförmigen Brennfleck (Fokus) aus. Der Mittelstrahl des divergierenden Strahlenbündels heißt Zentralstrahl.

**Zentralstrahl:** derjenige Strahl, der vom Fokus ausgeht und durch die Mitte des Strahlenaustrittsfensters verläuft

**zerebral:** das Gehirn betreffend

**Zervix:** Gebärmutterhals

**Zielaufnahmen:** während der Durchleuchtung durchgeführte Röntgenaufnahmen

**Zonographie:** Schichtuntersuchung mit kleinem Schichtwinkel (4–8 Grad) und geringer Verwischung

**Zyste:** ein- oder mehrkammerige, durch eine Kapsel abgeschlossene sackartige Geschwulst, mit dünn- oder dickflüssigem Inhalt

**Zystographie:** röntgenologische Darstellung der Harnblase durch Kontrastmittel

# Sachverzeichnis

## A

Abdomenübersicht, p.a. 229
Abnahmeprüfung 164
Abstandseffekt 34
Abstandsquadratgesetz 27
Abtastung 143
Alara-Prinzip 119
Alles-oder-nichts-Gesetz 102
Anastomosen 77
Angiographie 140
Anion 4
Anode 18
Anodenteller 22
Anregung 13
Anulus fibrosus 68
Aorta
    abdominalis 76
    thoracica 76
Äquivalentdosis 108
Arbeit 5
Arterien 75
    Bauplan 78
Arthrographie 163
Atlasaufnahme 195
Atmungsorgane 80
Atom 1
Atomhülle 1
Atomkern 1
Auflösungsvermögen 39
Aufnahme, tangentiale 58
Aufzeichnungsmedien 29
Ausbreitungsgeschwindigkeit 10
Ausgangsleuchtschirm 36
Ausgleichsfolien 35
Ausscheidungsurographie 161

## B

Babixhülle 186
Bänder 62
Bandscheibe 68
Bariumsulfat 155
Bauchfell 86
Bauchspeicheldrüse 87
Becken, knöchernes 65
Beckenübersicht, a.p. 232
Belehrung 129
Belichtungsautomatik 27, 132
Belichtungsdaten 27
Bergonie-Tribondeau-Regel 101
Beschleunigung 5
Bewegungsapparat 59
Bewegungsformen 55
Bewegungsunschärfe 45
Bewertungsfaktor 96
Bild, latentes 31
Bildverstärker-Fernsehkette 36
Bildverstärkeraufnahmen, Konstanzprüfung 184
Blattfilmwechsler 140
Blutbildung 59
Blutkreislauf 75
    großer 75
    kleiner 75
Boxerstellung 58
Brennfleck 22
    elektronischer 23
    optisch wirksamer 23
Bronchien 81
Bronchographie 163
Brustbein 64
Brustdrüse, weibliche 91
Brustkorb 63
Brustwirbelsäule 67
    a.p. 196
    seitlich 196
Bucky-Tisch 50

## C

Cholegraphie 160
Chromosomen 94
Chromosomenmutation 101
Cisterna chyli 79
Compton-Effekt 13
Computertomographie 141
    Parallelstrahlgeräte 145
Cross-over-Effekt 34

## D

Darmbein 65
Daumen
    seitlich 223
    volo-dorsal 223
Defokussierung 53

Dens axis 67
Densitometer 41
 Konstanzprüfung 167
 Schema 168
Desoxyribonukleinsäure-Moleküle 94
Detektorenkranz 142
Deuterium 3
Deutsche Horizontale 57
Dezentrierung 53
Diastole 78
Dichtekurve 40
 optische 170
Dickdarm 86
Direktradiographie, Konstanzprüfung 175
Doppeldosimetrie 130
Doppelkontrastdarstellung 154
Dosimetrie
 biologische 110
 chemische 110
Dosisleistung 106
Drehanode 22
Dreipunkteverfahren 169
DSA 140
Dunkel-Reparatur 100
Dunkelkammer-Beleuchtung, Prüfung der 174
Dünndarm 85
 im Doppelkontrast 159
Durchhang (Schwärzungskurve) 41
Durchlaßstrahlung 121
Durchleuchtung, Konstanzprüfung 180

E

Effekte
 kanzerogene 99
 mutagene 99
 teratogene 101
Eierstöcke 91
Eileiter 91
Eingangsleuchtschirm 36
Elektromagnetische Wellen, Spektrum 10
Elektron 1
Element 3
Elementarteilchen 1
Ellenbogengelenk 71
 a.p. 215
 seitlich 216
Empfangsspule 153
Empfindlichkeit 37, 41
Empfindlichkeitsindex 169
Empfindlichkeitsklassen 38
Emulsionsschichten 30

Energie 5
Energiedosis 106
Energieerhaltung, Gesetz der 5
Energieformen 6
Energietransfer
 linearer 95
ERCP: endoskopische retrograde
 Pankreatikocholangiographie 161
Extremität
 obere 70
 untere 72

F

Fechterstellung 58
Fetalphase 102
Film
 Folienunschärfe 46
 harter 41
 weicher 41
Filmdosimeter 111
 Auswertestellen 112
Filmdosimetrie 109
Filmgradient (Gradation) 41
Filmverarbeitungskontrolle,
 Durchführung der 169
Filterung der Strahlung 17
Flächenprojektionsgesetz 44
Fluoreszenz 29
Fokus-Haut-Abstand 122
Fokussierungsabstand 53
Fokussierungseinrichtung der Kathode 22
Folien
 Kalziumwolframat 34
 seltene Erden 34
Frequenz 10
Fricke-Dosimeter 110
Fuß 73
 dorso-plantar 210
 seitlich 211

G

Gadolinium-DTPA 157
Galaktographie 163
Gallenblase 87
Ganzkörperbestrahlung 103
Ganzkörperdosis 131
Gasdetektoren 142
Gebärmutter 91
Gehörknöchelchen 69
Gelenkaufbau, allgemein 61

Gelenkkapsel 62
Gelenkklippen 62
Gelenkschmiere 62
Gelenkzwischenscheiben 62
Gen 94
Generator 7
    Schaltungsanordnung 25
Genommutation 101
Geschlechtsorgane
    männliche 90
    weibliche 91
Geschwindigkeit 5
Gleichspannungsgenerator 27
Glühkathode 21
Gonadenschutz
    bei männlichen Patienten 127
    bei weiblichen Patienten 128
Gradientenspulen 153
Graustufen 139
Grenzenergie 19
Grenzwellenlänge 19
Grotthus-Draper-Gesetz 95
Grundschleier 169

## H

Haargefäße (Kapillaren) 79
Haftschichten 30
Halbwertsschichtdicke 15
Halswirbelsäule 67
    45 Grad schräg 192
    a. p. 191
    Inklination 193
    Reklination 194
    seitlich 192
Hand
    dorsovolar 220
    schräg 221
Handskelett 72
Handwurzel
    dorsovolar 222
    seitlich 222
Harnblase 90
Harnleiter 90
Harnröhre 90
Harnsystem 88
Hauptachsen, menschlicher Körper 57
Heel-Effekt 23
Heizstromkreis 21
Hemithorax, p. a./a. p. 226
Herz 74
Herzbeuteltamponade 75

Hochspannungsgleichrichter 24
Hoden 90
Hounsfield 141
    -Einheit 142
hyperdens 143
hypodens 143
Hystero-Salpingographie 163
Hüftgelenk 73
    a. p. 200
    nach Lauenstein I 200

## I

I. v. Urographie 161
Ileum 86
Induktion, elektromagnetische 8
Intensität, monochromatische Strahlung 15
Ion 4
Ionendosis 109
Ionisation 12
Ionisationsdosimetrie 109
Ionisationskammer, Prinzip der 109
Iopamidol 156
Ioxitalaminsäure 156
isodens 143
Isotop 3

## J

Jejunum 86
Jodgehalt 155

## K

Kalium-Isotope 116
Kammer (Herz) 75
Kassettenandruck, Prüfung des 174
Katapultraster 50
Kathode 18
Kation 4
Kernladungszahl 3
Kiefergelenk 70
Klavikula, p. a. 225
Kniegelenk 73
    a. p. 204
    seitlich 205
Kniescheibe 73
Knochen
    flache 61
    lufthaltige 60
    würfelige 61

Knochenaufbau 60
Knochenhaut 60
Knochenlehre, allgemeine 59
Knochenmark 60
Kolon-Kontrasteinlauf 159
Kompakta 60
Konstanzprüfung 165
    der Filmverarbeitung 166
    Prüfungsausrüstung 166
    Röntgeneinrichtung 175
Kontrast 43, 48
Kontrastindex 169
Kontrastmittel 154
    positive 154
Kontrastmittelreaktionen 158
Kontrastmittelzwischenfälle 157
Kontrastumfang 48
Koronararterie 75
Körperdosis 131
Korpuskularstrahlung 9
Kraft 4
Kreuzbein 67
Kyphose 65


### L

Lagebezeichnungen im Raum 55
Lagerungshilfen 186
Lamellenmaterial 53
Lamellenzahl 53
Längsrelaxation 152
Larmor-Frequenz 150
LD 50/30 103
Leber 87
Leeraufnahme (Maske) 140
Leistung 6
Lendenwirbelsäule 67
    a. p. 197
    seitlich 199
Leuchtschicht 33
Leuchtschirmbetrachtung 30
Lichtintensität 40
Lordose 65
Lumineszenz 13
Lumineszenzeffekt 29
Lumineszenz-Radiographie
    digitale 37
Lungen 81
Lungenfell 82
Lymphographie 163
Lymphsystem 79

### M

Magen 85
Magen-Duodenal-Passage 158
Magnetfeld 7
Magnetresonanztomographie 148
Mammographie 136
    Konstanzprüfung 184
    mediolateral/kraniokaudal 235
Masse 4
Matrix 138
Milchbrustgang 79
Milz 87
Mineralhaushalt 59
Mitosephase 94
Mittelteil (Schwärzungskurve) 41
Molekülstruktur 155
Molybdän 136
Mundhöhle 82
Muskulatur 62
Mutation
    gametische 100
    somatische 100
Myelographie 163

### N

Nasennebenhöhlen
    okzipito-frontal 189
    okzipito-nasal 190
Nebenhoden 90
Nebennieren 89
Negatron 14
Neutron 1
Niere 89
Notfallset (Kontrastmittelzwischenfälle) 157
Nucleus pulposus 68

### O

Oberarm
    a. p. 214
    seitlich 215
Oberschenkel mit Hüftgelenk/Kniegelenk
    a. p. 202
    seitlich 203
Oberschenkelknochen 73
Ohm-Gesetz 7
Ordnungszahl 3
    effektive 29
Orientierungslinien am Schädel 57

Ortsdosis 130
Osmolalität 155
Ösophagographie 158

## P

Paarbildungseffekt 13
PACS: Picture Archiving and Communication System 139
Parallelprojektion 43
Parallelraster 50
Penis 91
Periodensystem 3
Periost 60
Personen, beruflich strahlenexponierte 130
Personendosis 131
Pfortader-Kreislauf 78
Phlebographie 162
Phosphoreszenz 29
photographischer Effekt 13, 29
Photon 11
Photonenenergie 11
Photoreaktivierung 99
piezoelektrischer Effekt 147
Pixel 138
Positron 14
Präimplantationsphase 102
Präzession 150
Primärstrahlung 48
Projektionsgesetze 43
Pronation 72
Proton 1
Protonendichte 152
Protonenzahl 3
Prüfkörper
   NORMI 3   177
   NORMI 4   181
PTC: perkutane transhepatische Cholangiographie 161
PTD: perkutane transhepatische Drainage 161
Punktmutation 101

## Q

Qualitätskontrolle, Karte für 171f.
Qualitätssicherung 164
Quantenrauschen 39
Querrelaxation 152

## R

Rachen 83
Radiographie, digitale 138
Radiolyse des Wassers 97
Radon 115
Raster, feststehend 51
Raster-Mammographie 138
Rauschen 39
Reflexionseffekt 34
Reflexionsgesetz 146
Reflexionsschicht 32
Relativitätstheorie 14
Relaxation 152
Richtungsbezeichnungen im Raum 55
Ringmagnet 153
Röhrenknochen 60
Röhrenstromkreis 21
Röntgenaufnahmen, Kennzeichnung von 187
Röntgenbildverstärker 35
Röntgenbremsstrahlung 18
   Energiespektrum der 19
Röntgen-Durchleuchtungsgerät 134
Röntgeneinrichtung 21, 132
Röntgenfilm 30
   Konstanzprüfung 168
   Entwicklung, Fehlerursachen 173
Röntgengenerator 23
Röntgenröhre 18
Röntgenstrahlung 14
   charakteristische 18
   Erzeugung von 17
   Linienspektrum 20
   Strahlungshärte 20
Röntgenverordnung 236
   Anwendungsbereich 236
   Anwendungsgrundsätze 240
   Aufzeichnungen 240
   Belehrung 242
   Dosisgrenzwerte 241
   Erfordernis 243
   Kontrollbereich 238
   Qualitätssicherung 237
   Röntgenbehandlung 240
   Röntgendurchleuchtung 240
   Röntgenräume 238
   Röntgenverordnung
   Strahlenschutzbeauftragte 236
   Strahlenschutzverantwortliche 236
   Überwachungsbereich 238

## S

Safety-Filme 30
Samenbläschen 90
Samenleiter 90
Schachtverhältnis 51
Schädel 69
    p. a. 187
    seitlich 188
Schädelbasis 70
Schale s. Umlaufbahn 11
Schalteinrichtung 27
Schambein 65
Scheide 91
Schichtträger 30, 32
Schienbein 73
Schleier (Schwärzungskurve) 41
Schleimbeutel 62
Schlüsselbein 71
Schnittebenen, menschlicher Körper 56
Schulter (Schwärzungskurve) 41
Schulterblatt 71
Schultergelenk 71
    a. p. 212
    axial 213
Schutzschicht 33
Schutzschichten 30
    bei verschiedenen Baustoffen 124
Schwächungsgesetz 14
Schwärzungskurve 40
Schwingraster 50
Sekundärelektron 14
Sendespule 153
Sensitometer
    Konstanzprüfung 167
    Schema 167
Sesambeine 61
Sialographie 162
Sicherheitsfilme 30
Sitzbein 65
Skoliose 66
Sonographie 146
Spannung, elektrische 6
Speicherfolie 37
Speiseröhre 84
Spin 148
Spongiosa 60
Sprunggelenk
    a. p. 209
    oberes 209
    seitlich 209
Stabdosimeter 111
Steißbein 68

Störsignale 39
Störstrahler 118
Strahlenempfindlichkeit 102
Strahlenexposition
    beruflich bedingte 118
    natürliche 115
    zivilisatorische 118
Strahlenkater 105
Strahlenkrankheit
    intestinale 104
    knochenmarksbedingte 104
    neurale 104
Strahlenschäden
    nichtstochastische 101
    stochastische 98
Strahlenschutz
    durch bauliche Maßnahmen 123
    durch Qualitätssicherung 128
    für Patienten 126
    gerätetechnischer 121
    Grundsätze 119
    Operationsschürzen 125
    organisatorische Maßnahmen zum 129
    personenbezogener 125
Strahlenschutzbeauftragter 129
Strahlenschutzbereiche
    Kontrollbereich 120
    Überwachungsbereich 121
Strahlenschutzhandschuhe 125
Strahlenschutzschürzen 125
Strahlenschutzüberwachung
    mit Filmdosimetern 111
    mit Fingerringdosimeter 112
    mit Stabdosimetern 111
Strahlenschutzverantwortlicher 129
Strahlenwirkung
    direkte 97
    indirekte 97
    Modifikatoren der 97
Strahlung
    Aufhärtung der 16
    Auswirkung ionisierender 96
    elektromagnetische 8
    heterogene 16
    homogene 15
    Homogenitätsgrad 17
    ionisierende 12
    kosmische 115
    monochromatische 15
    terrestrische 115
Strahlungsqualität 16
Streustrahlenraster 50

Streustrahlenverteilung
    Obertischgerät 122
    Untertischgerät 122
Streustrahlung 48
    Maßnahmen zur Verringerung 49
Streuung 12
Strom
    elektrischer 6
    Gleichstrom 7
    Wechselstrom 7
Stromstärke, elektrische 6
Stufenkeil, Aufbelichtung des 170
Subtraktions-Angiographie
    digitale 140
Subtraktionsbild 140
Supination 72
Synchronisation 151
Systole 78

## T

Teilkörperdosis 131
Testgitter 176
Thermolumineszenzdosimetrie 110
Thermometer Konstanzprüfung 167
Thorax
    p. a./a. p. 227
    seitlich 229
Tiefenblende 49
Tomographie 135
Tomographiegerät 135
Trachea 80
Trägheit 4
Transducer 147
Transformator 24
Tritium 3

## U

Ultraschall 146
Umlaufbahn 2
Unschärfe
    geometrische 43
Unterarm
    seitlich 219
    volodorsal 217
Unterschenkel
    seitlich 206
    a. p. 205

## V

Venen 75
    Bauplan 79
Verbundanode 22
Verdauungssystem 82
Verdoppelungsdosis 99
Vergrößerung 43
Vergrößerungsfaktor 43
Verlängerungsfaktor (Blendenfaktor) 54
Verstärkungsfaktor 33
    effektiver 38
    relativer 39
Verstärkungsfolien 31
Viskosität 155
Vollfeldlichtvisier 49
Vorhof (Herz) 75
Vorsteherdrüse 90
Voxel 143

## W

Wadenbein 73
Wasserstoff, Isotope des 3
Wellen
    elektromagnetische 9
    mechanische 9
Wellenlänge 10
Wellenspektrum 9
Widerstand, elektrischer 6
Windkesselfunktion 78
Wirbelsäule 65
Wolfram 21
Wurmfortsatz 86

## Z

Zellkern 94
Zellorganellen 93
Zellzyklus 94
Zentralprojektion 43
Zentralstrahl 43
Zonographie 136
Zweiknopfautomatik 27
Zwerchfell 82
Zwölffingerdarm 86

Habermann-Horstmeier

# Anatomie, Physiologie und Pathologie

**Lehrbuch für Arzthelferinnen und andere Berufe im Gesundheitswesen**

2., überarbeitete und ergänzte Auflage 1992.
438 Seiten, 165 Abbildungen, 41 Tabellen, kart.
DM 49,–
ISBN 3-7945-1485-8

Diese Neuauflage des beliebten Lehrbuchs von Habermann-Horstmeier vermittelt in übersichtlicher und leicht verständlicher Form die Grundlagen der Anatomie, Physiologie und Pathologie.

Das neue Konzept der ganzheitlichen Darstellung von Organsystemen inklusive ihrer Erkrankungen hat sich für die Lernenden außerordentlich bewährt. Ebenso erleichtert die Erläuterung der lateinisch-griechischen Fachausdrücke in Fußnoten das Verstehen und Erlernen der medizinischen Terminologie. Zahlreiche Abbildungen und graphische Zusammenfassungen tragen zur Veranschaulichung des Textes bei.

Der Inhalt des Buches wurde für die Neuauflage aktualisiert und durch die wichtigen Kapitel „Psychiatrische Erkrankungen" sowie „Erkrankungen des Immunsystems" erweitert. Neu eingefügt wurde außerdem ein aktueller Abschnitt zum Thema Impfungen.

Der didaktische Aufbau und die Aktualität des Textes machen dieses Werk zu einem idealen Lehrbuch für alle Pflegeberufe.

**Pressestimmen**

Das Buch ist didaktisch gut aufgebaut und für jede Auszubildende und Arzthelferin wärmstens zu empfehlen.
*Westfälisches Ärzteblatt, Münster*

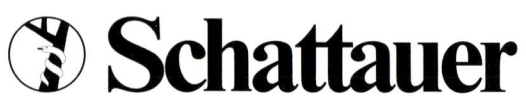